Reihe Pflegepraxis

Palliative Care

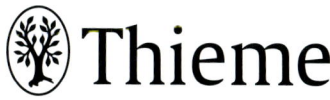

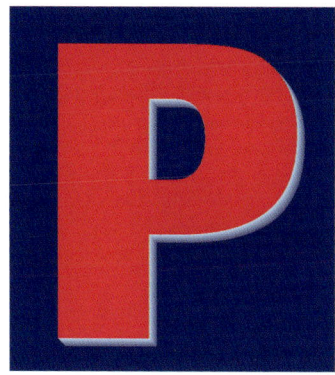

Palliative Care

Wahrnehmen – verstehen –
schützen

Johann-Christoph Student
Annedore Napiwotzky

Mit einem Geleitwort von Liliane Juchli

93 Abbildungen
mit DVD

Georg Thieme Verlag
Stuttgart · New York

Fotografen

Alexander K. Müller, media & more, Ludwigsburg

Werner Napiwotzky, Stuttgart

Thomas Stefan, Munderkingen

Peter Scheu, Stuttgart

Gertrud Schubert, Stuttgart

Zeichnungen

Andrea Schnitzler, Innsbruck

Gestaltung und Layout

Arne Holzwarth, Büro für Gestaltung, Stuttgart

Videoproduktion

TERRA NOVA, Stuttgart

Sprecher

Mario Hassert, Berlin

Maike Jebens, Chemnitz

Mit freundlicher Unterstützung der

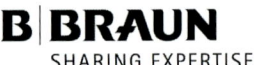

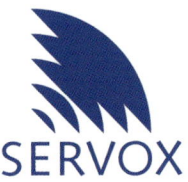

Systemvoraussetzungen

Diese DVD ist auf allen handelsüblichen DVD-Playern abspielbar sowie auf PCs mit DVD-Laufwerk. Zum Betrieb auf PCs ist eine spezielle DVD-Player Software nötig. Zum Start der DVD diese in das DVD-Laufwerk einlegen und die Schublade des Laufwerks schließen. Die DVD startet daraufhin automatisch und kann mit Hilfe der Fernbedienung bzw. der Steuertasten der Software bedient werden. Ferner beinhaltet die beiliegende DVD einen Daten-Teil. Zugriff erhalten Sie über den Explorer (Windows) bzw. durch das Öffnen des DVD-Icons im Finder (Mac).

Unterstütze Betriebssysteme:

- Microsoft Windows 7, Vista, XP, 2000, ME, 98
- Apple Mac OS X

Empfohlene Konfiguration:

- DVD-ROM-Laufwerk
- SVGA-Auflösung mit 800 × 600 Pixel
- 24-Bit Farbtiefe mit 16,7 Mio. Farben
- Soundkarte, Lautsprecher

*Bibliografische Information
der Deutschen Nationalbibliothek*

Die Deutsche Nationalbibliothek verzeichnet diese Publikation in der Deutschen Nationalbibliografie; detaillierte bibliografische Daten sind im Internet über http://dnb.d-nb.de abrufbar.

© 2011 Georg Thieme Verlag KG
Rüdigerstraße 14, 70469 Stuttgart, Deutschland
Unsere Homepage: www.thieme.de

Printed in Germany

Umschlaggestaltung: Thieme Verlagsgruppe
Satz: stm | media GmbH, Köthen
Gesetzt in: Adobe InDesign CS5
Druck: Grafisches Centrum Cuno, Calbe

ISBN 978-3-13-142942-1

Wichtiger Hinweis: Wie jede Wissenschaft ist die Medizin ständigen Entwicklungen unterworfen. Forschung und klinische Erfahrung erweitern unsere Erkenntnisse, insbesondere was Behandlung und medikamentöse Therapie anbelangt. Soweit in diesem Werk eine Dosierung oder eine Applikation erwähnt wird, darf der Leser zwar darauf vertrauen, dass Autoren, Herausgeber und Verlag große Sorgfalt darauf verwandt haben, dass diese Angabe **dem Wissensstand bei Fertigstellung des Werkes** entspricht.

Für Angaben über Dosierungsanweisungen und Applikationsformen kann vom Verlag jedoch keine Gewähr übernommen werden. **Jeder Benutzer ist angehalten**, durch sorgfältige Prüfung der Beipackzettel der verwendeten Präparate und gegebenenfalls nach Konsultation eines Spezialisten festzustellen, ob die dort gegebene Empfehlung für Dosierungen oder die Beachtung von Kontraindikationen gegenüber der Angabe in diesem Buch abweicht. Eine solche Prüfung ist besonders wichtig bei selten verwendeten Präparaten oder solchen, die neu auf den Markt gebracht worden sind. **Jede Dosierung oder Applikation erfolgt auf eigene Gefahr des Benutzers.** Autoren und Verlag appellieren an jeden Benutzer, ihm etwa auffallende Ungenauigkeiten dem Verlag mitzuteilen.

Übersicht

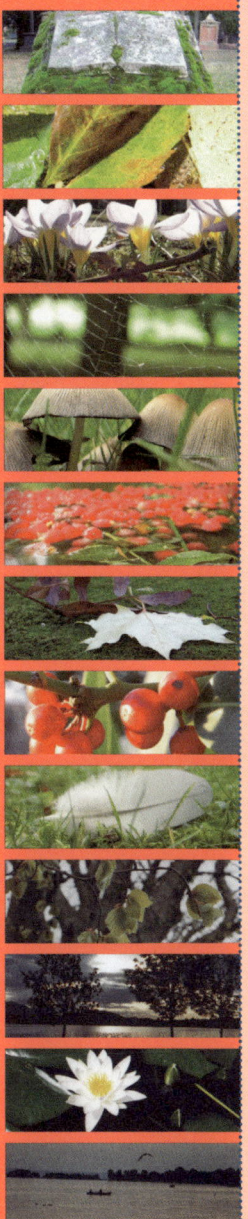

Zum Geleit

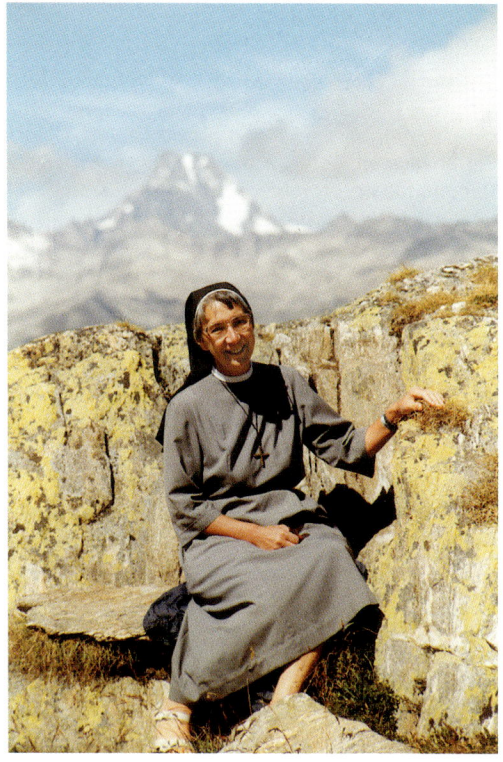

Diesem Buch ein Geleitwort mit auf den Weg zu geben, ist für mich eine ganz besondere Freude. Ich fühle mich dabei fast wie eine Patin, die einem Kind, das seinen Lebensweg beginnt, begleitend zur Seite stehen darf. Auch ein Buch braucht für einen erfolgreichen Weg begleitende Menschen, es braucht LeserInnen, die es in die Hand nehmen, die neugierig sind und offen für das, was sich zwischen den Buchdeckeln offenbaren will. Sie alle möchte ich mit diesem Geleitwort begrüßen, Sie auf eine Entdeckungsreise einladen.

Palliative Care, ein Zauberwort? Ein Arbeitsinstrument? Eine neue Wortschöpfung? Eine Verheißung? Wohl keines dieser Worte ist wahr und doch steckt in jedem ein Körnchen Wahrheit. So jedenfalls kommt es mir vor, wenn mir gesagt wird: „Mein Vater war in seiner letzten Lebensphase gut aufgehoben, er bekam auf einer Palliativstation eine wunderbare Pflege"; oder ich lese in einer Danksagung: „Unsere Mutter ist durch das Palliative Care-Team nicht nur liebevoll begleitet sondern auch professi-

onell betreut worden." Palliative Care – ein Modell mit nachhaltiger Wirkung!

Was mich bei solchen Aussagen berührt, ist die Erfahrung der Respektierung jener Grundwerte und Haltungen, die sich orientieren an der Ganzheit des Menschen, die sich eben auch darin zeigt, dass die Angehörigen in den Prozess des Begleitens über den Tod hinaus miteinbezogen sind.

Darin liegt denn auch das zentrale Anliegen dieses Buches. Es wendet sich an alle, die mit der Pflege und Behandlung von Sterbenden konfrontiert sind, denn es sind diese Kranken, die im besonderen Maß auf eine **ganzheitliche Erfassung und Pflege** angewiesen sind.

Ganzheitliche Pflege – ein Thema, dem ich mich selbst ein Berufsleben lang verpflichtet fühlte. Explizit habe ich mich damit im Buch „**Heilen durch Wiederentdecken der Ganzheit**" auseinander gesetzt. Dieser Titel nahm schon anfangs der Achtzigerjahre voraus, was in der heutigen Hospizarbeit ein zentrales Anliegen ist: Die Erfassung des Kranken in seiner Ganzheit (Leib, Seele, Geist und Umwelt) und die Sorge für das Heilende, Bergende, Begleitende.

Hospizarbeit – ich denke an meine **erste Begegnung** mit dem Begriff „Hospiz". Das Hospiz, das uns während meiner Ausbildung in den Fünfzigerjahren vorgestellt wurde, war etwas Geheimnisvolles, Abenteuerliches, vor allem aber war es Ausdruck heroisch gelebter Nächstenliebe und Barmherzigkeit. Gemeint waren die Herbergen auf einsamen Passhöhen, wo sich Mönche schon im frühen Mittelalter erkrankter oder in Eis und Schnee verirrter Reisenden annahmen. Das Gefühl, dass ein Hospiz ein ganz besonderer Ort sein muss und der Einsatz dieser Menschen etwas Nachahmenswertes, hat mich nie mehr losgelassen.

Die **zweite Hospizbegegnung** etwa zehn Jahre später, war die beeindruckende Dokumentation aus dem St. Christopher's Hospice in London. Auch hier begegneten mir Menschen, die sich im höchsten Einsatz den „vom Tode Bedrohten" verpflichtet hatten. Sie waren für mich nicht minder bewundernswerte Hospiz-PionierInnen.

Ich war damals in der Ausbildung von Krankenpflege-SchülerInnen tätig und es war mit ein Anliegen, ihnen bewusst zu machen, dass „Hospiz" nicht für einen Ort steht, irgendwo auf einer einsamen Passhöhe oder im fernen England, sondern für eine Haltung und Einstellung gegenüber den Kranken und Sterbenden. Es sind die uns im Hier und Jetzt anvertrauten Menschen, die in ihrer Ganzheit und Würde anerkannt und ernst genommen werden wollen. Zwar ist und bleibt die Würde des Menschen unverlierbar, aber sie ist, insbesondere bei fortgeschrittener Erkrankung und im Sterben, so leicht verletzbar.

Palliative Care – leitet sich vom lateinischen Begriff palliare (ummanteln, einhüllen, verbergen und bergen) ab. „Einen Mantel umlegen", in dieser Bedeutung liegt ebenso sehr die Behutsamkeit dem Verletzlichen und Bedrohten gegenüber, das Bergende und Heilende, wie „das Schenken von Wärme und Geborgenheit".

Was ich hier als einfache Wortbedeutung anspreche, und wofür es unterdessen wissenschaftlichere Definitionen und Inhaltserklärungen gibt, das ist in diesem Buch auf eine hervorragende Weise ausgefaltet und mit dem konkreten Praxisfeld der Pflege in eine wohltuende Relation gebracht. Was ich selbst als junge Frau intuitiv erspürte, was ich später meinen SchülerInnen im praktischen Alltag zu vermitteln oder durch meine Publikationen ins Wort zu fassen versuchte, wird hier auf eine höchst professionelle Basis gebracht. Der Blick auf das Inhaltsverzeichnis eröffnet mir gleichsam eine Schatztruhe, in der ich Wissensgrundlagen ebenso zu entdecken vermag, wie Erfahrungsschätze aus und für den Alltag der Pflege. Ganz besonders gefällt mir das Zusammenbringen von Pflege an sich – also dem Basiskonzept einer professionellen Pflege – mit dem Modell der Palliative Care. Richtigerweise wird aufgezeigt, dass es sich dabei nicht um zwei verschiedene Bereiche handelt, sondern um das, was ich als **ganzheitliche Pflege** verstehe.

Diese Ganzheitlichkeit wird hier explizit an den **fünf Grundprinzipien der Hospizarbeit** beschrieben, „indem der schwer kranke und sterbende Mensch und seine Angehörigen (1) im Zentrum des Dienstes stehen, der Gruppe der Betroffenen ein multiprofessionelles Team (2) zur Verfügung steht, die Mitarbeit freiwilliger BegleiterInnen (3) selbstverständlich ist, gute Kenntnisse in der Symptomkontrolle (4) vorhanden sind und die Kontinuität der Fürsorge (5) für die betroffene Gruppe gesichert ist, sodass Angehörige auch nach dem Tod des kranken Menschen nicht alleine gelassen sind".

Hier sind alle Bereiche der Bedürfnisse der Betroffenen angesprochen, sodass Interessierte gute Impulse finden für die Pflege dort, wo die medizinische Behandlung nicht mehr auf Wiederherstellen der Gesundheit gerichtet sein kann. Wo sie „nichts mehr tun kann" und doch „alles gebraucht wird", nämlich bestmögliche Lebensqualität und Begleitung für Kranke und Angehörige.

In diesem Sinn kann ich das Buch wärmstens empfehlen und möchte es all jenen in die Hände legen, denen die Sorge für ein würdiges Sterben ein Anliegen ist:

- den Zuständigen für die Vermittlung der Palliative Care in der Ausbildung, sowohl in medizinischen Fakultäten, den Schulen für Pflegeberufe und den Therapieausbildungen
- den Verantwortlichen in den verschiedenen Pflegeeinrichtungen
- den Pflegenden und MitarbeiterInnen auf Pflegestationen, wie auch jenen, die außerhalb einer eigentlichen Palliativeinrichtung eine bestmögliche Betreuung der Sterbenden gewährleisten wollen
- all jenen, die auf gesellschaftlicher, politischer oder ökologischer Ebene zur Förderung, Unterstützung und Verankerung der Palliative Care Einfluss nehmen können.

Sr. Liliane Juchli

Vorwort zur 2. Auflage

Dieses Buch hat seine Leserschaft gefunden. Natürlich in erster Linie Pflegekräfte aber auch zahlreiche andere Berufsgruppen, die sich im Felde der Palliative Care engagieren oder engagieren möchten, gehören zu dem großen Kreis seiner Leserinnen und Lesern. Aus deren Rückmeldungen wissen wir, dass vor allem die gute Verständlichkeit und die klare Praxisorientierung dazu beigetragen haben, dass sich dieses Buch im Alltag der Pflege fest etablieren konnte. Das hat uns als AutorInnen sehr gefreut.

Für die zweite Auflage haben wir den Text gründlich durchgesehen und erforderliche Anpassungen und Erweiterungen vorgenommen. In der Hospiz- und Palliativarbeit baut die lindernde Fürsorge auf der Beziehung auf. Diesen Aspekt haben wir jetzt zusätzlich präzisiert. Deshalb finden Sie hier Begriffe, die von den medizinisch geprägten, krankheitsbezogenen Mustern abweichen und das Anliegen der Pflege in den Vordergrund stellen: Unter „**Wahrnehmen**" finden Sie z.B. nach dem üblichen Denkmuster: „Vorkommen", „Ätiologie", „Pathogenese", „Auftreten", „Pathologische Anatomie" oder „Symptome" und unter „**Verstehen**" finden Sie „(Pflege-)Diagnose", Differentialdiagnose", „Komplikationen" oder „Prognose" und unter „**Schützen**" finden Sie u.a. „Prophylaxe" und „(Pflege-) Therapie".

Angesichts dieser Neuauflage wurde uns deutlich, wie lebendig sich die Palliative Care in Deutschland entwickelt. Dies zeigt sich auch an neuen Aufgaben und Herausforderungen, die dies mit sich bringt:

Noch intensiver müssen wir lernen, auf dem Felde der Ethik die richtigen Fragen zu stellen und noch behutsamere Antworten wagen. Es genügt nicht mehr, sich auf den rechtlichen Rahmen alleine zu verlassen. Palliative Care muss seine eigenen ethischen Kriterien weiterentwickeln und öffentlich diskutieren. Dabei hat für sie das Wohl der kranken Menschen und ihrer Angehörigen oberste Priorität.

Aber auch die Bereitschaft, neue Aufgaben aufzugreifen, wird weiter in unserem Arbeitsgebiet wachsen. Wir haben dem durch das Einfügen zweier neuer Kapitel Rechnung getragen: Immer deutlicher wird erkennbar, dass auch Menschen mit demenziellen Erkrankungen zum Aufgabengebiet der Palliative Care gehören. Deshalb widmen wir ein neues Kapitel dieser Menschengruppe. – Dass häufig auch Kinder als Trauernde vom Tode Erwachsener mit betroffen sind, ist uns eigentlich selbstverständlich. Die Frage, wie mit trauernden Kindern und den Besonderheiten der verschiedenen Altersstufen umzugehen ist, hat zu einem weiteren Zusatzkapitel geführt.

Wir wünschen auch diesem erweiterten Band, dass er das Engagement und den Enthusiasmus im Bereich der Sterbebegleitung in Deutschland weiter fördert.

Vorwort

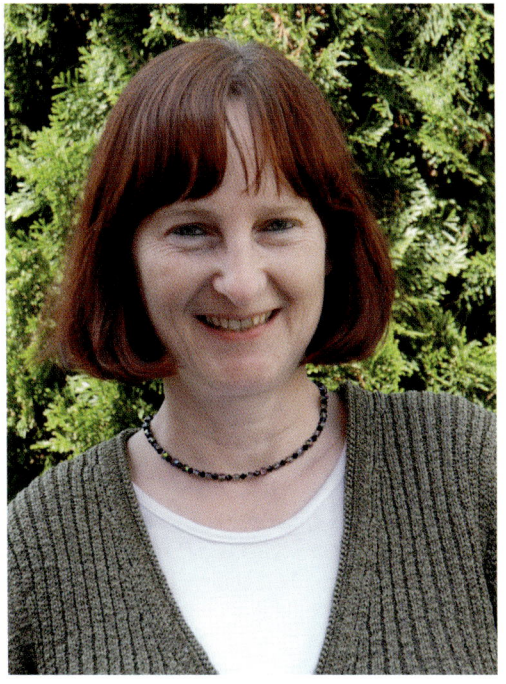 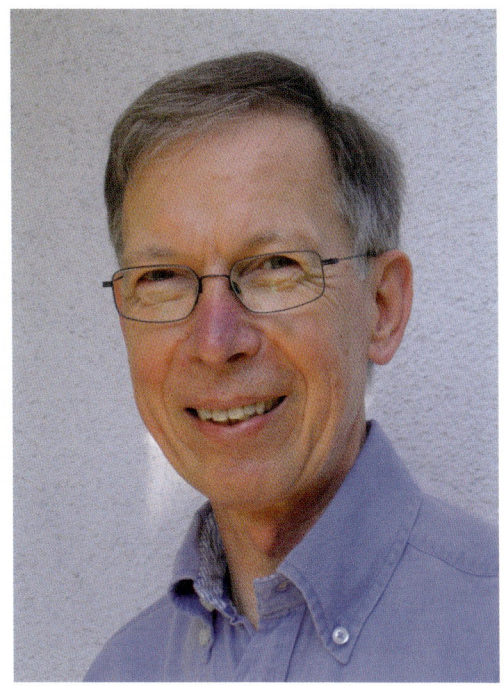

„Wissen ist zwar nützlich, aber Wissen
allein hilft niemandem.
Wenn Sie nicht alles einsetzen
– Ihren Kopf und Ihr Herz und Ihre Seele –
werden Sie keinem einzigen Menschen
je wirklich helfen können."

Elisabeth Kübler-Ross (1993)

Palliative Care gehört zu den jüngsten und innovativsten Konzepten im Gesundheitsbereich. Dabei geht es nicht nur um neue Handlungsstrategien und Behandlungsmethoden, sondern in erster Linie um eine besondere Haltung und Einstellung kranken Menschen und ihren Angehörigen gegenüber: Ein geduldiges Zulassen, das Bemühen, Wohlbefinden zu ermöglichen, Sinn zu entdecken und die Kranken wie ihre Angehörigen dabei zu unterstützen, ihren eigenen Weg zu finden.

Die Weltgesundheitsorganisation weist dem Pflegeberuf in der Palliative Care eine gewichtige Rolle zu: Pflegende tragen in besonderer Weise Verantwortung für Informationsvermittlung, Beratung und Anleitung von Kranken und ihren Angehörigen

und sorgen nicht zuletzt für die Kontinuität der Fürsorge zwischen Zuhause und dem Krankenhaus. Wegen ihrer Nähe zu den Kranken sind Pflegende außerdem in idealer Weise geeignet, Schmerzen und andere Symptome zu beobachten und richtig einzuschätzen (WHO, 1990, S. 12).

Dies verweist zugleich auf die besondere Bedeutung der **Pflegebeziehung**, die im Zentrum dieses Buches steht: Die Beziehung der Pflegenden zu den Kranken und deren Angehörigen. Bei der Darstellung nutzen wir die drei pflegerischen Schlüsselkompetenzen „**wahrnehmen**", „**verstehen**" und „**schützen**". Wir möchten Ihnen damit die Möglichkeit anbieten, die Nutzung dieses besonderen Blickwinkels zu üben und diesen auf andere Pflegesituationen zu übertragen. So können Sie weitere kreative Lösungsmöglichkeiten für Ihre verantwortungsvollen Aufgaben im pflegerischen Alltag erkennen.

Sie werden dabei finden, dass Palliative Care zwar ein Kind der Hospizbewegung ist, Palliative Care ist aber keineswegs nur ein Handlungskonzept, das sich auf die allerletzte Lebensphase bezieht. Immer mehr Pflegekräfte entdecken, dass diese Art des Umgangs mit schwerer Krankheit auch im Alltag von Pflegeheimen, Krankenhäusern und ambulanten Diensten – lange bevor das Sterben beginnt – eine Möglichkeit darstellt, Erleichterung und Zufriedenheit sowohl für die Kranken als auch für die Pflegenden zu schaffen.

Wenn es schließlich zum Sterben kommt, werden Begleitende gebraucht, die Halt geben, die erklären, was vorgeht und die daran erinnern, was jetzt wichtig sein könnte. Es braucht Pflegende, denen die Kranken vertrauen können – und die nicht von dem, was jetzt geschieht, überwältigt werden.

Dass Palliative Care immer den ganzen Menschen betrifft, zeigt sich nicht zuletzt darin, dass über ihrer Anwendung auch bei den Helfenden bisweilen neue Einstellungen entstehen, die Auswirkungen bis ins Private hinein haben. In verschiedenen Befragungen von Palliative Care-AbsolventInnen aus Pflegeheimen, Krankenhäusern sowie Diakonie- und Sozialstationen erfuhren wir, wie sich dies zeigt: „Ich habe gemerkt, dass andere Dinge wichtig sind. Ich habe hier mehr Sicherheit im Weglassen bekommen. Das ist sehr gut. Ich habe hier gelernt, dass Körperpflege allein nicht das Wichtigste ist. Ich muss nicht immer wissen, was zu tun ist oder dass ich etwas tun muss, wenn ich in ein Zimmer gehe. Ich muss mich nur öffnen für das, was da ist", sagte uns eine Pflegekraft, die dieses neue Konzept praktiziert hat. „Und die Wichtigkeit, auf sich selber zu achten und zwischendurch immer wieder zu überlegen, wie geht es mir und wie geht es den Kranken und ihren Angehörigen", berichtete eine andere. „Ich genieße mein Leben mehr und gestalte es bewusst; ich frage mich nicht immer nur, was andere von mir wollen", schrieb eine dritte. Nach intensiver Erfahrung mit diesem Konzept nehmen Pflegende in ihre Einrichtungen „Ruhe, Geduld und Einfühlungsvermögen sowie eine andere, flexiblere Zeitgestaltung mit" – und sie alle merken, dass sie innerlich gewachsen sind. Die kleinen Dinge des Alltags bekommen einen größeren Wert und es entsteht eine Offenheit dafür „mehr darauf zu achten, was an Schönem auf mich zukommt." Und dazu genügt dann vielleicht schon, „wenn mir in der Straßenbahn jemand zulächelt."

Zugegeben: Solche Veränderungen fallen nicht einfach vom Himmel. Sie sind erworben, manchmal sogar erlitten durch die Auseinandersetzung mit dem eigenen Lebensende. Vermutlich ist das das Geheimnis dieses Wandels: Auf schwer kranke Menschen mit einer inneren Offenheit zuzugehen, die den schmerzlichen Gedanken zulässt, dass dies auch eines Tages der eigene Lebensweg werden könnte. Aus dieser Perspektive wandelt sich vieles, was sonst im Alltag als Belastung erlebt wird.

Mit diesem Buch möchten wir auch Ihnen diese Möglichkeit zum Wandel anbieten. Sie werden entdecken, dass es viele – oft ganz einfache – Methoden gibt, um Menschen Erleichterungen zu verschaffen, gerade dann – aber nicht nur dann – wenn Heilung im üblichen Sinne unerreichbar geworden ist. Wir möchten Sie darüber hinaus dazu ermutigen, sich ganz persönlich auf das Themengebiet von Sterben, Tod und Trauer einzulassen und an dieser Erfahrung innerlich zu wachsen und vielleicht auch Ihre Beziehungen zu Ihren Mitmenschen positiv zu verändern. Bedenken Sie: Nur wenn es Ihnen selbst gut geht und Sie selbst in Ihrer Arbeit zufrieden sind und sich wohlfühlen, kann es auch den Menschen, die Sie pflegen, wirklich gut gehen, kann auch bei ihnen Zufriedenheit und Wohlgefühl entstehen.

Stuttgart und Bad Krozingen, im September 2007

Annedore Napiwotzky

Johann-Christoph Student

Inhaltsverzeichnis

In Erinnerung an unsere Väter

Gerhard Schubert (1917–1995)
Helmut Student (1913–1945)

Dank

Wir danken den kranken, inzwischen verstorbenen Gästen mit ihren Angehörigen im Hospiz Stuttgart, die gerne zur Bebilderung des Buches und der DVD beigetragen haben, damit Palliative Care anschaulich vermittelt werden kann.

Wir danken den Freiwilligen/Ehrenamtlichen und Hauptamtlichen des Hospiz Stuttgart. Sie engagieren sich mit uns für die Weiterentwicklung und Verbreitung von Palliative Care.

Wir danken den Studierenden der Palliative Care-Kontaktstudiengänge in der Elisabeth-Kübler-Ross-Akademie für die so wichtigen Beispiele. Durch sie ist dieses Buch noch authentischer und praxisnäher geworden.

Wir danken den PraxisbegleiterInnen für Basale Stimulation in der Pflege für ihre fachliche Unterstützung bei den Filmaufnahmen: Ute Binder und Frank Kirsch.

Wir danken unseren Familien und Freundinnen für ihre außerordentliche Unterstützung: Werner und Daniel Napiwotzky, Adelheid und Gertrud Schubert, Beate Gerlach, Prof. Ute Student und Mareike Beyer. Ohne ihren Rückhalt und ihre kritische Begleitung wäre dieses Buch nicht möglich gewesen.

Nicht zuletzt danken wir dem Thieme Verlag und seinen MitarbeiterInnen, Frau Christine Grützner, Frau Kerstin Jürgens und Herrn Karl Gampper für die vertrauensvolle Zusammenarbeit und die kreative und schnelle Umsetzung unserer Vorstellungen.

Adressen

Prof. Dr. med. Dr. h.c. Johann-Christoph Student
Palliativmediziner und Psychotherapeut
Deutsches Institut für Palliative Care (DIfPC)
St. Gallener Weg 2
79189 Bad Krozingen
E-Mail: info@difpc.de
www.christoph-student.de

Dr. phil. Annedore Napiwotzky
Dipl. Psychologin und Pflegewissenschaftlerin
Gesamtleitung Hospiz Stuttgart
Stafflenbergstr. 22
70184 Stuttgart
E-Mail: a.napiwotzky@hospiz-stuttgart.de
www.hospiz-stuttgart.de
www.elisabeth-kuebler-ross-akademie.eu

Teil V „Moral, Ethik und Recht in der Palliative Care"
und das Kapitel 8.1.4 „Demenz"
entstand unter Mitarbeit von
Katrin Student
Dipl.-Sozialarbeiterin/Dipl.-Sozialpädagogin
St. Gallener Weg 2
79189 Bad Krozingen
E-Mail: k.student@t-online.de
www.katrin-student.de

I Grundlagen

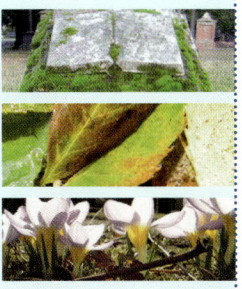

1 Geschichte und Konzepte von Hospizbewegung und Palliative Care

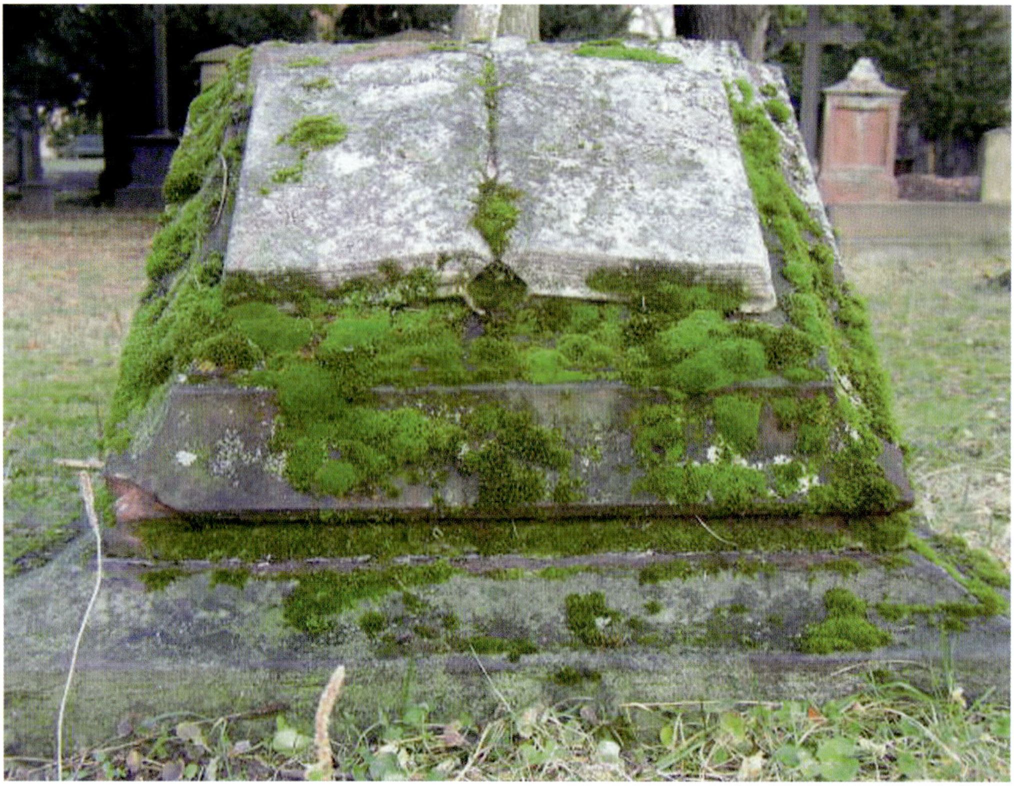

„Es geht nicht darum,
dem Leben mehr Tage zu geben,
sondern den Tagen mehr Leben."

(Cicely Saunders, 1993)

Was Sie in diesem Kapitel erfahren können

Dieses Kapitel kann Ihnen dabei helfen, die weltweite Entwicklung von Hospizarbeit und Palliative Care besser zu verstehen. Sie werden zudem erfahren, wie sich „Hospizarbeit" und „Palliative Care" heute definieren lassen. Schließlich wird der Weg der Hospizarbeit in der Bundesrepublik skizziert und werden Zukunftsperspektiven entworfen.

B *Fallbeispiel* **D** *Definition* **M** *Merke* **P** *Praxistipp* *DVD*

1.1   Die „Verwilderung" des Todes im 20. Jahrhundert

Die rasante Entwicklung der Medizin im 20. Jahrhundert hatte zur Folge, dass Gesundheit „machbar" erschien und der Tod zunehmend verborgen wurde. In Kliniken als den Orten, an denen sich moderne Medizin am intensivsten zeigen konnte, wurde das Sterben zu einer Panne, die es zu vermeiden galt – nicht mehr. Mit dieser Vernachlässigung des Gebietes von Sterben, Tod und Trauer stieg zugleich die Angst vor dem Tod. Zwar ist die Angst vor dem Tod ein ur-menschliches Phänomen, das wohl keinen Menschen verschont (wenngleich uns diese Angst nicht immer bewusst ist), aber frühere Jahrtausende hatten doch immerhin hilfreiche Strategien entwickelt, um diese Angst zu bewältigen und damit zu lindern. Zu diesen hilfreichen Strategien zählten vor allem Rituale und Bräuche, die in Zeiten der Krise Halt und Sicherheit versprachen, da die Betroffenen ebenso wie ihre Mitmenschen wussten, „was zu tun war".

Der französische Historiker Ariès (1995) spricht davon, dass unser Umgang mit Sterben, Tod und Trauer im Vergleich zu den vorangegangenen Jahrhunderten regelrecht „verwildert" sei. Er nennt drei Kennzeichen dieser Verwilderung:

1. **Das Verheimlichen und Isolieren des Todes:** Es bedeutet in unserer Zeit, dass das Sterben zunehmend den Blicken der Öffentlichkeit entzogen ist. Besonders deutlich wird dies, wenn der Sterbeort betrachtet wird: Starben noch am Anfang des 20. Jh. fast 80% der Menschen in der Geborgenheit der eigenen vier Wände, so beenden heute mehr als 80% ihr Leben in der Fremde: der Fremde des Krankenhauses (58%) oder des Pflegeheimes (30%). Aber auch dort wird der Tod keineswegs angenommen, sondern vielfach weiterhin verheimlicht und die Sterbenden isoliert. Wo dies anders ist, liegt es am Einsatz einzelner Personen und ist keineswegs die Regel (Friedrich, 2006).
2. **Das Belügen und Entmündigen der Sterbenden:** Wir gehen heute oftmals so weit, dass wir selbst den Sterbenden ihren bevorstehenden Tod zu verheimlichen versuchen, so als seien sie nicht reif genug, ihr eigenes Sterben zu erleben. Diese Infantilisierung der sterbenskranken Menschen nimmt ihnen einen Teil ihrer Würde. Zugleich überfordert dieses Verhalten die Angehörigen, die meist lange vor den Kranken selbst über die Schwere der Erkrankung oder den bevorstehenden Tod informiert werden, so als seien sie viel belastbarer als die Kranken selbst.
3. **Die Abschaffung der Trauer:** Wo das Sterben und die Sterbenden keinen Raum mehr haben, hat auch die Trauer ihren Platz verloren. Konsequent wurde daher im 20. Jh. die Trauer „abgeschafft", d. h. abgesehen von geringfügigen Resten wird sie im Alltag nicht mehr sichtbar. Der gesellschaftliche Umgang mit Hinterbliebenen hat das Ziel, sie zu möglichst rascher Rückkehr in die so genannte Normalität zurückzurufen. Damit aber wird ihnen das Unnormalste abverlangt, was von Trauernden überhaupt erwartet werden kann.

Der Tod ist für die Menschen unserer Zeit ein Geschehen, vor dem sie flüchten und sich verstecken möchten. Wenn er schließlich wirklich nicht vermeidbar ist, dann, so wünscht die Mehrheit, möge er doch schnell und plötzlich kommen. Nach einer EMNID-Umfrage von 2001 möchten nur 13% der Deutschen den Tod bewusst und begleitet erleben. Die Isolation der Sterbenden in Institutionen, die schnelle Entfernung der Toten, die Professionalisierung von Bestattung, anonyme Beisetzungen u. ä. machen es leicht, den Tod aus dem Bewusstsein zu verdrängen. Umso „wilder" überfällt uns das Phänomen dann, wenn wir dem Tod unausweichlich ausgesetzt sind.

Die Ursachen für diese „Verwilderung" sind vielfältig. Neben dem schon angedeuteten Verlust verbindlicher Glaubensüberzeugungen und daraus resultierender Rituale ist es nicht zuletzt die Veränderung des Sterbens selbst (s. a. S. 200 „Woran wir sterben"): Stand noch vor hundert Jahren das Sterben meist am Ende eines relativ kurzen Krankheitsprozesses, ist heute das Sterben im weiteren Sinne vielfach eine lang hingezogene Lebensperiode geworden, die meist im vorgerückten Alter liegt (Imhoff, 1981). Dies ist schon daran erkennbar, dass vor 100 Jahren ein Mensch bereits mit 35 Jahren i. d. R. mehrere schwere Epidemien überlebt hatte und eine Reihe von Geschwistern, FreundInnen oder AltersgenossInnen sterben sah. Heute dagegen kommen Menschen im Durchschnitt nur alle 10–15 Jahre überhaupt mit einem Todesfall unmittelbar in Berührung (Friedrich, 2006).

Die Veränderung des Sterbens und die Hoffnung auf Heilung resultierte in einer „Medikalisierung" des Sterbens, was zur Folge hatte, dass das Sterben zunehmend an Institutionen wie Krankenhaus und Pflegeheim delegiert wurde und dort zu den von Ari's beklagten Folgen der Isolation des Sterbens und der Sterbenden, sowie ihrer Vereinzelung und Vereinsamung führte (Elias, 1987). Gleichzeitig stieg damit die Angst vor und das Misstrauen gegenüber einer als kalt und technologisch erlebten Medizin (Friedrich, 2006). Pflege aber folgte diesem Prozess vielfach kritiklos und wurde damit Teil des medizinalen Systems.

1.2 Die Anfänge der Hospizbewegung in England

Dies alles forderte neue Strategien im Umgang mit Sterben, Tod und Trauer. Als eine Art Gegenbewegung gegen die „Verwilderung des Todes" kann die, in der Mitte des 20. Jh. einsetzende, **Hospizbewegung** und die aus ihr erwachsene **Palliative Care** angesehen werden.

Der Begriff Hospiz erinnert an die mittelalterlichen Herbergen: Von christlichen Orden geführte Orte der Gastfreundschaft, die an den Pilgerwegen den Menschen Unterstützung, Wegzehrung, Übernachtungsmöglichkeiten und Pflege anboten, damit sie ihre Pilgerfahrt gestärkt fortsetzen konnten. Sie waren also die Vorformen unserer heutigen Hotels einerseits und der Krankenhäuser („Hospitäler") andererseits. Schon am Ende des 19. und im Beginn des 20. Jh. gab es im angelsächsischen Raum **hospices**, die sich die Pflege sterbenskranker Menschen zur Aufgabe gemacht hatten. Sie führten jedoch nur ein Schattendasein.

Das änderte sich, als die englische Krankenschwester, Sozialarbeiterin und Ärztin Cicely Saunders 1967 das St. Christopher's Hospice (St. Christophers Hospiz) im Londoner Vorort Sydenham nach 20 Jahren intensiver Vorarbeit eröffnete, das erste Hospiz neuer Art (Stoddard, 1987) (**Abb. 1.1, Abb. 1.2**). Was ihr Haus von den früheren Hospizen unterschied, war das Maß an intensiver Symptomkontrolle (insbesondere der Schmerztherapie), das sie bereits an ihren früheren Wirkungsstätten (dem protestantischen Hospiz St. Lukas und dem katholischen Hospiz St. Joseph) entwickelt und nun in „ihrem" St. Christophers Hospiz zu voller Blüte brachte. Die Methode, mit der ihr dies gelang, zeigt sich in dem Versprechen, das sie den von ihr betreuten Menschen bei ihrer Aufnahme ins St. Christophers Hospiz gab: „Wir werden alles tun, um Ihre Beschwerden zu lindern und wir werden Sie niemals alleine lassen – es sei denn Sie möchten das" (Saunders, 1993).

Cicely Saunders hat das Hospiz in erster Linie als eine lernende Institution verstanden. Die Aufgabe der Helfenden sei es, so ihr Credo, von den sterbenden Menschen und ihren Angehörigen zu lernen. So musste sie selbst lernen, dass insbesondere die damaligen Methoden der Schmerztherapie keineswegs ausreichend waren, um den von ihr betreuten Kranken genügend Lebensqualität zu sichern. Cicely Saunders stand deshalb vor dem Problem, dass die

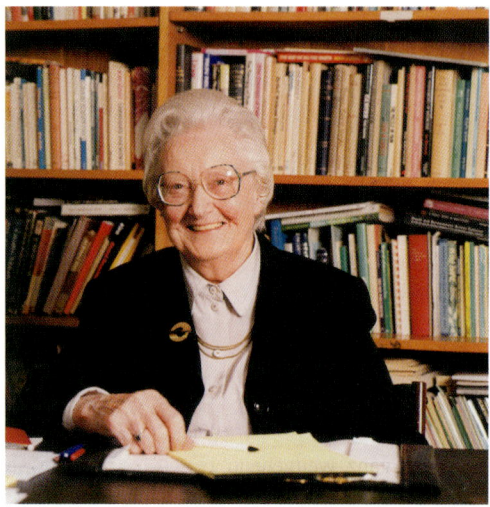

Abb. 1.1 ■ Hospiz-Gründerin Cicely Saunders.

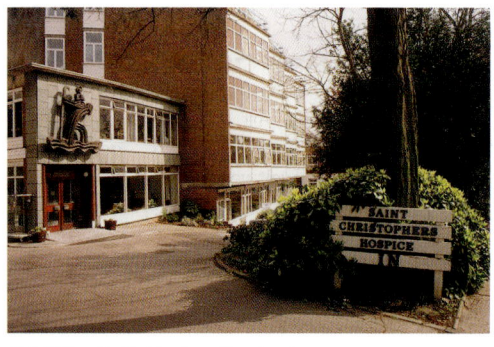

Abb. 1.2 ■ St. Christophers Hospiz.

sterbenskranken Menschen, die sie betreute, und die v.a. an Krebs litten, insbesondere von stärksten Schmerzen gequält wurden. Deshalb holte sie sich in ihr Haus den besten erreichbaren Schmerztherapeuten und ermutigte ihn für die Betroffenen medikamentöse Wege der Schmerzlinderung zu entwickeln, die wir heute noch nutzen. Das war der Beginn der modernen Morphintherapie.

Aber Cicely Saunders lernte von Ihren Kranken auch noch etwas Anderes: Nämlich, dass die meisten von ihnen zwar gerne in ihrem Hospiz-Haus lebten, aber lieber noch zu Hause leben würden. Und so entwickelte sie wenige Jahre nach Eröffnung ihres Hauses einen ambulanten Dienst, in dem gut geschulte Pflegekräfte Menschen zu Hause bis zum Ende begleiteten: Der Beginn der ambulanten Hospizarbeit.

M *Hospizarbeit heißt: Menschen ein Sterben in Geborgenheit zu ermöglichen – am besten zu Hause.*

1.3 Die Weiterentwicklung in den USA

Das St. Christophers Hospiz erregte Aufsehen, weltweit. Viele derjenigen, die davon hörten, reagierten mit neugieriger Abwehr. Umgang mit Sterbenden galt noch als weitgehend „unanständig". Am lebhaftesten war das Echo auf dieses neuartige Betreuungsangebot in den USA. Dort war der Boden für einen anderen Umgang mit dem Sterben gut vorbereitet – nämlich durch die andere große Pionierin der Hospizarbeit: **Elisabeth Kübler-Ross** (**Abb.1.3**). Die aus der Schweiz stammende Ärztin und Psychiaterin hatte 1969 ein viel beachtetes Buch veröffentlicht („On Death and Dying"), das aus ihrer Arbeit mit sterbenden Menschen erwachsen war und in den Vereinigten Staaten ein unglaubliches Aufsehen erregte (S.43 „Sterbephasen").

Es war fast als sei dadurch ein gut Teil des Tabus, das Sterben, Tod und Trauer damals noch umgab, gebrochen worden. Der Weg für die ersten nordamerikanischen Hospize war frei. Tatsächlich begann 1973 in New Haven/Connecticut das erste Hospiz auf nordamerikanischem Boden seine Arbeit – als ambulanter Hospizdienst. Damit begann der Siegeszug auf dem nordamerikanischen Kon-

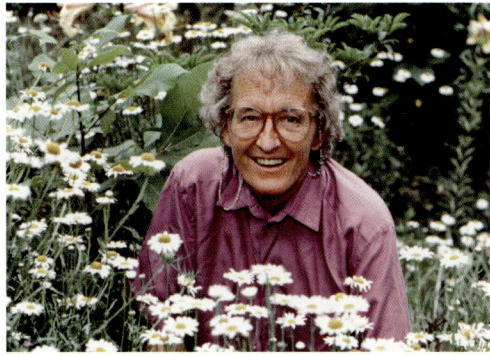

Abb.1.3 ▪ Hospiz-Pionierin Elisabeth Kübler-Ross.

tinent, der aus den ersten Hospizen eine wahre Bewegung machte: die **Hospizbewegung**. Und dieser Beginn bestimmte auch die weitere Entwicklung, die ganz weitgehend von der **ambulanten Hospizarbeit** in unterschiedlichen Arbeitszusammenhängen geprägt war und ist.

1.4 Palliative Care – die Handlungsmethode der Hospizarbeit

Mit dieser Ambulantisierung der Hospizarbeit wurde auch immer deutlicher, dass ein Hospizangebot vor allem von den dort praktizierten Handlungsprinzipien lebt und nicht an äußere, formale Strukturen gebunden ist. Das war der Beginn von **Palliative Care**. Palliative Care ist der Begriff, der sich heute für die Handlungsweise der Hospizbewegung durchgesetzt hat. (Zunächst hatte Cicely Saunders von „terminal care" gesprochen; später

wurde diese spezielle Art des Umgangs mit Sterbenskranken und ihren Familien als „hospice care" bezeichnet. Bis sich weltweit der Begriff „Palliative Care" durchsetzte.) Es ist ein schwer zu übersetzender Begriff. In „palliativ" steckt das lateinische Wort „pallium", der Mantel. Ins Deutsche übersetzt könnte Palliative Care also heißen: **liebevoll-umhüllende Fürsorge für Menschen in der letzten Lebenskrise.**

M *Palliative Care ist die Handlungsmethode, die das Hospiz-Konzept umsetzt – unabhängig vom Ort und kulturellen Zusammenhang.*

Wenn wir verstehen wollen, was Palliative Care in seiner ganzen Tiefe meint, lohnt sich wieder einmal der Blick in die Geschichte. Gehen wir auf der Suche nach den ersten Heilkundigen weit zurück in der Geschichte, viele Jahrhunderte vor Christi Geburt, gelangen wir z.B. in geheiligte Tempelbezirke Mesopotamiens oder auch in den Wirkungskreis fremdartig wirkender Riten auf dem Gebiet des heutigen Dänemark. Und immer treffen wir dort in erster Linie auf Frauen mit besonderen Fähigkeiten und Gaben – nur selten auf Männer mit ähnlichen Begabungen. Die Heilkunst ist im Längsschnitt der Jahrtausende überwiegend eine weibliche Domäne (Achterberg, 1991).

Wer die damalige Heilkunst mit dem abstrahierenden Blick des modernen Menschen beschreiben will, findet drei immer wiederkehrende Elemente im Können der heilkundigen Frauen:
1. Die Fähigkeit, den kranken Menschen ganz nahe zu sein und zu bleiben, obgleich das Angst macht, – heute würde das wohl als **Empathie** bezeichnet (S. 49 „Kommunikation");
2. Die Fähigkeit, mutig ganz genau hinzusehen, auch wenn Abstoßendes zu erkennen ist, heute nennt man das **Diagnose**;
3. Uraltes Wissen darüber, wie Beschwerden, insbesondere Schmerzen, zu lindern sind, – der Kern dessen, was heute als **Therapie** i.e.S. bezeichnet wird.

Aus dieser Zeit stammt auch die Zielvorgabe heilkundigen Handelns, die noch anfangs des 20. Jh. galt, nämlich: manchmal zu heilen, häufig zu lindern, stets zu begleiten.

Es gab offenbar immer wieder Zeiten, in denen Männer den Frauen diese Aufgabe entzogen haben – aber stets kam die sanfte Medizin der Frauen zurück. In Mitteleuropa ist die Tradition der hei-

lenden Frauen durch die sog. Hexenverbrennungen abgebrochen und damit vieles an tief verwurzeltem, heilsamem Wissen verloren gegangen. Heute findet sich dieses heilsame Können am ehesten in der weiblichen Domäne der Pflege.

Die männlich beherrschte Medizin unserer Tage ist durch ganz andere Elemente gekennzeichnet (Student u.a., 2007):
■ die Suche nach Erfolg (mit dem Ziel, Menschen wieder gesund zu machen),
■ aggressive Behandlungsformen („aggressive Therapie" ist ein viel benutzter Begriff in der Medizin unserer Tage),
■ der Blick auf organische Details (Krankheits- und Therapieforschung unterhalb der Ebene der Zelle, im molekularbiologischen Bereich und der Genetik).

Es scheint heute bisweilen schwer zu fallen, hinter den Techniken und Apparaten noch die Menschen zu erkennen. Dies wirkt sich dann besonders fatal aus, wenn selbst die „optimistische" Medizin unserer Tage keine Heilungschancen mehr erkennen kann. Sie wendet sich dann frustriert von den Kranken ab: „Wir können nichts mehr für Sie tun" lautet der so gefürchtete Satz. Oder es ist nicht weniger menschenverachtend von „austherapierten PatientInnen" die Rede. Verständlich, dass in solch einer Umgebung für den Tod kein Platz ist und die an Erfolg gewöhnte Medizin im Sterben eher eine Panne, einen Misserfolg sieht, den es möglichst schnell zu vergessen gilt oder der bestenfalls Anlass dafür ist, es das nächste Mal „besser" zu machen.

Elisabeth Kübler-Ross und Cicely Saunders knüpften dagegen an die alten Wege des Heilens an und stießen damit eine Revolution im Gesundheitswesen an; eine Revolution, die heute noch fortwirkt und vielleicht die sanfteste Revolution ist, die das 20. Jh. hervorgebracht hat. Gemeinsam ist den beiden großen Frauen, dass sie die eingangs benannten alten **Heilungsprinzipien** wieder in die moderne Medizin eingeführt haben.

1.5 ⋮ Kennzeichen von Hospizarbeit und Palliative Care

Wenn wir fragen, was denn der Kern der Hospizarbeit ist, so gibt es darauf verschiedene Antworten, die aber immer wieder auf dieselben von Hospizarbeit und Palliative Care verwirklichten Prinzipien hinauslaufen. Sie sind durch hilfreiche Umgangs-

formen mit sterbenskranken Menschen und ihren Angehörigen gekennzeichnet – nicht durch die äußere Organisationsform eines Dienstes. Wenn wir verstehen wollen, was Hospiz meint, können wir heute weniger auf formale Strukturen verweisen, als vielmehr eine Reihe inhaltlicher Kennzeichen nennen. Es gibt fünf Kennzeichen, die allen Hospizangeboten weltweit gemeinsam sind (Student, 1999) (**Abb.1.4**):

1. **Der sterbende Mensch und seine Angehörigen stehen im Zentrum des Dienstes.** (Unter Angehörigen sind all jene Menschen zu verstehen, die sich den Kranken besonders zugehörig fühlen.) Dies bedeutet, dass die Kontrolle über die Situation ganz bei den Betroffenen liegt. Dies ist ein entscheidender Unterschied zu herkömmlichen Institutionen des Gesundheitswesens, die viel eher das Handeln nach abstrakten Therapiekonzepten oder Krankheitsvorstellungen ausrichten. Nicht weniger wichtig ist jedoch (und auch dies ist ungewöhnlich für unser Gesundheitswesen), dass die Angehörigen in gleicher Weise mit bedacht werden in dem Wissen, dass sie oftmals mehr leiden als die sterbenden Menschen selbst.

2. **Der Gruppe der Betroffenen steht ein multiprofessionelles Team zur Verfügung.** Dieses besteht nicht nur aus medizinischem Personal, wie ÄrztInnen und Pflegekräften, sondern bezieht weitere Berufsgruppen, insbesondere SozialarbeiterInnen und SeelsorgerInnen ein. Denn Sterben ist keine Krankheit, sondern eine kritische Lebensphase, die allerdings oftmals mit Krankheit verbunden ist. Hieraus entstehen vielfältige Lebensbedürfnisse, denen nur durch ein Team begegnet werden kann, das hierfür ausgerüstet ist. – Die Teammitglieder haben aber nicht nur Aufgaben gegenüber der betroffenen Gruppe, sondern auch untereinander. Sie sollen sich gegenseitig so unterstützen, dass sie inneres Wachstum aller Teammitglieder fördern und auf diese Weise dem **Burnout** entgegenwirken (s. S. 87).

3. **Die Mitarbeit freiwilliger Begleiterinnen und Begleitern.** Diese „Ehrenamtlichen" werden im Hospiz nicht als Lückenbüßer missbraucht. Die freiwilligen HelferInnen haben ganz eigenständige Aufgaben, indem sie zwar Alltägliches tun: wie kochen, einkaufen, Kinder hüten, am Bett sitzen, reden, sich zur Verfügung stellen. Aber sie tun dies alles unter dem Aspekt des bevorstehenden Todes. Ihr Ziel ist es, dabei Sterbebegleitung zu einem Teil alltäglicher mitmenschlicher Begegnungen zu machen und damit der Integration des Sterbens in den Alltag zu dienen. Sie ermöglichen damit Sterbenden und Trauernden (wieder) die Teilhabe an der Gesellschaft.

4. **Gute Kenntnisse in der Symptomkontrolle.** Hier geht es insbesondere (aber nicht nur)

1. Der sterbende Mensch und seine Angehörigen stehen im Zentrum des Dienstes

2. Der Gruppe der Betroffenen steht ein interdisziplinäres Team zur Verfügung

3. Die Mitarbeit von freiwilligen Begleiterinnen und Begleitern

4. Die guten Kenntnisse in der Symptomkontrolle

5. Die Kontinuität der Fürsorge für die betroffene Gruppe

Abb.1.4 ▪ Die 5 Kennzeichen eines Hospizangebotes.

um die Schmerztherapie. Auf dem Gebiet der Schmerztherapie hat die Hospizbewegung in den Jahrzehnten ihres Bestehens bemerkenswertes geleistet und erhebliche Verbesserungen herbeigeführt. Sie hat damit der Tatsache Rechnung getragen, dass es zu den größten Ängsten sterbender Menschen gehört, unter Schmerzen leiden zu müssen (S. 150 „Schmerztherapie"). Dabei geht es nicht nur um medikamentöse Strategien sondern ebenso um die Berücksichtigung der übrigen Dimensionen menschlicher Existenz (s. **Abb.9.2**, S. 151). – Hier geht es entscheidend um Lebens**qualität** nicht Lebens**quantität**, geht es um „**care not cure**".

5. **Kontinuität der Fürsorge für die betroffene Gruppe.** Dies bedeutet vor allem, dass ein Hospizdienst rund um die Uhr erreichbar sein muss. Leider geschieht es heute immer wieder, dass Menschen kurz vor ihrem Tode noch in die Klinik eingewiesen werden, weil dieser Typ von Hilfe fehlt. Krisen im körperlichen und seelischen Bereich sind nicht an Dienstzeiten gebunden! Nicht selten fühlen sich Familien gerade in den frühen Morgenstunden oder nachts mit ihren Problemen derart allein gelassen, dass sie keinen anderen Ausweg mehr wissen als einer Einweisung der Sterbenden in die Klinik zuzustimmen. Dem kann ein Hospizdienst, der rund um die Uhr erreichbar ist, oftmals schon mit geringem Aufwand per Telefon entgegenwirken.

Um die Inhalte zu vertiefen, können Sie sich das Video „Interview mit einer ehrenamtlichen Sterbe- und Trauerbegleiterin" ansehen.

Kontinuität der Fürsorge hat aber noch einen weiteren Aspekt: Sie bedeutet, dass die Begleitung einer Familie nicht mit dem Tod eines Angehörigen beendet wird. Gerade diejenige Person des Teams, die besonders enge Kontakte zur

Familie hatte, sollte den Hinterbliebenen auch in der Zeit der Trauer (S. 131) weiterhin zur Verfügung stehen. Trauer ist ohnedies eine besonders krankheitsbelastete Phase des Lebens. Gute Trauerbegleitung kann diese gesundheitlichen Risiken mindern und dazu beitragen, dass die Hinterbliebenen ohne zusätzliche körperliche und seelische Schäden die Zeit nach dem Tod eines Menschen überstehen.

In den meisten westlichen Industriestaaten gilt die Regelung, dass Hospizpflege dann einsetzt, wenn die kurativen Maßnahmen nicht mehr zum Ziel führen oder der kranke Mensch kurative Maßnahmen nicht mehr wünscht. Hospizangebote beziehen sich deshalb i.d.R. nur auf die letzten Monate im Leben eines Menschen, die sog. Terminalphase (Klaschik, o. J.).

Liest man aber die o.g. Kennzeichen gewissermaßen „naiv", d.h. ohne Bezug zum Thema Sterben, so wird deutlich, dass ihre Realisation eigentlich allen Bereichen von Medizin und Pflege wohl anstünde. Es sind eigentlich nur die schon eingangs erwähnten, ganz ursprünglichen Formen aller heilenden Kunst. Deshalb sollte ihre Realisation eigentlich nicht auf eine bestimmte PatientInnengruppe oder eine bestimmte pflegerische Organisationsform begrenzt werden. Sicher sollten sie aber immer dann gelten, wenn die kurative Medizin an ihre Grenzen gekommen ist.

1.6 : Definitionen von Palliative Care

Die methodische Handlungsweise der Hospizarbeit, die Palliative Care also, hat die Weltgesundheitsorganisation (WHO, **Abb. 1.5**) zum ersten Mal 1990 definiert. Diese Definition fand breite Anerkennung. 2002 wurde sie revidiert und ist heute von den meisten nationalen Dachorganisationen übernommen worden. Sie trägt folgenden Wortlaut:

D *Palliative Care ist ein Handlungsansatz, der die Lebensqualität jener Kranken und ihrer Familien verbessert, die sich mit Problemen konfrontiert sehen, wie sie lebensbedrohliche Erkrankungen mit sich bringen. Dies geschieht durch die Verhütung und Linderung von Leidenszuständen. Dabei werden Schmerzen und andere Probleme (seien sie körperlicher, psychosozialer oder spiritueller Art) frühzeitig entdeckt und exakt bestimmt.*

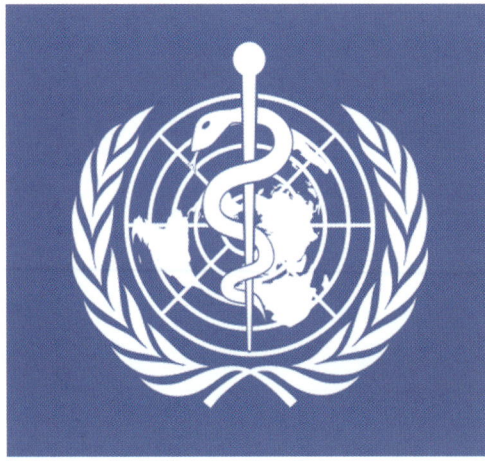

Abb. 1.5 ▪ WHO-Logo.

Palliative Care
…bietet Entlastung von Schmerzen und anderen belastenden Symptomen an;
…betont das Leben und betrachtet Sterben als einen normalen Prozess;
…hat die Absicht, den Eintritt des Todes weder zu beschleunigen noch ihn hinauszuzögern;
…integriert psychologische und spirituelle Aspekte der Fürsorge für die Kranken
…bietet ein Unterstützungssystem an, das es den Kranken ermöglicht, ihr Leben so aktiv wie möglich bis zum Tode zu leben;
…bietet ein Unterstützungssystem für Familien an, um die Belastungen während der Krankheit der PatientInnen ebenso zu bewältigen wie später die eigene Trauer;
…nutzt einen Teamansatz, um den Bedürfnissen der Kranken und ihrer Familien zu begegnen, was die Trauerberatung – soweit erforderlich – einschließt;
…will die Lebensqualität verbessern und kann den Verlauf der Krankheit positiv beeinflussen;
…wird bereits früh im Verlauf der Erkrankung angewandt, in Verbindung mit anderen Therapieformen, die darauf abzielen, das Leben zu verlängern, z.B. Chemotherapie oder Bestrahlung und schließt solche Untersuchungen ein, die dazu dienen, belastende klinische Komplikationen besser zu verstehen und zu bewältigen.

Diese Definition bringt eine deutliche Erweiterung gegenüber dem ursprünglichen Hospizansatz: Palliative Care setzt ganz bewusst nicht erst in den letzten Lebenswochen oder -monaten ein. Palliative Care ist immer dann ein hilfreiches Angebot, wenn rein kurative Maßnahmen nicht mehr ausreichen, um Wohlbefinden für die kranken Menschen herzustellen (**Abb. 1.6, Abb. 1.7, Abb. 1.8**). Dies kann im Rahmen der zytostatischen Behandlung eines krebskranken Menschen ebenso wichtig sein wie bei schmerzhaften Beschwerden eines Menschen in der Demenz oder bei einer weit fortgeschrittenen Herzerkrankung. Bei der palliativen Versorgung geht es um **„care not cure"**, d.h. im Zentrum steht die kundige, „liebevoll-umhüllende" Fürsorge nicht das „Wieder-Gesund-Machen". Eine sich ganzheitlich verstehende Palliative Care setzt schließlich bereits dann ein, wenn kranke Menschen eine lebensgefährliche Diagnose erhalten (Super, 2001).

1.6.1 WHO-Definition von Palliative Care für Kinder

Palliative Care für Kinder stellt einen speziellen Bereich dar, der allerdings eng mit der Palliative Care für Erwachsene verwandt ist. Die WHO definiert die für Kinder und ihre Familien geeignete Palliative Care folgendermaßen (WHO, 1998a):

- Palliative Care für Kinder bedeutet die umfassende Fürsorge für Körper, Geist und Seele eines Kindes und schließt die Unterstützung ihrer Familie mit ein.
- Sie beginnt dann, wenn die Krankheit diagnostiziert worden ist und wird unabhängig von der Frage fortgesetzt, ob das Kind eine gegen die Krankheit gerichtete Therapie erhält oder nicht.
- Anbieter von Gesundheitsdiensten müssen die physische, psychische und soziale Not eines Kindes einschätzen und erleichtern.
- Effektive Palliative Care fordert einen breiten, multidisziplinären Ansatz, der die Familie einschließt und die erreichbaren Ressourcen der Gesellschaft nutzt. Palliative Care kann selbst dort erfolgreich implementiert werden, wo die Mittel begrenzt sind.
- Palliative Care kann in Spezialeinrichtungen, in Gesundheitszentren der Gemeinde und sogar in der häuslichen Umgebung eines Kindes angeboten werden.

M *Palliative Care ist also schon längst nicht mehr nur ein Angebot für Menschen, die den Tod unmittelbar vor Augen haben, sondern ganz allgemein ein ergänzendes Handlungskonzept für Menschen mit schwerwiegenden Erkrankungen. Deshalb ist das Wissen um die Methoden der Palliative Care nicht mehr nur für MitarbeiterInnen spezieller Palliativeinrichtungen und Hospize bedeutsam. Palliative Care ist ein Teilgebiet der Pflege, das für jede Fachkraft, die mit schwer kranken Menschen zu tun hat zum selbstverständlichen Handlungs-Repertoire gehören sollte.*

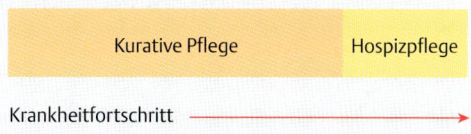

Abb. 1.6 ▪ Beziehung von Hospiz-Pflege und kurativer Pflege im Krankheitsverlauf. Beachte, dass Hospiz-Pflege heute noch immer meist erst in den letzten Lebenswochen oder -monaten einsetzt (nach Coyne u. a., 2001, S. 319).

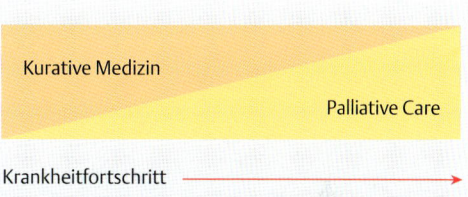

Abb. 1.7 ▪ Im Verlauf einer tödlichen Krankheit wird der Einsatz von Palliative Care kontinuierlich verstärkt (nach Coyne u. a., 2001, S. 319).

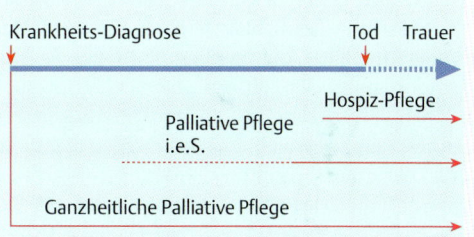

Abb. 1.8 ▪ Der Einsatz von Hospizarbeit und Palliative Care im Verlauf einer tödlichen Erkrankung. Hospiz-Pflege betrifft in der Regel die letzten Lebenswochen und -monate. Palliative Pflege setzt früher ein und ergänzt bzw. ersetzt zunehmend die auf Heilung ausgerichtete Pflege. – Beachte, dass ganzheitliche Palliative Care bereits im Anfang der Erkrankungen Aufgaben wahrnimmt (d. h. beginnend mit Diagnosestellung). Modifiziert nach Super (2001), S. 35

1.7 Die Entwicklung von Hospizarbeit und Palliative Care in Deutschland

Das Hospizkonzept hat die Bundesrepublik Deutschland erst zu einem recht späten Zeitpunkt erreicht. Die deutsche Hospiz-Geschichte lässt sich in Stichworten wie folgt zusammenfassen (Student u.a., 2007):

- **1983:** Die erste Palliativstation in der Chirurgischen Klinik des Universitätsklinikums Köln wird eröffnet.
- **1984:** Es folgte die Entstehung des ersten Ambulanten Hospizdienstes an der Ev. Fachhochschule Hannover („Arbeitsgruppe zu Hause sterben").
- **1986:** Das erste Stationäre Hospiz eröffnete in Aachen seine Pforten (Hospiz „Haus Hörn"). Es handelte sich dabei um ein 50-Betten-Haus, das sich eng an das Vorbild des St. Christopher's Hospice in London angelehnt hatte, sich im Folgenden jedoch nicht als Vorbild für deutsche Hospize etablieren konnte.
- **1987:** Erst das ein Jahr später eröffnete Hospiz in Recklinghausen (Hospiz zum Heiligen Franziskus) wurde zum Prototyp deutscher stationärer Hospize: Eine kleine, in einem Wohnhaus untergebrachte 9-Betten-Einheit, die am ehesten als eine Art fürsorgliches Ersatz-Zuhause bezeichnet werden konnte. Es wendete sich an sterbenskranke Menschen, deren Versorgung in den eigenen vier Wänden nicht mehr möglich war. Ähnliche Einrichtungen eröffneten in den nächsten Jahren nur zögernd. Zu unsicher war die Finanzierung. Erst nachdem eine leidlich sichere Finanzierung nach dem Konzept „ausgelagerter Häuslichkeit" gemäß § 37, Abs. 1 SGB V möglich wurde, nahm die Zahl der Hospize in den 1990er-Jahren in Deutschland rascher zu.
- **1992:** Es bildete sich erstmals eine Bundesarbeitsgemeinschaft, in der eine große Zahl von Einzelinitiativen zusammenfand und die sich dann zu einem Dachverband in der Hospizlandschaft entwickelte, dem heute die meisten Landesarbeitsgemeinschaften Hospiz angeschlossen sind.
- **1996:** Die Professoren Klie (Sozialrecht) und Student (Palliativmedizin) veröffentlichen die „Freiburger Erklärung zur Häuslichen Krankenpflege". Und dies war der Anlass: Unter dem Druck der Krankenkassen sah sich der damalige Bundesgesundheitsminister gezwungen, das Konzept der „ausgelagerten Häuslichkeit" zur Finanzierung der Stationären Hospize aufzugeben. Dadurch drohte sämtlichen deutschen Stationären Hospizen das Aus.

Der Protest der „Freiburger Erklärung zur Häuslichen Krankenpflege" sorgte maßgeblich dafür, dass Politik und Öffentlichkeit aufgeschreckt wurden.

- **1997:** Hieraus erwuchs unter dem Druck der Öffentlichkeit der § 39 a des Sozialgesetzbuches V, mit dem die Finanzierung Stationärer Hospize gesichert wurde.
- **1999:** Dies führte zum Abschluss einer Rahmenvereinbarung zwischen Krankenkassen und Hospizträgern (gem. § 39 a Satz 4 SGB V; s. ■ DVD). Diese ergab ganz neue und tragfähige Finanzierungsmöglichkeiten Stationärer Hospize und bedeutete einen entscheidenden Entwicklungsschub für dieses Angebot.
- **2001:** Es folgten Erweiterungen des § 39 a SGB V hinsichtlich der Förderungsmöglichkeiten der Ambulanten Hospizdienste, die zumindest eine Basisförderung möglich machen (s. ■ DVD). Nach wie vor sind die Ambulanten Hospizdienste damit aber finanziell im Nachteil gegenüber stationären Hospizangeboten.
- **2007:** Das in diesem Jahr verabschiedete Gesundheitsreformgesetz (insbesondere der neue § 37 b SGB V) enthält die Potenz, den ambulanten Sektor der Hospizarbeit nachhaltig zu stärken. Das Gesetz trägt dem Grundsatz des Vorranges von ambulanten Hilfen vor stationären, die ein Sterben zu Hause ermöglichen sollen, nachdrücklich Rechnung. In ihm wird festgeschrieben: „Versicherte mit einer nicht heilbaren, fortschreitenden und weit fortgeschrittenen Erkrankung bei einer zugleich begrenzten Lebenserwartung, die eine besonders aufwändige Versorgung benötigen, haben Anspruch auf spezialisierte ambulante Palliativversorgung." Diese Spezialisierte Ambulante Palliativversorgung (SAPV) soll in der vertrauten Umgebung des häuslichen oder familiären Bereichs geleistet werden. Damit wird einer seit den 1980er Jahren immer wieder vorgetragenen Forderung der Hospizbewegung endlich Rechnung getragen. – Ein solcher Anspruch auf SAPV wird im Gesetz u. a. auch BewohnerInnen in Altenpflegeheimen zugesprochen.
- **2010:** Die Umsetzung der Spezialisierten Ambulanten Palliativversorgung (SAPV) kommt nur langsam voran. Zwar wurde schon 2008 definiert, wer Anspruch auf die entsprechenden Leistungen nach § 37 b SGB V hat und – von den Kranken-

kassen) – Richtlinien veröffentlicht, wer überhaupt SAPV anbieten darf. Eine 2009 gegründete Arbeitsgemeinschaft aus Deutschem Hospiz- und Palliativverband, Deutscher Gesellschaft für Palliativmedizin und Interessengemeinschaft SAPV hat „Fragen und Probleme bei der Umsetzung der SAPV analysiert, Lösungen aufgezeigt und diese gegenüber Politik und Gesundheitssystem vertreten". Aber noch immer gibt es (Herbst 2010) Bundesländer ohne SAPV-Angebote. Experten befürchten sogar, dass ein qualitativ angemessener Aufbau der SAPV in Deutschland noch bis zu 10 Jahren dauern könnte (Sitte, 2010).

Mittlerweile gibt es aber in Deutschland – jedenfalls in den westlichen Bundesländern – praktisch in jedem größeren Ort ein Hospizangebot. (Allerdings sind diese Angebote sowohl quantitativ wie qualitativ sehr unterschiedlich; S. 14, Kap. 2.) Zugleich hat die Zahl der Aus- und Weiterbildungsmöglichkeiten für Mitarbeitende im Gesundheitswesen auf dem Gebiet von Hospizarbeit und Palliative Care erfreulich zugenommen und finden die Methoden der Palliative Care in immer größerem Umfang Eingang in herkömmliche Institutionen der Kranken- und Altenpflege. Hierzu will auch dieses Buch einen Beitrag leisten.

2 Wo Palliative Care und Hospizarbeit realisiert werden

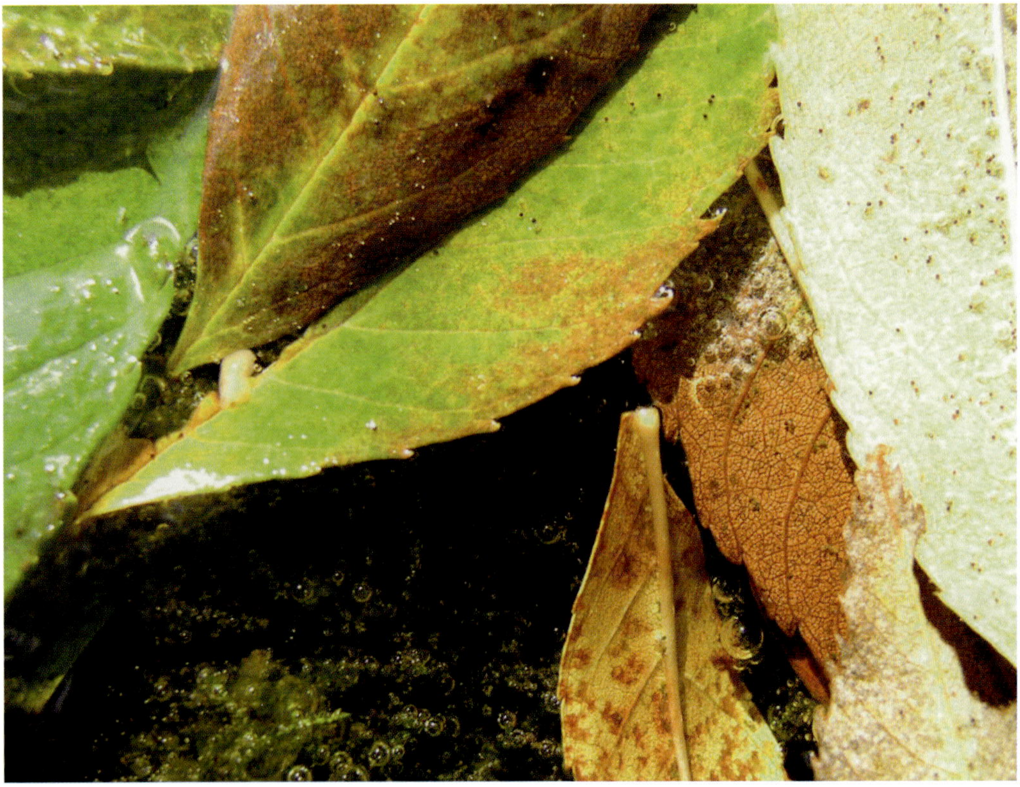

*„Veränderungen der Einstellungen
und Handlungen Einzelner
reichen nicht.
Systemveränderungen tun Not!"*

(Institute of Medicine, 1997)

Palliative Care ist ein Grundmuster im Denken und Verhalten, das an jedem Ort und zu jeder Zeit wieder neu in konkrete lokale Gestalt überführt werden muss. Diese Arbeit hat stets das Ziel, vorhandene Angebote so weit zu ergänzen, dass die Betroffenen und ihre Angehörigen optimal unterstützt werden können. Niemals sollen dadurch bestehende, gut funktionierende Strukturen verdrängt werden.

B *Fallbeispiel* **D** *Definition* **M** *Merke* **P** *Praxistipp*   *DVD*

2.1 ⋮ Palliative Care-Angebote zu Hause

B *Eine Angehörige berichtet: „Die lebensbedrohliche Erkrankung meiner Mutter traf uns völlig unerwartet. Nach drei Wochen Klinikaufenthalt erhielten wir den Auftrag, für sie so schnell als möglich einen Pflegeplatz zu besorgen. Mein Sohn (21 Jahre alt) sagte spontan: ‚Wir könnten Omi doch zu Hause pflegen.' Die Gedanken und Gefühle, die mich überfielen, waren wesentlich zwiespältiger: Wie soll das gehen? Ich bin berufstätig. Die Verantwortung kann ich gar nicht übernehmen. Ich bin nicht kompetent für eine solche Aufgabe. Was passiert, wenn ich körperlich versage oder die Last seelisch nicht verkrafte? An wen wende ich mich im Notfall? Kann ich das aushalten – 24 Stunden Verantwortung für eine Sterbende? Wer wird mir helfen, diesen Prozess zu begleiten? An wen kann ich mich wenden um Rat und professionellen Beistand?*

Eine Informationsveranstaltung des sozialen Dienstes der Klinik bestärkte meine Zweifel an der Machbarkeit einer häuslichen Pflege. Die Vortragende warnte eindringlich vor den seelischen und körperlichen Belastungen für berufstätige Angehörige. Also machte ich mich auf die Suche nach einem Heimplatz für meine Mutter, dessen wichtigstes Kriterium die Nähe zu meinem Wohnort sein sollte, da ich so viel Zeit wie möglich mit ihr verbringen wollte.

Obwohl ich meine Mutter 1990 vorsorglich in einem Pflegeheim angemeldet hatte, gab es kein freies Bett. Eine Freundin wies mich auf das Hospiz hin. Das erste Gespräch mit der Leiterin des Stationären Bereiches des Hospizes, mit der ich die geschilderten Fragen und Sorgen in aller Offenheit erörtern konnte, und ihr Hinweis auf den ambulanten Dienst im Hospiz, ließen die Zuversicht wachsen, dass wir es doch schaffen könnten, meine Mutter zu Hause auf ihrem letzten Weg zu begleiten.

Das Team der Ambulanten Hospizschwestern trug entscheidend dazu bei, meine Zweifel zu mildern und durch einfühlsame Gespräche und praktische Ratschläge dazu beizutragen, dass wir es schließlich doch wagten, uns dieser Aufgabe zu stellen. Im Rückblick – meine Mutter verstarb Ende Februar – möchte ich festhalten, dass wir die richtige Entscheidung getroffen hatten. Den Mitarbeiterinnen des Hospizes möchte ich herzlich danken für die Ermutigung, die sie uns zuteil werden ließen, meiner Mutter auch in der Zeit des Sterbens die menschliche Nähe und Wärme der häuslichen Umgebung geschenkt zu haben.

Wir konnten ihr auf diese Weise am besten etwas von der Liebe und Unterstützung zurückgeben, mit der sie stets an unserem Leben teilhatte. Für meinen Sohn und auch meine Töchter, die uns aus der Ferne begleiteten, war diese Form der Sterbebegleitung ein besonderes Geschenk." (Senkel-Diroll, 2002)

Wenn in Deutschland von „Hospiz" die Rede ist, denken die meisten Menschen zuerst an eine stationäre Einrichtung. Tatsächlich aber übersteigt die Zahl der ambulanten Hospiz- und Palliative Care-Einrichtungen in Deutschland bei weitem die der stationären (**Tab. 2.1**). Dies entspricht auch dem weltweiten Trend. Kein Wunder, ist die Hospizbewegung (und mit ihr die Palliative Care) doch angetreten, die Wünsche sterbenskranker Menschen

Tab. 2.1 ⋮ **Hospizeinrichtungen in Deutschland (DHPV, 2009)******

Einrichtungstyp	Anzahl
Ambulante Hospiz-Dienste	ca. 1500
Stationäre Hospize	170
Palliativstationen	139**
Tageshospize	4**

* Quelle: BAG Hospiz, 2007
** Es sind ca. 80 000 Ehrenamtliche in der Hospizarbeit tätig.

optimal zu berücksichtigen. Und die allermeisten Menschen wünschen sich eben, in der Geborgenheit des eigenen Zuhauses sterben zu dürfen.

Was heute in einer Zeit, die durch Isolation der Menschen gekennzeichnet ist (Elias, 1987), in den meisten Fällen zu fehlen scheint, sind Nachbarschaft, Freunde, Familienmitglieder, die diese Vereinzelung auflösen können. Tragendes Element aller ambulanten Palliative Care-Angebote sind deshalb die Freiwilligen HelferInnen, die eine Ergänzung oder sogar einen Ersatz des sozialen Netzes darstellen (S. 8 „Grundlagen von Hospizarbeit und Palliative Care"). Ihre Arbeit wirkt in vielen Fällen regelrecht „ansteckend": Plötzlich entdecken Familien mit ihrer Hilfe wieder ihre Zusammengehörigkeit und die wider Erwarten zur Verfügung stehenden nachbarschaftlichen Ressourcen. In manchen Fällen genügt deshalb schon die Unterstützung durch Freiwillige HelferInnen alleine, um mit Hilfe von HausärztInnen und ambulanten Pflegediensten das Sterben in den eigenen vier Wänden zu ermöglichen.

In anderen Fällen braucht es jedoch ein Mehr an Hilfen. Hier haben sich in Deutschland die **Ambulanten Hospiz-Dienste** bewährt. Sie stellen deshalb heute sozusagen die Standard-Form der ambulanten Palliative Care-Angebote dar. Um ihre wichtige Arbeit sinnvoll leisten zu können, müssen die Ambulanten Hospiz-Dienste mindestens folgende Elemente besitzen:

1. Es muss ein 24-Stunden-Bereitschaftsdienst gewährleistet sein.
2. Das Team der HelferInnen muss über gute Kenntnisse, Erfahrungen und Möglichkeiten der Symptomkontrolle (insbesondere der Schmerztherapie) verfügen.
3. Für die Familie/Angehörigen müssen ausreichende Entlastungsangebote bereitstehen.

Gerade die 24-Stunden-Erreichbarkeit benötigt aber i.d.R. hauptamtliche Koordinationskräfte, die zugleich wenigstens über Basiskenntnisse in der Palliative Care verfügen. Ein gut funktionierender Ambulanter Hospizdienst sollte sich darüber hinaus federführend für die umfassende Betreuung der betroffenen Familie verantwortlich fühlen, wenn diese Aufgabe nicht bereits von anderen Diensten übernommen wird. Finanziert werden Ambulante Hospiz-Dienste gemäß § 39 a SGB V (Rahmenvereinbarung nach § 39 a Abs. 2 Satz 6 SGB V zu den Voraussetzungen der Förderung sowie zu Inhalt, Qualität und Umfang der ambulanten Hospizarbeit vom 03.09.2002, i.d.F. vom 17.01.2006; zum Ausdrucken s. DVD). In die Betreuung des Dienstes aufgenommen werden Menschen, deren Lebensspanne nur noch Wochen und Monate zählt. (Als allgemeiner Richtwert gilt eine zu erwartende Lebenszeit von sechs oder weniger Monaten.) Die durchschnittliche Begleitdauer liegt in Deutschland bei zwei Monaten.

Da die meisten ambulanten Pflegedienste ebenso wie viele HausärztInnen heute noch nicht über ein genügend breit gefächertes Wissen im Bereich der Palliative Care verfügen, sind sie i.d.R. dankbar, wenn sie zusätzlich auf **Ambulante Palliative Care-Beratungsdienste** zurückgreifen können. Unter Ambulanten Palliative Care-Beratungsdiensten versteht man ein Team von speziell im Bereich der Palliative Care geschulten und erfahrenen Pflegekräften, die andere Dienste und die Betroffenen **beraten**: Sie leiten die Angehörigen ebenso wie die Pflegedienste dabei an, mit schwerwiegenden Symptomen so umzugehen, wie es in diesem Buch beschrieben wird.

In Baden-Württemberg sind solche Angebote erstmals in Deutschland in den 1990er Jahren für Menschen mit onkologischen Erkrankungen entwickelt und unter dem Begriff „**Brückenpflege**" bekannt geworden (Eberhardt u.a., 1999). Der Begriff verdeutlicht die Aufgabe: Brückenpflege erleichtert den Übergang eines schwer kranken Menschen aus der Klinik nach Hause. Dort wird die Unterstützung dann so lange fortgesetzt, bis sie nicht mehr erforderlich ist. – Im Bereich der Unterstützung von Menschen mit nicht-onkologischen Erkrankungen (NOE) sind derartige Dienste erst allmählich im Entstehen. Ein erfolgreiches Modell stellt der von Student und Mitarbeiterinnen in Stuttgart entwickelte Dienst der **Ambulanten Hospizschwestern** dar (Fischle-Brendel u.a., 2005) (**Abb.2.1**).

Derartige Beratungsdienste stellen eine äußerst effektive Form der Qualitäts-Steigerung in der ambulanten Versorgung der Betroffenen dar: Sie

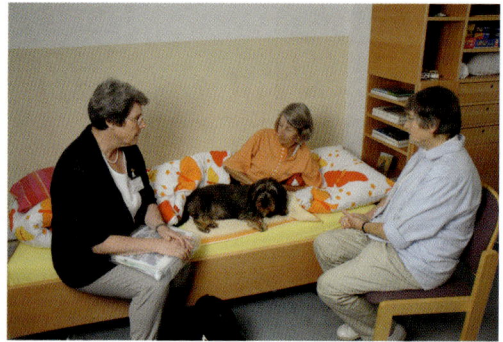

Abb. 2.1 ■ Besuch einer ambulanten Hospizschwester.

sind selbst nicht unmittelbar pflegend tätig, sondern fördern die Qualifikation aller Beteiligten und ziehen sich dann wieder zurück, wenn die ohnedies tätigen Dienste wieder alleine zurechtkommen. Da sie nicht in wirtschaftlicher Konkurrenz zu bestehenden Diensten stehen, wird ihre Hilfe meist gut angenommen.

 Um die Inhalte weiter zu vertiefen, können Sie sich das Video „Besuch einer ambulanten Hospizschwester" ansehen.

Eine deutsche Besonderheit, die zahlreiche Überschneidungen zu bereits bestehenden ambulanten Hospizangeboten zeigt, stellt die **Spezialisierte Ambulante Palliativversorgung (SAPV)** gemäß § 37 b des Sozialgesetzbuch V dar (s. auch S. 12). Ihre Unterstützung setzt dann ein, wenn die üblichen ambulanten Palliativangebote (insbesondere solche, die ausschließlich über einen ehrenamtlichen Dienst verfügen) nicht mehr ausreichen. Voraussetzung dafür dass die SAPV ihre Arbeit aufnehmen darf ist, dass bei den betroffenen kranken Menschen ein besonders komplexes Symptomgeschehen vorliegt (wie zum Beispiel ausgeprägte Schmerzsymptomatik, ausgeprägte neurologische oder psychiatrische Symptomatik, ausgeprägte respiratorische oder kardiale Symptomatik, ausgeprägte gastrointestinale Symptomatik, ausgeprägte exulzerierende Wunden oder Tumore o. Ä.). Hier soll die SAPV im ambulanten Bereich Leistungen erbringen, die im Idealfall denen vergleichbar sind, wie sie auf Palliativstationen erbracht werden. Dazu gehört insbesondere das gute Zusammenspiel aller Beteiligten und Betroffenen (Steinberg u. Holtappels, 2009).

Idealerweise realisiert die SAPV damit das Palliative Care-Konzept in der häuslichen Umgebung der Kranken ebenso wie bei den BewohnerInnen eines (Pflege-)Heimes. Allerdings – und damit verlässt das Konzept der SAPV ein Stück weit den Boden des Palliative Care-Gedankens – kommen die Ehrenamtlichen, die eigentlich konstituierender Bestandteil jedes Hospizangebotes sind, in diesem

Konzept praktisch nicht vor. Wie weit damit ein Teil der Ganzheitlichkeit aus der Palliative Versorgung schwer kranker und sterbende Menschen verschwindet, wird die Zukunft zeigen. Hier weisen die Forderungen der „13 Aachener Thesen" in die richtige Richtung (Eichner u. Sitte, 2010).

2.2 Stationäre Palliative Care-Dienste

Wenn das Ziel von Hospizarbeit und Palliative Care heißt, das Sterben zu Hause zu fördern, dann stehen stationäre Einrichtungen hierzu eigentlich im Widerspruch. Das verweist auf den begrenzten Nutzen, die eingeschränkte Rolle aller stationären Palliativangebote: Sie sind immer nur als Rückendeckung für die ambulante Arbeit nützlich. Dort, wo sie sich verselbstständigen, gehen Sie an ihrem Ziel und Zweck vorbei.

In Deutschland sind vor allem zwei Formen der stationären Hospiz- und Palliativ-Arbeit etabliert:
1. stationäre Hospize im engeren Sinne,
2. Palliativstationen.

Stationäre Palliative Care-Angebote werden immer dann benötigt, wenn zu Hause „nichts mehr geht". Dies macht zugleich deutlich, dass der Bedarf an stationären Einrichtungen umso geringer ist, je besser die ambulanten Dienste ihre Arbeit tun.

Während Ambulante Hospizdienste im Prinzip in jedem Ort des Landes benötigt werden, sollte die Zahl der stationären Palliative Care-Betten begrenzt bleiben. Sonst entsteht ein unnötiger Sog hin zu dieser Institutionsform, die den Bedürfnissen der Kranken zuwiderläuft. Etwa 25 bis 50 Palliativbetten pro 1 Million Einwohner gelten als völlig ausreichend (Sabatowski u.a., 2001). In ländlichen Gegenden werden – aufgrund der meist noch besseren familiären und nachbarschaftlichen Strukturen – eher weniger Betten benötigt.

2.2.1 Stationäre Hospize

D *Stationäre Hospize sind in Deutschland meist reine Betteneinheiten mit sechs bis zwölf Betten, die ohne Anbindung an eine größere Institution arbeiten und von einer in Palliative Care ausgebildeten Pflegekraft geleitet werden. Durch ihre geringe Größe können stationäre Hospize eine gemütlich-familiäre Atmosphäre schaffen, die dem eigenen Zuhause besonders nahe kommt. Ein günstiger Personalschlüssel sichert,*

dass rund um die Uhr mindestens eine Pflegefachkraft Dienst tut. PraktikantInnen, Zivildienstleistende und Freiwillige HelferInnen ergänzen das Team. Bisweilen sind dort auch Kunst-, Musik- und andere TherapeutInnen zusätzlich tätig.

Was stationäre Hospize schon äußerlich von Heimen und Krankenhäusern unterscheidet ist, dass der Alltag an keine von einer Organisation vorgegebene Struktur gebunden ist: Der Zeitpunkt, zu dem Frühstück gereicht oder Körperpflege angeboten wird, richtet sich ausschließlich nach den Bedürfnissen und Gewohnheiten der schwer kranken Menschen. – Indem sich ein stationäres Hospiz selbst organisieren muss, selbst für den Einkauf zu den Mahlzeiten sorgt, entscheidet, wer für die Sauberkeit im Hause zuständig ist, entsteht jene Atmosphäre, wie wir sie aus dem eigenen Zuhause kennen. Das empfinden auch die Angehörigen so, die jederzeit willkommen sind und bisweilen in diesem neuen Zuhause regelrecht mit leben, insbesondere dann, wenn sie in einem Gästezimmer übernachten können, weil sie von weit her angereist sind.

Für die Atmosphäre ist auch die Kleidung der Pflegenden besonders wichtig. Dienstkleidung von der Stange fördert eine institutionelle Distanz zwischen den Kranken und den Pflegenden. Viele Hospiz-Pflegekräfte tragen deshalb selbstbestimmte individuelle persönliche Kleidung, die bei 60 °C in einer speziellen Waschmaschine gewaschen werden kann.

Die medizinische Betreuung der Kranken liegt in den Händen von HausärztInnen, die über eine spezielle palliativmedizinische Kompetenz verfügen sollen. Im Alltag bedeutet das aber häufig immer noch, dass die palliative Kompetenz der Krankenversorgung ganz wesentlich von dem palliativen Können der Pflegekräfte der Hospiz-Station abhängt.

Die Finanzierung der stationären Hospize richtet sich nach §39a SGB V (vgl. Rahmenvereinbarung nach § 39 a Satz 4 SGB V über Art und Umfang sowie zur Sicherung der Qualität der stationären Hospizversorgung vom 13.03.1998, vom 09.02.1999). Das bedeutet, dass der Tagessatz – der zurzeit bei einem stationären Hospiz zwischen 200 und 250 € liegt – zum größten Teil von den Kranken- und Pflegekassen getragen wird. 10 % des Tagessatzes muss das Hospiz alleine aufbringen (eine sinnvolle Maßnahme, um profitorientierte Anbieter vom Markt fernzuhalten).

Um die Inhalte zu vertiefen, können Sie sich die Rahmenvereinbarung der stationären Hospizversorgung auf der DVD ansehen.

Stationäre Hospize sind verpflichtet, in enger Kooperation mit einem Ambulanten Hospizdienst zu arbeiten. Je besser dieser Dienst funktioniert, desto geringer ist der „Aufnahmedruck" für die Station.

In stationären Hospizen finden Menschen dann Aufnahme, wenn sie an einer tödlichen Krankheit leiden, deren Fortschreiten unaufhaltsam ist und innerhalb einer absehbaren Zeit von Tagen, Wochen oder wenigen Monaten zum Tode führen wird. Die Betroffenen können i. d. R. so lange im Hospiz bleiben, bis die Beschwerden so weit reduziert sind, dass die Versorgung zuhause wieder möglich wird. Stationäre Hospize sind also nicht unbedingt nur Endstationen für Sterbende. Aber es ist sehr wohl möglich und geschieht auch in den meisten Fällen, dass Menschen bis zu ihrem Tod hier ihr letztes Zuhause finden. Die durchschnittliche Verweildauer liegt in Deutschland bei ca. 15–25 Tagen.

Indikationen zur Aufnahme in ein stationäres Hospiz

Die Indikationen für eine Aufnahme in ein stationäres Hospiz ergeben sich in Deutschland aus den Vereinbarungen mit den Krankenkassen auf der Basis des oben genannten § 39 a SGB V. Damit verlieren stationäre Hospize durchaus etwas von ihrem (im deutschsprachigen Raum anfangs üblichen) Bild eines Ersatz-Zuhauses, mit dem sie sich noch in den 1990er Jahren von ihren angelsächsischen Vorbildern unterschieden. Durch die intensive finanzielle Förderung wird den stationären Hospizen in Deutschland aber heute eine hohe gesellschaftliche Verpflichtung auferlegt. Sie müssen verantwortlich mit den ihnen von der Gesellschaft zur Verfügung gestellten Ressourcen umgehen. Deshalb können sie wirklich nur solche Menschen aufnehmen, für die es anderorts keinen angemessenen Raum gibt. Um

hier zu einer annähernden Gleichbehandlung und damit zur erforderlichen Ressourcen-Gerechtigkeit für die Betroffenen zu kommen, ist es erforderlich, die Vorgaben der Krankenkassen angemessen zu beachten.

Grundsätzlich gilt, dass nach den o. g. Vereinbarungen mit den Krankenkassen in Deutschland ausschließlich solche schwer kranken Menschen in einem stationären Hospiz Aufnahme finden,

- bei denen eine Krankenhausbehandlung nicht (mehr) erforderlich ist
  und
- die weder zu Hause noch im Pflegeheim angemessen betreut werden können.

Dies bedeutet, dass grundsätzlich vor jeder Aufnahme zu prüfen ist, ob die Betreuung der betroffenen Menschen nicht auch in einem Pflegheim möglich wäre. Nur wenn das Pflegeheim eine solche Aufgabe wegen des notwendigen hohen pflegerischen, medizinischen oder psychosozialen Aufwandes ablehnen würde, ist eine Aufnahme auf die Station eines Hospizes möglich.

Eine genauere Beschreibung der Aufnahme-Indikationen ergibt, dass zusätzlich **alle** der folgenden Kriterien gegeben sein müssen (Student u. a., 2007):

- Beim Kranken muss eine unaufhaltsam fortschreitende Erkrankung vorliegen (meistens eine Krebserkrankung mit Metastasierung oder eine neurologische Erkrankung, eine nephrologische, gastrointestinale, kardiale oder hepatogene Erkrankung).
- Es besteht nur noch eine geringe Lebensprognose von Tagen, Wochen, höchstens wenigen Monaten.
- Die Betroffenen (und ihre Angehörigen) billigen das auf reine Palliation beschränkte Vorgehen. Dies wird weniger vom Gesetzgeber im Sozialgesetzbuch gefordert, sondern ist für die stationären Hospizeinrichtungen Voraussetzungen für ein rechtlich korrektes Handeln. Denn es ist ja keineswegs selbstverständlich, dass ein terminal kranker Mensch keine lebensverlängernden Maßnahmen (im Sinne von passiver Sterbehilfe, S. 247) mehr wünscht. Dies muss deshalb vor der Aufnahme in ein stationäres Hospiz sorgsam geprüft werden.
- Es bestehen schwerwiegende akute oder längerfristige palliativ-medizinische/-pflegerische Probleme.

Um die Inhalte zu vertiefen, können Sie sich die Aufnahme-Indikation für den stationären Bereich eines Hospizes auf der DVD ansehen.

Für die Pflegekraft, die für die Aufnahmepolitik eines stationären Hospizes verantwortlich ist, bestehen hier erhebliche Herausforderungen: Sie muss im Einzelfall unter Umständen schwerwiegende Entscheidungen fällen. Dazu genügt nicht nur ein fundiertes Wissen über die rechtlichen Rahmenbedingungen einerseits und typische Krankheitsentwicklungen andererseits. Sie muss darüber hinaus kompetent sein, um mit persönlichen wie familiären Krisen der Kranken angemessen umgehen zu können (S. 47 „Kommunikation"). Zusätzlich muss sie gut darüber Bescheid wissen, welche weiteren Hilfen und Unterstützungsmöglichkeiten am Ort bestehen. Dann kann sie auch erkennen, dass im Einzelfall die Aufnahme in ein stationäres Hospiz eben nur **eine** Option unter einer größeren Zahl von möglichen ist.

Damit wird zugleich augenfällig, wie eng die verschiedenen Institutionen und Organisationen, die an der Palliative Care-Versorgung von Kranken beteiligt sind, miteinander verzahnt sein müssen, soll gute Versorgung gelingen.

2.2.2 Palliativstationen

D *Unter Palliativstationen versteht man Hospizstationen, die fest in eine Klinik eingebunden sind und nach demselben Organisationsmodell geführt werden, wie es auch für andere (insbesondere internistische) Stationen gilt. Neben den Pflegekräften sind auf dieser Station fest angestellte ÄrztInnen tätig.*

Mit den Palliativstationen kommen lebensbedrohlich kranke Menschen mit schwerwiegenden Beschwerden meist schon zu einem recht frühen Zeitpunkt ihrer Erkrankung erstmals in Berührung – auch wenn noch andere Behandlungsoptionen zur Heilung oder wenigstens Lebensverlängerung geplant sind. Ziel ist es in erster Linie, körperliche Beschwerden zu lindern. Sie entsprechen also stärker als stationäre Hospize dem Modell der „ganzheitlichen Palliative Care" (s. **Abb. 1.8**, S. 11).

Gegenüber stationären Hospizen haben Palliativstationen den Vorteil, eine Vollfinanzierung durch die Krankenkassen (wie bei allen Krankenhausaufenthalten) zu bieten. Sie verfügen außerdem über ständige ärztliche Präsenz und erfüllen damit insbesondere Aufgaben der medizinischen Krisenintervention. Zudem können sie vielfach leichter als ein stationäres Hospiz auf interdisziplinäre ärztliche Zusammenarbeit und ein breit gefächertes diagnostisches und therapeutisches Angebot zurückgreifen.

Diese Vorteile werden allerdings durch einige Nachteile erkauft: Die Entlassung von Kranken muss dann erfolgen, wenn keine Krankenhausbehandlung im Sinne des SGB V mehr erforderlich ist. Die Länge der durchschnittlichen Liegezeiten wird mit ähnlich strengen Maßstäben gemessen wie bei anderen Erkrankungen auch. Das heißt, dass eine nennenswerte Zahl von Schwerkranken nicht bis zum Ableben auf der Station bleiben kann – selbst wenn dies ihrem Wunsch entspräche und ihrer sozialen Situation gerecht würde (Student u. Bürger, 2002). Die durchschnittliche Verweildauer der Kranken liegt in Deutschland bei 10–15 Tagen. Eine wiederholte Aufnahme (und Entlassung) im Verlaufe der Krankheit ist durchaus nicht selten.

2.2.3 Tageshospiz

Das – ebenfalls in Großbritannien entwickelte – Konzept der Tageshospize konnte bislang in Deutschland nur sehr schwer Fuß fassen. Während die Zahl aller anderen genannten Hospiz-Typen kontinuierlich zugenommen hat, unterliegt die Zahl der Tageshospize nur geringen Schwankungen auf niedrigem Niveau.

Tageshospize nehmen Menschen mit schwerwiegenden körperlichen, seelischen, spirituellen oder sozialen Problemen an einem oder mehreren Tagen in der Woche tagsüber auf, um durch diese vorübergehende Entlastung von Kranken und ihren Angehörigen ein Leben zu Hause für möglichst lange Zeit möglich zu machen. Sie sind also eigentlich im Zwischenbereich von ambulanten und stationären Hospizangeboten angesiedelt und können beide Bereiche entlasten (Myers u. a., 2002).

Tageshospize bieten eine Art „Tagestreff" für Menschen, die die Krankheit aus ihren sozialen Beziehungen und Alltags-Aktivitäten gerissen hat und die hier ähnlich Betroffene finden. Zugleich erhalten sie hier fachkundige Pflege, Beratung und andere konkrete Hilfen. Ein wichtiges Ziel ist es, den schwer kranken und sterbenden Menschen Gelegenheit zu geben, noch vorhandene Fähigkeiten zu aktivieren und zu entwickeln. Wichtig ist, dass die kranke Person den Kern der eigenen Persönlichkeit in einer beschützenden Umgebung mit guter Symptomkontrolle (wieder)entdecken kann. Schwer kranke Menschen können sich hier als wertvolle und geachtete Gruppenmitglieder erleben. Die Mitarbeitenden versuchen herauszufinden, was in der Vergangenheit zu Lust, Freude, Glück und Spaß beigetragen hat und unterstützen die Kranken dabei, diese Qualitäten wieder zu entdecken (Student u. a., 2007, S. 91).

2.3 Palliative Care in herkömmlichen Einrichtungen der Krankensorge

Palliative Care- und Hospiz-Angebote nützen den Menschen in Deutschland letztlich aber nur, wenn sie auch die Institutionen erreichen, in denen nach wie vor die weitaus meisten Menschen sterben: nämlich Krankenhaus und Pflegeheim (S.199 „Wie und woran wir sterben"). Die Erfahrung mit den Palliativstationen ist hier ein lehrreiches Beispiel. So nützlich sie auch sein mögen, so gering ist letztlich ihr Einfluss auf die Gesamt-Institution Krankenhaus, in der sie untergebracht sind. Deshalb kann auch von dem Plan mancher Pflegeheime nur abgeraten werden, „Sonderstationen für sterbenskranke Menschen" einzurichten. Hier käme es letztlich nur zu einer neuen Form der Aussonderung von sterbenden Menschen. Hinzu kommt, dass wir heute wissen, dass jeder Ortswechsel auf schwer kranke Menschen lebensverkürzend wirken kann (Wolfensberger, 1996). Schon alleine an der Verlegung in ein Heim sterben ja bereits 20 % der Betroffenen (Dörner, 2007). Sinn- und wirkungsvoller erscheint das Konzept von **Palliative Care-Beratungsdiensten** innerhalb einer Institution, wie es sich in Großbritannien und den USA seit längerem bewährt hat (Keay u. Schonwetter, 1998). Am sichersten etabliert hat sich dieses Konzept bislang in angelsächsischen Krankenhäusern. Dort steht ein speziell geschultes Hospiz-Team (insbesondere Pflegekräfte und ÄrztInnen) allen Mitarbeiterinnen des Hauses auf Anforderung hin zur Verfügung. Die Mitglieder des Teams **beraten** hausintern analog dem Konzept der Palliative Care-Beratungsteams im ambulanten Bereich (s.o.). Dabei lernen die KollegInnen auf den Krankenhaus-Stationen im Laufe der Zeit, die Methoden der Palliative Care auch selbstständig anzuwenden, sodass sich die Beratungsteams sozusagen selbst über-

flüssig machen und das Palliative Care-Wissen im gesamten Hause mehr und mehr verankert wird.

In den USA werden Pflegeheime auf deren Wunsch hin von den ambulanten Teams der örtlichen Hospize bei der Betreuung einzelner terminal kranker Menschen beraten. Damit steht deren gesamtes Palliative Care-Wissen den MitarbeiterInnen des Heimes zur Verfügung (Miller u.a., 2004). Das Beispiel zeigt zugleich, worauf es ankommt: Nämlich auf eine optimale **Vernetzung** sozialer Dienste. Nur so können Überkapazitäten einerseits und Unterversorgung andererseits vermieden werden.

In Deutschland steht diese Entwicklung erst ganz am Anfang, gehört aber sicherlich zu den bedeutsamsten Herausforderungen an die Weiterentwicklung von Palliative Care. In einer Anzahl von Pflegeheimen gibt es – gerade im ländlichen Bereich – bereits ehrenamtliche Hospiz-Gruppen (in Südwestdeutschland manchmal auch etwas missverständlich als „Sitzwachen" bezeichnet), die wichtige Basisarbeit leisten. Hieran können (oder könnten) die im Heim tätigen Pflegekräfte anknüpfen. Wichtige und nützliche Ansätze gibt es bereits an verschiedenen Orten. Sie stehen Weiterentwicklungsmöglichkeiten offen (Alsheimer, 2007; Heimerl u.a., 2005; Student, 1998; Wilkening, 2006; Wilkening u. Kunz, 2003). Sie aufzugreifen und für die örtlichen Gegebenheiten zu modifizieren, kann gerade für Pflegekräfte in Heimen, die sich oft in ihren Möglichkeiten unterschätzt fühlen, eine zukunftsweisende Aufgabe werden. Dabei kommt es keineswegs auf Perfektion an. Jeder Schritt zu mehr Menschlichkeit im Umgang mit Sterbenskranken ist ein Schritt in die richtige Richtung. Das Wissen dieses Buches will dazu eine nützliche Basis bieten.

2.4 Wie kann die Zukunft aussehen?

Dem Sozialpsychiater Klaus Dörner ist zuzustimmen, wenn er schreibt, dass das Heim im Grunde genommen ein „Auslaufmodell" sei (Dörner, 2007). Die meisten Menschen fürchten einen Heimaufenthalt und sind in Sorge darum, dass ihnen dort nicht die nötige Achtung im Leben wie im Sterben entgegengebracht wird. Mehr Menschlichkeit in Heimen – gerade am Lebensende – tut wirklich Not. Die

bestehenden Mängel liegen aber weniger an den Pflegenden als vielmehr an dem System, in dem sich Pflege dort realisieren muss. Aber Verbesserungen sind hier nicht zum Nulltarif zu bekommen und mit der kontinuierlichen Zunahme der Zahl der Pflegebedürftigen werden Heime ohnedies schon in wenigen Jahren an ihre Leistungsgrenzen kommen.

Eine Lösung könnte darin bestehen, die Pflege wieder verstärkt in die Gemeinde zurückzuverlegen. Dazu sind allerdings neue Pflege- und Wohnformen für schwer kranke Menschen erforderlich. Wohnpflegegruppen mit bis zu acht Menschen, die ambulant betreut werden, könnten sich in Zukunft vermehrt durchsetzen. Allein in Berlin gibt es davon schätzungsweise schon einige 100. Ohnedies werden schon heute bundesweit 70 % aller Pflegebedürftigen von ihren Familien gepflegt (Dörner, 2007).

Voraussetzung für das Funktionieren solcher Modelle ist allerdings, dass hierzu künftig wieder mehr Hilfen aus Initiativen der Nachbarschaft, aus Freundeskreisen oder auch einfach aus den Kreisen der Mitbürgerinnen und Mitbürger in Kommunen und Kirchengemeinden kommen. Dies alles selbstverständlich unter Mitwirkung von Professionellen. Wenn auf diese Weise neue Lebens- und Wohnformen für Pflegebedürftige und sterbenskranke Menschen realisiert würden, wären wir dem Ziel einer Lösung der Pflegeprobleme für das Jahr 2030 ein gutes Stück näher gekommen.

Dass solche Überlegungen zur Problemlösung durchaus realistisch sind, zeigt gerade die Geschichte der Hospizbewegung. Auch ihr wurde seinerzeit entgegengehalten, dass sie zwar schöne Ideen verträte, aber unweigerlich an der Realität scheitern müsste. Nun, heute wissen wir es besser: Die Hospizbewegung ist angetreten, das Sterben in vertrauter Umgebung wieder möglich zu machen. Sie hat gezeigt, wie dies mit einem hohen Maß an bürgerschaftlichem Engagement einerseits und großer Fachkompetenz andererseits gelingen kann. Und: dass beides sehr wohl Hand in Hand gehen kann. – Die seit den 1980er Jahren stetig steigende Zahl der Freiwilligen, die Zunahme der Nachbarschaftsvereine und Selbsthilfegruppen sind immerhin ein Zeichen dafür, dass die optimistische Einschätzung, dass das Hospizmodell auch auf anderen Gebieten funktionieren kann, eine realistische Basis hat. Wir sind eben gar nicht die Spaß-Gesellschaft, zu der uns die Medien bisweilen machen wollen. Denn es gehört zu den Urbedürfnissen von uns Menschen, für andere bedeutsam und nützlich zu sein (Dörner, 2007).

Die Hospizbewegung hat – einmal mehr – nachgewiesen, dass inhaltlich wirklich Neues i.d.R. nicht von oben, sondern von unten kommt. Dies könnte sich auch bei der künftigen Versorgung von schwer kranken Menschen im familiären Umfeld als richtig erweisen. Hier dürfte die Initiative Einzelner mehr

gefragt sein als der Ruf nach staatlicher Subvention. Allerdings müssen wir von der Politik verlangen, dass sie für sinnvolle Rahmenbedingungen sorgt. Insofern muss Hospizbewegung und Pflege künftig noch stärker als bisher politisch aktiv werden.

Vorzügliche, verlässliche und respektvolle Pflege am Lebensende ist also ein durchaus erreichbares Ziel. Aber um es wirklich durchzusetzen, brauchen wir viele Veränderungen. Wir müssen dazu nämlich nicht nur unsere Einstellungen ändern, sondern auch unsere Vorgehensweisen und unsere ganz konkrete Handlungs-Praxis – und das jeden Tag neu. Aber: Veränderungen der Einstellungen und Handlungen Einzelner alleine reichen nicht. Systemveränderungen tun Not! (Institute of Medicine, 1997).

Weiterführende Literatur

Dörner, Klaus: Leben und sterben, wo ich hingehöre. Dritter Sozialraum und neues Hilfesystem. Paranus Verlag, Neumünster 2007
Heimerl, Katharina; Heller, Andreas; Kittelberger, Frank: Daheim sterben. Palliative Kultur im Pflegeheim. Lambertus, Freiburg 2005
Student, Johann-Christoph (Hrsg.): Sterben, Tod und Trauer – Handbuch für Begleitende. Herder, Freiburg 2006
Student, Johann-Christoph; Mühlum, Albert; Student, Ute: Soziale Arbeit in Hospiz und Palliative Care. 2. Aufl. Ernst Reinhardt UTB, München 2007

Hinweis

Bewusst ausgespart haben wir in diesem Buch das Thema der sterbenden Kinder und ihrer Angehörigen. Informationen über die **Kinder-Hospizarbeit** finden Sie u. a. hier:

Student, Johann-Christoph. (Hrsg.): Im Himmel welken keine Blumen – Kinder begegnen dem Tod. 6. Aufl. Verlag Herder, Freiburg 2005
und www.kinder-hospiz.de

3 ⋮ Basiskonzept einer professionellen Pflege

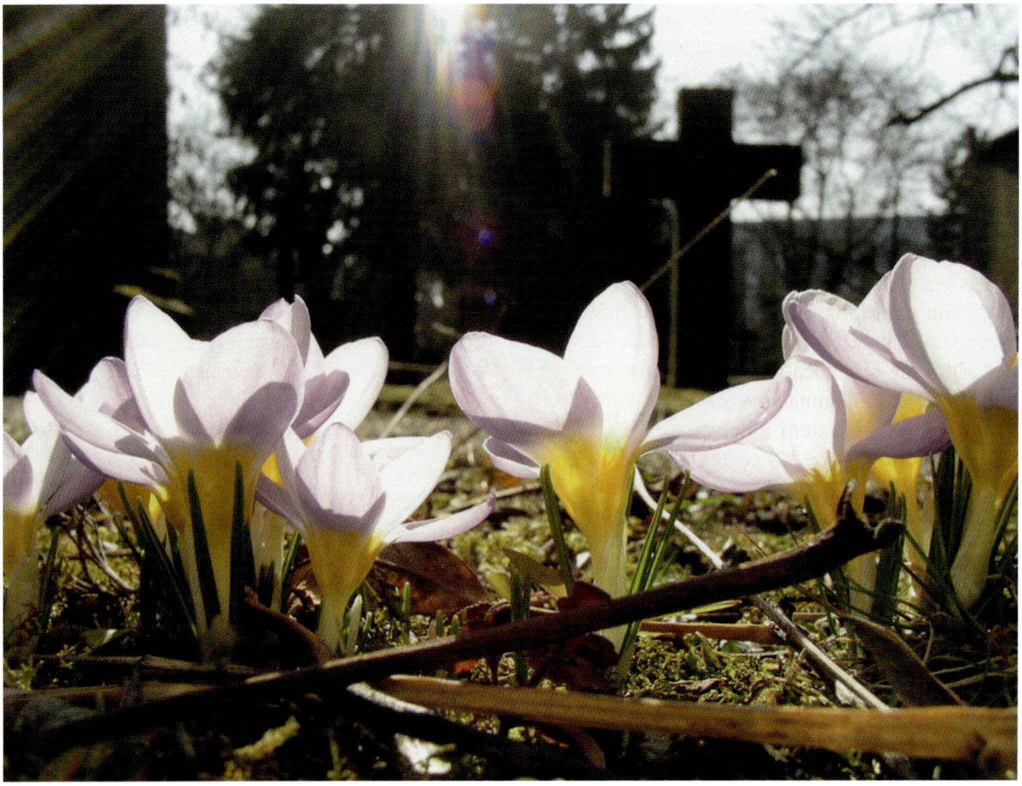

3.1 ⋮ Was sind die eigentlichen Pflegeaufgaben?

Eine Studie über pflegerisches Handeln von Frank Weidner (1995, S. 331) weist darauf hin, dass Pflegende sich sicher sind, dass der Beziehungsprozess zwischen den Kranken und ihnen das Zentrum ihrer eigentlichen Arbeit darstellt. Gleichzeitig haben Pflegende ein diffuses Bild vom Pflegeberuf. Der Kern der Pflegetätigkeit, die Pflegebeziehung ist eindeutig, doch die Ausgestaltung der Pflegebeziehung ist unklar. Was zur Pflegebeziehung gehört und was nicht, ist nicht definiert.

Die fortschreitende Aufsplitterung der pflegerischen Aufgaben führt zur immer wieder geäußerten Frage: „Wofür sind Pflegende denn eigentlich zuständig?" Mit Pflegestandards wird versucht, „Pflege-Inhalte" festzulegen. Damit ist aber der „Beziehungsaspekt" nicht automatisch mitdefiniert!

B *Fallbeispiel*   **D** *Definition*   **M** *Merke*   **P** *Praxistipp*   ▣ *DVD*

Die unklare berufliche Definition führt dazu, dass GeschäftsführerInnen im Gesundheitswesen teilweise ungelerntes und damit kostengünstigeres Personal dem qualifizierten Pflegepersonal vorziehen, um Geld zu sparen. Dies führt zur Ausgliederung von bisher selbstverständlichen Pflegeaufgaben:

In zwei Krankenhäusern Baden-Württembergs wurden z. B. Hostessen eingestellt. Sie haben die Aufgabe, Kranke an der Pforte abzuholen und zur Station zu begleiten, das Bett und die Abläufe der Station zu erklären. Für die Stellen der Hostessen wurden Pflege-Planstellen gestrichen.

Ein weiteres Beispiel zeigt die Entwicklung der Pflegeaufgaben im Rahmen von „Qualitätssicherung". Häufig wird Qualität mit Quantität verwechselt. Qualität ist jedoch nur bedingt über Quantität messbar. Mit Befragungen von Kranken wurde ihre Zufriedenheit mit dem „Service" ermittelt. Eine Unternehmensgruppe „Dienste für kranke Menschen" betreibt u. a. Pflegeheime. Sie will über eine größere tägliche Essensauswahl die Zufriedenheit der Kranken erhöhen. Der materielle Mehraufwand wird dadurch ausgeglichen, dass die Essensverteilung nicht mehr durch hoch qualifiziertes Pflegepersonal erfolgt. D. h., bisher genuin pflegerische Aufgaben, die Essensgabe, wofür Pflegende z. B. Ernährungslehre, Diätlehre, Krankenbeobachtung und Krankheitslehre lernen, sowie die Aufnahme auf die Station, wofür Pflegende z. B. Gesprächsführung lernen, sollen eingespart werden.

Pflege(beziehungs-)Inhalte stehen zur Disposition. Darin sehen wir eine Gefahr für den Beruf und für die Pflege der Kranken. Es gehört zu den Aufgaben von Pflegenden wahrzunehmen, wenn eine kranke Person das Essen stehen lässt. Sie sind in Krankenbeobachtung und Gesprächsführung geschult, um z. B. eine Halbseitenlähmung nach einem Schlaganfall zu erkennen oder in einem Gespräch die Ursachen wie Appetitlosigkeit, Bauchschmerzen, Übelkeit, Angst oder Einsamkeit für das Desinteresse am Essen herauszufinden. Für eine Genesung sind das oft entscheidende Informationen. Pflege wird fragmentiert, unüberschaubar und damit unverantwortbar, wenn diese Informationen nicht mehr zur Verfügung stehen.

Die unklare Ausgestaltung der Beziehung zwischen Pflegenden und den Kranken mit ihren Angehörigen beginnt schon in der Pflegeausbildung. Die Wichtigkeit der „psychischen Betreuung" wird in der Pflegeausbildung sehr betont, doch eine inhaltliche Konkretisierung bleibt man den SchülerInnen weitgehend schuldig. „Psychische Betreuung" oder „ganzheitliche Pflege" oder auch „patientInnenorientiert" sind Begriffe, die für „individuell", „umfassend" oder auch „bio-psycho-sozial" stehen. Damit wird der Umfang und implizit die Bedeutung des Beziehungsaspekts angedeutet. Doch wenn auch die Pflegebeziehung für „ganz wichtig" erachtet wird, wird sie dadurch nicht konkreter und bleibt beliebig. Die Pflegebeziehung erkenntnistheoretisch und konkret erfassen zu wollen, erscheint bislang völlig unrealistisch, denn jede Beziehung ist einzigartig und kann nie ganz erfasst werden. Dies hat zurzeit berufspolitisch schwerwiegende Konsequenzen. Wenn Pflegende selbst den Beziehungsaspekt so wenig fassen können, fassen andere Berufsgruppen danach. SozialarbeiterInnen, PädagogInnen, PsychologInnen, SeelsorgerInnen und andere sehen für sich noch brachliegende Arbeitsfelder. Die SpezialistInnen aus dem psychosozialen Bereich reklamieren diesen immer stärker vernachlässigten Beziehungsaspekt für sich und lösen ihn damit aus dem Pflegeberuf heraus (Napiwotzky, 1998).

In diesem Buch werden Sie weitgehend vergeblich den Begriff Patientin bzw. Patient suchen. Das ist Absicht. Palliative Care bemüht sich darum, den Menschen als Ganzes zu erfassen. Sie sieht nicht nur seine kranken Anteile, wie das der Begriff PatientIn nahelegt. Wir möchten mit unserer Wortwahl darauf aufmerksam machen, dass wir zwar anerkennen, dass dieser Mensch mit Krankheit behaftet ist. Aber er ist nicht alleine dadurch definiert, das Kranksein ist eine Eigenschaft unter anderen.

3.2 Ein Modellbeispiel für eine professionelle Pflegebeziehung

Wir wollen an einem ausführlichen Bericht einer ambulanten Hospizschwester zur „Palliative Care für eine Familie mit einem sterbenden Menschen" zeigen, wie pflegerisches Handeln wirksames, professionelles Handeln sein kann.

B *Am Freitagnachmittag rief der Sohn von Herrn Maier bei uns an. Er schilderte kurz folgende Situation: Sein 80-jähriger Vater sei seit vielen Jahren pflegebedürftig. Er sei an Parkinson und den Folgen eines Schlaganfalles erkrankt und werde von der Ehefrau und der Familie ohne Pflegedienst gepflegt. Seit gestern habe er den Eindruck, dass sein Vater sterbend sei. Jetzt* habe er hohes Fieber, das die Familie mit Wadenwickeln, kühlen Getränken und fiebersenkenden Zäpfchen zu senken versucht. Der Hausarzt sei im Urlaub. Die Familie habe die Sorge, dass ein Anruf beim Bereitschaftsarzt die Einweisung seines Vaters in ein Krankenhaus zur Folge haben würde. Dies würde aber nicht dem Wunsch seines Vaters entsprechen. Er fragte, ob wir ihm etwas raten oder weiterhelfen könnten. Um einen eigenen Eindruck von der Situation und dem Zustand des Kranken zu bekommen, habe ich der Familie kurzfristig einen Hausbesuch angeboten.

Bereits beim Betreten des Hauses sind Rollstühle und Treppenlift sichtbar, die auf eine sehr lange Pflegesituation hindeuten. Das Ehepaar Maier wohnt zusammen mit der Familie der Tochter im Haus. Herr Maier liegt mit geschlossenen Augen und erhöhtem Oberkörper in einem Pflegebett. Er atmet schwer mit geöffnetem Mund. Sein Körper fühlt sich sehr warm an. Auf meine Ansprache und Begrüßung reagiert er mit dem Öffnen der Augen und einem leichten Händedruck. Ich frage ihn, ob er Durst habe. Er nickt leicht mit dem Kopf. Seine Ehefrau verabreicht ihm teelöffelweise ein kühles Getränk. Die Frage nach Schmerzen verneint er durch Kopfschütteln. Meine weitere Kommunikation mit dem Kranken ist vor allem durch Körperkontakt mit meiner Hand in seiner Hand liegend geprägt. Dadurch versuche ich, mir ein Gespür für die Situation von Herrn Maier zu machen. Ich sage ihm, dass sich seine Familie Gedanken und Sorgen macht, ob sie ihn in der jetzigen Situation zu Hause noch gut versorgen. Er hört mich trotz seiner Schwachheit und erwidert mir mit einem überraschend festen Händedruck, als Signal, dass er sich gut versorgt fühle.

Am Bett sitzend erzählt die Ehefrau von der Zeit der Krankheit und der Pflege ihres Mannes. Die Tochter unterstützt ihre Mutter täglich bei der Grundpflege des Vaters und erledigt die Einkäufe für die Großfamilie. Frau Maier kocht und beaufsichtigt ihre Enkelkinder solange die Tochter einer Teilzeittätigkeit nachgeht. Als Frau Maier die Enkelkinder erwähnt, kommen Herrn Maier die Tränen. Er hört unserem Gespräch zu. Sein Abschiedsschmerz von den geliebten Enkelkindern ist spürbar. Ich spreche seine Traurigkeit an, sage ihm, dass ich spüre wie schmerzhaft es für ihn ist, geliebte Menschen zurückzulassen und selbst einen anderen Weg gehen zu müssen. Als Antwort kommt ein schwacher Händedruck.

Der Sohn erwähnt, wie hilfreich es ihm und der Familie wäre, wenn der langjährige Hausarzt jetzt zu einem Besuch kommen könnte. Dieser kennt seinen Vater und die Familie seit vielen Jahren. In dieser Situation wären ihm sein Rat und seine Einschätzung hilfreich und wichtig. In Absprache mit der Familie versuche ich, eine Vertretung des Hausarztes um einen Hausbesuch zur ärztlichen Einschätzung der Situation zu bitten. Dies gelingt mir am späten Freitagnachmittag leider nicht. Im gemeinsamen Nachdenken erinnert sich Frau Maier daran, dass sie vor einigen Monaten die Handynummer vom Hausarzt für den Notfall bekommen hat. Frau Maier möchte den Hausarzt im Urlaub nicht stören. Der Familie erkläre ich, dass ich das Angebot ihres Hausarztes so verstehe, dass er jederzeit für ihre Fragen erreichbar sein wolle. Die Angehörigen sind damit einverstanden, dass ich Herrn Dr. Ludwig anrufe und ihn erreiche ihn an seinem Urlaubsort in Sizilien. Nach meiner Schilderung der Situation, sagt er, dass man im Krankenhaus für Herrn Maier nicht mehr tun könne als zu Hause. Dasein, nicht alleine lassen und Pflege ist jetzt das, was die Familie tun könne. Man könne nur noch versuchen das Fieber zu senken wie es bereits richtig von der Familie gemacht worden sei. Es tue ihm leid, nicht selbst für die Familie jetzt da sein zu können. Dieses Telefonat beruhigt die Familie.

Alle Gespräche und Telefonate fanden in Hörweite von Herrn Maier statt. Damit war er – wie es die Familie bisher auch praktizierte – in alle Überlegungen miteinbezogen.

Während den Gesprächen beobachtete ich, wie sich die Atemform veränderte. Die Pausen in der Atmung von Herrn Maier wurden länger. Er atmete jetzt mit offenem Mund und Atemgeräusch. Frau Maier machte die gleiche Beobachtung. Das Atemgeräusch komme von einer Schleimansammlung im Rachen, die ihr Mann jetzt nicht mehr schlucken könne, erkläre ich ihr weiter. Diese Atemform werde beim Sterben häufig beobachtet. Hilfreich und lindernd für ihren Mann sei eine Seitenlagerung und eine regelmäßige Mundpflege, damit er kein Durstgefühl verspüre. Dazu könne sie ein Taschentuch mit seinen Lieblingsgetränken befeuchten und damit den Mund regelmäßig auswischen und anschließend die Schleimhaut mit Butter pflegen.

Weil ich bei den Angehörigen noch Fragen, Ängste und Unsicherheit spüre, die sie jetzt nicht ansprechen können oder wollen überreiche ich ihnen die Broschüre „Die letzten Wochen und Tage" (Tausch-Flammer u. Bickel, 1994). Sie ist eine Hilfe zur Begleitung für Angehörige in der Zeit des Sterbens. Hier finden sie Antworten auf Fragen, die vielleicht erst in meiner Abwesenheit anstehen. Die Familie wird sich in den kommenden Tagen gegenseitig unterstützen. Ich weise noch auf meine Erreichbarkeit in der Nacht und am Wochenende hin und vereinbare für den folgenden Vormittag einen telefonischen Kontakt.

Am nächsten Morgen erzählt mir Frau Maier am Telefon, dass ihr Mann gestern Abend in den Armen ihres Sohnes verstorben sei. Alle Familienmitglieder, auch die beiden von ihm so geliebten Enkelkinder, hatten ihm wie immer eine gute Nacht gewünscht.

Die Broschüre sei sehr hilfreich für sie gewesen. Deshalb wussten sie, wann sie den Arzt nach dem Tod anrufen müssen. Sie hätten darin auch die Anregung gefunden, ihren Mann noch bis heute Abend in der Wohnung behalten zu können, sodass alle Familienmitglieder Abschied nehmen können. Für sie wäre mein spontaner Besuch sehr hilfreich gewesen. Ihr Sohn und sie seien dadurch sehr beruhigt gewesen. Sie hätten so gemerkt, dass sie ihren Mann bzw. Vater auch in seiner letzten Zeit gut betreuen können." (Nittka, 2004)

Resümee der ambulanten Hospizschwester

„Die Familie fühlte sich in der Zeit des Sterbens in einer Krise. Obwohl sie in vielen Jahren der Pflege und Versorgung des Erkrankten eine umfassende Kompetenz und Erfahrung gesammelt hatten, fühlten sie sich jetzt unsicher. Der Hausarzt war als kompetenter Ratgeber nicht greifbar. Sie wollten aber auch den **Wunsch des Vaters und Mannes respektieren**, ihn nicht mehr ins Krankenhaus einweisen zu lassen. Dennoch war ihnen eine gute Versorgung wichtig. So wichtig, dass der Sohn im Hospiz um Rat nachgefragt hat. Bei diesem Anruf bat er um einen **Rat** für die von ihm beschriebene Situation. Mein **kurzfristiger Hausbesuch** überraschte ihn positiv. Dadurch signalisierte ich ihm, dass ich sein Anliegen sehr **ernst nehme** und ganz für ihn und den sterbenden Vater **da bin**.

Der Familie begegnete ich **mit einer offenen Haltung**. Ich **hörte zu, beobachtete** und nahm vieles auch **intuitiv** wahr. In der Begegnung mit dem Erkrankten spürte ich nach kurzer Zeit ein Verstehen auch ohne Worte. Bald hatte ich den Eindruck, dass die Wünsche und Bedürfnisse des Sterbenden ernst genommen werden, er fühlte sich gut versorgt.

Die Aussage des Sohnes: ‚Schade, dass gerade jetzt der Hausarzt nicht erreicht werden kann‘, machte mich hellhörig. Es ging ihm wohl nicht um eine ärztliche Einschätzung oder Diagnosestellung, sondern um die menschliche Nähe und Begleitung des seit vielen Jahren behandelnden Arztes, um einen Menschen seines Vertrauens. Die Qualität der hausärztlichen Betreuung drückte sich für mich auch im Überlassen der Handynummer bei der Familie aus. Hiermit signalisierte der Hausarzt mir unausgesprochen seine Erreichbarkeit. In der Situation musste ich also nur **Mittlerin** zwischen Sohn und behandelndem Hausarzt sein. In Absprache mit der Familie kontaktierte ich Herrn Dr. Ludwig, der nach Schilderung der Situation, der Symptome, der Wahrnehmungen der Familie sowie meinen Beobachtungen, den Eindruck von uns allen bestätigte. Dies half letztlich dem Sohn, das Sterben seines Vaters zu akzeptieren und anzunehmen.

Meine praktischen Tipps zur **Mundpflege** und zur entlastenden **Lagerung** waren eine **Hilfestellung für die Ehefrau**, damit sie auch in der Zeit des Sterbens ihren Mann gut pflegen konnte. Dadurch war für sie eine Form der Begleitung und des Daseins für ihren Mann gefunden. So konnte sie auch in dieser Zeit liebevoll für ihn sorgen und ihm so Pflege und **Zuwendung** zuteil werden lassen.“ (Nittka, 2004)

3.3 Ein Basiskonzept der professionellen Pflege

Ist die Tätigkeit der ambulanten Hospizschwester eigentlich Pflege? Was ist davon Pflege? Hat sie Handlungen am Körper des Sterbenden ausgeführt? Wie ist das, was die Pflegekraft machte, greifbar? Ist dieses Verhalten mit „psychischer Betreuung“ oder „ganzheitlicher Pflege“ gemeint? Diese Begriffe sind Schlagworte, die letztlich inhaltsleer und so nicht vermittelbar sind, wenn sie nicht konkretisiert werden. Die sich aus der Pflegebeziehung ergebenden Pflegeaufgaben können mit den Pflegekompetenzen: wahrnehmen, verstehen und schützen entdeckt und greifbar werden (Napiwotzky, 1998). Diese drei Pflegekompetenzen sind zentrale Schlüsselbegriffe zur **Analyse von verschiedenen Pflegesituationen.** Die Erfassung wichtiger Details der Pflege wird so möglich. Damit werden die Aufgaben der Pflegenden sichtbar, anerkennungsfähig und besser vermittelbar. Wir wollen dies am obigen Bericht veranschaulichen:

Wahrnehmen

Wie geht es dem Kranken?
Symptom: Er wirkt sterbend mit hohem Fieber.
Wunsch: Keine Einweisung ins Krankenhaus!

Wie geht es den Angehörigen?
Überforderung: Führt ein Anruf beim Bereitschaftsarzt gleich zur Krankenhauseinweisung?

Verstehen
Bedürfnisklärung
Kranker:
- der feste Händedruck zeigt, dass er sich gut versorgt fühlt,
- nicken als Antwort auf die Frage nach Durst,
- Kopfschütteln als Antwort auf die Frage nach Schmerzen.

Sohn:
- Einschätzung und Rat des langjährigen Hausarztes waren ihm wichtig.

Beratung

Pflegekraft klärt, dass das Überlassen der Handynummer für solche Fälle gedacht ist.
Pflegekraft – Hausarzt: Pflegende ruft im Beisein der Familie an und schildert die Symptome, die Situation und die Frage der Krankenhauseinweisung,
Hausarzt bestätigt: wichtig ist das Dasein, die Pflege und Fieber senken – im Krankenhaus ist nicht mehr machbar.

Gesprächsergebnisse

Beziehungsklärung. *Pflegende* nimmt, als die Ehefrau die Enkelkinder erwähnt, die Tränen beim Sterbenden wahr und spricht die Traurigkeit an, „es ist schmerzhaft, geliebte Menschen zurück zu lassen.“ Als Antwort kommt ein schwacher Händedruck.

Entlastung. *Ehefrau:* Durch den Besuch der Pflegenden ist sie sehr viel ruhiger geworden. Sie hat gemerkt, dass sie auch in dieser Situation ihren Mann gut versorgen kann.

Schützen

Erreichbarkeit

■ Vereinbarung eines Telefontermins,
■ Mitteilung der 24-stündigen Erreichbarkeit.

Pflegeanleitung

■ mündliche und praktische Beratung zu: Atemgeräuschen, Lagerung und Mundpflege,
■ schriftliche Information: „Die letzten Wochen und Tage" (Tausch-Flammer u. Bickel, 1994).

Durch die Analyse der Pflegesituation werden die entscheidenden Aufgaben der Pflegekraft deutlich.

Umfassendes Wahrnehmen des Kranken und der Angehörigen und einfühlsame Kommunikation mit ihnen, sowie kompetente Kooperation mit dem Arzt/ Fachkräften und schützende Begleitung der Angehörigen – dies alles kann zusammengefasst werden in dem Begriff „Pflegebeziehung". Die Pflegebeziehung ist die Basis für die weiteren Handlungen der Pflegekraft. Es sind häufig ganz kleine Details, die entscheidend sind, wie hier der Hinweis, dass der Hausarzt genau für diese Situation erreichbar sein will. Pflegende sind sich selbst dessen oft nicht mehr bewusst, sie bezeichnen die Handlungen als „intuitive" Handlungen, die sie so „nebenbei" erledigen. Diese Fähigkeit wird in unserer Gesellschaft jedoch von Pflegenden selbstverständlich erwartet. Die Bedeutung der Pflegebeziehung wird bisher zu wenig anerkannt und normalerweise nicht gesondert bezahlt.

3.4 Beschreibung der drei Pflegekompetenzen

3.4.1 Wahrnehmen

Pflegende, die Geist, Körper und Seele als Einheit begreifen, die auch ihre Umwelt nicht als tote Materie begreifen, gehen mit allem ganz anders um, sie haben Respekt vor anderen/m. Der Umgebung wird Wirkung zuerkannt, z.B. dem Ausdruck von Bildern oder der Heilkraft der Natur (**Abb. 3.1**). Kranke und Angehörige umfassend wahrzunehmen und zu betreuen, heißt jedoch nicht, für alles eine Lösung parat haben zu müssen, oder „alles" wahrnehmen zu müssen, umfassend heißt, das Gegenüber nicht zu reduzieren auf eine Krankheit, sondern beim Gegenüber das wahrzunehmen, was jetzt notwendig ist.

 Sie können die Bilder für die Kranken ausdrucken. Sie befinden sich auf der DVD.

Situationen, in denen ich als Kranke/r bzw. Angehörige verloren bin ohne eine Pflegende, die mich umfassend wahrnimmt:

■ wenn nur meine kranke Seite gesehen, mein gesunder Verstand aber ignoriert wird und mir alle Selbstbestimmung genommen wird,
■ wenn ich immer wieder reanimiert werde, obwohl ich sterben will,
■ wenn ich als Angehörige von der Station verwiesen werde, weil ich laut weine,

■ wenn ich zittere vor Angst und dann als unnormal abgestempelt werde, da die bevorstehende Maßnahme doch ganz harmlos ist.

(Wir beschreiben die Situationen [auch im Folgenden] aus der Sicht der Betroffenen in der Ich-Form, um die individuelle Betroffenheit deutlich zu machen.)

Das Umfassende des Pflegeberufs zeigt sich in seiner generellen Zuständigkeit

Der Pflegeberuf ist nicht reduziert auf Therapie von Kranken, er umfasst auch die Pflege von „austherapierten" Kranken, pflegebedürftigen, aber nicht der ärztlichen Betreuung bedürftigen Menschen, z.B. neugeborene, behinderte und alte Menschen.

Die Zuständigkeit von Pflegenden umfasst den ganzen Lebenszyklus, das Werden und Vergehen wird von Pflegenden begleitet. Vor allem Pflegende sind mit Vergänglichkeit und Tod, den Schwellen des Lebens konfrontiert.

Die Beratung und Anleitung von Angehörigen gehören ebenfalls zur Pflegetätigkeit. Dabei sind immer die Individualität und die soziokulturelle Umgebung zu berücksichtigen.

Den menschlichen Organismus als selbst heilendes, aber auch endliches System sehen

Wenn ein Mensch stirbt, bedeutet das nicht selten ein Versagen im Erleben des medizinischen und pflegerischen Personals. In der morgendlichen Besprechung lautet dann die Frage: „Wie hätten wir das Sterben verhindern können?" Allmachtsansprüche und mechanistisches Denken können zu dieser Haltung führen, die ursprünglich beim „Menschen helfen wollen" begann. Wir können unsere Endlichkeit in diesem Leben akzeptieren und dies auch anderen zugestehen, wenn der menschliche Organismus als ein sich selbst organisierendes System innerhalb des Naturkreislaufes erkannt wird.

Mit einem umfassenden Wahrnehmen von Lebenszyklen fasst Pflege den menschlichen Organismus als ein sich selbst heilendes System auf. Pflegende suchen die aktive Mitarbeit der Kranken, weil nur sie die subjektive Seite ihrer Krankheit kennen. Jede Person erlebt Krankheit und Gesundheit individuell anders. Umfassend wahrnehmende Pflegende schätzen die subjektive Seite genauso bedeutsam ein wie die objektive. Sie können eher responsiv (auf die Situation eingehend) reagieren und Heilung ermöglichen.

Wenn wir die Begrenztheit unseres Lebens wahrnehmen, wird uns der Wert des Lebendigen erst bewusst. Die Erkenntnis dieser Kostbarkeit führt zum Respekt vor der Natur, vor dem Leben der Anderen und dem eigenen. Sie belebt Kräfte für eine bewusste Lebensgestaltung und eine innere Reifung.

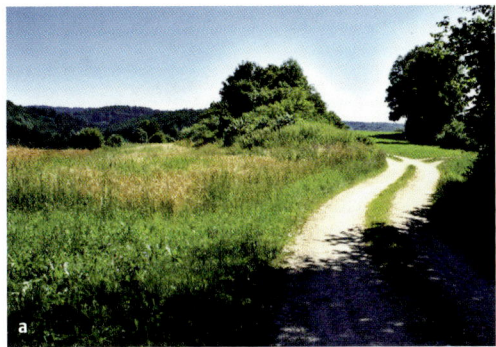

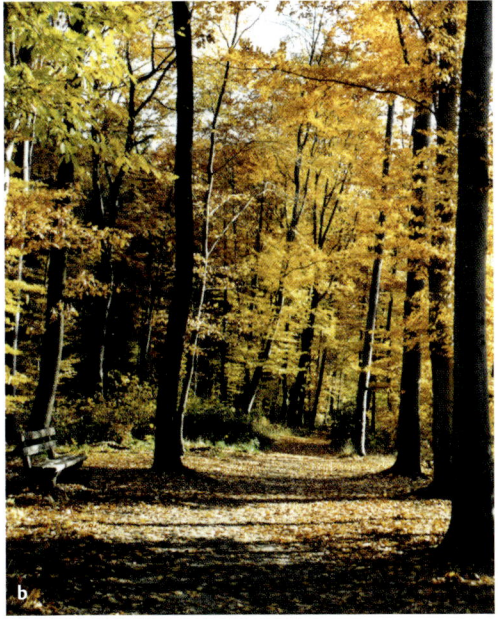

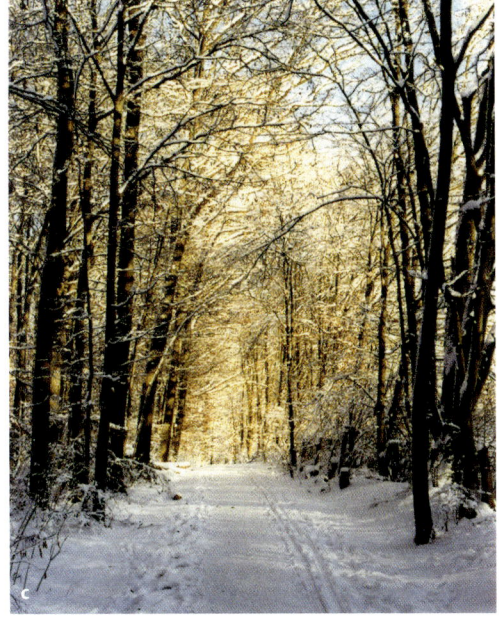

Abb. 3.1 ▪ Wege zu verschiedenen Jahreszeiten verweisen auf unser Unterwegssein und den Rhythmus des Lebens.

Zuversicht

Die Zuversicht erwächst aus dem Respekt vor dem menschlichen Organismus, wenn wir ihn umfassend wahrnehmen. Wenn es Kranken sehr schlecht geht, nicht mit zu verzweifeln, sondern irgendeinen Funken Zuversicht zu behalten, ist eine Fähigkeit, die viele Pflegende sich aneignen. Die Situation annehmen und immer weiter Möglichkeiten der Verbesserung, der Erleichterung zu suchen, hilft beiden Seiten, Kranken und Pflegenden.

Zum umfassenden Wahrnehmen gehört auch das **Wahrnehmen der eigenen Gefühle**. Pflegende sollten sich weigern, immer freundliche und scheinbar funktionierende „Gefühlshülsen" zu sein, da sie sonst in ihrer Beziehungsfähigkeit, in ihrer Persönlichkeitsentwicklung eingeschränkt werden. Die Gefühle der Pflegenden sind außerordentlich wichtig, denn sie können den Weg weisen, wie Extremsituationen besser zu bewältigen sind.

Menschen, die Sterbende bewusst begleiten, haben die Chance, viel von ihnen zu lernen, sind die Sterbenden doch uns allen voraus. Pflegende können erleben, wie der Mensch im Tod seine körperliche Hülle verlässt. Es wirkt nicht selten wie ein Loslassen alles Schwierigen; das belastete Ich kann neu werden.

3.4.2　Verstehen

Situationen, in denen ich als Kranke/r bzw. Angehörige verloren bin ohne eine Pflegende, die mit mir kommuniziert und kooperiert:
- wenn sie mir nicht sagt, was sie beobachtet hat,
- wenn sie mir Wissen über alternative Heilmöglichkeiten oder Hilfen vorenthält,
- wenn ich nicht nachfragen darf, bis ich alles verstanden habe,
- wenn sie nicht wartet, bis ich mich verständlich machen konnte,
- wenn sie nicht annimmt, was ich sage,
- wenn sie nicht merkt, dass ich nicht anders kann,
- wenn sie nicht akzeptiert, dass ich zwar vorher viel essen wollte, nun aber nach zwei Löffeln satt bin,
- wenn sie mein Verhalten als Schikane erlebt, wenn ich z. B. Harndrang hatte, sie herbeiklingelte und dann doch kein Wasser lassen kann,
- wenn sie nicht merkt, dass ich nun den Besucheransturm nicht mehr ertrage,

- wenn sie nicht fähig ist, Fachkräfte adäquat hinzuziehen,
- wenn ich Fragen stelle, die sie als Misstrauen auslegt.

Pflegende haben unterstützende Funktion in der Kommunikation

Pflegende werden häufig als DolmetscherInnen gesehen. Nicht zuletzt deshalb müssen sie in ihrer Ausbildung das medizinische Vokabular lernen, um in der Pflegepraxis den Kranken die Aussagen der ÄrztInnen zu übersetzen. Die Pflegenden haben auch die Mittlerrolle in die andere Richtung, es ist ihre Aufgabe, Ergebnisse der Krankenbeobachtung und Wünsche der Kranken den jeweils richtigen Fachkräften/SpezialistInnen verständlich mitzuteilen.

Pflegende be/achten geistige und körperliche Schwächen und fördern Fähigkeiten

Wie in der Primärbeziehung zwischen Mutter und Kind orientieren sich Pflegende an den Fähigkeiten der Kranken. Da Fähigkeiten von Kranken auch zeitlich (manchmal im Sekundenbereich) sehr wechseln, ist es in der Kooperation teilweise ungeheuer schwierig, das richtige Maß der Hilfe zu geben. Kooperativ Pflegende übernehmen Hilfestellungen unter Beachtung der aktuell verfügbaren Fähigkeiten.

Aber Schwächen sind nicht unbedingt nur den Kranken zuzuordnen. Kooperative Pflegende beachten geistige und körperliche Schwächen auch bei sich selbst und den KollegInnen und fördern und unterstützen sich gegenseitig.

Kooperation statt Bevormundung

In der Pflegebeziehung geht es weder um ein einseitiges Erfüllen aller PatientInnenwünsche noch um ein Verordnen **der** richtigen Pflege. Kooperative Pflege ist eine mit den Kranken abgestimmte Pflege, die häufig ein gemeinsames Erproben (z. B. Wirkungsweise von Salben oder die Anzahl von Schritten bei der Mobilisation), darstellt. Die Kranken bringen ihre bisherigen Erfahrungen ein und die Pflegenden verfügen über das Wissen möglicher Varianten und besprechen diese mit den Kranken. Es geht in der Pflegebeziehung um Kooperation und nicht um Bevormundung, es gilt gemeinsam eine Situation gut zu bewältigen.

3.4.3 ⋮ Schützen

Pflegende müssen lernen, wie sie auf tragfähige Weise auch ihren eigenen Bedürfnissen gerecht werden. Das Schützen gilt gegenseitig. Pflegende versuchen nicht selten, ihre Ressourcen auf krankmachende Weise mit großen Mengen Kaffee und mit starkem Rauchen aufzufüllen. Ein tragfähiges System jedoch erneuert alle Ressourcen. Die Energie, die aus dem System herausgeht, wird durch die Energie aufgewogen, die hereinkommt. Durch Gegenseitigkeit werden Ressourcen erhalten oder vermehrt, und nicht vermindert. Wenn wir uns und andere wirklich wertschätzen, treiben wir nicht gegenseitig Raubbau mit unseren Kräften.

Situationen, in denen ich als Kranke/r bzw. Angehörige verloren bin ohne eine Pflegende, die mich schützt:

- wenn ich nicht Verantwortung für mich selbst haben darf,
- wenn ich entlassen werde, obwohl ich pflegebedürftig bin und nicht für mich gesorgt wird,
- wenn Diagnose und Therapie nicht zu meinem Wohlergehen, sondern für Forschungszwecke gemacht werden,
- wenn ich einsam oder verwirrt bin,
- wenn ich mich nicht äußern kann.

Die schützende Fürsorge von Pflegenden achtet auf das Wohlergehen der Kranken und der Begleitenden

Nicht selten scheint es die Aufgabe von Pflegenden zu sein, Kranke zu unhinterfragtem Gehorsam gegenüber den Autoritäten zu erziehen. Die eigene Einschätzung einer Situation, eigene Werte kommen nicht zum Ausdruck. Pflegende drohen stattdessen mit anderen Autoritäten: „Der Chefarzt kommt gleich…". Damit ergreifen sie die Partei der Machthabenden und stärken deren Position. Die Mächtigen bestimmen, ohne die Stimmen von Pflegenden zu hören, wo die ethischen Grenzen sind, wo Hinterfragung endet und Akzeptanz beginnt. MedizinerInnen bestimmen nicht selten allein, wo Verschweigen zulässig ist und welche Leistungen wem zugute kommen. Durch die Zurückhaltung eigener Wahrnehmungen und Werte setzen Pflegende die Situation fort, dass auf sie nicht gehört werden muss. Die Folge ist das Gefühl bei Kranken, dass Pflegende sie nicht schützen können.

Pflegende sind an erster Stelle den Kranken mit ihren Angehörigen und sich selbst verpflichtet. Schützende Pflegende versuchen, ihrem Standpunkt und dem der Kranken Gehör zu verschaffen. Das Wohlergehen der Kranken muss vor Forschungsinteressen oder der Wirtschaftlichkeitsrechnung der Verwaltung stehen. Der Standpunkt der Pflegenden muss eindeutig sein. Wird gegen ihren Willen vorgegangen, so muss dies vermerkt und die Verantwortung hierfür personell klar zugeordnet werden können.

3.5 ⋮ Theoretische Voraussetzungen für professionelle Pflege

Wir betrachten die Pflegebeziehung als Basis der Pflege. Mit den drei Pflegekompetenzen: wahrnehmen, verstehen und schützen können verschiedene Pflegesituationen untersucht und beschrieben werden. Folgendes ist dabei wichtig:

1. systematische Erfassung von Pflege,
2. konkreter, situativer und erfahrungsorientierter Ansatz,
3. multiprofessioneller Ansatz.

Systematische Erfassung von Pflege. Von der Pflegebeziehung ausgehend erarbeiten wir ein systematisches Wissen anhand der Schlüsselbegriffe.

Mit konkreten, bislang für nicht erwähnenswert betrachteten Details und mit Beispielen füllen wir die Pflegekompetenzen inhaltlich und gelangen so über die nichts sagenden Begriffe wie „ganzheitlich" oder „psychische Betreuung" hinaus.

Konkreter, situativer und erfahrungsorientierter Ansatz. Wir beschreiben die Pflegebeziehung in Bezug zu bestimmten Situationen in der Pflege (S. 93 „Situationsspezifische Palliative Pflege"). Dabei erstellen wir keine Handlungsketten oder fest gefügte Pflegestandards. Der situationsspezifische oder symptomorientierte Ansatz ermöglicht beim

Praxistransfer die Einbeziehung der betroffenen Personen, der individuellen Situation und des Kontexts, er lässt Vielfalt und Kreativität zu.

Multiprofessioneller Ansatz. Bisher verzetteln sich Pflegekenntnisse. Pflegende werden halbe MedizinerInnen oder halbe SeelsorgerInnen, statt ganze Pflegende. Wir integrieren die Inhalte von nahe ste-

henden Disziplinen (Heilkunde, Psychologie, Pädagogik, Soziologie, Ernährungslehre, Jura usw.) systematisch in eine Fachdidaktik Pflege. Pflege wird so allmählich eine eigene Disziplin, die angereichert ist mit Wissen aus anderen Disziplinen. Pflegende erhalten dadurch eine Konzeption für ihr Pflegewissen. So wird Pflege sichtbar, (an-)erkennbar und besser vermittelbar.

3.6 Multiprofessionelle Zusammenarbeit – die Rolle der Pflegenden in der Palliative Care

Wir haben in der Einleitung die fünf Kriterien des Palliative Care Konzepts vorgestellt. Ein Kriterium ist die multiprofessionelle Zusammenarbeit. Nun möchten wir verdeutlichen, welchen Platz die professionelle Pflege hier einnehmen sollte.

Im Mittelpunkt steht die kranke Person mit ihren Angehörigen. Ihnen am nächsten sind die Pflegekräfte (**Abb. 3.2**). Die Pflegekraft ist ihre primäre Bezugsperson, die einerseits den Überblick behält, über das, was alles mit der kranken Person und ihren Angehörigen passiert und die andererseits um die Möglichkeiten der SpezialistInnen/Fachkräfte weiß und diese zum richtigen Zeitpunkt heranzieht. Die Pflegenden sind in ihrer Funktion also GeneralistInnen. Dies entspricht der Rolle, die eine Mutter für ihr noch abhängiges Kind hat, in professionalisierter Form. Eine ähnliche GeneralistInnenfunktion haben die HausärztInnen für ihre Kranken in der Allgemeinpraxis oder die HeilerziehungspflegerInnen für Menschen mit Behinderungen.

Pflegende sehen sich selbst und werden von anderen Berufsgruppen oft als SpezialistInnen unter anderen SpezialistInnen gesehen. Dies verweist Pflege dann tendenziell in die Funktionspflege, die bestimmte Handgriffe bzw. Eingriffe zu bestimmten Zeiten vornimmt. Folgende **negativen** Aspekte eines multidisziplinären Teams sind dann kaum zu umgehen:

- viele Termine und Konsultationen stören das Leben der Kranken und ihrer Angehörigen, sodass kaum Zeit und Kraft für andere Dinge bleibt,
- unklare, widersprüchliche Informationen in verschiedenen Fachsprachen verunsichern die Betroffenen,
- jede Fachkraft will „ihr Stück" abbekommen und versäumt es, eine Beziehung zu den Betroffenen aufzubauen, in der sie als „ganze Menschen" und nicht als Problemstücke wahrgenommen werden,

- manche Bedürfnisse werden gar nicht berücksichtigt, weil jede Fachkraft annimmt, darum kümmert sich die Andere (Davy u. Ellis, 2003).

Eine multiprofessionelle Teamarbeit ist für die palliative Praxis Grundvoraussetzung, da die Wünsche der Betroffenen mehrere Berufsbilder berühren. Die Orientierung an den Kranken und ihren Angehörigen wird von allen beteiligten Disziplinen in den

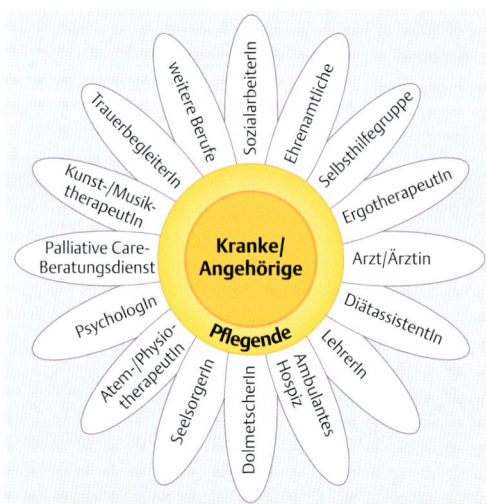

Abb. 3.2 ▪ Blumengrafik Multiprofessionelle Zusammenarbeit – der Standort der Pflegenden in der Palliative Care. Im Mittelpunkt steht die kranke Person mit ihren Angehörigen (Menschen, die zu ihr gehören). Ihnen am nächsten sind die Pflegekräfte. Die Pflegekraft ist ihre primäre Bezugsperson, die einerseits den Überblick behält, über das, was alles mit der kranken Person und ihren Angehörigen passiert und die andererseits um die Möglichkeiten der SpezialistInnen/Fachkräfte weiß und diese zum richtigen Zeitpunkt heranzieht. Dies entspricht der Rolle, die eine Mutter für ihr noch abhängiges Kind hat, in professionalisierter Form.

Hospizen und Palliativstationen sehr ernst genommen. Die GeneralistInnenfunktion/professionalisierte Mutterfunktion der Pflegekräfte muss jedoch anerkannt werden, um den Betroffenen Geborgenheit zu ermöglichen. Dies macht den Standort in der realen Aufgabenteilung deutlich. Das bedeutet eine Klärung, aber keine Hierarchisierung der verschiedenen Gruppen im Palliative Care-Team.

Wer im Einzelfall zu dem Team gehört ist unterschiedlich. Das hängt von den Kranken und ihren Angehörigen ab, von den Symptomen und vom Aufenthaltsort. Die „Kooperations-Blume" zeigt mögliche Teammitglieder auf. Eine Berufsgruppe gehört immer zum Team: die Pflegenden. Diese besondere Bedeutung hebt die WHO 1990 schon hervor: „Pflegende haben Verantwortung für die Informationsübermittlung, für die Beratung und Anleitung von Kranken und ihren Angehörigen sowie für das Ermöglichen einer kontinuierlichen Versorgung über Schnittstellen hinweg. Aufgrund der Nähe zu den Kranken seien Pflegende ideal dazu geeignet, Maßnahmen des Symptom- und Schmerzmanagements zu überwachen und zu evaluieren" (Pleschberger u. Heimerl 2002a, S.15).

Kranke und ihre Angehörigen brauchen die Unterstützung einer professionellen Person, die alles überblicken kann, die beraten kann, die Vorschläge machen kann, die die SpezialistInnen und ihre Fachgebiete kennt und koordinieren kann. Zu diesen SpezialistInnen gehören z.B. auch die Ehrenamtlichen. Auch hier muss die professionelle Pflegekraft die „passenden" Ehrenamtlichen zum geeigneten Zeitpunkt einsetzen. Die professionelle Pflegekraft ist nicht durch eine Aufnahme-Hostess oder durch zahlreiche Wahlmenüs zu ersetzen. Ihre Beobachtungsgabe und ihr Vertrauen bildendes Aufnahmegespräch ist Basis der weiteren Palliativpflege. Was die GeneralistInnen bzw. professionellen Pflegekräfte berücksichtigen müssen, möchten wir mit der Konkretisierung der Palliative Care bei schwer kranken und sterbenden Menschen herausarbeiten, wohl wissend, dass es hier keine Vollständigkeit geben kann.

3.7 Professionsmerkmale der Pflegekräfte

Die klassischen Professionsmerkmale „Systematisierung des Wissens" und eine „Soziale Orientierung an zentralen Werten der Gesellschaft" (z.B. Rechtsstaat, Gesundheit) können ohne Schwierigkeiten von der Pflegeprofession übernommen werden. Nicht aber das folgende Professionalisierungsmerkmal: „Soziale Distanz zwischen ExpertInnen und LaiInnen durch Anhebung des spezialisierten Sachverstands". Dies zeigt sich z.B. darin, dass Kranke und Angehörige häufig die medizinische Fachsprache nicht verstehen. Dies widerspricht dem Selbstverständnis von Pflegenden, denn Abhängigkeit förderndes Intervenieren ist bei ihnen unprofessionell. Professionelle Pflegekräfte fördern wie eine (ideale) Mutter nicht die Abhängigkeit, sondern die Unabhängigkeit. Das ständische Professionalisierungsmerkmal sollten Pflegende grundsätzlich zurückweisen und sich dennoch als professionell Handelnde verstehen (Napiwotzky, 1998).

Der Pflegeberuf ist dabei, seine eigenen Professionskriterien zu entwickeln. Pflegende trugen schon immer die in der Familie gelernte private Beziehungsarbeit in das Berufsleben hinein. Nun aber kommen sie über die Hospizbewegung auf die Idee, ihre eigene Arbeitsweise als Methode zu definieren und zu professionalisieren. Palliativ Pflegende nehmen die Pflegebeziehung als Basis für die Pflegepraxis und als Basis für die Pflegetheorie. Sie sind dabei, weibliche Professionalisierungsmuster anzuerkennen und einzufordern. Frauen haben eine Person-Orientierung, sie ordnen häufig Sachinteressen den Beziehungen unter. Dank der Hospizbewegung kommt in der palliativen Pflege die Person-Orientierung auch in der Arbeitswelt zum Tragen.

Zusammenfassung

Die Pflegebeziehung, die Beziehung zwischen den Pflegenden und den Kranken mit ihren Angehörigen, ist mit den drei Pflegekompetenzen (wahrnehmen, verstehen und schützen) als Basis der Pflege und als Basis in der Pflegewissenschaft zu akzeptieren. Durch die Analyse der Pflegebeziehung in bestimmten Pflegesituationen und der Konkretisierung der Pflegekompetenzen können Pflegende erkennen, dass vermeintliche „Selbstverständlichkeiten" oder „Banalitäten" wichtig sind. Pflegende finden Worte für ihr Tun, sie gewinnen eine Sprache. Die Professionalität der Pflegenden zeigt sich dann in der situativen Kompetenz, wie wir das an dem Beispiel der ambulanten Hospizschwester aufgezeigt haben.

Dazu gehört:

- die Wahrnehmung der subjektiven Betroffenheit des Pflegebedürftigen/Angehörigen verbunden mit einer analytischen Distanz der Professionellen, um die Kenntnisse in der konkreten Situation anwenden zu können (Fallverstehen und wissenschaftliches Wissen),
- dass Pflegende begründet und theoretisch fundiert arbeiten können,
- dass die Wichtigkeit und der Wert der von Pflegenden erbrachten (Beziehungs-)Leistungen offensichtlich und stärker bewusst werden.

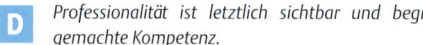 *Professionalität ist letztlich sichtbar und begründbar gemachte Kompetenz.*

Auf dem Basiskonzept der professionellen Pflege werden wir im Folgenden das Fachgebiet Palliative Care entwickeln. Wir meinen, dass dies ein Baustein für einen Paradigmenwechsel im Gesundheitswesen sein kann. Auf dem Basiskonzept können und sollten andere Fachgebiete, in denen die Pflege eine Rolle spielt, ebenfalls aufbauen. Der Kern der Pflegetätigkeit ist und war eindeutig die Pflegebeziehung, nun ist die konkrete Ausgestaltung der Pflegebeziehung möglich. Pflegende können ihr Handeln oder Nicht-Handeln begründen und verantworten.

Weiterführende Literatur

Napiwotzky, Anne-Dorothea: Selbstbewusst verantwortlich pflegen. Ein Weg zur Professionalisierung mütterlicher Kompetenzen. Hans Huber, Bern 1998
Pleschberger, Sabine: Palliative Care – Ein Paradigmenwechsel. Österreichische Pflegezeitschrift 12 (2002b) 16–19

II Allgemeine palliative Pflege

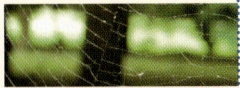
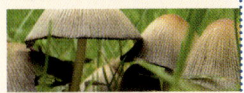
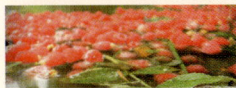
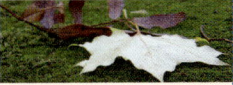

4 ⋮ Einführung in die palliative Haltung

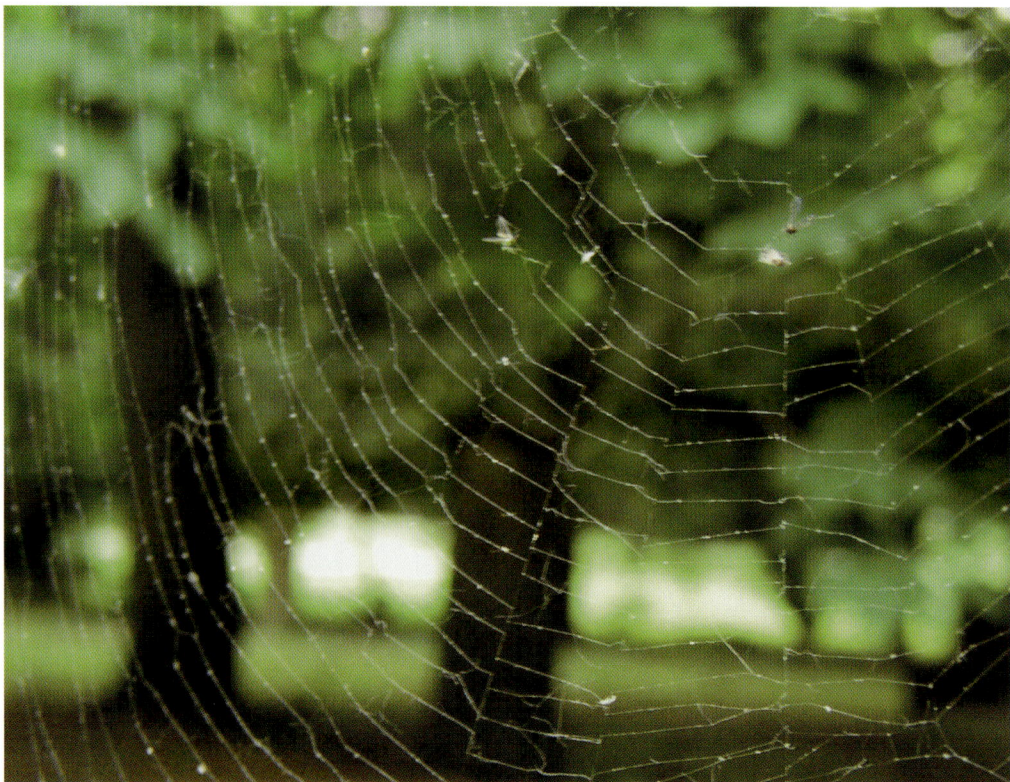

Palliative Care umfasst nach Derek Doyle circa 10% Wissen und 90% Haltung (persönliche Mitteilung 1992). Diese Haltung beinhaltet Fähigkeiten wie menschliche Wärme, Einfühlsamkeit und wohltätige Einstellung. Diese Fähigkeiten sollen den schwer kranken Menschen Halt geben am Lebensende. In der palliativen Pflege sind die Bedürfnisse der Kranken bestimmend für die erforderlichen Maßnahmen. Dies klingt zunächst recht einfach. Palliative Pflege ist jedoch weit mehr als ein einfaches Umsetzen der Wünsche. Mit folgendem Beispiel möchten wir aufzeigen, was die palliative Haltung in der Pflege bewirken kann.

B Eine Palliative Care-Fachkraft berichtet: „Frau Ott, eine bereits bekannte, onkologisch kranke Patientin, 67 Jahre alt, wurde wegen Verschlechterung des Allgemeinzustandes, starkem Gewichtsverlust und Exsikkose zur Palliativpflege stationär aufgenommen. Schmerztherapeutisch war sie sehr gut eingestellt. Mobilisation vom Bett auf den Nachtstuhl und ins Bad war noch möglich. Frau Ott hatte ein metastasierendes Mammakarzinom, das vor einigen Jahren palliativ chemotherapeutisch

und durch Radiotherapie behandelt wurde. Vor ca. zwei Jahren traten Metastasen in Knochen, rechter Gesichtshälfte im Bereich des Jochbeines auf, wodurch sie sehr entstellt aussah. Frau Ott konnte seit einigen Wochen, bedingt durch massive Schluckbeschwerden, nur noch teelöffelweise Wasser, Tee oder etwas klare Brühe zu sich nehmen.

Sie litt unter stärkster Heiserkeit, ein Umstand, der eine verbale Kommunikation sehr erschwerte. Sie hätte ohne Probleme Wünsche oder Bedürfnisse auf einen Block schreiben können. In diesem Punkt war sie jedoch sehr eigen. Ich glaube, Frau Ott hat durch diesen Umstand Zeit, die sie für sich brauchte, von uns allen, von Ärzten und Pflegekräften, eingefordert.

Ich weiß, dass sie über die infauste Prognose ihrer Erkrankung sehr gut informiert war. Psychisch machte Frau Ott einen stets ausgeglichenen und zufriedenen Eindruck. Durch Gespräche während pflegerischer Tätigkeiten erfuhr ich, dass sie mit ihrer Freundin gemeinsam in einer großen Wohnung lebte und von dieser auch liebevoll betreut wurde. Sie sprach von sich aus auch mehrmals das Thema Sterben und Tod an, aber in einer Form und Abgeklärtheit, die mich zum Nachdenken veranlasste.

Am vierten Tag ihrer stationären Aufnahme hatte ich Spätdienst und wurde von Kollegen mit den Worten begrüßt: „Frau Ott ist dermaßen aggressiv und fordernd, nichts kann man ihr recht machen, an allem hat sie etwas zu meckern. Viel Spaß heute

Nachmittag!" Ich konnte jedoch die Aussagen meiner Kollegen vom Frühdienst nicht bestätigen.

Frau Ott war wie gewohnt freundlich, und es fiel auch kein unangebrachtes Wort. Das Einzige was mir auffiel war, dass sie am späten Nachmittag immer wieder für eine halbe Stunde in einen regelrechten Tiefschlaf fiel, jedoch auf Ansprache erwachte. Ansonsten gab es keine Besonderheiten. Am folgenden Tag hatte ich Frühdienst. Originalton Nachtwache: „Ich musste Frau Ott in ein Einzelzimmer schieben, sie war nicht mehr ansprechbar und nicht erweckbar. Der Dienst habende Arzt sagte, sie sei präfinal. Ihre Freundin wurde informiert, war auch schon hier."

Genauso fand ich Frau Ott vor, als läge sie im Koma. Dennoch gab es keinen Hinweis darauf, aus welchem Grund dieser Zustand eingetreten war. Ab dem nächsten Tag hatte ich eine Woche Urlaub und am darauf folgenden Samstag Frühdienst.

Die Übergabe meiner Kollegen lautete: „Frau Ott geht es wieder besser, sie hat einfach zwei Tage ohne Unterbrechung geschlafen, ist wieder ganz schön fordernd, macht aber einen depressiven Eindruck. Schmerzen hat sie keine. Übrigens, sie hat oft nach dir gefragt."

Als ich das Zimmer von Frau Ott betrat, strahlte sie mich an, mit den Worten: „Gott sei Dank, dass Sie wieder da sind. Ich habe auf Sie gewartet." Auf mein: „Weshalb?" erhielt ich eine Antwort, mit welcher ich absolut nicht gerechnet hatte. Sie sprach mit heiserer Stimme, unter größter Anstrengung, jedoch klar und verständlich: „Das geht nur Sie und mich etwas an. Bitte bringen Sie mir Dolantin in ausreichender Dosierung und spritzen Sie mir dies!" Auf mein erschrockenes „ja aber…", fiel sie mir sofort ins Wort: „Wenn Sie es nicht spritzen wollen, dann bringen sie mir wenigstens die Ampullen, ich spritze es selbst durch den Port. Ich will und kann nicht mehr! Und bitte, sprechen Sie mit niemandem darüber!"

Meine erste Reaktion: „Das kann ich nicht, und das würde ich auch niemals tun. Aber ich bin im Moment mit dieser Situation völlig überfordert. Ich brauche jetzt etwas Zeit für mich. Bitte haben Sie Verständnis."

Ich betreute Frau Ott an diesem Tag weiter, hatte jedoch Kommunikationsprobleme, konnte ihr kaum in die Augen sehen. Umso überlegener wirkte sie. Für mich war diese Situation unerträglich. Nach Dienstende bat ich sie um ein Gespräch. Ich habe ihr nur diese eine Frage gestellt: „Was ist passiert?" – Hierdurch kam einiges zu Tage: Schon als Frau Ott vor ca. fünf Jahren die Diagnose ihrer Erkrankung erfuhr und wenig später feststand, dass eine Heilung nicht mehr möglich sei, habe sie sich mit „aktiver Sterbehilfe" beschäftigt, „ein Türchen offen gelassen".

Als Frau Ott bei uns stationär aufgenommen wurde, „habe sie ganz einfach mal den fehlenden Schlaf der letzten Wochen nachgeholt." – Zitat: „Mir war alles egal, ich hatte einfach keine Kraft mehr und keine Lust zu reagieren, wollte nur meine Ruhe haben."

Das Schlimmste aber sei für sie gewesen, dass man ihr den letzten Rest an Selbstständigkeit genommen habe. Einfache Dinge waren jedoch für Frau Ott von hohem Stellenwert: „Jeder weiß, dass ich mich nur mit klarem Wasser wasche. Und jeden Tag gab man mir, trotz Protest, Waschlotion ins Waschwasser."

„Meinen Oberkörper habe ich immer selbst gewaschen. Irgendwann wurde mir auch das abgenommen; ich war wohl zu langsam."

„Wenn ich den Schieber benutze, putzt mich einfach jemand ab. Ich will das selbst tun."

„Warum muss ich seit einer Woche jeden Tag die gleiche klare Suppe essen? Ich möchte mal wieder etwas anderes! Kein Mensch fragt mich!"

„Ich fühle mich in diesem Zimmer abgeschoben, alleine gelassen!"

Mit jedem Satz von Frau Ott wurde mir klarer, was ihr eigentliches Anliegen war, auf keinen Fall aber aktive Sterbehilfe. Trotzdem sprach ich sie noch einmal darauf an.

Ihre Antwort: „Ich wusste, dass sie so reagieren, nicht locker lassen. Und, ich wusste eine Zeit lang selbst nicht mehr, was ich will. Ich weiß, dass ich sterben muss, aber ich will noch ein bisschen leben vor meinem Tod."

Am nächsten Morgen verlegten wir Frau Ott mit ihrem Einverständnis in ein Vier-Bett-Zimmer. Raus aus der Isolation! Sie hatte sehr nette Zimmernachbarinnen; mit einer Patientin, die sehr viel handarbeitete, verstand sie sich besonders gut. Auf deren Anregung hin, bzw. nach einem „Fachgespräch" unter Patientinnen: „Frau Ott, haben sie schon was im Kopf? (Damit meinte sie Metastasen.) Nein? O.K. Haben sie etwas an den Händen? Nein? Ja also, warum tun sie dann nichts?", begann Frau Ott wieder zu stricken. Das hatte sie früher für ihr Leben gern getan. Innerhalb von zwei Tagen hatte sie eine komplette Ausfahrgarnitur für das Baby ihres Neffen gestrickt und war sehr stolz darauf.

Außerdem begann sie wieder zu lesen (wir hatten etwas Literatur in der Nähe ihres Bettes platziert) und machte Kreuzworträtsel.

Frau Ott war „bettmobil", sie hat sich (mit klarem Wasser), soweit ihre Ressourcen dies ermöglichten, alleine gewaschen, erhielt von uns insgesamt nur die Hilfe, die sie benötigte und wünschte (Umdenken im Team war nötig!). Sie begann auch wieder, weiche Brötchen, bestrichen mit Butter, nicht zu essen, sondern „auszulutschen", wie sie es nannte und probierte passierte Kost aus. Manchmal konnte sie etwas essen, manchmal nicht. Wichtig war für sie das Angebot. Parenterale Ernährung erfolgte zusätzlich über den Port. Nach intensiver Rücksprache mit dem behandelnden Arzt entschied sich die Patientin ganz bewusst für den Verzicht einer geplanten Therapie, lehnte auch weitere Untersuchungen ab.

Sie wollte nach Hause und auch zu Hause sterben.

Ihre Schmerztherapie war im Moment adäquat. Ferner war sie bei ihrem Hausarzt, der sie schon jahrelang betreute, in guten Händen. Von ihm konnte sie jederzeit kompetente Hilfe erwarten, falls die Schmerzen stärker und andere Symptome auftreten würden.

Von unserer Seite wurde die Pflegeüberleitung eingeschaltet, ein ambulanter Pflegedienst für die häusliche Mitbetreuung gefunden, fehlende Hilfsmittel organisiert. Zwei Wochen nach unserem Gespräch wurde Frau Ott nach Hause entlassen.

Mir ist bekannt, dass Frau Ott noch sechs Monate gut gelebt hat und einen schönen Tod hatte, ohne Schmerzen und in Würde (Mladek, 2004).

Aufgrund der vertrauensvollen Beziehung zwischen der schwer kranken Frau und ihr gelingt es der Pflegekraft mit wenigen Mitteln, die Lebensqualität der sterbenden Frau entscheidend zu verbessern. In der Palliative Care ist die Pflegebeziehung die Basis der Pflege, sie ist auch eine Voraussetzung für die Entfaltung einer palliativen Haltung. Durch die palliative Haltung und die drei Pflegekompetenzen (wahrnehmen, verstehen und schützen; s. S. 26) erkennt die Pflegende, was in diesem Beispiel hinter dem Wunsch nach aktiver Sterbehilfe steht. Sie kann den „Hilfeschrei" erkennen.

Palliative Care meint neben dem Fachwissen vor allem eine ganz bestimmte Haltung, die in der palliativen Pflege gelebt wird. Es bedeutet in erster Linie ein Miteinander und eine Solidarität von Menschen, die in dem Bewusstsein ihrer eigenen Sterblichkeit leben. Dieses Bewusstsein macht sensibel für eigene Bedürfnisse und damit auch für die Bedürfnisse Anderer – im Leben wie im Sterben.

Dazu gehört die Wahrnehmung der eigenen Person und die Entwicklung einer Persönlichkeit, die sich ihrer eigenen Ängste und Begrenzungen bewusst sein kann. Dies ist eine grundlegende Voraussetzung, um schwer kranken und sterbenden Menschen mit ihren Angehörigen empathische und zugleich „Halt gebende" Begleitende sein zu können. Von den BegleiterInnen erwartet die hilfebedürftige Person, dass sie sich in sie einfühlen und Sicherheit geben können und dass sie nicht von ihren eigenen Ängsten überrascht und blockiert werden.

Deshalb ist es notwendig, dass die BegleiterInnen keine Sterbebegleitungstheorie lernen, sondern sich in die Sterbebegleitung als ganze Person einbringen und ihre Wahrnehmung und Intuition schulen und Offenheit im Begleitungsteam wagen. Dann werden die folgenden Voraussetzungen für ihre „palliative Haltung" möglich:

- Sich selbst besser wahrnehmen und ausdrücken können. Dieses Einlassen auf die eigenen Gefühle reduziert die Verdrängung und Projektion eigener ungeliebter Anteile auf unsere Mitmenschen.
- Durch eigene Offenheit Ähnlichkeiten bei Anderen finden. Dies stärkt unser Gemeinschaftsgefühl und unsere Solidarität.
- Andersartigkeiten bei Anderen akzeptieren oder sogar wertschätzen. Dies ermöglicht einen liebevollen Umgang auch mit Menschen, deren Lebensweg uns ganz fremd ist.
- Durch die Auseinandersetzung mit unserer Endlichkeit wird die eigene Sinnfindung und spirituelle Suche angeregt. Die Wahrnehmung der Lebensgrenze fordert uns immer wieder heraus, auf erfüllte Weise zu leben.

Wir begreifen die Menschen, die wir betreuen, nicht als Summe von Krankheiten und Defekten, sondern auch als geistige Wesen. Palliative Pflege erschöpft sich nicht in rezeptartigen Handlungsketten, es gibt zum Glück nicht die „Sterbebegleitungsmethode", die Schwerkranken und Sterbenden gehen ihren Weg selbst. Wir versuchen, sie mit ihrer je eigenen Lebensgeschichte, ihrer Individualität, ihrem Gefühlsreichtum, ihren Eigenheiten, ihren Begabungen, Einschränkungen und Verlusten wahrzunehmen (Napiwotzky u. Student, 2005).

Folgendes Beispiel macht deutlich, wie genau wir die jeweilige Lebenssituation wahrnehmen müssen, um den Einzelnen als Mensch und nicht als Fall wirklich begleiten zu können.

B *Auf unserer Hospizstation lagen zwei kranke Menschen mit Alkoholproblemen. Die sterbenskranke Frau Lorenz war noch deutlich abhängig während der schwer kranke Herr Roth schon seit Jahren „trocken" war. Frau Lorenz wurde häufig von ihren Kumpels besucht, die ihr auch Alkohol mitbrachten. Von irgendeinem Zeitpunkt an boten diese Kumpels auch Herrn Roth, der im Nachbarzimmer lag, freundlich Alkohol an.*

In der letzten Lebensphase fühlen wir uns normalerweise nicht aufgerufen, den Kranken ihren Alkohol vorzuenthalten und entsprechend tolerant reagierte auch der betreuende Hausarzt: „Okay, wenn er Alkohol braucht oder will, soll er eben trinken!" – Als die Ehefrau und die Tochter kamen, waren sie erschüttert über den Rückfall von Herrn Roth. Die Tochter überlegte, ob sie ihren rückfälligen Vater überhaupt noch weiter besuchen wolle. Eine der Hospizschwestern sprach daraufhin Herrn Roth an: „Sie hatten uns beim Aufnahmegespräch berichtet, dass Sie schon seit mehreren Jahren trocken sind. Ist Ihnen das immer noch wichtig?" Ein wenig ratlos schaute Herr Roth auf die Bierflasche auf dem Nachttisch. „Ja, schon", meinte er schließlich zögernd. „Wie sind Sie denn damals zu Ihrer Entscheidung gekommen, mit dem Alkohol aufzuhören?", fragte die Schwester weiter. Herr Roth erzählte ihr, wie er irgendwann gespürt hat, dass die Beziehung zu seiner Frau und die Tochter durch den Alkohol endgültig zu zerbrechen drohte. „Da habe ich beschlossen, mit dem Zeug aufzuhören." – „Und jetzt?" fragt Schwester Yvonne nach. „Es ist halt schwer", antwortete Herr Roth zögernd. – „Gibt es etwas, womit wir Sie unterstützen können?" fragte Schwester Yvonne nach. Herr Roth überlegte: „Es ist mir halt manchmal so langweilig. Da hat der Alkohol früher immer geholfen." – „Was würden Sie denn jetzt gerne tun, damit es weniger langweilig ist?" Daraufhin berichtete Herr Roth, dass er sehr gerne Spielfilmvideos ansehe. Sofort beauftragte Schwester Yvonne den Zivildienstleistenden der Station, einen neuen zusätzlichen DVD-Player zu kaufen. Danach war Alkohol für Herrn Roth kein Thema mehr.

Dieses Beispiel zeigt, dass Standards dem individuellen Menschen nicht gerecht werden können. Indem die Hospizschwester nicht die Haltung einnahm: „Soll er doch trinken!" nahm sie ihn ernst, denn der Mann wollte ja eigentlich trocken sein. So begleitete sie ihn mit ihren Fragen als entscheidungsfähigen Erwachsenen mit Respekt und Wertschätzung!

Mit unserem Fühlen, Denken und Handeln wollen wir den betreuten Menschen ermöglichen, sich zu äußern und sich uns mitzuteilen. Sie fühlen sich häufig ihrer Würde beraubt: z. B. durch das Warten im Rollstuhl auf Abholung nach Untersuchungen in dunklen und kühlen Krankenhauskellern, durch Bevormundungen, durch offene Flügelhemden, durch mangelhafte Beherrschung ihrer Ausscheidungen, durch ein Reden über sie statt mit ihnen. Mit unserem Respekt begegnen wir ihrem häufig verletzten Würdegefühl.

Wir Menschen sind darauf angewiesen, dass uns mit Respekt begegnet wird, dass uns Würde gegeben wird. Das Angewiesensein ist besonders deutlich am Anfang und am Ende unseres Lebens. Der Umgang mit den Schwachen in einer Gesellschaft zeigt, wie menschlich sie ist. In der Palliative Care werden Beziehungstugenden, die besonders Frauen zugeordnet werden, der Tugend der Gerechtigkeit, die besonders Männern zugeordnet wird, gleichgestellt. Für eine menschliche Ethik sind beide Bereiche unverzichtbar und nicht an die Geschlechter zu delegieren und einseitig zu bewerten. Die emotionalen Wurzeln der Ethik werden durch Rituale und Feste am Leben erhalten, sie bilden die Voraussetzung, auf der rationale Übereinkünfte und Rechtsnormen erst aufbauen können (Meier-Seethaler 2001, S. 163). Meier-Seethaler (2001, S. 166) betont die Wichtigkeit des Beziehungsaspekts: „Nur die emotionale Dimension der Ethik, die zugleich ihre spirituell-religiöse ist, gebietet Halt vor Übergriffen auf Lebensträger, denen wir uns zutiefst verbunden fühlen, wenn wir uns wirklich auf sie einlassen.“ Das heißt, eine menschliche Ethik muss beziehungsorientiert sein und gelebt werden, sie ist nicht isoliert durch den Gesetzgeber zu erreichen. Die Auslegung von Gesetz und Ordnung sollte sich immer am Wohlergehen des Einzelnen orientieren: „Der Sabbat ist um des Menschen willen gemacht, und nicht der Mensch um des Sabbats willen“ (Markus 2,27).

Die palliative Haltung umfasst die rechtliche und die emotionale ethische Dimension, sie lebt eine menschliche Ethik vor. Die palliative Haltung vermittelt Würde, denn es geht ihr um den individuellen Umgang mit Leiden, um die Sehnsucht nach persönlicher Unversehrtheit und um die Inanspruchnahme der Freiheitsrechte.

Im folgenden Kapitel werden die drei Pflegekompetenzen auf die „Allgemeine palliative Pflege“ angewandt. Die Reichweite und die verschiedenen Dimensionen (S. 226 „Ethik“) der palliativen Haltung werden durch das Aufschlüsseln der drei Pflegekompetenzen immer deutlicher werden.

5 Wahrnehmen

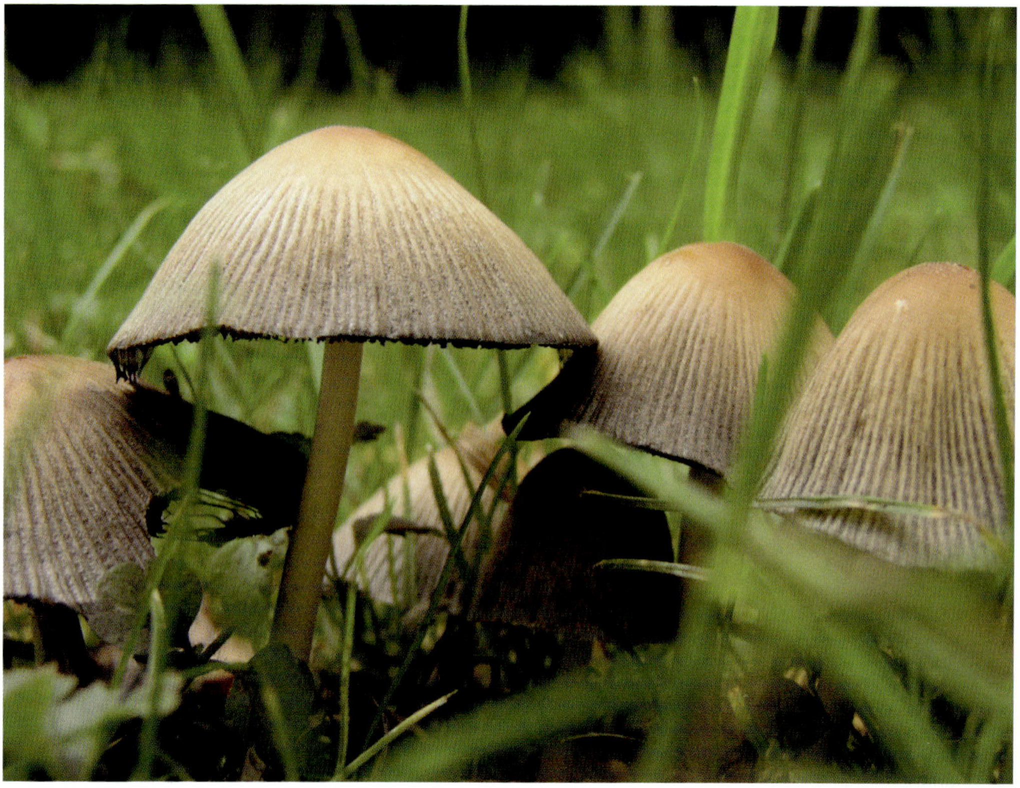

Zu einer umfassenden Wahrnehmung gehört:
1. Bedürfnisse und Gewohnheiten wahrnehmen,
2. Sterbephasen erspüren,
3. Finalphase erkennen.

5.1 Bedürfnisse und Gewohnheiten wahrnehmen

Um Sterbende umfassend wahrnehmen zu können, ist ein Aufnahmegespräch und das kontinuierliche „im Gespräch bleiben" eine wichtige Grundlage. Die Wahrnehmung bezieht sich auf die psychosoziale, die körperliche und die spirituelle Dimension. Folgende Fragen sind typisch:

- Was kann ich für Sie tun?
- Gibt es Gegenstände, die Sie gerne um sich hätten?
- Gibt es Personen, die Sie gerne sehen würden?
- Wen möchten Sie gerne um sich haben? Wen eher nicht?

 Fallbeispiel   Definition   Merke   Praxistipp   DVD

▪ Möchten Sie eine ehrenamtliche Begleiterin, einen ehrenamtlichen Begleiter?

▪ Wissen Sie über den weiteren Krankheitsverlauf Bescheid? Welche Behandlung wollen Sie, wollen Sie nicht?

▪ Was bedeutet Religion für Sie?

▪ Was bedeutet Lebensqualität für Sie?

▪ Liegt Ihnen etwas auf dem Herzen? Möchten Sie mir etwas erzählen?

Palliative Anamnese

Neben der allgemeinen Anamnese (Krankendaten, Diagnose, Krankheitsverlauf, Symptomerfassung, weitere Erkrankungen, Medikation und der aktuellen körperlichen Situation mit Größe, Gewicht, Mobilität, Beeinträchtigungen, Ressourcen und Hilfsmittel) erheben wir eine palliative Anamnese. Hierzu gehören:

1. Lebensgeschichte,
2. Gewohnheiten und Interessen,
3. Aktuelle Symptome und ihre physischen, psychischen, sozialen und spirituellen Auswirkungen.

Lebensgeschichte. Durch biografisches Arbeiten können wir Folgendes mit den Betroffenen entwickeln:

▪ Lebensereignisskala mit markanten Einschnitten (Migration, Gewalterlebnisse, Trennungen usw.),

▪ Gegenüberstellung der gelebten und der erlebten (historischen) Zeit,

▪ Freudenbiografie mit den freudigen Erlebnissen.

Gewohnheiten und Interessen. Hierzu gehören:

▪ Körperpflegegewohnheiten wie Reihenfolge beim Waschen, Zeitpunkt und Häufigkeit, Frisur der Haare, Körperpflegemittel,

▪ Art und Zeitpunkt der Zahnpflege,

▪ Kleidungswünsche,

▪ Schlafgewohnheiten: Position, Decke, Einschlafrituale,

▪ Ernährung: Lieblingsessen und -getränke, Abneigungen,

▪ Lieblingsdüfte und Geruchsabneigungen,

▪ Berührung: Wo ist Berührung angenehm, wo unangenehm?

▪ Lieblingsmusik, bevorzugte Lieder,

▪ Hobbys.

Aktuelle Symptome und ihre physischen, psychischen, sozialen und spirituellen Auswirkungen. Hierzu gehören:

▪ Was bedeuten die Beeinträchtigungen (Schwerhörigkeit, Sehbehinderung, Inkontinenz usw.) für Sie?

▪ Wie geht es Ihnen mit Schmerz, Übelkeit, Erbrechen, Durchfall, Obstipation, Inkontinenz, Dekubitus, Juckreiz, Schläfrigkeit, Atemnot, Lymphödem, Wundgeruch, Muskelkrämpfe, Unruhe, Angst usw.?.

Das Erheben der Biografie (siehe auch Biografiearbeit S. 114), der Gewohnheiten und der Auswirkungen aktueller Symptome erfolgt normalerweise nicht auf einmal, sondern im Verlauf der Palliative Care. Neue Informationen bzw. Veränderungen werden dem Team mitgeteilt.

Angehörige und die Kranken erleben durch dieses offene Suchen und Wahrnehmen ihrer Bedürfnisse eine große Entlastung, sie können ihre Sorge um das existenzielle Sein mit den Pflegenden teilen. Die Krankheit hört auf, alles Denken und Tun zu beherrschen, endlich stehen die kranken Menschen und ihre Angehörigen im Mittelpunkt.

Für Pflegende ist es wichtig, diese Dinge zu erfahren, solange die Kranken sie noch äußern können.

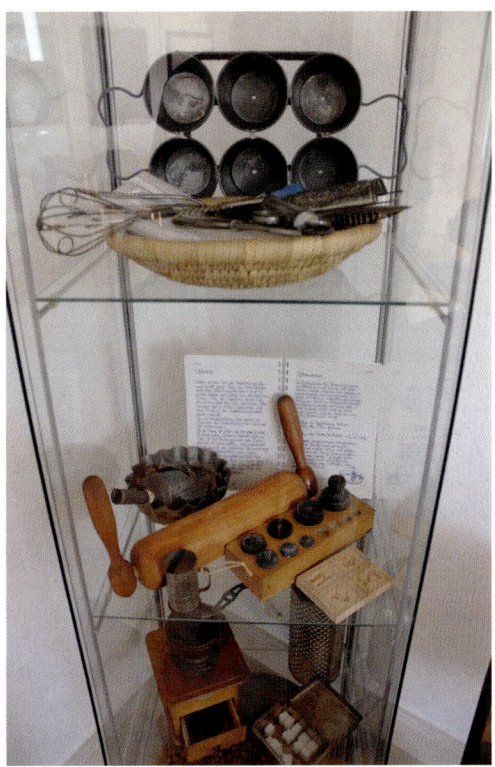

Abb. 5.1 ▪ Utensilien für die Biografiearbeit, s. S. 114.

In der palliativen Anamnese erleben die kranken Menschen und Angehörigen Wertschätzung, vorzeitiger Identitätsverlust wird vermieden. Pflegende lernen die subjektive Sinngebung der Kranken kennen und verstehen sie so besser (Friebe, 2004).

Durch die Erinnerungen wird die Fülle des Daseins lebendig, die Verbundenheit mit anderen Menschen wird deutlich und die Kranken können bei sich-selbst-sein. Ein gelingendes Leben trotz oder gerade wegen der Schicksalsschläge kann aufscheinen und für die kommende Lebenszeit stärken.

„Was kann ich für Sie tun?" Diese offene Eingangsfrage, die häufig beim Erstkontakt mit dem Hospiz gestellt wird, verlangt ein breites Repertoire an Handlungsmöglichkeiten von den Pflegenden.

Das palliative Gespräch soll Kranke und Angehörige von der Sorge um das Sein entlasten (Winzen, 2005). Die Sorge um das Sein ist hier im doppelten Sinn gemeint, die Sorge um die Existenz als reales Da-Sein und die Sorge um die Essenz des eigenen Seins, um das „was bleibt?". Dazu gehört ein Sich–Einlassen der Pflegenden auf die individuelle Lebensgeschichte, das Schicksal, die Erfahrungen, Eigenheiten, Begabungen, die erlittenen Einschränkungen und Verluste. Die Entlastung von der Sorge um das Sein erreichen wir am ehesten, wenn wir die Bedürfnisse nach Sicherheit, Respekt und Zuneigung ernst nehmen. Dazu gehört, dass wir die Sprache der Betroffenen finden und dass wir Ängste und Konflikte in angemessener Form ansprechen. Das palliative Gespräch kann Ängste und Schmerzen auflösen. Je mehr wir die Bedürfnisse wahrnehmen, desto besser können wir die Kranken und die Angehörigen betreuen. Neben den verschiedenen anderen Berufsgruppen, die in der Palliative Care von den Pflegenden hinzugezogen werden und mit ihnen ein multiprofessionelles Team bilden, stehen den Pflegenden dafür selbst viele Handlungsmöglichkeiten und Therapien (s. u. „Schützen") zur Verfügung.

B *Bewohnerin im Hospiz, 72 Jahre, leidet an Mammakarzinom mit Metastasen. Als die Bewohnerin ins Hospiz aufgenommen wurde, war sie desorientiert und gegenüber dem Pflegepersonal und ihrer Tochter aggressiv. Schon im Krankenhaus war sie verwirrt gewesen. Die Tochter war darüber sehr entsetzt, da sie ihre Mutter nur als freundlichen, hilfsbereiten Menschen gekannt hatte.*
Wir überlegten gemeinsam, wie wir der Bewohnerin aus ihrer Situation heraushelfen konnten. Die wichtigsten biografischen Daten waren uns durch die Tochter bekannt. Aus ihrer Lebensgeschichte ging u. a. hervor, dass sie es liebte, lange und ausgiebig zu baden, und dass sie gerne hin und wieder ein Glas Sekt trank. Als wir der Bewohnerin ein Vollbad anboten, nahm sie diesen Vorschlag auch sehr gerne an. Sie fühlte sich sofort wohl in dem warmen Wasser. Ich setzte mich auf einen Stuhl neben der Badewanne. Während die Bewohnerin ihr Vollbad genoss, tranken wir gemeinsam ein Glas Sekt und unterhielten uns angeregt. Nach diesem Vollbad war die Bewohnerin – bis zu ihrem Tod einige Monate später – weder desorientiert noch aggressiv. (...)
Die Tochter der Bewohnerin und wir waren sehr froh, aber auch sehr überrascht, was dieses Vollbad und ein Glas Sekt bewirkt hatten (Kostrzewa u. Kutzner 2002, S. 94).

5.2 Sterbephasen erspüren

„Hoffnung ist nicht die Überzeugung,
dass etwas gut ausgeht,
sondern die Gewissheit, dass etwas
Sinn hat, egal wie es ausgeht."

(Václav Havel)

Zu den entscheidenden Meilensteinen auf dem Weg zu einem menschlicheren Umgang mit sterbenden und trauernden Menschen gehört die Publikation des Buches „**On Death and Dying**" von Elisabeth Kübler-Ross im Jahr 1969, das unter dem Titel „Interviews mit Sterbenden" 1971 auch erstmals in Deutschland erschien. Diese Veröffentlichung war einerseits deshalb so bedeutsam, weil sie einer breiten Öffentlichkeit provozierend zeigte, dass man mit sterbenden Menschen sprechen kann, sie wahrnehmen kann und muss und dass Sterben eine wichtige Lebensphase ist. Das Buch war ein Tabubruch und hat entscheidend dazu beigetragen, das Tabu-Thema Tod in die Öffentlichkeit zu bringen.

Andererseits machte Elisabeth Kübler-Ross mit diesem Buch auf Gesetzmäßigkeiten aufmerksam, die in dieser Weise vor ihr noch nicht beschrieben worden waren und den Helfenden ein wenig Sicherheit im Umgang mit den ängstigenden, oftmals unverständlichen Verhaltensweisen von sterbenskranken Menschen gab. Damit bekamen insbesondere Pflegende aber auch ÄrztInnen und andere helfende Berufe den Mut, auf sterbenskranke Menschen zuzugehen, sie aus ihrer Isolation zu befreien.

Wenn Sie das bahnbrechende Buch von Elisabeth Kübler-Ross heute lesen, werden Sie vielleicht überrascht feststellen, dass Sie noch immer Wichtiges für Ihre Arbeit darin entdecken können. Andererseits werden Sie dabei aber auch bemerken, wie selbstverständlich uns manches von den damaligen Gedanken heute geworden ist.

Tatsächlich sind die „Sterbephasen" gar nicht ein so „exotisches" Phänomen, das nur Sterbende betrifft. Die von Kübler-Ross erstmals beschriebenen Phasen können wir an uns und anderen auch im Alltag – wenngleich in abgeschwächter Form – immer wieder beobachten: Schon bei jedem relativ banalen Verlust wie dem Verlust des Geldbeutels oder der Hausschlüssel erleben wir in geraffter Form die „Sterbephasen". Aber auch bei den großen Verlusten in unserem Leben, z.B. dem Verlust von nahe stehenden Menschen durch Tod oder Trennung, dem Verlust der Arbeitsstelle u. ä. erleben wir sie als „Trauerphasen" (S. 131). Und so wird es Sie nicht wundern, wenn dieses Phasenmodell immer wieder aufgegriffen wurde, um die Trauer zu beschreiben (vgl. z.B. Kast, 1982). Die Kenntnis der Trauerphasen kann uns also dabei unterstützen, uns selbst und andere ganz allgemein in Lebenskrisen besser zu verstehen (Kübler-Ross u. Kessler, 2006).

Kübler-Ross beschreibt fünf Phasen über die hin sich die Trauer entwickelt (**Abb. 5.2**). Allerdings darf dies nicht so verstanden werden, als durchliefen schwer kranke Menschen diese Phasen „einfach" nacheinander vom Nichtwahrhabenwollen aus bis sie schließlich zur Zustimmung kommen. Kübler-Ross hat schon immer nachdrücklich darauf hingewiesen, dass hier zwar ein möglicher Weg aufgezeichnet ist, der aber viele Abweichungen kennt. Länge und Dauer der Phasen variieren von Mensch zu Mensch – vor allem aber auch die Reihenfolge. Ist ein Mensch bei der „Zustimmung" angekommen, kann wenig später wieder tiefe Depression, Verhandeln, Zorn oder Nichtwahrhabenwollen einsetzen. Manchmal bestehen verschiedene Phasen sogar gleichzeitig nebeneinander. Im Folgenden sollen nun die fünf Phasen skizziert werden.

5.2.1 Erste Phase: Nichtwahrhabenwollen

Wenn wir Menschen eine schreckliche Nachricht bekommen, sind wir zunächst einmal „schockiert": Wir stellen uns sozusagen tot. „Das kann doch nicht sein." „Doch nicht bei mir." Wir wehren uns gegen das Furchtbare und wollen es nicht wahrhaben. Der kranke Mensch, der die Diagnose Krebs bekommt, hält das vielleicht für einen Irrtum. „Ich fühle mich doch völlig gesund. Die haben sich bestimmt geirrt." Er sucht dann vielleicht den Rat anderer ÄrztInnen in der Hoffnung, ja fast inneren Gewissheit, dass das ja gar nicht sein kann. „Ich merke doch gar nichts." – Manche frisch Erkrankte leben ihr Leben einfach so weiter, als sei gar nichts geschehen. Sie signalisieren mit jeder Faser ihres Seins: „Die Sache betrifft mich nicht."

Dieser Schutz, den unsere Seele da für uns bereit hält, ist hilfreich, um uns vor emotionaler Überlastung zu schützen. Verdrängung kann ein erster hilfreicher Schritt sein, um schließlich – nach oftmals langem, langem Ringen – das „Undenkbare" denkbar zu machen.

Diese Phase kann immer wieder auftreten, wenn neue Nachrichten über das Fortschreiten der Krankheit oder über einen Rückfall den kranken Menschen treffen.

Für uns Helfende ist es an dieser Stelle entscheidend, dieses Nichtwahrhabenwollen zuzulassen, es als „normal" zu akzeptieren. Manchmal möchten wir die Kranken in dieser Phase am liebsten schütteln, wachrütteln: „Sieh doch, wie es um dich wirklich steht!" „Vertue keine Zeit mit unnötigen weiteren Untersuchungen!" „Fang endlich mit der Behandlung an!" möchten wir dem betroffenen Menschen vielleicht zurufen. Aber das ist unsere Sicht. Sie mag für uns richtig sein. Aber das zählt jetzt nicht. Anderes ist gefragt: Dabei zu bleiben, den Kranken nicht alleine zu lassen und zuzuhören (S. 51 „aktives Zuhören"). – Es gibt nur ganz wenige Kranke, die bis zu ihrem Lebensende in dieser Phase verharren.

Die erste Phase:	Nichtwahrhabenwollen
Die zweite Phase:	Zorn
Die dritte Phase:	Verhandeln
Die vierte Phase:	Depression
Die fünfte Phase:	Zustimmung

Abb. 5.2 ▪ Sterbephasen (Kübler-Ross, 1971).

5.2.2 : Zweite Phase: Zorn

Diese Phase ist vielleicht für uns Helfende die unangenehmste aller fünf Phasen. Der kranke Mensch ist in dieser Zeit schlicht unerträglich – für uns! Er selbst kann sich vielleicht ganz wohl dabei fühlen: Er „lässt Dampf ab", schreit seine Wut und Verzweiflung laut hinaus, hat endlich ein Ventil gefunden, um sich zu entlasten. Das kann gut tun.

„Warum gerade ich?" heißt die Frage, die hier häufig gestellt wird oder „Warum ist Gott so ungerecht? Hat er mir nicht schon ein Leben lang mehr als anderen aufgebürdet?" Solange wir den Zusammenhang zwischen der Krankheit und der wütenden Reaktion erkennen können, lässt sich das alles vielleicht ganz gut aushalten. Schwieriger wird es, wenn der kranke Mensch einfach nur „nörgelig" ist, wir es ihr oder ihm in keiner Weise recht machen können, wenn uns die Kranken durch ständiges Klingeln auf Trab halten, wenn viele unterschwellige kleine Nadelstiche uns zur Weißglut bringen. – Wie alle großen Gefühle so wirkt auch diese Phase, gerade wenn sie eher unterschwellig gelebt wird, auf uns Helfende ansteckend. Vielleicht kennen Sie das: Sie betreten morgens gut gelaunt ein Krankenzimmer und irgendwie ist es, als zöge da eine dunkle Wolke auf. Die gute Laune verfliegt, Sie fühlen sich unwohl, genervt, verärgert – noch ehe der kranke Mensch selbst sich äußert. „Wenn ich nur dieses Gesicht sehe, ist es schon aus mit meiner guten Laune!"

Für uns Helfende ist es in solchen Situationen besonders wichtig, uns selbst zu schützen. Nicht, indem wir uns vom kranken Menschen abwenden, sondern indem wir gut lernen, zwischen unseren Gefühlen und denen anderer zu unterscheiden (Student, 2007). Das sollten wir allerdings nicht erst üben, wenn wir Menschen in der Krise begegnen, sondern als ständige Aufgabe in unserem Alltag wahrnehmen. Wenn wir mit der aktuellen Krise eines kranken Menschen angemessen umgehen wollen, hilft uns eher die Außenkontrolle durch KollegInnen, helfen uns Teambesprechungen und Supervision (s. Beispiel S. 98). Entscheidend ist, dass wir uns vom kranken Menschen in dieser Situation nicht abschütteln lassen: Ihm nahe bleiben und sich dennoch emotional so weit abgrenzen, dass wir sie oder ihn ertragen können. – Und natürlich ist es wichtig, die berechtigten Klagen (z.B. über Schmerzen und andere Beschwerden) ernst zu nehmen.

Vielleicht können wir dann das Verhalten jener jungen Schwesternhelferin vermeiden, von der Elisabeth Kübler-Ross einmal berichtete (pers. Mitteilung): Sie versuchte es einem Kranken, den sie gerne mochte, immer recht zu machen. Aber heute gelang es ihr absolut nicht – was immer sie auch versuchte. Schließlich rannte sie, Tränen der Wut im Gesicht, ins Schwesternzimmer und schrieb mit Rotstift in die Akte „Phase des Zorns nach Kübler-Ross." Aber die junge Helferin war immerhin auf dem rechten Weg. Sie hatte etwas Entscheidendes erkannt und wenn sie danach die nötige Unterstützung durch KollegInnen bekommen hätte, wäre ihr ein neuer und hilfreicher Anfang mit dem Kranken sicherlich möglich geworden. Dann hätte sie ihre Wut, die sie immerhin schriftlich gut ausdrücken konnte, im Gespräch mit anderen ein wenig loswerden können und das Wesen dieser zweiten Sterbephase tiefer verstehen gelernt. Womöglich hätte sie dann gelernt, dass der Sterbende ihr ihre Jugend und Gesundheit angesichts seiner Situation neidete.

5.2.3 : Dritte Phase: Verhandeln

Kübler-Ross beschreibt, dass diese Phase meist nur recht flüchtig sei. Als Helfende haben wir jetzt den Eindruck, der kranke Mensch habe sich ein gutes Stück weit mit seinem Schicksal abgefunden. Sie oder er wirkt vielleicht sogar ruhiger, entspannter, wieder aktiver und umgänglicher. „Ich weiß, dass ich sterben muss – aber ich würde doch so gerne noch die Taufe meines Enkelkindes erleben." Der kranke Mensch verhandelt „mit Gott und der Welt". Vielleicht formuliert er innerlich oder auch laut: „Wenn ich nur noch die Hochzeit meines Sohnes erleben darf…" und verspricht Gott dann vielleicht ein gutes Werk oder den behandelnden ÄrztInnen, dass er sich auch einer belastenden Chemotherapie noch unterziehen will „…wenn ich es nur noch bis dahin schaffe."

Ist das Ziel dann erreicht, tauchen unweigerlich noch weitere attraktive Ziele und Wegmarken auf, die der kranke Mensch erreichen möchte. Und natürlich ist ein sterbenskranker Mensch auch nicht besser als wir andern auch: Das gegebene Gelübde ist womöglich rasch wieder vergessen.

Als Helfende sollten wir uns vor Bewertungen hüten. Hilfreich ist es dabei, uns selbst an der eigenen Nase zu packen und an eigene vergleichbare Gelübde und Versprechen zu erinnern. Hier gibt es nichts, was wir bei den Kranken zu korrigieren oder zu bewerten hätten. Wir können und sollen ruhig ein Stück weit mitgehen. Die Hoffnung zulassen –

allerdings ohne Hoffnungen, die wir für unrealistisch halten, zu schüren. Aber unsere Meinung ist in dieser Phase sowieso nicht sehr gefragt.

5.2.4 Vierte Phase: Depression

Auch die Depression gehört zu den großen und außerordentlich ansteckenden Gefühlen, mit denen wir Helfenden achtsam umgehen müssen (S. 95). Der kranke Mensch wirkt in dieser Zeit traurig, klagend, deprimiert. Vielleicht zieht sie oder er sich auch zurück, hat Angst, wirkt starr oder weint viel. Vielleicht ist es diese Phase, die uns als Außenstehenden am „angemessensten", „verständlichsten" vorkommt, angesichts schwerer Krankheit oder bevorstehendem Tod. Aber es genügt ja nicht, uns selbst zu verstehen. Wir müssen vor allem den behutsam-erkundenden Weg zum Anderen suchen, wenn wir hier förderlich sein wollen.

Kübler-Ross unterscheidet zwei Aspekte, sozusagen zwei Blickwinkel dieser Phase der Depression: zunächst ist da die **Depression als Reaktion auf die wahrgenommenen Verluste**: Der Verlust körperlicher Integrität, der Verlust an persönlichen wie beruflichen Chancen, der durch die Krankheit hingenommen werden muss – aber auch der Verlust an nicht Nachholbarem, das „Versagen" in gesunden Tagen. Wie oft verschieben wir Dinge auf später: Reisen in der Rente, mehr mit den Kindern leben, wenn endlich mal weniger zu tun ist…

Kranke Menschen haben in dieser Zeit oft ein großes Mitteilungsbedürfnis. Sie möchten ihre Trauer ausdrücken, sie möchten, dass wir ihre Klagen hören. Es tut ihnen gut, wenn wir ihnen intensiv zuhören (S. 51 „aktives Zuhören") – das also, was wir bei Trauernden ganz allgemein praktizieren sollten (S. 131 „Trauer"). Wenn der kranke Mensch einen Teil seiner Last formuliert hat, ist er vielleicht diesen Teil der Last losgeworden, ist erleichtert. Wenn wir dagegen versuchen, zu „trösten", stopfen wir ihm sozusagen den Mund. – Manche, gerade jüngere Schwerkranke schließlich profitieren jetzt auch davon, wenn die Pflegenden sie bei der wichtigen Frage unterstützen, wie das Leben ihrer Familie ohne sie weitergehen kann.

Es gibt aber noch eine andere Wurzel der Depression: Die **vorbereitende Depression**, wie Kübler-Ross sie nennt. Dabei geht es um die noch drohenden Verluste – letztlich also um den Verlust der irdischen Existenz. Es ist eine ruhigere Form des Trauerns. Oft ist der kranke Mensch jetzt stärker in sich gekehrt, allerdings

weniger mitteilsam. Diese Phase stellt ganz andere Ansprüche an die Helfenden: Noch stärker ist das ruhige Dasein jetzt gefordert, das gemeinsame Aushalten der Tränen und das geduldige Hinhören auf das, was jetzt gut tut.

Kübler-Ross beschreibt die Konflikte, die in dieser Zeit zwischen kranken Menschen und ihren Angehörigen und ÄrztInnen aufbrechen können: Der kranke Mensch möchte jetzt vielleicht nicht mehr um sein Leben kämpfen, obgleich die Angehörigen und die ÄrztInnen noch Möglichkeiten sehen. Helfende können hier dazu beitragen, dass gerade der Familie bewusst wird, dass jetzt andere Fragen im Vordergrund stehen und kranke Menschen diese Phase des depressiven Rückzugs brauchen, um sich auf die nächsten emotionalen Schritte vorbereiten zu können.

5.2.5 Fünfte Phase: Zustimmung

Viele, aber keineswegs alle todkranken Menschen erreicht diese Phase irgendwann. Es ist auch nicht unsere Aufgabe als Helfende, hier etwas von ihnen zu verlangen. – Wenn der kranke Mensch diese Phase erreicht hat, beginnt die „letzte Ruhe vor der langen Reise". Der Kampf ist vorbei. Der kranke Mensch hat zugestimmt, dass das Leben nun zu Ende geht. Ein fast „gefühlloser", ruhiger Zustand ist erreicht. Das Verlangen, noch BesucherInnen zu sehen, ist oftmals erloschen. Der Blick ist innerlich schon in andere Richtungen gewandt. Der kranke Mensch ist kaum noch gesprächsbereit. Als Helfende sind wir nur noch als stille TeilnehmerInnen gefordert, die ohne Angst wahrnehmen können, dass jetzt gemeinsames Schweigen die sinnvollste Art der Kommunikation ist.

Die Angehörigen sind es, die jetzt in ganz besonderer Weise unsere Aufmerksamkeit benötigen: Als Helfende können wir ihnen behutsam dabei helfen zu verstehen, dass dieser Rückzug des kranken Menschen nicht bedeutet, dass sie abgelehnt oder zurückgewiesen werden, sondern sie oder er jetzt einfach ganz bei sich ist und sich wünscht, gehen zu dürfen. Es kommt jetzt nicht darauf an, dass die Angehörigen den sterbenden Menschen „loslassen" ihn „gehen lassen". Das ist meistens zu viel verlangt und stellt eine unnötige Überforderung dar (s. S. 135). Aber vielleicht gelingt es den Angehörigen – wenn auch unter Schmerzen – ihr Einverständnis zu zeigen, dass der sterbenskranke Mensch jetzt gehen darf.

5.2.6 Hoffnung

In allen Phasen ist fast immer – manchmal trotz allem – auch Hoffnung präsent. „Wider alle Vernunft" hofft der kranke Menschen vielleicht noch auf Heilung, auf ein Wunder. Das ist für uns Helfende, die wir es doch besser zu wissen meinen, manchmal schwer auszuhalten. Es geht an dieser Stelle auch nicht darum, den kranken Menschen in seiner Hoffnung zu bestärken, sondern schlicht darum, seine Hoffnung zuzulassen, sie stehen zu lassen. Oft ist diese Hoffnung aber auch nur auf die Erleichterung von Beschwerden gerichtet – oder schließlich die Hoffnung auf das, was nach dem Tod kommt (s. S. 211 „Spiritualität"). – In jedem Fall ist Hoffnung nie ganz eindeutig und diese Mehrdeutigkeit sollten wir Helfenden auszuhalten lernen. Das ist es, was den kranken Menschen nützt.

Bisweilen sind wir auch als Vermittler gefragt. Dann nämlich, wenn die Hoffnungen der Angehörigen in ganz andere Richtungen gehen, als die der Sterbenden: Vielleicht ist der sterbende Mensch schon zum Gehen bereit, während die Angehörigen sich noch an eine Hoffnung auf ein Wunder klammern. Vermitteln heißt hier nicht, ein Schiedsrichteramt einzunehmen, sondern beiden Seiten durch unser aufmerksames Zuhören (und nicht mehr!) dabei behilflich zu sein, die jeweils andere Seite ein klein wenig besser zu verstehen. Bisweilen können beide Seiten dann einen Wandel der Hoffnung zulassen: Von der Hoffnung darauf, dass etwas doch noch gut ausgeht, hin zur (spirituellen) Hoffnung, dass etwas Sinn macht.

5.3 Finalphase erkennen

Während man unter der **Terminalphase** den Zeitraum von Wochen bis Monaten vor dem Tod versteht, beschreibt die **Finalphase** die letzten (drei) Tage im Leben eines Menschen (Nauck u. a., 2007). – Von der Finalphase im Sterbeprozess wird bei den Übergaben folgendermaßen gesprochen: „Sie hat einen schweren Einbruch erlitten." „Herr A. hat sich deutlich verschlechtert." Es fehlen definierte Anhaltspunkte für den Beginn der Finalphase. Verschlechtert haben sich im Allgemeinen nicht irgendwelche Symptome (Schmerz, Übelkeit usw.) sondern die Kranken sind in einem entspannteren Zustand dem Tod deutlich näher gerückt.

Wir beobachten einen verstärkten Rückzug nach innen, die Sterbenden scheinen ganz bei sich zu sein. Diese Innenschau ist ein höchst aktives Geschehen, das durch Medizin und Pflege geschützt werden sollte. D. h., ÄrztInnen sollten Schmerzattacken oder andere belastende Symptome gut behandeln und die Maßnahmen der Pflegenden sollten das Geschehen möglichst wenig stören. Für die Angehörigen sind die Sterbenden oft kaum mehr erreichbar. Manchmal sind sie gekränkt, weil die Sterbenden nicht mehr mit ihnen sprechen, und sie müssen lernen, dass die Sterbenden einen Schritt weiter sind und schon Abschied genommen haben. Meist brauchen die Angehörigen in dieser Zeit mehr Unterstützung als die Sterbenden (Schaup, 1996).

Aufgrund einer einmal mehr einmal weniger starken Bewusstseinstrübung reagieren die Sterbenden immer weniger, sie können uns aber hören. Dies müssen wir den Angehörigen mitteilen.

Zeichen des herannahenden Todes. Dies sind:
■ motorische Unruhe und Angst,
■ schwacher Puls, Veränderung der Pulsfrequenz,
■ Veränderungen des Atemmusters mit Atempausen, häufig mit gurgelnden Atemgeräuschen,
■ Blutdruckabfall,
■ kalte Extremitäten,
■ Veränderung der Körpertemperatur, oft steigend,
■ kalter, klebriger Schweiß,
■ Abnahme der Durchblutung, bläulich marmorierte Hautareale auf der Körperunterseite,
■ eingefallenes Gesicht mit weißem Nasen-Mund-Dreieck,
■ offene oder halb offene Augen, der Blick geht in die Ferne,
■ zunehmende Apathie und Bewusstlosigkeit und schließlich:
■ Erliegen der Herz-Kreislauffunktion (Pribil, 2005).

6 ⋮ Verstehen: Kommunikation/Kooperation

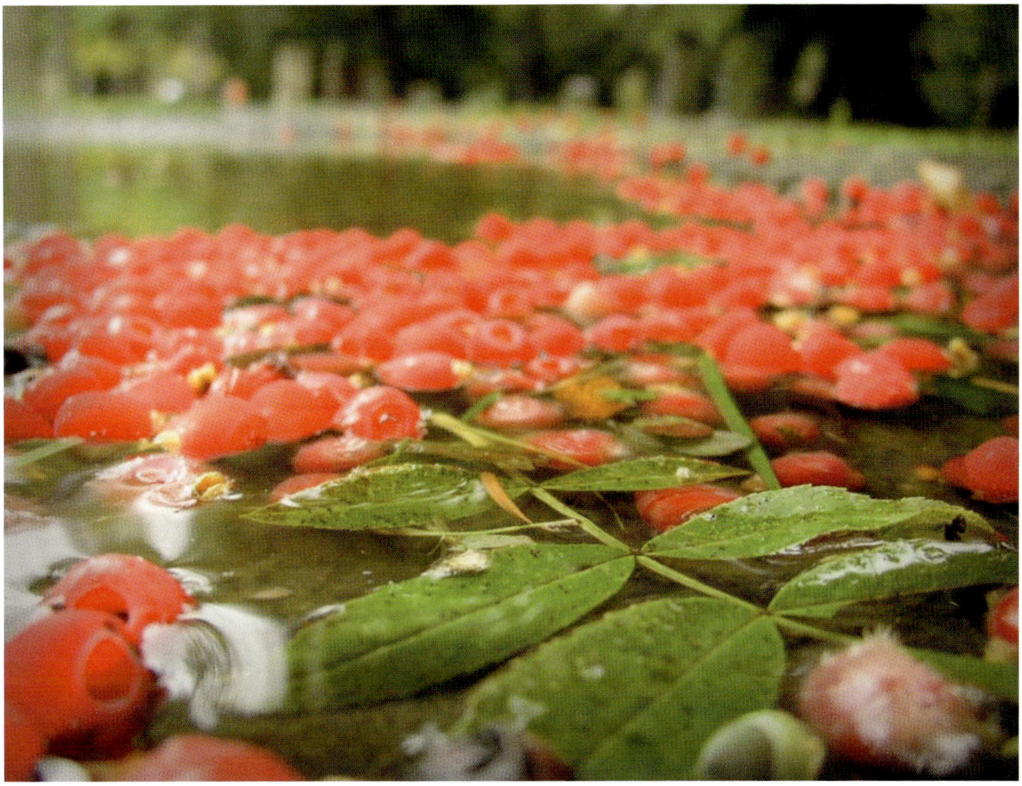

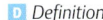

6.1 ⋮ Kommunikation

*„Ein guter Redner
ist nicht so viel wert
wie ein guter Zuhörer."*

(Chinesische Weisheit)

**Was Sie in diesem Kapitel
erfahren können**

In diesem Kapitel können Sie erfahren, was Kommunikation ist, weshalb hilfreiche Kommunikation zu den zentralen Kompetenzen einer Palliative Care-Fachkraft gehört und wie Kommunikation hilfreich praktiziert werden kann. Dazu erfahren Sie die Grundlagen des aktiven Zuhörens und die

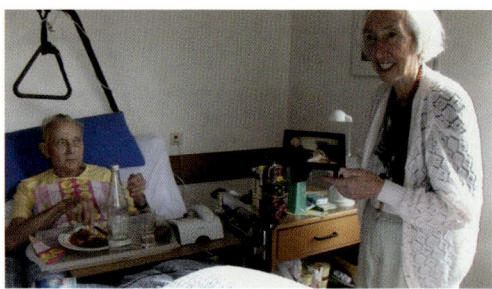

Abb. 6.1 ▪ Kommunikation mithilfe eines Fotos.

Grundlagen eines Kommunikationsmodells in der Teamarbeit.

 Um die Inhalte zu vertiefen, können Sie sich das Video „Gespräch mit einer Trauernden" ansehen.

6.1.1 ⋮ Was ist Kommunikation?

Haben Sie sich schon einmal Gedanken darüber gemacht, was Kommunikation ist? Wenn Sie im Alltag Menschen fragen, was sie unter Kommunikation verstehen, antworten Ihnen vermutlich die meisten „Wenn Menschen miteinander sprechen." Das ist nicht verkehrt. Wenn Sie aber in Ruhe darüber nachdenken, wie sich Kommunikation vollzieht, werden Sie noch weitere Aspekte der Kommunikation finden: Sie werden z.B. Menschen sehen, die sich stumm umarmen – welch intensive Form von Kommunikation drückt sich darin aus! Das kann die Botschaft enthalten „Ich mag dich" oder „Ich bin dir ganz nahe", „Ich sorge mich um dich", „Ich möchte dich nicht verlieren" usw. Und Sie werden noch etwas Zweites dabei wahrnehmen: Der umarmte Mensch reagiert auf die Umarmung; meist, indem er selbst auch die Arme um den anderen legt; vielleicht aber bleibt er auch fast unbeteiligt stehen. Was drückt das dann aus? Womöglich weit mehr als Worte dies könnten. – Kommunikationsforscher haben herausgefunden, dass bis zu 80 % einer Botschaft eines Redners nicht etwa aus seinen Worten entnommen werden, sondern aus Tonfall, Gestik, Mimik und sonstigem Verhalten (Mehrabian, 1972; Schulz von Thun, 1981; Molcho, 2001).

Der lateinische Wort „communicare", das dem Deutschen Begriff „Kommunikation" zugrunde liegt, meint so viel wie „etwas gemeinsam machen" oder auch „etwas teilen, mitteilen" bzw. „teilnehmen lassen" also jede Art und Weise, auf die ein Mensch mit einem anderen in Beziehung tritt. Dabei

sind alle Sinne beteiligt. Nicht nur das Gehör, nicht nur zarte oder auch grobe, aggressive Berührungen sind hier gemeint. Wenn wir „einen anderen nicht riechen können" verweist das auf unsere Nase als Kommunikationsorgan. Wir benutzen Mimik und Gestik, um uns vollkommen verständlich zu machen (perfektioniert bei Menschen mit Hörstörungen). Und wenn wir davon reden, dass „Liebe durch den Magen geht" erinnern wir daran, welche kommunikative Bedeutung dem Geschmacksorgan in Beziehungen zukommt. Die meisten Menschen haben ein „bevorzugtes Kommunikationsorgan". Das merken wir meistens schon an ihrem Sprachgebrauch: Menschen, die die Umwelt vor allem über das Sehen aufnehmen, sagen vielleicht: „Das sieht aber gar nicht gut aus;" „das kann ich nicht so sehen." Menschen, die den Geruchssinn viel benutzen, werden öfter sagen: „Ich verlasse mich auf meine Nase!" „Das riecht aber ganz verdächtig nach Verrat" usw.

Sie sehen: Wir kommunizieren eigentlich immer und überall – ob uns dies bewusst ist oder nicht. „Man kann nicht nicht kommunizieren" sagt der amerikanische Psychotherapeut und Kommunikationsforscher Paul Watzlawick (Watzlawick u.a., 1996). Das gilt stets für alle beteiligten KommunikationspartnerInnen. Kommunikation geht also niemals nur in eine Richtung. – Der große Philosoph Martin Buber (2002) hat besonders tief über Kommunikation nachgedacht und ist zu dem Schluss gekommen, dass der Mensch ein „dialogisches Wesen sei", das sich eigentlich selbst erst realisiert in der Begegnung mit einem anderen: „Der Mensch wird am Du zum Ich", lautet einer seiner berühmten Aussprüche. Das bedeutet, dass Kommunikation nicht nur zu den *Möglichkeiten* eines Menschen gehört, sondern geradezu existenziell für unser Sein ist. Kommunikation macht also wesentlich unser Menschsein aus.

D *Kommunikation ist ein menschliches Grundverhalten. Es ist die Art, wie wir mit Umwelt und Mitmenschen in Beziehung treten.*

Vielleicht erinnern Sie sich an die Geschichte von Friedrich II. Von diesem hochgebildeten Staufer-Kaiser, der von 1195 bis 1251 n. Chr. lebte und dem man ernsthafte wissenschaftliche Ambitionen nachsagt, wird berichtet, dass ihn die Frage beschäftigt hat, wie menschliche Sprache entstanden ist bzw. wie eine menschliche **Ursprache** ohne kulturelle Einflüsse klingen würde. Friedrich habe zu diesem Zweck sieben Säuglinge von Ammen aufziehen lassen und diesen befohlen, die Kinder zwar zu säugen und rein zu halten, aber weder mit ihnen zu sprechen noch sie zu liebkosen, oder ihnen sonstige Zuwendung zuteil werden zu lassen. Auf diese Weise habe er herausfinden wollen, was für eine Sprache diese Kinder entwickeln würden. – Sie wissen vielleicht, wie die Geschichte ausgegangen ist: Keiner der Säuglinge hat dieses Experiment überlebt. Alle sind nach kurzer Zeit gestorben. Übrigens: vermutlich an Durchfallerkrankungen, wie wir aus Forschungen an Säuglingen, die ohne ausreichende menschliche Zuwendung leben, aus heutiger Zeit wissen. Offenbar hat ein solcher Zuwendungs-Entzug furchtbare Auswirkungen auf unser Immunsystem.

Sie sehen also, wir benötigen Kommunikation zum Leben wie Luft, Wasser und Nahrung. Ohne diese zuwendende Kommunikation gehen wir zugrunde. Deshalb gehört es zu den pflegerischen Grundstrategien, über gutes Kommunikationsverhalten zu verfügen. Das gilt natürlich ganz besonders in der Palliative Care. Durch gute Kommunikation (z. B. die freundlichen Berührungen, die unsere Worte begleiten) teilen wir den Kranken nicht nur mit „was Sache ist", sondern geben wir ihrer Seele die Nahrung, die sie brauchen, um mit ihrem Körper gut leben zu können – selbst wenn sie nicht mehr gesund werden können.

Gerade kranke Menschen verfügen offenbar über ein besonders feines Sensorium, was Kommunikation anbelangt. Sie nehmen auch Unausgesprochenes besonders deutlich wahr. Wir haben uns deshalb angewöhnt, ehe wir in das Zimmer eines solchen Menschen treten, uns sehr genau bewusst zu machen, wie wir uns gerade fühlen, welche Gedanken uns noch begleiten. Denn die oder der Kranke werden dies möglicherweise sehr sensibel „atmosphärisch" wahrnehmen – auch dann, wenn es uns gar nicht bewusst ist. Und es hat schon Situationen gegeben, wo wir lieber vor der Tür kehrt gemacht haben, um den kranken Menschen nicht ungewollt zu belasten. Oder wir machen es zum Thema wie bei Frau Meyer, die es sehr übel genommen hätte, wenn ein vereinbarter Termin nicht wahrgenommen worden wäre:

B *Gleich nach der Begrüßung sage ich zu ihr: „Es tut mir leid, dass ich im Moment durch ein Gespräch, das ich eben hatte, noch ziemlich verärgert bin. Es hat nichts mit Ihnen zu tun." „Ja", schmunzelt sie ein wenig, „den Ärger hat man ihnen schon in der Tür angesehen." Ich lache: „Bin ich so ein offenes Buch für Sie?"*
Jetzt müssen wir beide lachen, mein Ärger ist verflogen – und das Gespräch kann seinen Lauf nehmen.

1. Echt sein

2. Wertschätzung gegenüber dem anderen Menschen zeigen

3. Empathie (einfühlsames Verstehen) zeigen

Abb. 6.2 ▪ Grundprinzipien gelingender Kommunikation (nach Rogers, 1983; Tausch, 2000).

Bei der Kommunikation nützt es wenig, „eine Show abzuziehen". Wer das glaubt, unterschätzt die Vielfalt unverhüllbarer Äußerungen, die jede unserer Begegnungen mit anderen begleitet. Deswegen gelten folgende drei Prinzipien als Grundregel für alle gelingende und hilfreiche Kommunikation (**Abb. 6.2**):

Echtheit, d. h. unverstellt zu sein und sich nicht hinter einer professionellen Fassade zu verstecken. Darin zeigt sich bereits das zweite Element wesentlicher Kommunikation: Die **Wertschätzung,** der Respekt, die Achtung und die Wärme, die ich dem anderen Menschen entgegenbringe. Und schließlich nicht weniger wichtig: Das Bemühen, zu verstehen, wie ein Mensch seine Welt erlebt (**Empathie**). Das bedeutet, anteilnehmend ganz beim Anderen zu sein (Tausch, 2000). Wie dies gelingen kann, wird unten noch genauer erklärt werden.

6.1.2 Drei Ebenen der Kommunikation

Elisabeth Kübler-Ross hat schon 1981 darauf hingewiesen, dass Menschen in Krisensituationen und unter großer emotionaler Belastung oftmals Mühe haben, eindeutig formulierte Mitteilungen zu machen. Nur wenige verwenden dann eine **verbal direkte** Ausdrucksform (**Abb. 6.3**). Es gehört ein großes Maß an abgeklärtem in sich Ruhen dazu, wenn Kranke z. B. den MitarbeiterInnen eines stationären Hospizes bei ihrer Aufnahme sagen: „Ich weiß, dass ich bald sterben muss. Deshalb bin ich ja auch zu Ihnen gekommen."

1. verbal direkte Kommunikation

2. verbal symbolische Kommunikation

3. nonverbal symbolische Kommunikation

Abb. 6.3 ▪ Die drei Kommunikationsebenen von Menschen in Krisen nach Kübler-Ross, 2001.

Oftmals ist dieses Wissen um das bevorstehende Ende noch viel zu schmerzlich, um es so klar formulieren zu können. Ähnliches gilt für andere Lebenskrisen. Wir finden es dann aber nicht nur für uns selbst als zu belastend, es eindeutig zu formulieren, sondern auch für unsere Mitmenschen. Wir möchten uns mit unserer Krise den anderen nicht so klar zumuten. Vielleicht wollen wir auch erst einmal vorsichtig „testen", wie die GesprächspartnerInnen darauf reagieren. Also deuten wir das Gemeinte nur symbolisch an.

B *Johannes, ein Mann Mitte 30 leidet an Leukämie. Die Krankheit ist weit fortgeschritten. Die ÄrztInnen haben ihm dennoch Hoffnung gemacht, sie noch einmal zurückdrängen zu können. Bei meinen regelmäßigen Besuchen im Krankenhaus habe ich den Eindruck, dass es ihm immer schlechter geht und er auch selbst nicht mehr so viel Hoffnung ausstrahlt wie noch wenige Wochen zuvor.*
Letzte Woche hat er seinen 34. Geburtstag gefeiert. Auf seinem Nachttisch stehen üppige Blumensträuße. Seine kleinen Nichten und Neffen haben sich etwas Besonderes ausgedacht und ihm einen ganzen Karton bunter Luftballons geschenkt, um ihm eine Freude zu machen. Sie haben sie auch gleich aufgeblasen und die Schwestern haben das Krankenhaus-Zimmer damit dekoriert. – Jetzt, 14 Tage später sitze ich wieder an seinem Bett. Er sieht erschreckend blass aus. Wir schweigen eine Weile miteinander. Johannes lässt seinen Blick entlang der Wände mit den Luftballons schweifen. Sie hängen inzwischen etwas schlapp an den Wänden. Johannes atmet tief durch und sagt dann nachdenklich zu mir: „Da ist auch nicht mehr viel Luft drin, findest du nicht auch?"
*Sie haben sicherlich keine Mühe damit zu verstehen, was Johannes meinte. Natürlich ging es um die Luftballons – vordergründig. Er nutzte eine symbolische Sprache (**verbal-symbolische Kommunikation**). Und er gab mir, seinem Besucher und Freund die Möglichkeit, es bei der Vordergründigkeit seiner Aussage zu belassen. Aber er war erleichtert, als ich ganz behutsam das eigentlich gemeinte Thema ansprach, das sich im Wort „auch" versteckte, nämlich die Frage, was es bedeutet, wenn bei ihm „auch nicht mehr viel Luft drin" war. Das war der Beginn langer Gespräche darüber, in denen wir uns der für uns beide schmerzlichen Frage annäherten, wie es wohl bei ihm zu Ende gehen würde. Gespräche, in denen schon früh klar war, dass er schon lange nicht mehr den Optimismus seiner ÄrztInnen teilte und froh war, nun endlich über das zu sprechen, was er für die Realität hielt, nämlich dass sein Sterben schon begonnen hatte. Und bei aller Schmerzlichkeit für uns beide entstand noch einmal eine große Nähe zwischen uns, die ich im Rückblick um keinen Preis missen möchte.*

B *Ein weiteres Beispiel für symbolische Sprache: Ein 58-jähriger Mann mit einem Prostata-Krebs im Endstadium erzählt einen wiederkehrenden Traum: „Ich sitze in einem Zug. Er fährt immer schneller und ich merke, wie er immer rascher einen Abhang hinunterfährt. Ich will aussteigen, aber es gelingt mir nicht."*

Sie merken: Es ist nicht das Problem, diese Symbolsprache zu verstehen, sondern wir haben als Begleitende vielleicht Mühe, mit der hierin versteckten Wahrheit umzugehen. Wie sollen wir darauf reagieren? Das ist die eigentliche Frage, die uns Mühe macht.

Es gibt Menschen, die sich in einer solchen Situation am liebsten ein „Wörterbuch der Symbolsprache von Menschen in Lebenskrisen" wünschten. Aber das braucht es nicht. Der schwer kranke Mensch benutzt immer eine Sprache, die wir verstehen können – aber manchmal liegt eine Sperre in unserer Seele, die es uns unmöglich macht, zu begreifen. Es ist unser Erschrecken vor der Wahrheit, das uns daran hindert, den anderen zu verstehen oder ihm gar ein kleines Signal zu geben, wie wir seine Botschaft verstanden haben. Da hilft uns kein Lexikon.

D *Von **nonverbal-symbolischer Sprache** reden wir immer dann, wenn der Sprechende nicht mit Worten, sondern mit Gesten, durch Verhaltensweisen oder auch durch Zeichnungen (Furth, 1997) sein Befinden ausdrückt und uns mitteilt.*

B *Eine Erzieherin rief mich an und bat mich um Hilfe. „Sie verstehen doch etwas von Kinderzeichnungen", begann sie. „Wir haben hier im Kindergarten ein vierjähriges Mädchen, dessen Vater sehr schwer krank ist und schon seit Wochen im Krankenhaus liegt. Die Mutter hatte gesagt, die Kleine wisse nicht, dass der Vater lebensbedrohlich krank ist. Sie wollte auf den richtigen Moment warten, um es ihr mitzuteilen. Aber wir wissen jetzt gar nicht mehr, wie wir mit dem Mädchen umgehen sollen. Sie ist ziemlich verändert und zieht sich völlig zurück. Aber sie malt sehr viel. Vielleicht können Sie da etwas herauslesen, was uns weiterhilft?" Die Erzieherin bringt zu ihrem Besuch bei mir einige der Zeichnungen mit, die immer wiederkehrende Motive zeigen: nämlich viele ungelenk gemalte rote Herzen und dazwischen dicke, schwarze Kreuze.*

Sie haben es sicherlich gleich verstanden: Das kleine Mädchen wusste alles. Sie wusste, dass ihr Vater sterben würde und sie wusste, dass sie ihn unendlich liebte. Was ihr fehlte, war jemand, demgegenüber sie sich auch mit Worten ausdrücken konnte. Sobald ihr das angeboten wurde, lebte sie auf und gab ihr Rückzugsverhalten auf. Die Mutter traute sich endlich, ihre Tochter auf die schwere Krankheit des Vaters anzusprechen und hat später berichtet, dass die kleine Tochter ihr in ihrer Trauer ein wichtiger Trost war.

6.1.3 ⋮ Reden ist Silber – Zuhören Gold

Bitte erinnern Sie sich an eine schwere Krisensituation in Ihrem Leben! Wissen Sie noch, was Sie damals als besonders hilfreich empfunden haben? Bitte, nehmen Sie sich die Zeit, einen Moment über diese Frage nachzudenken, ehe Sie weiterlesen.

Fragt man Menschen danach, was ihnen in kritischen oder belastenden Lebenssituationen am meisten geholfen hat, gibt die Mehrzahl der Befragten an, dass es **verständnisvolle Gespräche mit Mitmenschen** waren (Tausch, 2006). – „Nur das Reden soll helfen?" werden vielleicht einige von Ihnen zweifelnd fragen. Nun, ganz so einfach ist es dann auch wieder nicht. Es kommt auch daran, **wie** geredet wird.

Wenn wir HelferInnen um Unterstützung gebeten werden, haben wir oftmals den Eindruck, wir sollten einen guten Rat für den anderen Menschen parat haben. Die psychologische Forschung zu diesem Thema aber sagt etwas ganz anderes. Es kommt weniger darauf an, was wir sagen, sondern darauf, welche Haltung wir der Hilfe suchenden Person gegenüber einnehmen: Echt sein, anderen gegenüber Wertschätzung zeigen und sich in sie einfühlen das ist es, was als hilfreich erlebt wird (s. **Abb. 6.2**).

Es ist offenbar so, dass wir Menschen in unserer Seele eine Art Kompass haben, der uns im Leben den für uns und nur für uns richtigen Weg zeigt. Wenn wir in schwere seelische Turbulenzen geraten, sind wir manchmal vor Angst oder Wut oder Verzweiflung wie blind für diesen Kompass, können ihn nicht mehr erkennen und fühlen uns verwirrt und verloren. Kämen nun andere Menschen und wollten uns mit ihrem Kompass aushelfen, würde uns das gar nichts nützen. Denn sie könnten uns ja höchstens **ihren** Weg zeigen. Wir aber müssen **unseren** Weg finden! Wollen uns andere in solcher Orientierungslosigkeit wirklich helfen, so müssen sie uns dabei unterstützen, unseren inneren Kompass wiederzuerkennen. Und dazu ist es wichtig, dass wir Menschen finden, die uns **zuhören** und uns aussprechen lassen. Das ist es auch, was wir aus der Therapie-Forschung lernen können (Grawe, 2000). Auch die besten TherapeutInnen können uns nicht sagen, was wir tun sollen. Sie können uns nur dabei begleiten, herauszufinden, wohin jetzt unsere Kompassnadel weist. In Abwandlung des bekannten Sprichwortes könnten wir also sagen: **Reden ist Silber, Zuhören aber Gold**.

Michael Ende hat in seinem bekannten Kinderbuch „Momo" eine gute Schilderung dieses Prinzips gegeben (Ende, 1973): Dort berichtet er von der kleinen Momo, die sich in ganz besonderer Weise aufs Zuhören verstand. Sie konnte so zuhören, „dass dummen Leuten plötzlich sehr gescheite Gedanken kamen"; oder „dass ratlose oder unentschlossene Leute auf einmal ganz genau wussten, was sie wollten"; oder „dass Schüchterne sich plötzlich frei und mutig fühlten"; oder „dass Unglückliche und Bedrückte zuversichtlich und froh wurden." Sie tat dies nicht, indem sie Ratschläge erteilte, nicht einmal dadurch, dass sie etwas Besonderes sagte oder fragte. „Nein, sie saß nur da und hörte einfach zu, mit aller Aufmerksamkeit und aller Anteilnahme."

6.1.4 ⋮ Aktives Zuhören

Vielleicht werden wir es nicht schaffen, so gute ZuhörerInnen zu werden wie Momo. Aber wenn wir einige methodische Grundregeln beachten, können wir uns den Fähigkeiten der kleinen Momo wenigstens annähern. Die Methode, die die kleine Momo vermutlich angewandt hat, nennen wir mit dem Fachausdruck „aktives Zuhören". Die Methode fußt auf der von Carl Rogers (1983) entwickelten Gesprächspsychotherapie und ist eigentlich eine paradox klingende Bezeichnung. Beim Zuhören denken wir ja eigentlich eher an einen Menschen, der sich passiv verhält. Tatsächlich bedeutet aber gutes Zuhören, eine besondere Art von Aktivität zu entfalten (Drescher u. a., 1998; Lang u. a., 2007):

Aufmerksamkeit zeigen

Zunächst einmal kommt es beim richtigen, guten und hilfreichen Zuhören darauf an, sich dem anderen Menschen wirklich und ganz konzentriert zuzuwenden. Dabei geben wir als Zuhörende „automatisch" nonverbale Signale: Wir wenden uns dem andern Menschen zu, neigen uns vielleicht sogar zu ihm hin, sehen sie oder ihn an und zeigen ihr oder ihm auf jede nur erdenkliche Art und Weise deutlich, dass wir „ganz Ohr sind", und für sie oder ihn Zeit haben. Dazu sollten wir sicher sein, dass wir möglichst in diesem Gespräch nicht durch andere oder das Telefon gestört werden.

Lassen Sie dabei die Gesprächspartnerin oder den Gesprächspartner das Tempo bestimmen. Vielleicht haben Sie einen Menschen vor sich, der alles heraussprudelt. Dann lassen Sie ihm diese Zeit. Oder jemand ist ganz in sich zurückgezogen, dann brauchen Sie vielleicht viel Geduld, um auch längeres

Schweigen auszuhalten und vielleicht zwischendurch durch kleine Gesten und aufmunternde Blicke zum Weitersprechen zu ermutigen.

Damit der andere Mensch merkt, dass Sie bei der Sache sind, kann es hilfreich sein, in kurzen Sätzen, Satzfragmenten oder Worten („mmh", „aha", „so", „interessant", …) den anderen Menschen ihre Aufmerksamkeit hören zu lassen.

Verstehen, was der andere Mensch mir sagen will

Wenn Menschen sich in einer schwierigen Lebenssituation Ihnen gegenüber öffnen, fühlen sie sich meist schwach und verletzlich – zugleich möchten sie das aber vielleicht nicht deutlich zeigen. Sie fühlen sich darauf angewiesen, dass Sie ihnen signalisieren, dass Sie Verständnis für sie haben. Die alles entscheidende Frage für Sie als aktive/r ZuhörerIn ist: **„Was will der oder die andere mir sagen?"** Dabei kommt es darauf an, die Botschaft wahrzunehmen – so, wie Sie sie gerade verstehen.

Teilen Sie Ihrem Gegenüber dann mit, was Sie verstanden haben. Denn wenn Sie einem anderen Menschen mitteilen, was Sie verstanden haben, öffnen Sie sich für ihn, machen auch Sie selbst sich ein Stück weit verletzlich. Das schafft Solidarität und Verbundenheit. Es ermöglicht Begegnung auf Augenhöhe.

Manche Äußerungen des anderen Menschen werden vieldeutig sein. Es kommt jetzt aber nur darauf an, dem anderen zu zeigen, **was** davon Sie verstanden haben. Vermeiden Sie dabei unbedingt Floskeln wie: „Ich verstehe Sie." „Das kann ich Ihnen nachfühlen" o. Ä. Das wird Ihr Gegenüber eher verletzen. Denn selbst wenn Sie wirklich Ähnliches erlebt haben sollten, werden Sie es doch anders verarbeitet und für sich interpretiert haben. Lassen Sie dem anderen Menschen seine Einmaligkeit!

Hilfreich ist es, wenn Sie das, was Sie an **Gefühlen** des anderen verstanden haben, durch Bemerkungen wiedergeben wie „Das scheint Sie zu beunruhigen?" „So etwas haben Sie noch nie erlebt?" „Die Situation erscheint Ihnen ganz und gar aussichtslos?" „Das macht Sie richtig wütend?" – Bemerken Sie jeweils das Fragezeichen am Satzende? Es ist für GesprächspartnerInnen meist erleichternd, wenn Sie ihre Wahrnehmung nicht als feststehende Aussage formulieren, sondern ihre eigene Unsicherheit mitschwingen lassen. Dann kann Ihr Gegenüber sich ermutigt fühlen, Ihnen zuzustimmen oder (vermutlich häufiger) Sie zu korrigieren. Z.B. kann sie oder er klären: „Nein, Wut ist es eigentlich nicht, eher tiefe Kränkung." Oder: „Ach, das ist ja gerade das Schlimme; so etwas passiert mir eben immer wieder." usw.

Sie merken: Auf diese Weise lenken Sie den anderen Menschen darauf, seine eigenen Gefühle besser wahrzunehmen und zu verstehen. Wenn jemand seine eigenen Gefühle deutlicher wahrnimmt, kann dies der erste Schritt sein, um etwas zu verändern. Es ist so, als würden Sie der Gesprächspartnerin bzw. dem Gesprächspartner helfen, den Nebel zu lichten, der den „inneren Kompass" verhüllt hat. Das Chaos kann sich ein wenig lichten.

Es ist ganz natürlich, dass Sie sich eigentlich in solchen Situationen aufgerufen fühlen (vielleicht sogar gedrängt fühlen), Rat zu erteilen. Aber Sie wissen ja: „Ratschläge sind auch Schläge". Jedenfalls nützen Ihre Ideen zu einem Sachverhalt dem anderen Menschen nicht wirklich. Er wird sich dann eher unterlegen vorkommen und sich womöglich zurückziehen. Ihr Dienst am anderen ist es, in der Situation dazu beizutragen, dass das Gegenüber ein bisschen klarer sieht (nicht dass Sie klarer sehen! Das hilft nämlich niemandem).

Um mehr Informationen bitten

Den anderen Menschen um mehr Informationen zu bitten, ist immer dann ein guter Schritt, wenn das Gespräch ins Stocken gerät aber vor allem dann, wenn Sie in Versuchung kommen, Ratschläge zu geben oder den Wunsch verspüren, Fragen zu stellen. Die Bitte um mehr Informationen sollte in einer ganz allgemeinen Form geschehen: „Ich möchte gerne mehr darüber hören." oder „Erzählen Sie mir doch mehr davon." Solche ganz offenen Fragen wirken als Einladung zum Weitersprechen und lassen die Gesprächsführung beim anderen Menschen. Er kann nun selbst entscheiden, welches Thema weiterverfolgt werden soll.

Auf diese Weise kommt Ihre Gesprächspartnerin bzw. Ihr Gesprächspartner dem Kern des Themas immer näher, so als würde man Schicht um Schicht eine Zwiebel schälen. Das ist weit effektiver, als wenn Sie viele konkrete Fragen stellen würden. Alles andere würde nur vom eigentlichen Thema, um das es dem betroffenen Menschen geht, ablenken.

Das Gespräch zusammenfassen

Am Ende des Gespräches oder wenn ein Gesprächsabschnitt erreicht wurde, kann es hilfreich sein, das was bei Ihnen angekommen ist, noch einmal zusammenzufassen. Damit zeigen Sie, was und auch ob Sie alles verstanden haben (auch wenn Sie vielleicht nicht mit allem Gesagten inhaltlich übereinstimmen). Wichtig ist, dass Sie mit Ihren eigenen Worten wiederholen, was bei Ihnen angekommen ist: „Darf ich zusammenfassen, was ich jetzt verstanden habe?" oder: „Wenn ich Sie richtig verstanden habe, …" Achten Sie auch dabei wieder in erster Linie auf die Gefühle der Gesprächspartnerin bzw. des Gesprächspartners. Beachten Sie während Ihrer Zusammenfassung die Reaktionen der Gesprächspartnerin bzw. des Gesprächspartners (Kopfschütteln, zustimmendes Nicken oder auch Abwehr). Bitten Sie um Bestätigung oder Widerspruch für Ihre Zusammenfassung, bis die Gesprächspartnerin mit Ihnen übereinstimmt. Damit fördern Sie Sicherheit und Vertrauen beim Anderen. Ihr Wunsch, den anderen Menschen zu verstehen wird i. d. R. als Ausdruck der Wertschätzung und des Respekts empfunden werden.

Den Erfolg wahrnehmen

Woran erkennen Sie, dass Sie ein hilfreiches Gespräch geführt haben? Vielleicht klingt das für Sie ein bisschen seltsam: Aber am sichersten merken Sie es an sich selbst. Wenn Sie sich nach einem Gespräch über ein schwieriges Thema wohl fühlen, vor allem entspannt und zufrieden fühlen, dann ist die Wahrscheinlichkeit groß, dass es auch für Ihr Gegenüber ein gutes, hilfreiches Gespräch war.

Sie werden aber auch beim Blick auf Ihr Gegenüber wahrnehmen können, dass sie oder er entspannter, ruhiger, gelassener, weniger ängstlich wirkt. Es kann außerdem nützlich sein, den anderen Menschen einfach zu fragen: „Wie fühlen Sie sich jetzt?" oder „Wie geht es Ihnen jetzt?" Damit bekommen nicht nur Sie eine Rückmeldung, sondern Sie geben damit dem andern Menschen auch (einmal mehr) das Gefühl, dass er Ihnen wichtig ist. Das hilft, das Selbstwertgefühl des andern Menschen zu fördern – ein wichtiger Beitrag für seine Fähigkeit, mit sich selbst besser umzugehen, sich selbstständiger und unabhängiger zu fühlen.

6.1.5 Wie ist hilfreiche Kommunikation lernbar?

„Es ist ein wesentlicher Teil der Aufgaben von Menschen, die in der Gesundheitsfürsorge tätig sind, über traurige, schlimme und schwierige Dinge zu sprechen. Aber auf diesem wichtigen Gebiet haben nur wenige ausreichende Hilfe und Ausbildung bekommen," schreibt die britische Kommunikationswissenschaftlerin Lesley Fallowfield (2004). Es gibt natürlich „Naturtalente" in Sachen Kommunikation. Aber selbst, wenn Sie zu dieser kleinen Gruppe von Menschen gehören, sollten Sie nicht müde werden, Ihre kommunikativen Fähigkeiten im Umgang mit Menschen in schwierigen Lebenssituationen zu verbessern. Herzu gibt es eine ganze Reihe von Möglichkeiten. Natürlich ist es hilfreich, zu diesem Thema Bücher zu lesen (s. Literatur, S. 62). Aber eigentlich kann man seine Fähigkeiten auf diesem Gebiet nur durch Übung verbessern.

Dazu können Sie natürlich nach geeigneten Seminarangeboten suchen. Aber wichtiger ist es, dass Sie das Üben nicht zu lange hinausschieben, nicht warten, bis Sie ein geeignetes Kursangebot finden. Sie können es nämlich jeden Tag in Ihrem Alltag schon einmal üben – schon heute! Nutzen Sie die einfachen Regeln, die wir Ihnen oben genannt haben und probieren Sie es einfach immer wieder aus – mit Menschen in Ihrer Umgebung. Sie werden schon bald merken, dass Sie Erfolg haben. (TeilnehmerInnen an unseren Kursen empfehlen wir, ein „Erfolgsheft" zu führen; d. h., sie notieren in ein Heft immer dann eine Rückerinnerung an ein Gespräch, wenn es ihnen besonders gut gelungen ist. So merken sie ihre Fortschritte deutlicher.)

Beginnen Sie mit dem Üben in alltäglichen, nicht allzu kritischen Situationen. Probieren Sie es vielleicht gleich einmal aus, wenn Sie zu Hause Ihre Partnerin oder Ihren Partner abends treffen oder mit einer guten Freundin nach der Arbeit telefonieren. Fragen Sie den andern Menschen nach seinen Erlebnissen bei der Arbeit. Die meisten Menschen haben das Bedürfnis, sich durch solche Mitteilungen zu entlasten.

Fragen Sie also einfach: „Wie war's denn heute?" und wenden Sie sich dabei der Gesprächspartnerin bzw. dem Gesprächspartner ganz aufmerksam zu und zeigen Sie auf jede nur erdenkliche Weise Aufmerksamkeit und Interesse. Aber verspannen Sie sich dabei nicht, sondern suchen Sie selbst eine bequeme Körperhaltung, die es Ihnen selbst ermöglicht, sich entspannt auf den anderen Men schen einzulassen. Und lassen Sie Ihr Gegenüber reden.

Sie kennen das wahrscheinlich an sich selbst: Wenn andere Menschen, die uns wichtig sind, über Probleme sprechen, fühlen wir uns aufgefordert, ihnen Empfehlungen und guten Rat zu geben: „Wieso hast du denn nicht gleich…", „Also ich würde mir das nicht gefallen lassen sondern sofort…" „Nimm das doch nicht so schwer!" oder Sie bringen Ihre eigenen Erfahrungen ein: „Das passiert mir auch dauernd" „Als ich das letzte Mal …." usw.

Aber diesmal lassen Sie das alles, sondern denken an die Redensart: „Gott hat uns nur einen Mund aber zwei Ohren gegeben – und das muss ja wohl einen Sinn haben." Sie beschränken sich also darauf, den andern Menschen zu ermutigen, weiterzuerzählen, Ihnen sein Herz auszuschütten. Dabei bleiben Sie **echt** und anteilnehmend; zeigen Ihre **Wertschätzung** und bemühen sich intensiv darum zu verstehen, was die andere Person Ihnen sagen will (**Empathie**); Sie schlüpfen also sozusagen für eine Weile in deren Schuhe – ohne dabei jedoch ihre eigene Jacke auszuziehen, wie es Carl Rogers (1983) einmal formuliert hat.

Seien Sie nicht enttäuscht, wenn Ihnen das nicht sofort auf Anhieb alles so gelingt, wie Sie es von sich erwarten. Freuen Sie sich vielmehr darüber, dass Sie den ersten Schritt in die richtige Richtung gewagt haben. Wenn Sie das „aktive Zuhören" wiederholt gerade auch in einer Partnerschaft verwenden, werden Sie erleben, dass sich Ihre Beziehung positiv verändert und vertieft – und auch Sie selbst sich darin weiterentwickeln.

6.1.6 Warum Gespräche misslingen

„Dazu habe ich keine Zeit", lautet das vermutlich meistgebrauchte Argument für die Vermeidung eines hilfreichen Gespräches. Dabei ist sorgsame Kommunikation eher ein Mittel um Zeit zu sparen.

B *Frau Müller klingelt innerhalb einer Stunde bereits zum fünften Mal. „Was will die denn bloß schon wieder", fragt eine Kollegin kopfschüttelnd. „Ich weiß es auch nicht. Es sind immer nur Kleinigkeiten. Am liebsten würde ich die Glocke ausstellen."*

Kennen Sie solche Szenen? Wie wäre es, wenn Sie beim nächsten Mal Frau Müller aktiv zuhören? Vielleicht finden Sie dann heraus, dass sie eigentlich eine unbestimmte Angst plagt. Oder dass sie sehnsüchtig auf ihre Tochter wartet, die sich verspätet

hat – oder, oder. Nur Sie können es herausfinden. „Und was habe ich damit gewonnen? Ich kann es ja nicht ändern!" Das ist richtig. Aber auf das Ändern kommt es auch gar nicht an. Wenn Frau Müller ihre Sorgen mit Ihnen kurz besprechen konnte (meist reichen in solchen Situationen fünf Minuten), ist sie ein wenig ruhiger – und klingelt vielleicht erst in einer Stunde wieder. Sie haben Zeit gespart und gleichzeitig einem Menschen etwas Gutes getan.

Die britische Pflegefachkraft und Kommunikationswissenschaftlerin Susie Wilkinson (1991) hat untersucht, wie und warum die Kommunikation von Pflegekräften mit Menschen mit Krebs misslingt. Sie fand dabei heraus, dass manche Pflegekräfte vor allem mit zwei Strategien eine hilfreiche Kommunikation verhindern:

1. Durch **Ignorieren**: Diese Pflegekräfte ignorieren die Signale der Kranken, mit denen diese eigentlich zeigen wollten, dass sie über bestimmte schwierige Themen sprechen möchten. Stattdessen wechseln sie das Thema, vertiefen sich in Nebengespräche mit den Angehörigen oder wechseln zum *Small Talk*.

2. Durch **Informieren**: Durch detaillierte Informationen über bestimmte Behandlungsstrategien, durch unerbetene Ratschläge oder durch Mitteilung ihrer eigenen Ansicht (ohne danach gefragt worden zu sein) vermeiden diese Pflegekräfte ein echtes Gespräch.

Diese Befunde verwundern umso mehr, als die entsprechenden Untersuchungen an solchen Pflegenden durchgeführt wurden, die bereits ein Kommunikationstraining absolviert hatten. Kaum ein Viertel von ihnen verwendete tatsächlich die entsprechenden Techniken. Die meisten waren sich allerdings dieser Tatsache gar nicht bewusst und bemerkten es erst, als sie sich entsprechende Tonband-Aufzeichnungen anhörten und ihre Reaktionen mit anderen besprechen konnten.

Fragt man nach den Ursachen, weshalb so viele Pflegekräfte die hilfreichen Gesprächsstrategien nicht anwenden, kommt man immer wieder an denselben Punkt: Es ist die Angst vor der emotionalen Irritation, die bei solchen Gesprächen auftreten könnte (Perrin, 2001).

Diejenigen aber, die entsprechende Gesprächsmethoden wie das aktive Zuhören anwandten, konnten dies unabhängig von der Schwere der Gesprächsproblematik leisten. Sie fühlten sich wohl dabei zu spüren, wie ihnen hierbei ein tieferes Verständnis für die Probleme und Sorgen ihrer

PatientInnen gelang. Sie spürten auch, wie sehr ihre einfühlsame Vorgehensweise von den Kranken und ihren Angehörigen begrüßt wurde.

Dabei geht es nicht darum, ein solches Gespräch in einer tief ernsten, womöglich gar feierlichen Atmosphäre zu führen. Auch ganz „lockere", fast beiläufige Gespräche über Krankheit, Sterben, Tod und Trauer wurden von den Kranken als wertvoll eingeschätzt. Entscheidend ist, dass es den Pflegenden gelingt, eine Atmosphäre herzustellen, in der es den Kranken möglich wird, sich mit ihren Sorgen zu öffnen (Langley-Evans u. Payne, 1997).

6.1.7 Bewältigung der eigenen Ängste – das „Göttinger Stufenmodell"

Sie sehen also: Hilfreiche Gespräche zu führen ist eigentlich relativ einfach und sehr befriedigend für beide Seiten. Dass wir es viel zu selten gerade mit schwer kranken Menschen praktizieren liegt an unseren Ängsten vor den Themen, die dabei angeschnitten werden oder werden könnten. Es sind die Ängste vor Sterben, Tod und Trauer, die jede und jeder von uns mit sich herumträgt (Becker, 1976). Vielleicht werden Sie jetzt einwenden: „Ich merke diese Angst nicht an mir." Das mag sein, denn gerade Menschen, die mit Sterben, Tod und Trauer beruflich häufig in Berührung kommen, spüren diese Ängste nicht mehr bewusst. Dennoch bleiben sie unbewusst sehr wirksam (Greenberg u.a., 1990; Ochsmann, 1993). – Aber es gibt auch noch weitere Ängste: z.B. unsere Ängste vor Machtverlust, vor eigenem Versagen, vor Beziehungsverlust u.ä. Ernsthafte und fürsorgliche Kommunikation schließt uns selbst also immer mit unserer ganzen Person mit ein. Wenn wir den kranken Menschen umfassend wahrnehmen möchten, müssen wir uns auch unserer eigenen Person umfassend stellen.

Meist ist es allerdings hier wie mit vielen unserer Ängste: Unsere Phantasie, „was da alles kommen könnte" ist schlimmer als alles, was dann wirklich geschieht. Es ist also wichtig, dass wir die Realität prüfen und sehen, was es wirklich an realen Beunruhigungsaspekten gibt. Auch das mag uns noch in manchen Fällen immer wieder unangenehm sein. Deshalb sollten wir diesen Weg möglichst nicht alleine gehen, sondern uns von erfahrenen Helfenden unterstützen lassen. Dies kann z.B. in Form von Supervision geschehen.

Allerdings sind in Zeiten knapper werdender finanzieller Mittel bisweilen auch Supervision oder entsprechende Fortbildungsangebote, die der Entwicklung der eigenen Person dienen, nur schwer zu erreichen. Hier können sich einfache Methoden der kollegialen Unterstützung als hilfreich erweisen wie das Göttinger Stufenmodell (Heigl-Evers, 1975; Student, 1987).

Hierbei geht es darum, in einer Teamsitzung so strukturiert vorzugehen, dass sich alle teilnehmenden MitarbeiterInnen einbringen können und gleichzeitig die Problembesprechung sowohl die kranken Menschen, um deren Wohl es geht, als auch die (letztlich mitbetroffenen) MitarbeiterInnen einbezieht. Die Methode ist ausgesprochen einfach, erfordert allerdings ein bisschen Disziplin und vor allem die Bereitschaft, sich selbst einzubringen.

Die Arbeit geschieht in vier Schritten, bei denen immer einer der folgenden Aspekte (bezogen auf einen konkreten kranken Menschen) thematisiert wird (**Abb. 6.4**):

1. Wahrnehmungen,
2. Gefühle,
3. Einfälle,
4. Schlussbildungen.

Wenn Sie an Ihr eigenes Vorgehen im Alltag bei Problemlösungen denken, werden Sie finden, dass darin stets alle vier Elemente enthalten sind, allerdings meist vermischt und nicht gleichwertig gewichtet. Wir nehmen z.B. meistens an, dass das, was wir gerade von einem Menschen im Kopf haben, das ist, was wir brauchen, um Lösungen zu finden; dass wir dabei auch alle möglichen (vielleicht sogar „unernsthaften") Einfälle haben oder Gefühle aufkommen, empfinden wir eher als lästig oder gar unprofessionell. Zu einer umfassenden Wahrnehmung, wie wir sie ja gerade in der Palliative Care anstreben (und

1. Was wissen wir von dem kranken Menschen und seiner Lebenssituation?
2. Welche Gefühle löst dies bei uns aus?
3. Was für Einfälle/Assoziationen kommen uns?
4. Welche Schlüsse ziehen wir daraus? - Wie sollte es weitergehen?

Abb. 6.4 ▪ Das Göttinger Stufenmodell – ein Weg, um auf respektvolle Weise Zugang zu Lösungen bei „schwierigen Kranken" zu finden.

in allen Pflegesituationen anstreben sollten) gehören alle Aspekte der Betroffenen ebenso wie unsere eigenen Anteile dazu.

Wahrnehmungen

Deshalb wird bei dem **Göttinger Stufenmodell** zunächst einmal im Team gemeinsam (am besten auf einem Flip-Chart notiert) gesammelt, was von der Situation und dem kranken Menschen sowie seinem Umfeld bekannt ist. Anderes sollte in diesem Schritt nicht laut werden.

> **B** *Es geht um Herrn Meyer, einen 64-jährigen Frührentner, dessen Prostatakrebs schon weit metastasiert ist und der in den letzten Tagen eine ausgeprägte Unruhe, vor allem nachts, zeigt, was für die Nachtwache schwierige Situationen erzeugt und seiner Frau äußerst peinlich ist – usw.*

Gefühle

Im nächsten Schritt werden dann die Gefühle der Mitarbeitenden in der Gesprächsrunde gesammelt. Dies muss völlig unzensiert und unbewertet geschehen. Jedes Gefühl ist hier berechtigt und sollte, wenn es bei Einzelnen aufkommt, genannt werden. Andere mögen anderes empfinden. Auch das wird dann natürlich auf dem Flip-Chart notiert. Eine Diskussion über Gefühle findet hier nicht statt. Sie macht ja ohnedies keinen Sinn. Über Gefühle kann man nicht diskutieren. Sie werden einfach (unbewertet) nebeneinander stehen gelassen.

> **B** *Fortsetzung. Bei einer Mitarbeiterin wird Wut über die ständige nächtliche Störung von Mitbewohnerinnen und Mitbewohnern deutlich, während eine andere Sympathie für Herrn Meyers „Anhänglichkeit" empfindet, eine Dritte sich über die Situationen, die sich nachts abspielen köstlich amüsiert und wieder eine andere Angst erlebt, wenn sie daran denkt, was da noch alles kommen kann – usw.*

Einfälle

Im dritten Schritt geht es um Einfälle (Assoziationen), die den Teilnehmenden in dem Gespräch kommen, wenn sie sich die Situationen mit Herrn Meyer vor Augen halten.

> **B** *Fortsetzung. Da kommen einer Mitarbeiterin Erinnerungen an ihre eigenen Kinder, als diese noch klein waren: Wenn sie Angst hatten kamen sie nachts zu ihr ins Bett. – Einem anderen fällt ein, dass er niemals so verwirrt gesehen werden möchte, falls er in eine ähnliche Lebenssituation wie Herr Meyer käme. – Wieder eine erinnert sich daran, wie es ihr als kleines Mädchen gut getan hat, wenn bei einer Krankheit ihre Mutter*

die Tür ihres Zimmers ein bisschen aufließ, so dass sie das Licht im Flur sehen konnte und sich so irgendwie geborgener fühlte. – Und einer Vierten fällt der eigene Vater ein, der schon lange verstorben ist und am Ende besonders nachts sehr verwirrt wirkte – usw.

All diese Einfälle werden wieder stichwortartig notiert und dabei darauf geachtet, dass keine Nebengespräche geschehen und nicht auf eine andere „Stufe" gesprungen wird.

Danach wird innegehalten und jede Teilnehmerin bzw. jeder Teilnehmer lässt sich die Ergebnisse noch einmal ganz für sich durch den Sinn gehen.

Schlussbildungen

Erst dann konzentrieren sich alle gemeinsam auf den 4. Schritt und fragen sich „Was ist bei Herrn Meyer eigentlich los? Wie können wir jetzt verstehen, was dort geschieht?" Aber auch: „Was hat das für uns für Handlungskonsequenzen?"

> **B** *Fortsetzung. Im Fall von Herrn Meyer kommt die Gruppe zu dem Schluss, dass es bei ihm vermutlich zu Hirnmetastasen gekommen ist, die seine Wahrnehmungsmöglichkeiten verändert haben. Möglicherweise, so meint die Gruppe, hat er nachts Angst, fühlt sich durch die Dunkelheit zusätzlich verunsichert und durch die Reaktionen der Nachtwachen, deren Ärger er nicht versteht, höchst irritiert. Daraufhin vereinbaren die Mitarbeitenden, dass sie nachts mehr Licht in seinem Zimmer anmachen, öfter nach im schauen und beruhigende Worte sprechen, die ihm zugleich Orientierung über die Tageszeit und den Ort seines Aufenthaltes geben. Außerdem wollen sie seine Frau fragen, ob es früher schon Schlafstörungen bei ihm gab und was ihm damals geholfen hat.*

Das einfache Beispiel zeigt, dass nicht nur gemeinsame und verlässliche Vereinbarungen und Umgangsregeln aufgestellt wurden, die dann in der nächsten Sitzung überprüft werden sollten, sondern einzelne Teilnehmende an diesem Arbeitsprozess auch etwas über sich selbst erfahren, was sie vielleicht in künftigen Situationen nutzen können – zum Wohl des kranken Menschen. Und sie haben auch etwas voneinander erfahren, was das gegenseitige Vertrauen und die Beziehungen stärken kann.

Abschlussüberlegung

Wenn wir also hilfreiche Gespräche führen wollen, die anderen Menschen nutzen und auch uns selbst Befriedigung geben, dann kommt es auch auf das Erlernen guter Gesprächsmethoden an. Diese lassen sich allerdings nicht alleine aus Büchern lernen.

Deswegen ist der Dialog, den wir in diesem Kapitel mit Ihnen geführt haben auch nur von begrenztem Nutzen. Es kommt darauf an, dass Sie die angeführten Methoden **üben** – unermüdlich und ohne sich entmutigen zu lassen. Ebenso wichtig aber ist es, die eigenen Ängste, die gerade bei Menschen in kritischen Lebenssituationen immer wieder auch uns selbst betreffen, kennenzulernen und im Blick zu behalten. Dann kann Kommunikation gelingen und damit kann ein wesentlicher Teil von Palliative Care realisiert werden. Denn hilfreiche Kommunikation ist ein entscheidender Teil von Palliative Care.

6.2 ⋮ Kooperation

In das multiprofessionelle palliative Team sind neben den Pflegekräften und ÄrztInnen häufig Ehrenamtliche und manchmal SeelsorgerInnen, SozialarbeiterInnen, PsychologInnen, Kunst- und MusiktherapeutInnen, Physio- und AtemtherapeutInnen und DiätassistentInnen eingebunden.

6.2.1 ⋮ Kooperation mit Ehrenamtlichen

Die Hospizarbeit ist weltweit aus der Initiative Ehrenamtlicher entstanden. Dieses soziale Engagement hat wesentlich zur Neugestaltung des Umgangs mit Sterben, Tod und Trauer beigetragen. Die Professionellen in der Hospizarbeit sind auf die Ehrenamtlichen angewiesen, aber auch das Hospizkonzept „Palliative Care" braucht dieses Engagement: Ehrenamtliche sind das „Salz in der Suppe". Sie sind für die Hauptamtlichen eine stete kreative Herausforderung. Die Professionellen müssen und können durch die Fragen und Hinweise der Ehrenamtlichen eigene blinde Flecken bzw. übersehene oder eingeschliffene Abläufe erkennen. Mit ihrem gesunden Menschenverstand sind die Ehrenamtlichen die „Fachleute für das Alltägliche".

Krankenhäuser, die Palliativstationen aufbauen und diesen wesentlichen Zweig des Hospizkonzepts vernachlässigen, werden sich kaum unterscheiden von den anderen Stationen im Krankenhaus. Besonders die Krankenhäuser brauchen Ehrenamtliche, damit in der Krankenhaushierarchie auch das „Alltägliche" durch Unabhängige zu Wort kommt. Das ist sicher nicht unbedingt die Motivation von Ehrenamtlichen in der Hospizarbeit, aber es ist eine Folge ihres sozialen Engagements für Schwache. Betriebs- und Berufsblindheit werden durch sie eher vermieden, denn das professionelle Handeln muss den Fragen der Laiinnen und Laien standhalten. Nur mit den Ehrenamtlichen ist Palliative Care, die schützende und lindernde Fürsorge, möglich.

Die Aufgaben der Ehrenamtlichen sind vielfältig:
- die Fachleute für das Alltägliche sind auch deshalb Fachleute, weil sie angesichts von Sterben, Tod und Trauer nicht weglaufen oder in einen Aktionismus verfallen, sie halten aus und bewahren Ruhe,
- Besuche, Gesprächsangebote, Dasein für die schwer Kranken und Sterbenden und die trauernden Angehörigen,
- Entlastung der Angehörigen,
- kleine Unterstützungen im Haushalt, etwas kochen, etwas einkaufen,
- Kranke und Angehörige bei Unternehmungen begleiten,
- Unterstützung im Hospiz beim Telefondienst, bei der Öffentlichkeitsarbeit oder in Haus und Garten.

Was Ehrenamtliche in der Sterbebegleitung durch ihre Mitarbeit erleben und bewahren:
- mitmenschlichen Umgang,
- Solidarität mit ähnlich Engagierten, denen ein liebevolles Miteinander wichtig ist,
- gegenseitige Förderung,
- Anerkennung, Wertschätzung,
- Nähe zu Mitmenschen,
- Geld und Ansehen werden unwichtig,
- sinnstiftendes Tun,
- persönliche Weiterentwicklung durch Aus- und Weiterbildung,
- Wertschätzung von Leben,
- Erfahrung, dass Hilflosigkeit, Ohnmacht und Abhängigkeit zum Leben und Sterben gehört. Aus Sprachlosigkeit kann gemeinsame Stille werden, aus Aushalten der Ohnmacht kann durch das Dasein tiefes menschliches Annehmen entstehen.

Ehrenamtliche werden in Institutionen nicht selten von Pflegenden zunächst als unangenehm erlebt. Dies hat verschiedene Gründe: Ehrenamtliche haben Zeit, sie funktionieren nicht richtig im zügigen Arbeitsablauf, sie können unangenehme Fragen stellen („Müssen die Schmerzen denn sein?") und sie machen oft gerade die Tätigkeiten (ein ruhiges Gespräch), für die die Pflegenden keine Zeit haben, aber gerne hätten. Es handelt sich um Aufgaben, die die Grundlage ihrer Motivation für ihre Berufsausbildung waren. An der Zeitnot nichts ändern zu können und damit wesentliche Aufgaben delegieren zu müssen, ist bitter.

Pflegende erkennen, wegen ihres Interesses für die Kranken und Angehörigen, jedoch zunehmend, dass sich ihre Aufgaben gewandelt haben: Der richtige Einsatz der Ehrenamtlichen, deren Anleitung fällt in ihren Verantwortungsbereich, d. h. das professionelle Selbstverständnis ändert sich. Unsere Palliativpflegekräfte leiten und beraten die Gruppen der Ehrenamtlichen. Sie kennen die einzelnen Ehrenamtlichen sehr gut und sie können sie „passend" für die Kranken bzw. Angehörigen aussuchen.

Ehrenamtliche Sterbe- und TrauerbegleiterInnen erhalten im Hospiz eine Grundausbildung. Im Anschluss daran finden ca. alle 2–3 Wochen in Gruppentreffen Fallbesprechungen statt (**Abb. 6.5**). Außerdem werden die Ehrenamtlichen kontinuierlich von den Einsatz leitenden Palliativpflegekräften beraten. Die Grundausbildung, die kontinuierlichen Begleitangebote und Fallbesprechungen haben zum Ziel:

- Weiterbildung,
- Selbstentfaltung,
- Selbstpflege,
- Unterstützung bei der Bewältigung eigener Ängste.

So wird die Tätigkeit für die Ehrenamtlichen und für die Menschen, die die Ehrenamtlichen betreuen, ertragreich. Der Bildungsaufwand lohnt sich aber

noch in anderer vielfältiger Weise. Ehrenamtliche bereichern die Palliative Care mit Kreativität, Motivation, ihrer Nähe zu den Betroffenen, ihrem Anspruch an gute Arbeit bei den Professionellen, ihrer Aufmerksamkeit für die alltäglichen Dinge („Kann das Essen nicht heiß bei den BewohnerInnen ankommen?"), ihrem sozialen Netz, der Einbettung ins Gemeinwesen (Sozialraum), der Solidarität zu ihrer Einrichtung, der Öffentlichkeitsarbeit in der Gesellschaft.

Der gute Umgang mit den Kranken und Angehörigen ist nur glaubwürdig, wenn auch Ehrenamtliche und Hauptamtliche fürsorglich und aufmerksam miteinander umgehen. Die palliative Haltung bezieht die Teammitglieder mit ein (S. 87 „Selbstpflege"). Dies ergibt erst eine wohltuende Atmosphäre.

Um die Inhalte zu vertiefen, können Sie sich die Videos „Interview mit einer ehrenamtlichen Sterbe- und Trauerbegleiterin" und „Interview mit einer Hospizschwester" ansehen.

6.2.2 | Kooperation mit anderen Professionen

Eine multiprofessionelle Zusammenarbeit ist für die palliative Praxis Grundvoraussetzung. Die generalistische Aufgabe von Pflegenden haben wir auf S. 22 („Basiskonzept") schon besprochen. Pflegende lernen die Basics aus den verschiedenen Fachausbildungen und sie kennen die Fachsprache der SpezialistInnen/Fachkräfte. Es ist die Aufgabe der Pflegenden, zum richtigen Zeitpunkt die richtige Fachkraft hinzuzuziehen, die Fachkräfte zu informieren und sich Informationen von den Fachkräften zu holen. Folgende Fachkräfte werden häufig hinzugezogen:

ÄrztInnen

Ärztliches Handeln in der Medizin des 20. und 21. Jahrhunderts ist ganz entscheidend geprägt durch die Aufgabe, Krankheiten zu erkennen und zu behandeln. Ein guter Teil des Renommees des Ärztestandes beruht nicht zuletzt auf der Vermutung der PatientInnen, sie seien in Gesundheitsfragen „allmächtig". Dass dies nicht immer so war und ein Konzept ist, das gerade im Umgang mit sterbenskranken Menschen versagt, haben wir oben (S. 5 „Verwilderung" und S. 7 „Palliative Care – die Handlungsmethode der Hospizarbeit") beschrieben.

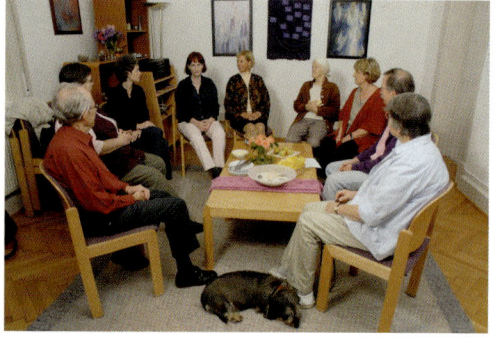

Abb. 6.5 ■ Gruppensitzung mit Ehrenamtlichen.

Eine deutliche Kehrtwende bei den ärztlichen Einstellungen markierte die Veröffentlichung der Grundsätze der Bundesärztekammer zur Sterbebegleitung (2004). Dort heißt es: *„Aufgabe des Arztes ist es, unter Beachtung des Selbstbestimmungsrechtes des Patienten Leben zu erhalten, Gesundheit zu schützen und wieder herzustellen sowie Leiden zu lindern und Sterbenden bis zum Tod beizustehen. Die ärztliche Verpflichtung zur Lebenserhaltung besteht daher nicht unter allen Umständen.*

So gibt es Situationen, in denen sonst angemessene Diagnostik und Therapieverfahren nicht mehr angezeigt und Begrenzungen geboten sein können. Dann tritt palliativ-medizinische Versorgung in den Vordergrund. Die Entscheidung hierzu darf nicht von wirtschaftlichen Erwägungen abhängig gemacht werden.

Unabhängig von anderen Zielen der medizinischen Behandlung hat der Arzt in jedem Fall für eine Basisbetreuung zu sorgen. Dazu gehören u. a.: menschenwürdige Unterbringung, Zuwendung, Körperpflege, Lindern von Schmerzen, Atemnot und Übelkeit sowie Stillen von Hunger und Durst."

Außerdem wurde bis 2006 in allen deutschen Bundesländern von den Landesärztekammern die Zusatzbezeichnung „Palliativmedizin" eingeführt. Das eröffnet ÄrztInnen die Möglichkeit, sich nicht nur auf dem Gebiet der palliativen Arbeit fortzubilden, sondern dies auch nach außen auszuweisen. Die Definition des Begriffs „Palliativmedizin" ist identisch mit dem der Palliative Care (Husebø u. Klaschik, 2006). Damit entstand eine erfreuliche Annäherung des ärztlichen Handlungskonzeptes an das der Pflegenden, das im palliativen Bereich auf denselben Konzepten fußt. Die Palliativmediziner werden deshalb künftig die engsten Kooperationspartner der palliativ geschulten Pflegenden in der Begleitung sterbenskranker Menschen und ihrer Angehörigen sein und idealerweise mit ihnen (und anderen Teammitgliedern) einen sinnvollen, umfassenden Behandlungsplan erstellen können (Krammer u. a., 2001). Auf diese Weise werden künftig mehr ganzheitliche, also umfassende Konzepte für die Kranken und ihre Familien entstehen, wie sie in der Hospizarbeit bereits seit über einem viertel Jahrhundert praktiziert werden (Egan u. Labyak, 2001).

In der Zusammenarbeit werden Pflegende vor allem von den ärztlichen Kompetenzen bei der Prognoseeinschätzung sowie der medizinischen Symptomkontrolle (speziell der Schmerztherapie) profitieren. Umgekehrt werden ÄrztInnen die Bedeutung der lindernden Pflege sowie der kontinuierlichen und differenzierten Krankenbeobachtung erkennen und lernen, sich auf sie zu verlassen. Darüber hinaus werden beide, Pflegende wie ÄrztInnen, sich einig wissen in der uralten Zielvorgabe heilkundigen Handelns: zwar nur manchmal heilen zu können aber häufig zu lindern und stets zu begleiten.

AtemtherapeutInnen

Die Atemtherapie ist eine sehr sanfte, für Schwerkranke und Sterbende angenehme, Therapie. Indikationen für die Atemtherapie können sein: Atemnot, Angst, Schmerzen, Trauer, Rückzug, starkes Angespanntsein und Härte gegen sich selbst. Die AtemtherapeutIn arbeitet über den Atem, das Gespräch, die Berührung und die Bewegung. Durch leichtes Massieren, Dehnen, sanften Druck, fließende Streichungen und ruhenden Kontakt der therapeutischen Hände bei den Kranken verändert sich der Atem und werden heile Bereiche im Körper entdeckt. „Orte des Wohlgefühls" zu entdecken, führt die Kranken zu einer Zuwendung zu sich selbst und zum kranken Körper.

Rückmeldungen wie: „Ich wusste nicht, dass es so etwas Angenehmes gibt!" oder „Jetzt sind mir Flügel gewachsen, jetzt kann ich fliegen!" deuten an, wie wichtig Atemtherapie sein kann. Dem Atem, unserem treuen Begleiter vom Lebensanfang bis zum Lebensende sollten wir mehr Aufmerksamkeit gönnen (Bodensteiner, 2002 u. 2006).

Die von Pflegekräften durchgeführte atemstimulierende Einreibung (ASE) (S. 73) gehört zur Basalen Stimulation (Der Begriff ist urheberrechtlich von Prof. Dr. Andreas Fröhlich, dem Begründer des Konzeptes geschützt.) Sie wird von den Kranken auch sehr gerne angenommen, da sie das Einschlafen erleichtert.

 Um die Inhalte zu vertiefen, können Sie sich das Video „Atemstimulierende Einreibung (ASE)" ansehen.

PhysiotherapeutInnen

Die Kranken entscheiden über die Dauer, Intensität und Art der Behandlung. Im Finalstadium ziehen sich die PhysiotherapeutInnen auf Wunsch der Kranken meist zurück – außer es wird gerade ihre Nähe gewünscht. Das Ziel der **Krankengymnastik** ist es, die Funktionen des Bewegungsapparates, der Atmung, des Kreislaufs und des Stoffwechsels auf angenehme Weise zu erhalten. Die Kranken möchten oft möglichst lange die volle Immobilität hinauszögern. Sich noch bewegen können wird dem noch Leben können gleichgesetzt.

Die **manuelle Lymphdrainage** beim Lymphödem (S. 197) sollte von speziellen LymphdrainagetherapeutInnen durchgeführt werden. Diese ruhige und sanfte Behandlungsart kann bis zu 60 Minuten dauern. Eine entspannende Wirkung ist neben der Ödemreduzierung zu beobachten.

Auch die **klassische Massage** mit gutem, wohlriechendem Öl, vorsichtig angewendet, kann bei bettlägerigen Kranken und bei Schmerzen eine entspannende und schmerzlindernde Wirkung erzielen. In unserer berührungsarmen Welt nehmen dies manche Kranke gerne an.

Die schonende **Kolonmassage** hilft bei Obstipation und Blähungsschmerzen. Die in Verlaufsrichtung des Kolons kreisende Massagetechnik regt die Peristaltik an.

Mit einer **Fußreflexzonenmassage** können Gebiete behandelt werden, die nicht direkt berührt werden können, z. B. exulzerierende Tumore, Bestrahlungsstellen, schmerzende Gebiete. Durch die Reflexwirkung können die Gebiete dennoch gezielt behandelt werden (Nieland u. Strauss, 2002).

KunsttherapeutInnen

In der Kunsttherapie geht es um einen authentischen Ausdruck jenseits von Ästhetik. Durch den kunsttherapeutischen Prozess entsteht eine tiefe Intimität mit sich selber und den anderen, die mit Wahrnehmung, Gefühlen und Körperlichkeit verbunden ist. Das häufig chaotische Nebeneinander von Gefühlen, Gedanken und ungewohnten Beziehungsdynamiken, das durch die vielen Belastungen und die Nähe des Todes ausgelöst wird, kann in der Kunsttherapie seinen Ausdruck finden und zumindest teilweise integriert werden. Die Kranken können das, was in ihnen vor sich geht, ausdrücken und auf diese Weise aktiv damit umgehen und schließlich eigene Deutungen finden oder sich neu wahrnehmen (Hagl, 2002; Weth, 2006).

B *Frau Lehmann, 90 Jahre, sieben Operationen wegen eines Tumors hinter dem linken Auge mit Entfernung des Auges; nach der letzten Operation: Apoplex mit Lähmung der rechten dominanten Körperhälfte, rollstuhlpflichtig. Sie war Hausfrau und Sekretärin, verwitwet, ein Sohn verstorben, keine näheren Angehörigen.*

Zu Beginn war Frau Lehmann sehr zurückhaltend mit kreativen Medien, traute sich nichts zu, genoss aber die Gruppe. Nach einigen Monaten war sie dazu zu motivieren, auf Seide zu aquarellieren. Es entstanden farbenfrohe Bilder mit einer reichen Formensprache. Sie produzierte ein Bild nach dem anderen und freute sich über die Komplimente der anderen GruppenteilnehmerInnen. Den Gebrauch der linken Hand lernte sie auf diese Weise spielerisch. Oft äußerte sie ihr Erstaunen darüber, dass „so etwas auch in ihr stecke". Dies löste viele Gedanken über ihr Leben aus, ich führte häufig Gespräche mit ihr, und ihre Selbstakzeptanz und die Akzeptanz ihrer Krankheit wuchsen zusehends. Oft sagte sie: „Ich bin so dankbar, dass ich das noch erleben darf." (Zeitel, 2005)

MusiktherapeutInnen

Musiktherapie kann Trost spenden und zur Kraftquelle werden. Auch in der Musiktherapie wird improvisierte Musik nicht unter ästhetischen Gesichtspunkten bewertet, sondern als Ausdruck von Gefühlen verstanden. Die improvisierte Musik der Kranken kann auf CD aufgenommen werden. Eine eigene Aufnahme empfinden die Schwerkranken oft als ein Geschenk, es dokumentiert in schwächeren Zeiten, wie kreativ und kräftig sie waren.

Manche Kranke möchten lieber Monochordklängen lauschen, Lieder vom Klavier hören und sich welche wünschen dürfen und nach Möglichkeit mitsingen. Die menschliche Stimme ist das sensibelste Musikinstrument (Verres, 2006). Sie kann sich dem Kranken am besten anpassen: bei der Betonung der Lieder, bei der Art des Summens oder beim Erzählen. Beim Singen ist eine körperliche Nähe und eine Feinabstimmung zum anderen zusätzlich möglich. Musiktherapie kann ablenken, hilft zu entspannen, spannt eine Brücke zur Vergangenheit und nach draußen, bringt Gemeinschaftsgefühle, hilft die eigene Gefühlswelt zu entdecken und ermöglicht vielleicht eine Neuorientierung im Gefühlschaos, das die Erkrankung mit sich gebracht hat. Musik kann die Ängste in Bezug auf Tod und Sterben auch ohne Worte ausdrücken. Musik hat durch ihre ätherische Beschaffenheit eine besondere Nähe zur Vergänglichkeit, zur Transzendenz (Löhr, 2002).

SozialarbeiterInnen

Entsprechend der Definition der International Federation of Social Workers (IFSW, 2000) gehört es zu den Aufgaben Sozialer Arbeit, die Lösung von Problemen in zwischenmenschlichen Beziehungen zu fördern und Menschen zu befähigen, in freier Entfaltung ihr Leben selbst zu gestalten und damit Wohlbefinden zu ermöglichen. Sozialarbeit erweist sich damit als Menschenrechtswissenschaft mit hohem ethischen Anspruch, wie er gerade im Umgang mit sterbenden Menschen verwirklicht werden sollte (S. 226 „Ethik").

Sozialarbeit kann deshalb in besonderer Weise belastete Familien mit schwer kranken Angehörigen und trauernden Hinterbliebenen innerhalb ihrer Lebenswelt unterstützen. Als Beruf, der Erkenntnisse seiner Bezugswissenschaften (z. B. Psychologie, Soziologie, Medizin, Pädagogik, Rechtswissenschaft) nutzt, ist Sozialarbeit speziell darauf angelegt, multiprofessionell zu arbeiten.

Sozialarbeit kann auf verschiedene Arbeitsformen zurückgreifen. Besonderes genannt werden sollen hier: die Begleitung von Einzelnen oder Familien, Unterstützungsangebote im Rahmen von Gruppenarbeit aber auch gemeinwesenbezogene Konzepte, die Betroffene aktivieren und beteiligen (Galuske, 2005).

Da es zu den Aufgaben der Sozialen Arbeit gehört, zu Problemlösungen in sozialen Beziehungen beizutragen, können SozialarbeiterInnen dazu beitragen, die Kommunikation unter allen Beteiligten zu fördern und dadurch zu Lösungen beizutragen (Geiser, 2007). Da ihr professioneller Auftrag darin besteht, die Bedürfnisse der Betroffenen (kranker Menschen, ihrer Angehörigen aber auch der Pflegekräfte) wahrzunehmen, kann Sozialarbeit als vermittelnde Instanz zwischen den unterschiedlichen Berufsgruppen auftreten (Staub-Bernasconi, 2007).

Die Pflege kann die Sozialarbeit im Alltag aber auch immer dann in Anspruch nehmen, wenn es um Fragen der sozialen Absicherung geht oder um die Vermittlung weitergehender Hilfen von Beratungsstellen, Sozialamt, TherapeutInnen, Selbsthilfegruppen usw. Schließlich können SozialarbeiterInnen, Hinterbliebene im Alltag unterstützen – bis hin zu so handfesten Fragen wie Haushaltsauflösung, Wohnungssuche und Hilfen bei finanziellen Problemen. – Da Soziale Arbeit es ohnedies häufig mit Menschen in Verlustkrisen zu tun hat, ist sie gut gerüstet, Unterstützung in der Trauer anzubieten (Student u. a., 2007).

Allerdings hat die Sozialarbeit alle diese Aufgaben bislang nur im angelsächsischen Bereich aufgegriffen, während dies im deutschsprachigen Raum eher die Ausnahme darstellt. Wenn Pflege und Sozialarbeit hier künftig stärker aufeinander zugehen, könnte das für beide Seiten vor allem aber für die betroffenen Menschen hilfreich sein.

SeelsorgerInnen

Sterben und Tod haben immer auch eine spirituelle Dimension (S. 211 „Spiritualität"). Folgende Fragen kommen auf: Wer bin ich? Was bleibt? Was geschieht im Sterben? Wo gehe ich hin? Im multiprofessionellen palliativen Team sollten alle für die spirituelle Dimension ihrer Arbeit offen und ansprechbar sein. Manche Sterbende wünschen die Begleitung durch Geistliche. Die Beichte, das Abendmahl und die Krankensalbung haben für viele Sterbende und Angehörige oft eine mit dem eigenen Leben versöhnende Wirkung und geben Kraft für den Abschied. Nach einer Krankensalbung und dem Krankensegen erleben die Kranken oft eine große Ruhe.

PsychotherapeutInnen

Verständnisvolle Gespräche sind **die** Hauptbewältigungsform bei Belastungen. Die Grundhaltungen der Gesprächspsychotherapie, die auch viele Pflegende einnehmen, wie Empathie, Achtung und Echtheit führen zur Verminderung körperlich-seelischer Spannungen und Stressvorgänge. Die Kranken bzw. Angehörigen vertrauen den aktiv Zuhörenden und sie fühlen sich in ihren Gefühlen und Gedanken tief und genau verstanden (s. S. 51). Kranken und Angehörigen mit Suizidgedanken, mit Missbrauchserfahrungen oder mit Angstträumen kann die Einbeziehung von PsychotherapeutInnen helfen. Offene Gespräche mit den Betroffenen und eine Information des Pflegeteams kann hier die Belastung senken (Tausch, 2006).

DolmetscherInnen

Da die Kommunikation in der Palliative Care einen Schwerpunkt darstellt, ist die Einbeziehung von DolmetscherInnen bei Bedarf unerlässlich. Über sie wird es dann auch möglich, kulturelle Besonderheiten zu verstehen.

Weiterführende Literatur

Kübler-Ross, Elisabeth: Interviews mit Sterbenden. Kreuz Verlag, Stuttgart 1971

Kübler-Ross, Elisabeth: Verstehen, was Sterbende sagen wollen. Einführung in ihre symbolische Sprache. Droemer Knaur, München 2004

Lang, Klaus; Schmeling-Kludas, Claus; Koch, Uwe: Die Begleitung schwer kranker und sterbender Menschen. Das Hamburger Kursprogramm. Schattauer, Stuttgart 2007

Rogers, Carl R.: Die nichtdirektive Beratung. Fischer TB, Frankfurt 1988

Schulz von Thun, Friedemann: Miteinander reden, 3 Bde. Rowohlt, Hamburg 1981

Tausch, Anne-Marie: Gespräche gegen die Angst. Krankheit – ein Weg zum Leben. 12. Aufl. Rowohlt, Hamburg 1997

7 ┊ Schützen

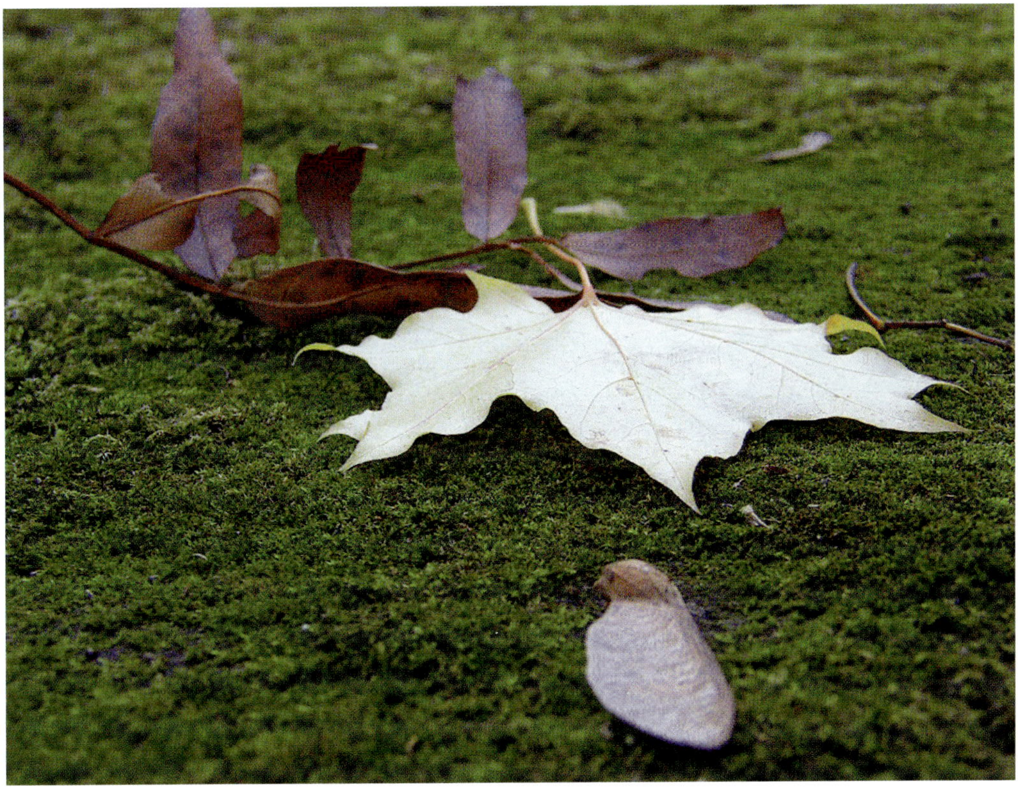

Wir können den schwer kranken und sterbenden Menschen die Trauer, alles zu verlieren, nicht nehmen. Aber wir können ihnen Sicherheit und Geborgenheit auf ihrem letzten Lebensweg vermitteln. Um ihnen Schutz zu geben, berücksichtigt die palliative Pflege die körperliche, psychosoziale und die spirituelle Dimension. Immer stehen die Wünsche und Bedürfnisse der Schwerkranken im Vordergrund. Die Pflegekompetenz „schützen" sucht ein Höchstmaß an Lebensqualität, Wohlbefinden und Symptomkontrolle für die Kranken mit ihren Angehörigen unter Wahrung ihrer Autonomie zu erlangen. Wenn nichts mehr zu tun ist, gibt es noch viel zu tun!

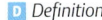

7.1 Symptomkontrolle/Symptomlinderung

Ziel der Palliative Care ist die Wiederherstellung bzw. Erhaltung von Lebensqualität durch eine konsequente Behandlung quälender Symptome. Die Symptomkontrolle meint den Bereich, der nicht die Therapie der Krankheit, sondern die Linderung bzw. Beseitigung der Beschwerden zum Ziel hat. Schmerzen und andere unbehandelte quälende Symptome hindern die kranken Menschen an der Krankheitsverarbeitung, sie sind ihrer Krankheit ausgeliefert. Die Linderung der Symptome ermöglicht den Kranken die Auseinandersetzung mit ihrer Krankheit und eine Akzeptanz des schwächer werdenden Lebens und des Sterbens. Alle Maßnahmen der Palliative Care orientieren sich in erster Linie am Wohlbefinden der Kranken. Ein und dasselbe Symptom kann von verschiedenen Kranken und Angehörigen völlig unterschiedlich empfunden werden.

Grundlagen der Symptomkontrolle sind:

- Diagnose wird exakt gestellt (physische, psychosoziale und spirituelle Ursachen einschließlich des Pathomechanismus des Symptoms),
- Behandlungsmaßnahmen werden individuell den Kranken angepasst,
- die Behandlung physischer Probleme hat initial hohe Priorität,
- Therapieoptionen sind geklärt (Abwägung von Nutzen/Risiko sowie der Möglichkeiten und Grenzen der Therapie), Diskussion im multiprofessionellen Team,
- konstante Aufmerksamkeit ist gerichtet auf die Aufrechterhaltung des Wohlbefindens der Kranken und Angehörigen und antizipative (vorausschauende) Pflege und Therapie. Palliative Care-Fachkräfte warten nicht bis Klagen kommen, sondern denken an zu erwartende Probleme und kommen möglichen Schwierigkeiten zuvor.
- Prophylaxen werden durchgeführt und Nebenwirkungen behandelt,
- Kranke und Angehörige werden gut informiert und miteinbezogen, das reduziert Ängste und schafft Vertrauen, ermöglicht Sicherheit, Selbst-

bestimmung und Würde. Es werden keine unhaltbaren Versprechen gegeben, aber die Versicherung, dass auch in scheinbar hoffnungslosen Situationen viel getan werden kann.

- Kranke werden kontinuierlich und detailliert beobachtet, die therapeutischen Maßnahmen werden kontinuierlich überprüft, es wird dokumentiert (Nauck, 2002).

Die Kontrolle bzw. Linderung wichtiger Symptome werden im Teil III als palliative Pflegeprobleme ausführlich besprochen. Diese spezifischen Pflegesituationen werden der psychosozialen (S. 94), der körperlichen (S. 149) und spirituellen Dimension (S. 210) zugeordnet.

Körperliche Dimension. Sie umfasst die palliative Pflege bei Beschwerden von fortgeschrittener Krankheit: Schmerzprobleme, Mundschleimhautprobleme, Ernährungsprobleme, Bewegungsprobleme, Atemprobleme und Hautprobleme. Außerdem erfahren Sie etwas über die häufigsten Krankheitsgruppen inkl. Krankheitsprognosen, die heute dem Tod vorangehen.

Psychosoziale Dimension. Sie umfasst die palliative Pflege der Kranken bei Depression und Suizid, bei Angst, Unruhe und Schlaflosigkeit, bei verwirrten Kranken, bei Krankheiten, die Ekel auslösen und bei Kranken mit Sexualitätsproblemen. Außerdem gehört dazu die palliative Fürsorge der Angehörigen und Trauernden.

Spirituelle Dimension. Sie umfasst die palliative Pflege bei Kranken, die auf der Sinn- und Selbstsuche sind. Wir berücksichtigen auch Menschen, die einen anderen kulturellen Hintergrund haben, außerdem befassen wir uns mit todesnahen Erfahrungen und der palliativen Pflege von Verstorbenen.

Im Folgenden soll nun auf die allgemeinen palliativen Pflegemaßnahmen eingegangen werden.

7.2 Geborgenheit vermitteln

Würde geben

„Es gibt ein Leben in Würde dann, wenn dieses Leben begleitet, anerkannt und ernst genommen wird. In solchem Miteinander und Füreinander wird Leben, auch unter sehr schwierigen Umständen, zur Entdeckungsreise in ganz neue Sphären des Lebens und Zusammenlebens" (Juchli, 2007, S.15). Durch die Anpassung an den Lebensrhythmus der Kranken, die Achtung ihrer Selbstbestimmung und einer vorausschauenden Pflege gelingt eine Würde erhaltende Palliativpflege. Es gibt keine starren Abfolgen in der Sterbebegleitung. So wie jeder Mensch einzigartig ist, ist auch jedes Sterben einzigartig. Palliativ Pflegende sind WegbegleiterInnen.

Sich dem Rhythmus anpassen

Sterbende Menschen ruhen und schlafen viel und ziehen sich zunehmend von ihren Außenkontakten zurück. Was früher wichtig war, verliert oft an Bedeutung. Manche Sterbende wirken wie Wandernde zwischen den Welten. Sterbende haben ihren eigenen Rhythmus, den wir als natürlichen Vorgang des Lebens respektieren und nicht als Desinteresse oder Ablehnung bewerten.

Es ist nicht immer leicht, die Art und Weise, wie Kranke sterben, als deren richtige Form anzunehmen. „Wenn er doch nur loslassen könnte!" Diese Aussage zeigt unsere Ungeduld. Wir sollten als Begleitende Vertrauen in den Todeszeitpunkt des Sterbenden aufbringen – sie sterben zu ihrer Zeit, wenn es ihrer Seele und ihrem Körper gemäß ist (Herz, 2002a). Das kann von außen betrachtet manchmal lange dauern. Angehörige und Pflegende sollten nicht in eine passiv abwartende Haltung geraten. Diese reduziert die Gesprächsthemen auf Krankheiten und führt zu einer eingeschränkten Pflege: Kleidung wird nur noch selten gewechselt, die Kranken liegen nur noch im Bett, obwohl sie mobilisiert werden könnten. Eine Pflege, die das Wohlbefinden fördert, sollte immer angeboten werden.

Die palliative Pflege richtet sich radikal nach den Betroffenen. Das heißt u.a.:

- Die Entscheidung über ihre Krafteinteilung für eigene Prioritäten liegt bei den Kranken.
- Palliative Pflege richtet sich nach den individuellen Tagesrhythmus der Kranken und den gegenwärtigen Bedürfnissen.

- Die pflegerischen Maßnahmen werden geplant (Hilfsmittel bereitgehalten), koordiniert, schonend und ruhig unter Krankenbeobachtung durchgeführt. Den Kranken werden Verschnaufpausen gegönnt.
- Man lässt die Kranken teilhaben am Leben.

B *Wir hatten mehrere kranke Gäste mit neurologischen Erkrankungen, mit Hirnmetastasen am Mittagstisch. Eine vorsichtige Schwester nahm uns zur Seite und meinte: „Seid ruhig, nehmt Rücksicht, irritiert die Kranken nicht beim Mittagessen." Zunächst waren wir über die Rücksicht der Krankenschwester erfreut, in der Realität wirkte es sich dann aber so aus, dass die Situation künstlich wurde, das Schweigen irritierte, die Stimmung eher „lebendig begraben" wurde. Eine palliativ Pflegende, die die Situation in die Hand nimmt, für Orientierung sorgt, indem sie an der Mittagsrunde teilnimmt, das Essen austeilt und bei den Kranken wahrnimmt, ob es so für sie gut ist, lässt dagegen Lebendigkeit zu.*

Selbstbestimmung achten

Für das Gefühl der Selbstachtung ist es für die Sterbenden ganz wesentlich, als die angenommen und anerkannt zu werden, die sie sind. Die Kompetenz in der Pflege von schwer kranken Menschen am Ende ihres Lebens erweist sich in ihrem Kern als die Fähigkeit, den kranken Menschen und ihren Angehörigen Gelegenheiten zu vermitteln, das eigene Leben trotz und mit Krankheit und Behinderung auch im Sterbeprozess zu gestalten und zu vollbringen (Schwerdt, 2007).

Um den Kranken möglichst lange ihre Selbstbestimmung zu ermöglichen, ist es notwendig, dass sie über ihr Krankheitsbild und die Prognose informiert sind. Im Krankenzimmer darf nicht getuschelt oder geflüstert werden. Es darf nur über Dinge geredet werden, die die Sterbenden einbeziehen, die man ihnen auch direkt sagen kann. Für das Selbstbewusstsein ist es wichtig, dass die Kranken über ihr Erscheinungsbild, die Pflege des eigenen Körpers und die dabei verwendeten Utensilien selbst bestimmen. Der Zeitpunkt für die Körperpflege und das behutsame Lagern wird von den Kranken und nicht von festen Arbeitsplänen bestimmt.

Abhängigkeit stellt sich bei fast allen Schwerstkranken ein und der Verlust von Unabhängigkeit hat für die meisten Menschen in unserer Kultur erhebliche Auswirkungen auf das Wohlbefinden. Das Gefühl der Abhängigkeit geht häufiger als andere Symptome mit dem Wunsch zu sterben einher (Pleschberger 2002c, S. 227). Das einführende Beispiel (S. 36) zeigt, welchen großen Einfluss hier die palliative Pflegebeziehung haben kann.

B *Eine Ergotherapeutin und Palliative Care-Fachkraft berichtet: „Frau Wagner, eine 91-jährige Witwe mit zwei Söhnen erhält oft Besuche von ihren Angehörigen. Sie hat eine Herzinsuffizienz und starke Arthrose, die sie an den Rollstuhl binden. Seit ihrem Einzug ins Pflegeheim vor 10 Jahren kommt Frau Wagner regelmäßig in die Ergotherapie. Dann wird sie wegen Unwohlseins ins Krankenhaus eingewiesen, dort wird ein Herzinfarkt festgestellt. Als ich sie besuche, redet sie nur davon, was sie alles in der Ergotherapie machen möchte. Die Angehörigen berichten mir, dass die Prognose schlecht sei. Wieder zurück im Heim trifft Frau Wagner mit ihrer Nörgelei, Unzufriedenheit, häufigen Klingelei und Unselbstständigkeit bei den Angehörigen und Pflegenden auf Unverständnis. Eine Schwiegertochter droht, sie nicht mehr zu besuchen, wenn sie ihr Verhalten nicht ändern würde. In einem Gespräch mit ihr stellt sich Folgendes heraus:*
- *Wut über den Verlust ihrer Fähigkeiten,*
- *Angst vor weiterem Abbau,*
- *das Bedürfnis, sich mit der verbliebenen Kraft ihren Wunsch zu erfüllen: Teilnahme an der Ergotherapiegruppe.*

Ein Gespräch mit der Schwiegertochter und den Pflegenden ergibt Folgendes:
- *Verständnis der Schwiegertochter für ihre Schwiegermutter, die sie nun ohne Vorbehalte weiterhin besuchen will,*
- *die Pflegekräfte unterstützen Frau Wagner in dem, was ihr wichtig ist und fordern keine aktivere Teilnahme an den Pflegemaßnahmen.*

Frau Wagner kommt wieder regelmäßig zur Ergotherapie, sie lernt zu akzeptieren, dass sie nicht mehr so viel arbeiten kann wie früher, aber dass „immer noch etwas geht".
Frau Wagner ist wieder die liebenswürdige Person, die sie vor dem Herzinfarkt war. Intensive Gespräche werden folgen, ihre Angst ist geblieben, doch sie kann darüber reden, dass sie vielleicht bald sterben wird." (Zeitel, 2005)

Bei zunehmender Krankheit ist die Unausgewogenheit zwischen Ruhe und Aktivität nicht mehr aufzuhalten, es geht dann um die Akzeptanz von Schwäche und Immobilität. Dies zu realisieren ist für die Kranken und Angehörigen ein schmerzhafter Schritt, den es mit auszuhalten gilt.

Vorausschauend pflegen

Gemäß der WHO hat Pflege „[…] eine besondere Verantwortung für Informationsvermittlung, für Beratung und Anleitung von Patienten und deren Bezugspersonen […]" (zit. n. Pleschberger, 2002c, S. 231). Diese besondere Verantwortung weist auf die Bedeutung der Pflegebeziehung (S. 22 „Basiskonzept") hin. Wenn es ans Sterben geht, brauchen wir Begleitende, die bei uns sind, die uns erklären, was vorgeht, uns daran erinnern, was uns wichtig war;

Pflegende, denen wir vertrauen können – und die nicht überwältigt sind von dem, was geschieht; Pflegende, die keine flachen Antworten geben und nicht meinen, gute Stimmung verbreiten zu müssen und Pflegende, die unseren Umgang mit der Angst annehmen.

Antizipatives (vorausschauendes) Handeln zeigt sich z. B. in der Vorbeugung von Obstipation u. a. bei einer Behandlung mit Opioiden, in einer präventiven und angenehmen Mundpflege, in einer individuell abgesprochenen Planung für die Behandlung von Notfallsituationen (akute Blutungen bei exulzerierenden Wunden), in individuell abgesprochen bereitgestellten Hilfsmitteln bei Atemproblemen (Amyotropher Lateralsklerose, ALS). Prophylaktische Maßnahmen von Pneumonie, Dekubitus oder Kontrakturen werden schonend im Zusammenhang mit der Körperpflege durchgeführt (S. 182 „Bewegungsprobleme"). Vor einer schmerzhaften Pflegeprozedur oder wichtigen Unternehmungen (Ausflug, bedeutsamer Besuch) sollten schmerzstillende Mittel gegeben werden! Das bedeutet, dass die Pflegemaßnahmen bzw. Unternehmungen entsprechend organisiert sein müssen.

Schwerkranke und sterbende Menschen kommen nachts manchmal nicht zur Ruhe. Sorgen, Ängste, Schmerzen, körperliches Unwohlsein oder äußere Störungen hindern sie am Schlafen. Vorausschauende palliative Pflege kann hier viel bewirken.

Tipps für die Nacht:
- jeden Abend mit einem Abendritual beschließen (z. B. Gespräch, Vorlesen einer Entspannungsgeschichte (S. 79), gemeinsam Singen oder Beten),
- Notizheft zum Aufschreiben von Gedanken in die Nähe legen,
- erfolgreiche Schmerz- und Symptomkontrolle durchführen,
- ein wohliges Körpergefühl herstellen:
  - Wärme wird assoziiert mit Vertrauen können und Geborgenheit. Das Einschlafen mit kalten Füßen ist besonders schwierig. Mögliche Hilfen: Zuwendung über Einreibungen, Wickel und Auflagen (S. 76) und aus der Basalen Stimulation die „beruhigende Ganzkörperwahrnehmung" (S. 73), warme eingekuschelte Schultern, warmes Fußbad oder Hand- und Armbäder im Bett zur Durchwärmung, warmer Tee statt kaltes Wasser, Thermoskanne mit warmem Tee auf den Nachtisch stellen,
  - angenehmes Liegen ermöglichen,
  - störende Lichtquellen ausschalten,

– störende Geräusche abschalten oder Aufmerksamkeit ablenken mit angenehmer, leiser Musik,
– angenehme Gerüche erzeugen,
– guten Geschmack im Mund herstellen,
– sich sauber fühlen.

Um die Inhalte zu vertiefen, können Sie sich das Video „Basale Stimulation: Beruhigende Ganzkörperwahrnehmung" ansehen.

Zuwendung geben

Sterben ist ein einsamer Prozess. Das Sterben muss alleine vollbracht werden. Die sterbende und die begleitende Person trennen Welten. Die Entfernung kann nicht überwunden werden, das eigene Weiterleben trennt von den Sterbenden. Doch das Dasein, das Mit-Aushalten der Ohnmacht gibt solidarische Nähe und Geborgenheit. Zur palliativen Pflege gehört, mit Intuition und Empathie die Gefühle der Sterbenden und Angehörigen wahr- und ernst zu nehmen, sie zu begleiten und den Wünschen der Sterbenden bis zuletzt entsprechen zu können.

B *Herr Schulz war ein junger Mann, der an einem Hirntumor erkrankt war. Zuerst hatte ihm die Krankheit das Augenlicht genommen. Nach und nach verschwand auch die Fähigkeit zu hören. Scheinbar war seine Wahrnehmung überhaupt verloren gegangen. Er lag teilnahmslos mit geschlossenen Augen im Bett ohne eine Reaktion zu zeigen. Jeden Tag saßen Vater oder Mutter an seinem Bett. Da er noch sehr jung war, berührte mich dieser Krankheitsverlauf besonders. Bei allen pflegerischen Handlungen, die ich bei ihm vornahm, immer wenn ich zu ihm ins Zimmer trat, erklärte ich ihm meine Handlungen genau. Ich suchte immer wieder nach neuen Möglichkeiten, ihn noch als ganze Person wahrzunehmen, ihn als ein Gegenüber zu sehen. Eines Morgens, als ich ihn pflegte, öffnete er plötzlich die Augen, richtete seinen Blick in meine Richtung und strahlte mich an. Ganz langsam, und mit viel Mühe, beinahe entschuldigend, sagte er zu mir: „Ich... kann... sie... doch... nicht mehr... hören...." (Burkhardt, 2006).*

Hier wurde eine Begegnung auf einer anderen Ebene möglich. Es kommt darauf an, unsere Vorstellungskraft zu weiten und zu erkunden, was den Sterbenden und seine Angehörigen bewegt.

Angehörige verlieren ihr Familienmitglied, ihre/n FreundIn, ihre/n NachbarIn – die schwer kranken und sterbenden Menschen müssen jedoch alles, ihre Mitmenschen, ihre Umgebung, die Natur und ihren Körper zurücklassen. Ihr Abschied und ihre Trauer erscheinen unermesslich groß. In der Trauer können viele Gefühle gleichzeitig erlebt werden. Bei Sterbenden kann dies z.B. sein: eine Wehmut, seine Liebsten zurückzulassen; die Sorge, sie alleine zu lassen; eine Erleichterung, Mühen und Schmerzen hinter sich zu lassen oder ein schmerzliches Erkennen, was einem nicht möglich war. Angehörige erleben evtl. die Gefühle von Zorn, dass der sterbende Mensch einfach geht, der Erleichterung, dass das Leiden und die Anstrengung ein Ende haben oder den Schmerz, was in der Beziehung zu dem sterbenden Menschen nicht möglich war. Es gibt keine Regeln für eine normale Trauer. Dauer und Tiefe sind individuell.

Die Palliativpflege kann die größte Hoffnung, Leben zu erhalten, nicht gewähren. Sie bietet aber den Sterbenden und ihren Angehörigen einen Rahmen, der einen würdigen Abschied möglich macht. Palliativ Pflegende halten ihre eigene Hilflosigkeit aus. Es ist ihre Aufgabe, einfach da zu sein, auch wenn es nichts Weiteres zu tun gibt. Palliativ Pflegende sind anteilnehmend, ruhig und mit ihrer ganzen Aufmerksamkeit anwesend. Sie bieten durch ihre schützende Begleitung den sterbenden Menschen ein Gegenüber, bei dem sich die Sterbenden aufgehoben fühlen können. Die palliativ Pflegenden sind offen für Sterbende, wenn diese ihre Erinnerungen mitteilen und in einen neuen Sinnzusammenhang stellen. Palliativ Pflegende können sich aber auch auf das schweigende Zusammensein einlassen und den Gedanken der Sterbenden „zuhören" und so die Kraft der Stille erfahren.

Sterbende Menschen nehmen trotz inneren Rückzugs die Umgebung und die Stimmung in der Umgebung sehr deutlich wahr. Das Krankenzimmer soll ein Ort der Ruhe und Geborgenheit sein, in dem sinnvolle Stimulationen nach den Bedürfnissen der Kranken möglich sind.

7.3 ⋮ Palliative Pflegetherapien

Im Folgenden gehen wir näher auf therapeutische Maßnahmen ein, die die palliative Pflege unterstützen.

7.3.1 ⋮ Stimulation der Sinne

Wir können nur eine bestimmte Menge an Reizen aufnehmen und verarbeiten. Bei schwer kranken und sterbenden Menschen ist diese Reizschwelle häufig sehr niedrig. Sie reagieren gestresst auf ein Anstoßen an das Bett oder auf punktuelle, flüchtige Berührungen (besonders unangenehm im Gesicht!). Die Stresssymptomatik kann sich in taktiler Abwehr (abwehrende Bewegungen, Spasmen, Atemrhythmusveränderungen) zeigen. Sterbende reagieren empfindsam auf äußere Reize, ihre Konzentration ist häufig nach innen gerichtet. Einige Sterbende wirken, als hätten sie ihre Sinne abgeschaltet, manche wiederum zeigen, dass ihnen andere Sinne wichtig geworden sind (Kostrzewa u. Kutzner 2002, S. 67, 71). *Fazit*

B *Ein schwer kranker Mann bekommt während des Bades einen Schwächeanfall. Der erfahrene Krankenpfleger bringt ihn mühsam ins Bett. Er ist überzeugt, dass der Mann im Begriff ist zu sterben. Wieder im Bett liegend berichtet der Sterbende: „Ich bin aus dem Zug wieder ausgestiegen, da ich nicht wusste, fährt er nach oben oder fährt er nach unten." Der Schwächeanfall und die Prozedur, ihn wieder in sein Bett zu bekommen, waren für den Kranken völlig unwichtig.*

Häufig verlieren Sterbende das Zeitgefühl und den Bezug zu (unserer?) Realität. Oft verändert sich auch das Raumgefühl: Auf ihren selbst gemalten Bildern wird oben und unten nicht mehr unterschieden, diese Orientierung wird unwichtig (Weth, 2006). Sie erkennen manchmal die anwesenden Personen nicht mehr. Die Augen haben sie ganz oder halb geschlossen, manchmal zupfen sie an der Decke oder machen für uns scheinbar ziellose Armbewegungen durch die Luft. Manche Sterbende bleiben bis zuletzt wach und orientiert, doch bei vielen kommt es durch das Organversagen zu einem allmählichen Eintrüben des Bewusstseins: Sie können sich nicht mehr lange konzentrieren und sind zunehmend schläfriger. Wir gehen davon aus, dass jeder Mensch bis zu seinem Tod „da" ist – er nimmt sich, seine Umgebung und so manches mehr wahr. Dass Sterbende uns nicht immer alles mitteilen können, bedeutet nicht, dass sie nichts wahrnehmen. Mit sinnvollen Stimulationen unterstützen wir die Kranken in ihrer Orientierung und vermitteln ihnen damit Sicherheit.

Die Palliativpflege unterstützt die Orientierung der Sterbenden durch sinnvolle Stimulationen. Die Wahrnehmungsmöglichkeiten werden beachtet und gefördert. Menschen, die lange Zeit bewegungslos im Bett oder in einem Stuhl verharren, verlieren ihre Orientierung im Raum, in der Zeit und in sich selbst. Um den psychophysischen Organismus stabil zu halten, brauchen Menschen ein gewisses Mindestmaß an sensorischen Reizen. Mit der wohltuenden Stimulation der Sinne in der palliativen Pflege können wir sterbenden Menschen ein Gefühl des Wohlbefindens vermitteln. Auch Haustiere oder Tierbesuche sind für manche Kranken eine willkommene Abwechslung (**Abb. 7.1**).

Somatische, vestibuläre und vibratorische Stimulationen für die Wahrnehmung des Körpers

Die somatische Wahrnehmung geschieht über die Haut, die Muskulatur und die Gelenke. Der Druck- und Berührungssinn gibt uns Informationen über die Beschaffenheit von Gegenständen.

Die vestibuläre Wahrnehmung geschieht über den Gleichgewichtssinn und den Lage- und Bewegungssinn. Sie ermöglicht eine Orientierung über unsere Körperposition und ihre Veränderung.

Die vibratorische Wahrnehmung wird z. B. beim Gehen oder Sprechen von unserem Skelettsystem weiter geleitet, wir regulieren damit unseren Muskeltonus. Vibration ist rhythmisches Empfinden, das ein Hineinhorchen in uns selbst ermöglicht.

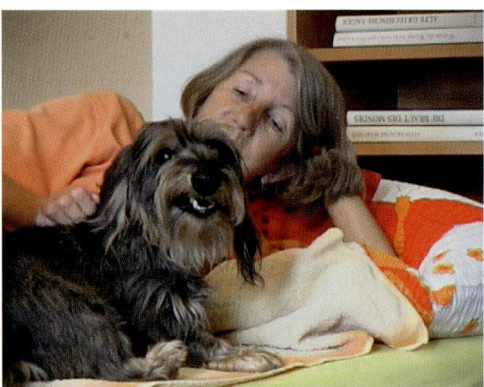

Abb. 7.1 ■ Tiere sind oft eine willkommene Stimulation.

Die vibratorischen, vestibulären und somatischen Sinneswahrnehmungen hängen eng zusammen. Durch aufmerksame Berührung, Basale Stimulation und Bewegungswahrnehmung in der palliativen Pflege können die Kranken wieder ihren Körper spüren und kann ihr Wohlbefinden deutlich verbessert werden.

Die aufmerksame Berührung

Bei Bewegungsunfähigkeit geht das Körpergefühl verloren, man weiß nicht, wo der Körper beginnt und endet, und spürt Arme und Beine nicht mehr. Sterbende reagieren empfindsam auf Berührung. Über die Haut erreichen wir sie in allen Seins-Ebenen. Sie spüren, ob wir sie aufmerksam berühren oder ob wir mit unseren Gedanken woanders sind. Das Bedürfnis nach Hautkontakt ist bei schwer kranken und sterbenden Menschen oft erhöht.

Die Körperpflege wird von den Sterbenden oft sehr genossen. Beim Waschen sollten wir nicht tupfen, sondern mit spürbarem Druck mit einem Waschlappen waschen. Dies hat eine orientierende Funktion. Den Bettlägerigen werden nach Wunsch auch Hand- und Fußbäder ermöglicht. Dazu wird rechts und links eine Schüssel ins Bett gestellt. Die Haarpflege mit einer aufblasbaren Haarbadewanne oder mit einem unterlegten dicken Handtuch trägt zum Wohlbefinden bei.

Ein Gefühl von Schutz und menschlicher Wärme erreichen wir durch aufmerksames Berühren beim Eincremen, bei Massagen oder Auflagen (S. 74). Einreibungen, Hand- oder Fußmassagen mit Sanddornöl sind erfrischend, Rosenöl führt zu sich selbst und hilft, sich zu lösen und Solum uliginosum von Wala zieht einen schützenden „Mantel" an, wenn die Angst sehr groß ist. Bei trockener Haut hilft „Skin food" von Weleda. Sterbende haben aufgrund eines reduzierten Kreislaufs oft kalte Extremitäten. Sie empfinden es meist als sehr wohltuend, wenn sie mit Wärmflaschen und Socken warm gehalten werden.

Um die Inhalte zu vertiefen, können Sie sich das Video „Hand-Armmassage" und „Fußeinreibung" ansehen.

B *Frau Becker legte sehr großen Wert auf ihre Körperpflege. Sie bestand darauf, dass ihr Rücken jeden Abend gewaschen wurde. Sie ließ das Pflegepersonal aber auch immer merken, dass es ihr eine Wohltat war. Immer wieder bettelte sie, ihren Rücken zu massieren und ihre Beine einzucremen. Eines Abends erzählte sie mir, dass es ihr schon im Kindesalter eine große Freude war, wenn ihre Eltern sich zu ihr ans Bett setzten und ihren Rücken und ihre Füße massierten, bis sie einschlief.*

Später in der Ehe habe sie darauf verzichten müssen, ihr Ehemann sei ihrem Wunsch nur ungern nachgekommen, bis sie schließlich resignierte und ihn nicht mehr darum gebeten habe. Ich versuchte bei jeder Körperpflege mir etwas Zeit für den Rücken und die Füße zu nehmen, was mit großer Dankbarkeit belohnt wurde.

Durch diese Geste der Zärtlichkeit fühlte sich Frau Becker verstanden und geliebt. Kleine Zärtlichkeiten im Alltag benötigen nur wenig Zeit, können aber große Wirkung erzielen (Roth, 2005).

Die Bewegungswahrnehmung

Manchmal ist es schwerkranken und sterbenden Menschen nicht mehr bewusst, zu welchen Bewegungen sie noch fähig sind. Sie erleben sich als unbeweglich und damit als hilflos und abhängig. Wir unterstützen sie dabei, Bewegungsabläufe wieder wahrzunehmen und selbst aktiv zu werden, indem wir ihnen z. B. erklären, dass sie für die Drehung auf die Seite ihr Gewicht auf die Füße verlagern müssen, um ihr Gesäß drehen zu können.

Über die Bewegungswahrnehmung und die aktive Mitgestaltung der Bewegung erleben die Gepflegten wieder mehr Autonomie. Gleichzeitig wird die Pflege für die Pflegenden sehr erleichtert (S. 79 „Kinästhetik").

Die Lagerung der Sterbenden

Sterbende müssen nicht notwendigerweise in ihren letzten Lebensstunden mehrfach umgelagert werden. Es ist jedoch wichtig, dass Pflegende eine Lagerung sicherstellen, die die Atmung erleichtert (Herz, 2002b). Ein erhöhter Oberkörper erleichtert das Atmen und das Abhusten und wird deshalb meist als angenehm empfunden (S. 190 „Atemerleichternde Oberkörperhochlagerung"). In einer **Nestlagerung** fühlen sich viele Sterbende geborgen (**Abb. 7.2**). Lassen Kranke nur eine Rückenlage zu, dann ist

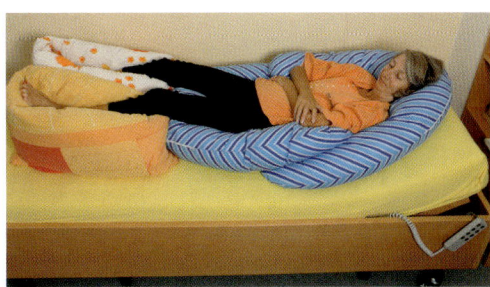

Abb. 7.2 ▪ Die Nestlagerung unterstützt die Wahrnehmung der Körpergrenzen.

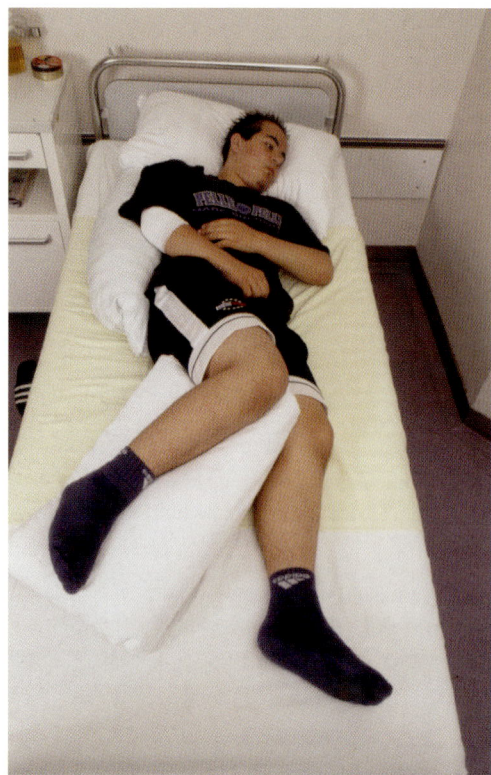

Abb. 7.3 ▪ Die 30°-Schräglagerung entlastet den Sakralbereich.

Stimulation des Sehsinns

Die visuelle Wahrnehmung entwickelt sich in den ersten beiden Lebensjahren über folgende Stufen:
- Hell-/Dunkelwahrnehmung,
- Wahrnehmung von Umrissen auf kurze Distanz (Stillabstand),
- Wahrnehmung eigener Körperteile,
- Wahrnehmung auf weite Distanz (ca. 1–2 m),
- deutliche Wahrnehmung von scharfen Konturen,
- Unterscheiden von Gegenständen durch Betasten („Sehen") der Gegenstände mit Mund und Händen,
- Entwicklung von Farbstufen,
- Differenzierung von Größen, Formen, Personen.

Das Nachlassen der Wahrnehmung nimmt bei älteren Menschen oft den umgekehrten Weg (Kostrzewa u. Kutzner 2002, S. 64, 67). Bei der Auswahl von visuellen Angeboten für wahrnehmungsbeeinträchtigte Menschen können uns diese Entwicklungsstufen als Orientierung dienen.

Durch eine weniger lichtdurchlässige Hornhaut brauchen ältere Menschen mehr Licht. Das Gesichtsfeld wird häufig durch sog. „Fliegen" (schwarze Flecken), das sind zunehmende kleine Einschlüsse im Glaskörper, gestört. Die Farben blau, braun und beige können schlechter unterschieden werden. Es entsteht die Alterssichtigkeit; das Gesichtsfeld wird enger und die Augen brauchen länger, um sich an Hell-Dunkel-Änderungen anzupassen. Bei Hornhautverkrümmungen erscheinen die Gegenstände verwaschen (Kostrzewa u. Kutzner 2002, S. 67 f).

Wenn bettlägerige Kranke auf weiße Wände sehen müssen, d.h. wenn ihr Sinnesorgan nicht stimuliert wird, stimuliert sich das Gehirn selbst: Sie sehen Punkte, Spinnen usw. Diese „Halluzinationen" können große Ängste erzeugen, die Kranken sind nicht desorientiert oder verwirrt! Wir müssen solche Hinweise als mangelnde visuelle Stimulation erkennen.

Blickrichtung beachten. Es ist wichtig, dass wir den Kranken ein Sehen aus verschiedenen Positionen ermöglichen: Aufrichten im Bett, Sitzen im Sessel oder Fahren im Rollstuhl. Die Blickrichtung der Kranken gilt es zu beachten und zu gestalten:
- das Krankenbett sollte die Blickrichtung zur Türe, zu den eintretenden Personen und zum Fenster in die Natur und zum Himmel ermöglichen,
- Gegenstände, zu denen die Kranken einen Bezug haben, in ihre Blickrichtung stellen,

eine rückenentlastende Lagerung mit zwei Decken möglich, die jeweils der Länge nach mehrmals zusammengefaltet sind, auf die Decken wird die/der Kranke gelegt. Die schmale Spalte zwischen den Decken wirkt druckentlastend. Auch die 30°-Schräglagerung entlastet den Sakralbereich (**Abb. 7.3**). Für das Wohlbefinden sind oft kleinste Lagerungsveränderungen mit kleinen Kissen oder einer Handtuchrolle sehr wichtig. Es geht nicht um eine technisch perfekte Lagerung sondern um eine als **angenehm empfundene Lage.** Ausführliche Informationen zur Lagerung finden Sie auf S. 182 „Bewegungs- und Wahrnehmungsprobleme, Lagerung".

 Um die Inhalte zu vertiefen, können Sie sich das Video „Nestlagerung" ansehen.

- Fotos sind oft noch ganz wichtige Erinnerungen für Sterbende, die wir nach Wunsch auch in ihr Blickfeld stellen,
- Zimmerdecke mit ineinander fließenden Pastellfarben streichen oder mit Seidentüchern gestalten,
- bunte Bettwäsche verwenden,
- Bilder, Gemälde von Kindern aus der Verwandtschaft in Blickrichtung hängen. Sie werden in der Bettlägerigkeit oft wahrgenommen und sind häufig Anlass für Gespräche (**Abb. 7.4**).
- Blumen, die die Sterbenden nicht mehr in der Natur sehen, können erfreuen (**Abb. 7.5**).
- Sterbende Menschen nehmen Farben manchmal intensiver wahr. Das Licht und die Farben im Krankenzimmer müssen angenehm, nicht grell sein. Es geht darum, die klein gewordene Welt individuell behaglich werden zu lassen.

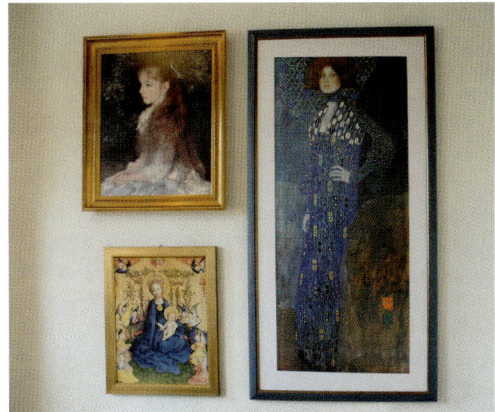

Abb. 7.4 ▪ Die mitgebrachten Bilder tun den Kranken gut.

Stimulation des Geschmacks- und Geruchssinns

Manche Sterbende reagieren auf Gerüche sehr sensibel. Gerüche können Widerwillen und Übelkeit hervorrufen. Ätherische Öle sollten nur verwendet werden, wenn die Kranken sich dazu äußern können. Der Duft einer aufgeschnittenen Zitrone oder Orange im Krankenzimmer wird meist als angenehm empfunden. Wir verwenden Pflegemittel bzw. Kosmetika und ätherische Öle, die den Kranken Wohlbefinden verschaffen, z.B. Lavendelduft, der an einen lieben Menschen erinnert (S. 74 „Anwendung ätherischer Öle").

Die orale Wahrnehmung geschieht über den Geschmacks- und Geruchssinn und dient besonders der Nahrungsaufnahme und der Verdauung. Über Geschmacksverlust klagen 12% der über 70-Jährigen. Die Wahrnehmung von süß und salzig nimmt stärker ab als von sauer und bitter. Auch der Geruchssinn nimmt bei den über 70-Jährigen ab.

Wunschkost. „Essen und Trinken hält Leib und Seele zusammen" – nach diesem Motto essen manche schwer kranke Menschen bis zum Sterben. Für Ernährungsprobleme (S. 167) gibt es vielfältige Lösungsmöglichkeiten. Schwer kranke Menschen wissen ihre Wunschkost oft nicht am Tag vorher. Hier ist es gut, ehrenamtliche BegleiterInnen zu haben, die individuelle Wünsche möglich machen – auch wenn nachher nur 2–3 Löffel davon gegessen werden. Das Bett wird aufrecht gestellt aber ohne den Brustkorb abzuknicken. Die Kranken bekommen in kleinen Portionen ihre Lieblingsspeisen hübsch

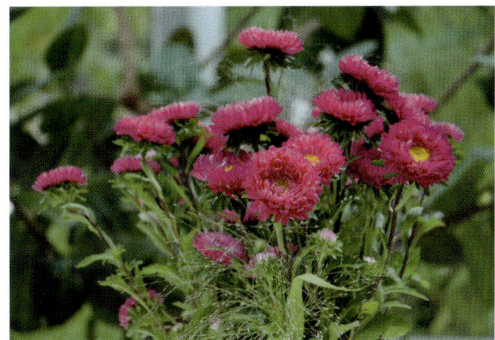

Abb. 7.5 ▪ Blumen, die Sterbende nicht mehr draußen in der Natur sehen können.

mit Servietten angerichtet. Manchmal haben die schwerkranken Menschen auch ganz ausgefallene Wünsche. So kann es vorkommen, dass eine Vegetarierin plötzlich nach einer Leberpastete verlangt. Dabei ist oft der Geruch und Geschmack im Mund der Genuss, auf den es ankommt. Es geht also nicht um Kalorienzufuhr.

Hilfsmittel anbieten. Viele Kranke, die nicht mehr in der Lage sind, eine Tasse zum Mund zu führen, können autonom trinken, wenn wir einen knickfähigen Trinkhalm am Becher festkleben. Das Essen spielt bei der Lebensqualität eine zentrale Rolle. Geeignete Trinkbecher und Löffel sind oft ganz entscheidend, ob die Kranken das Essen und Trinken genießen können. Eine Hilfsmittel-Liste für mundmotorische Probleme erleichtert die Suche (Franke, 2007).

Bedürfnisse wahrnehmen. Manche Schwerkranke spüren, dass ihr Leben zu Ende geht und wollen nichts mehr essen und trinken. Das vorsichtige Anbieten von Essen und Trinken ist jedoch wichtig, weil sich der Zustand und das Bedürfnis ändern können. Sterbende haben meist zunehmend weniger das Bedürfnis zu essen und zu trinken. Sie ziehen Flüssiges fester Nahrung vor. Ihnen sollte nichts aufgezwungen werden, denn die Nahrung als Energiespender ist nicht mehr nötig, wenn das Leben zu Ende geht. Der Körper hat sich darauf eingestellt. Parenterale Ernährung oder hochkalorische Trinkkost bewirkt bei Sterbenden keine Kräftigung bzw. Gewichtszunahme. Die allmähliche Dehydratation (Austrocknung) (S. 180) erhöht sogar manchmal eher das Wohlbefinden der Sterbenden. Bei starkem Gewichtsverlust muss die Dosis der Medikamente überprüft werden! Die Überdosierung von Psychopharmaka kann u. a. leicht zur Desorientierung führen.

Isolation vorbeugen. Es sind viele Abschiede, die kranke Menschen leisten müssen: Die Nahrungsmittel nicht mehr genießen können, die Tischgemeinschaft beim Essen vermissen oder die Veränderung des eigenen Körperbildes, das äußerlich sichtbar die schwere Krankheit zeigt. Diesen Kummer gilt es mit auszuhalten, einer Isolation durch andere Kontakte vorzubeugen und durch passendere Kleidung das veränderte Körperbild akzeptabler zu machen (S. 167 „Ernährungsprobleme").

Mundpflege durchführen. Ist Essen und Trinken kaum mehr möglich, ist eine halbstündige bis stündliche Mundpflege (S. 165 „Mundtrockenheit") für das Wohlbefinden der Kranken entscheidend. Die Mundtrockenheit kann auch mit den Lieblingsgetränken (z. B. Sekt, Saft, Wein) der Kranken behoben werden. Wenn die Sterbenden keine Mundpflege mit Watteträgern mehr wollen, aber noch schluckfähig sind, saugen sie vielleicht gerne an einem großen Teetupfer oder lassen sich mit einer Sprühflasche Flüssigkeit in die Wangentaschen sprühen.

 Um die Inhalte zu vertiefen, können Sie sich das Video „Mundpflege" ansehen.

Stimulation des Hörsinns

Die auditive Wahrnehmung geschieht über das Hörorgan. 50 % der Männer und 30 % der Frauen über 65 Jahre sind schwerhörig. Vor allem das Hören von hohen Tönen, das Richtungshören, das Verstehen des Gehörten und die Reaktionszeit auf die Sprache sind betroffen. Der Verlust der auditiven Wahrnehmung kann auf die Kommunikation der Menschen mit ihrer Umwelt gravierende Auswirkungen haben: Die Menschen fühlen sich oft isoliert bzw. nicht oder falsch verstanden. (Kostrzewa u. Kutzner 2002, S. 68)

Die auditive Wahrnehmungsfähigkeit im Schlaf bleibt als Warnfunktion erhalten. D. h. sedierte und bewusstseinsgetrübte Menschen können evtl. durchaus hören aber nicht verbal antworten! Der Hörsinn ist bei Sterbenden der letzte Sinn, der schwindet. Das Wahrnehmungs- und Reaktionsvermögen muss bei den Sterbenden unterschieden werden (Herz, 2002a). Wenn sterbende Menschen nicht mehr „reagieren" heißt das nicht, dass sie nichts mehr hören. Sie nehmen viel mehr wahr, als wir von außen vermuten. In die Gespräche im Krankenzimmer ist die kranke Person immer einzubeziehen. Negative oder unklare auditive Informationen können Misstrauen und starke Ängste erzeugen. Laute und unerwartete Geräusche müssen vermieden werden. Sanfte Entspannungsmusik erleben manche sterbenden Menschen angenehm. Auch das Zupfen einer kleinen Harfe, das Singen bekannter Lieder und Hören von Lieblingsmusik können sinnvolle Stimulationen sein. Wir achten auf einen verfeinerten Einsatz unserer Sprache, auf angenehme Musik und auch auf Stille.

 Sie finden Entspannungsmusik auf der DVD.

7.3.2 Basale Stimulation

Die Basale Stimulation ist ein umfassendes Konzept für kommunikations- und aktivitätsbeeinträchtigte Menschen (Fröhlich u. Nydahl, 2004). Eine basale Berührung beginnt begrüßend mit der Initialberührung meist an der Schulter, nie im Gesicht! Die Berührungen sollen ruhig, mit flächig aufgelegten Händen deutlich beginnen (**Abb. 7.6**). Wir arbeiten mit vorüberziehend konstantem Druck. Oberflächlich streifende Berührungen, punktuelle, abgehackte oder zerstreute Berührungen werden vermieden, weil diese taktile Abwehr auslösen. Wenn die kranke

Person eindeutige Informationen über sich selbst bekommen soll, ist es sinnvoll, bei den Ausstreichungen einen Waschhandschuh oder Socken zu verwenden, dann kann sich die Person ganz auf ihr Körpererleben konzentrieren. Die Berührungen enden durch einen behutsamen, sanften Druck einer Hand nach der anderen. Nehmen wir beide Hände gleichzeitig weg, ruft das ein Verlassenheitsgefühl aus, weil die Berührten sich nicht darauf einstellen können.

Beruhigende Ganzkörperwahrnehmung

Indikation: Unruhe, Einschlafstörungen und Schmerzen (S. 101 „Angstprobleme"; S. 150 „Schmerzproblem").

Dauer: max. 10–15 Minuten, sonst wird es zu anstrengend!

Die Ganzkörperwahrnehmung kann als Waschung oder trocken (mit Socken oder Waschhandschuh) über der Kleidung ausgeführt werden! Auch bei der Waschung steht die Förderung des Wohlbefindens und nicht die Reinigung im Vordergrund. Sie sollte **nicht** von zwei Personen gleichzeitig durchgeführt werden – nur dann kann eine gleich bleibende Berührungsinformation gegeben werden und die Kranken können sich auf *eine* Stimme, *ein* Paar Hände und *eine* Bezugsperson einstellen.

Vorgehensweise:
- Störungen während der Waschung vermeiden (Türschild).
- Vorlieben der Kranken befragen (Waschzusätze, Abfolge beim Waschen, eigenes Parfüm, Deo, Musik). Bekanntes und Geliebtes gibt ein sicheres Grundgefühl. Lavendel beruhigt.
- Zimmer muss gut warm sein und die Wassertemperatur höher als die Körpertemperatur.
- Kranke das Wasser und den weichen, gut ausgewrungenen Waschlappen ertasten lassen.
- Kranke sollten leicht erhöht liegen und die Intimzonen sollten mit einem Handtuch bedeckt sein.
- Initialberührung an Schulter (mit angenehmem Druck Schulter leicht bewegen). Dann Waschen in Haarwuchsrichtung (Schulter zu Finger, Becken zu Füßen):
  - von Schulter zu den Fingern und Finger ausstreichen. Nicht zwischendurch abtrocknen sondern die Berührung kontinuierlich durchführen,
  - vom Scheitel zum Gesicht zum Hals streichen,
  - von den Schultern zur Bauchmitte streichen,

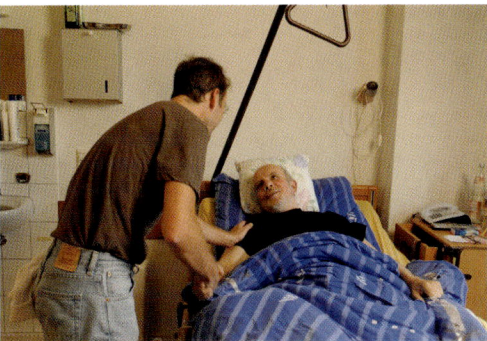

Abb. 7.6 ▪ Die Basale Stimulation beginnt mit der Initialberührung meist an der Schulter.

  - von der Flanke zur Bauchmitte streichen,
  - das Bein zum Fuß und Fußsohle (nicht zu sanft!) streichen,
  - den Rücken in Seitenlage (wenn diese toleriert wird) nach unten streichen,
- in Rückenlage Hände der/des Kranken aufeinander legen, liebevoll zudecken und dann über der Bettdecke dem ganzen Körper entlang durch ein Ausstreichen nochmals Begrenzung geben. Nachspüren lassen und Ruhephase einhalten. Dies ist die beste Einschlafförderung (Zagermann, 2005)!

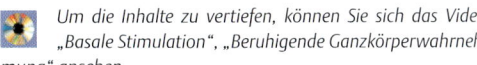 *Um die Inhalte zu vertiefen, können Sie sich das Video „Basale Stimulation", „Beruhigende Ganzkörperwahrnehmung" ansehen.*

Atemstimulierende Einreibung (ASE)

Die ASE (S. 187 „Atemprobleme"; S. 101 „Angst") erfolgt auf dem Rücken, sie soll die Kranken zu einer gleichmäßigen, ruhigen und tiefen Atmung führen. Die ASE hat einen positiven Einfluss auf das Schlafverhalten, Schlaf fördernde Mittel werden weniger benötigt (Nasterlack, 2001). Mit warmen Händen, ohne Schmuck und ohne Uhr wird die Rückeneinreibung im ruhigen Atemrhythmus der einreibenden Pflegekraft durchgeführt (**Abb. 7.7**).

Vorgehensweise:
1. Kontaktaufnahme: Die Hände mit dem angewärmten Öl (oder der Lotion) werden im Nackenbereich der Kranken aufgelegt.
2. Mit den Handflächen wird das Öl auf dem Rücken rechts und links neben der Wirbelsäule von oben nach unten in kreisenden Bewegungen aufgetragen. Dabei wandert der Druck innerhalb der ganzflächig aufliegenden Pflegehände vom Dau-

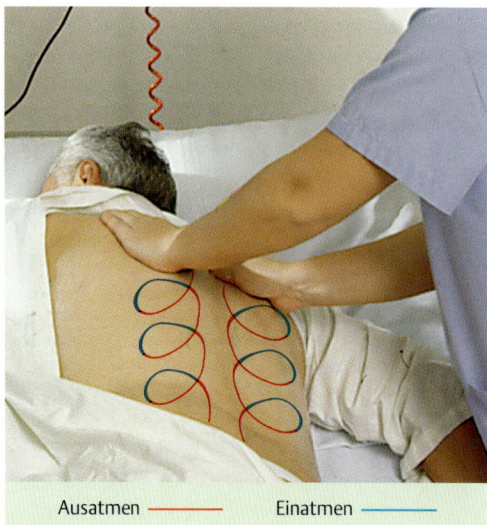

Ausatmen ———— Einatmen ————

Abb. 7.7 ▪ Atemstimulierende Einreibung. Bewegungsrichtung der Hände beim Ausatmen (rot) und Einatmen (blau) (Kellnhauser u. a., 2004).

men (seitlich der Wirbelsäule entlang) in die Fingerspitzen (zwischen den Rippen) in die ganze Hand (wenn sich der Kreis Richtung Schulter wieder schließt).

3. Am Rückenende angekommen, werden die Hände versetzt wieder zur Schulter gebracht und der Ablauf fünf- bis achtmal wiederholt.
4. Die ASE wird mit deutlichen Abstrichen vom Nacken zum Steiß beendet.
5. Die Hände werden am Ende nacheinander langsam vom Körper genommen (Zagermann, 2005).

Im palliativen Bereich bietet sich für die atemstimulierende Einreibung ein besonderes Öl an: Solum Uliginosum comp. Dieses Öl stammt aus dem Moor und enthält Lavendelöl. Es kann besonders Krebsschmerzen lindern und umgibt den emotional belasteten schwer kranken Menschen gewissermaßen mit einem wärmenden Schutzmantel.

 Um die Inhalte zu vertiefen, können Sie sich das Video „Atemstimulierende Einreibung (ASE)" ansehen.

7.3.3 ┊ Anwendung ätherischer Öle

Ätherische Öle können die Anwendungen wirksam unterstützen. Wir empfehlen, die ätherischen Öle nur aus kontrolliertem biologischen Anbau (kbA-

Qualität aus der Apotheke) und in Absprache mit den Kranken (Unverträglichkeiten!) und zuständigen ÄrztInnen zu verwenden.

Direkt auf die Haut. Ätherische Öle sind am wirkungsvollsten, wenn sie direkt auf den betroffenen Bereich oder mit einer Kompresse aufgebracht werden. Sie können mit oder ohne Massage auf die Haut aufgetragen werden. 12–16 Tropfen ätherisches Öl auf 100 ml Trägeröl (z. B. Aprikosenkernöl) oder Lotion sind bei alten Menschen und Kindern die durchschnittliche Dosierung. Mixturen von verschiedenen ätherischen Ölen sind umstritten, Trott-Tschepe möchte die komplexe Wirkung nur eines Öls zur Geltung kommen lassen, während Price u. Price unbedingt auf die Synergieeffekte von 3–4 Ölen auf einmal setzt. Wir sollten uns auf jeden Fall nach den Duftpräferenzen der Kranken richten. (Trott-Tschepe und Price u. Price 2003, S. 273–303)

Badezusätze. Man gibt 4 Tropfen (Teilbäder) oder 10 Tropfen (Vollbäder) in einen Emulgator. Als Emulgatoren bieten sich an: etwas Sahne oder Milch oder Kaffeesahne oder 1 Teelöffel Meersalz oder 1 Teelöffel Honig.

Aromalampe. Für den Wohlgeruch im Raum wird in die Wasserschale der Aromalampe Wasser gegeben. Die Zahl der Tropfen richtet sich nach der Raumgröße, für einen kleinen Raum von 10 bis 15 qm genügt 1 Tropfen ätherisches Öl.

7.3.4 ┊ Einreibungen und Massagen

Den schwer kranken und sterbenden Menschen ist das Sprechen oft zu anstrengend. Häufig ist das stille Dasein und das Handreichen genau das richtige. Bei Einsamkeit, Unruhe, Angst, Schlaflosigkeit, Verspannungen, Husten, Juckreiz oder Schmerzen kann eine Zuwendung über Einreibungen, Wickel und Auflagen sehr wohl tun. Es geht dabei nicht um eine routinierte Durchführung, sondern um ein individuell aufmerksames Berühren. Die Kranken fühlen sich mit ihren Beschwerden durch die erleichternden Maßnahmen wahrgenommen, dies ist schon ein erster wichtiger Schritt für ihr Wohlbefinden. Berührungen lassen spüren und erleben: Ich bin nicht allein. Berührungen intensivieren die Pflegebeziehung (S. 22 „Basiskonzept").

Kesselring u. a. (1998, S. 218) untersuchten die Wirkung von Fußreflexzonenmassagen bei frisch abdominal operierten Frauen. Eine Kontrollgruppe erhielt eine andere angenehme Körperbehandlung: eine einfache Fuß-Beinmassage. Die Fußreflexzonenmassage hatte eine eher leidensfördernde als lindernde Wirkung. Die Fuß-Beinmassagen der Pflegenden zeigten jedoch statistisch signifikant einen entspannenden Effekt und unterstützen somit die Erfahrung, dass über Entspannung Schmerzlinderung und Schlaf gefördert werden können. Die Fuß-Beinmassagen wurden auch wesentlich weniger verweigert.

Bei den unterschiedlichen Massagen ist es sehr wichtig, wahrzunehmen, was die Kranken brauchen. Es ist nicht notwendig, dass Pflegende die zahlreichen Anwendungen wie Fußreflexzonenmassage, Streichmassage, Healing Touch (S. 187 „Atemprobleme"), Rhythmische Einreibungen, Vibration, Psychotonik, Atemmassagen, Japanisches Strömen, Akupressur, Aromatherapie usw. bis ins Detail kennen, dazu können sie die SpezialistInnen befragen oder hinzuziehen. Wir möchten Pflegende ermutigen, ihre Anwendungen in Abstimmung mit den Kranken, Angehörigen und ÄrztInnen durchzuführen und sich der Zweitrangigkeit einer technisch perfekten Durchführung bewusst zu sein. Auch die SpezialistInnen richten sich im Idealfall nach den individuell bevorzugten Berührungsqualitäten und Düften.

Einreibungen, Berührungen und Massagen unterstützen die Wärmeregulation und die Atmung und damit allgemein das Wohlbefinden. Sie bringen die Energieströme ins Fließen, lindern Schmerzen und bringen Entspannung durch die Art der Einreibung und/oder durch die Wirkung der verwendeten Substanzen.

Berühren und Berührtwerden ist ein grundlegendes menschliches Bedürfnis, es ist für die geistige und körperliche Gesundheit sehr wichtig. Wir brauchen dazu unsere Aufmerksamkeit und unsere Hände, so wie wir sie im Alltag oft bei uns und unseren Kindern anwenden: Bei Bauchweh legen wir unsere warme Hand auf den Bauch; wir massieren unsere Schläfen bei Kopfweh; wenn wir uns gestoßen haben, reiben wir diese Stelle; wenn wir jemanden trösten, nehmen wir sie/ihn in den Arm. Nehmen wir diese Alltagsfähigkeiten bewusst in den Pflegeberuf herein, hilft es den Kranken, Angehörigen und den Pflegenden.

Die Hände von sterbenden Menschen schwellen oft stark an. Die schmerzhaften Schwellungen können sich durch Massage zurückbilden. Pflegende können die Schwellung abklingen lassen, indem sie den Arm der/des Kranken leicht erhöht auf ihren legen und mit ihrer Handfläche von der Rückseite der Finger Richtung Unterarm streichen. Dies übernehmen Angehörige oft ganz von selbst, Pflegende können sie aber auch dazu ermutigen (Herz, 2002b).

Mit einer Hand- oder Fußmassage stimulieren wir zahlreiche Nervenendigungen mit Reflexverbindungen zum gesamten übrigen Körper. Wir beeinflussen also nicht nur die Füße sondern den ganzen Körper. Führen Sie Hand- und Fußmassagen einfach liebevoll durch und beachten Sie die Reaktionen der Kranken. Grundsätzlich gilt, dass leichter Druck gut entspannt und beruhigt, während stärkerer Druck vor allem die örtliche Durchblutung anregt.

Hand-Armmassage

Es gibt viele verschiedene Möglichkeiten eine Hand-Armmassage durchzuführen. Eine harmonisierende Hand-Armmassage kann so aussehen:
1. Kontaktaufnahme: Hände auf Hand und Unterarm legen,
2. streichen Sie mit vorsichtigem Kneten vom Oberarm bis zum Handgelenk und der Hand,
3. reiben Sie mit dem Daumen oder Zeigefinger kleine Kreise über der Hand, dem Unterarm und dem Ellbogen,
4. legen Sie die Hand der/des Kranken in Ihre Hand und massieren Sie mit reibenden Bewegungen des Daumens die Handfläche (Handballen, weiche Außenseite, Höhlung und Fingerballen),
5. drehen Sie die Hand um und massieren Sie mit den Fingerspitzen den Bereich zwischen den Handwurzelknochen; massieren Sie dann das Dreieck zwischen Zeigefinger und Daumen,
6. massieren Sie dann nacheinander jeden Finger vom Handteller bis zur Fingerspitze, indem Sie ihn zwischen Daumen und Zeigefinger leicht kneten und zugleich vorsichtig daran ziehen,
7. dann streichen Sie mit beiden Händen vom Handrücken zum Ellbogen und seitlich wieder zurück zu den Händen,
8. Abschluss: Hand mit beiden Händen halten und nachspüren. Wiederholung der Hand-Armmassage an der anderen Hand.

 Um die Inhalte zu vertiefen, können Sie sich das Video „Hand-Armmassage" ansehen.

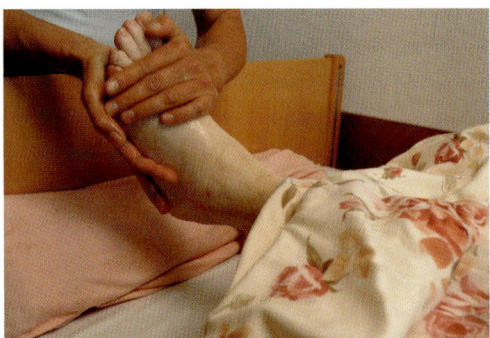

Abb. 7.8 ▪ Die Fußeinreibung kann den Kranken und den Pflege-kräften Ruhe bringen.

Fußeinreibung

Die Fußeinreibung kann wie folgt durchgeführt wer-den (**Abb. 7.8**):
1. die Kniekehle und den Fuß mit kleinen Kissen bequem lagern,
2. Kranke das Öl aussuchen lassen,
3. Öl zwischen den Händen anwärmen,
4. ersten Fuß mit guten Gedanken für die/den Kranke/n einreiben,
5. zweiten Fuß mit guten Gedanken für die/den Kranke/n einreiben.

 Um die Inhalte zu vertiefen, können Sie sich das Video „Fußeinreibung" ansehen.

Fußmassage

Manche Kranke schätzen die Fußmassage, der Fuß ist „weit weg" – wir kommen ihnen nicht zu nah. Andere Kranke lassen gerade an Ihre Füße nieman-den heran!

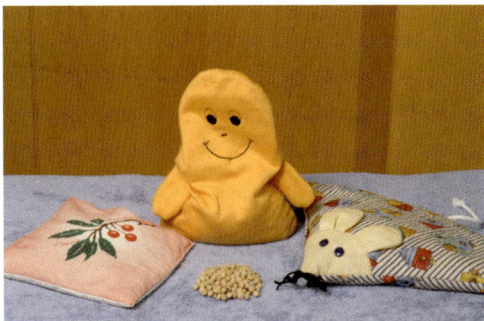

Abb. 7.9 ▪ Kirschkernsäckchen schmiegen sich gut an (Sonn, 2004).

Die Fußmassage kann wie folgt durchgeführt werden:
1. die Kniekehle und den Fuß mit kleinen Kissen bequem lagern,
2. Kontaktaufnahme: mit beiden warmen Händen den Fuß umfassend halten,
3. den Vorderfuß sanft nieder- und hochdrücken mit Ihren ganzen Händen,
4. den Vorderfuß seitlich hin und herbeugen mit Ihren ganzen Händen,
5. streichen Sie mit Ihren Fingern auf dem Fußrü-cken langsam die Sehnen entlang,
6. umkreisen Sie den Außen- und Innenknöchel mehrmals in jede Richtung,
7. bearbeiten Sie die Fußsohle mit kleinen Kreisen,
8. kneten Sie leicht jeden einzelnen Zehen durch,
9. Abschluss: Fuß mit beiden Händen umfassen und längere Zeit nachspüren. Wiederholung der Fuß-massage am anderen Fuß.

7.3.5 ⋮ Wickel und Auflagen

Kirschkernsäckchen

Indikation: kalte Füße, Verspannungen und Schmerzen.

Das Kirschkernsäckchen schmiegt sich besser als eine Wärmflasche an den Körper. Das Kirschkern-holz nimmt Wärme gut auf und gibt sie nur langsam ab (**Abb. 7.9**).

Erwärmung des Kirschkernsäckchens:
- Mikrowelle bei 600–850 Watt, 1–2 Minuten. **Wichtig**: ½ Glas Wasser dazu stellen, sonst Brand-gefahr!
- Backofen bei 150 °C, 10–20 Minuten. **Wichtig**: ½ Glas Wasser dazu stellen, sonst Brandgefahr!

Die Kranken können das Säckchen nach Belieben zu sich legen. Bei Schmerzen zwei Kirschkernsäckchen verwenden, eines an die schmerzende Stelle und eines an die Füße legen.

Feucht-heiße Auflagen

Indikationen für feucht-heiße Bauchauflagen: Bauchschmerzen durch Blähungen, Verkrampfun-gen oder Durchfall, Nervosität, Unruhe, Schlaf-störungen.

Material:

- Schüssel mit 1 l heißem Wasser,
- 1 Geschirrtuch als Innentuch,
- 1 Frottierhandtuch als Außentuch,
- 1 Handtuch zum Auswringen.

Durchführung: Innentuch passend falten, auf Auswringhandtuch legen, eine Rolle wickeln und die Rolle in ein Liter heißes – so heiß, dass Sie gerade

noch hineinfassen können – Wasser eintauchen und voll saugen lassen (**Abb. 7.10**). Dann die Rolle sehr gut auswringen und damit zum Krankenbett gehen (**Abb. 7.11**). Dort die Innentuch-Rolle auspacken und warten bis die Wärme gut ertragen wird: Sie sollten die heiße Tuchrolle für ein bis zwei Minuten an der Pulsseite ihres eigenen Handgelenks ertragen. Dann das Innentuch satt anlegen und das Außentuch dicht darüber wickeln. Rückver-

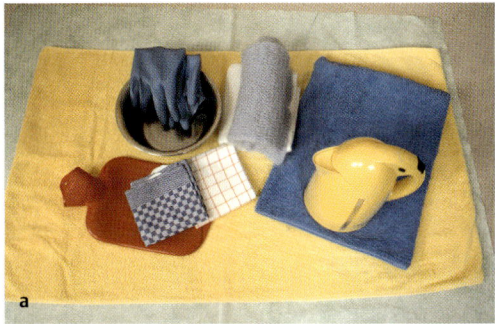

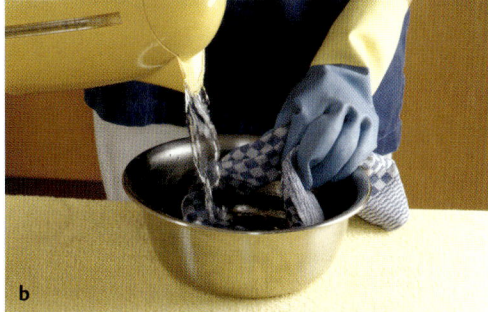

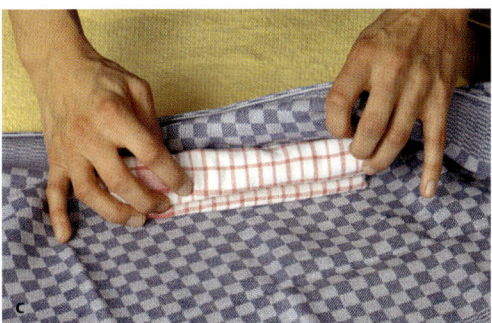

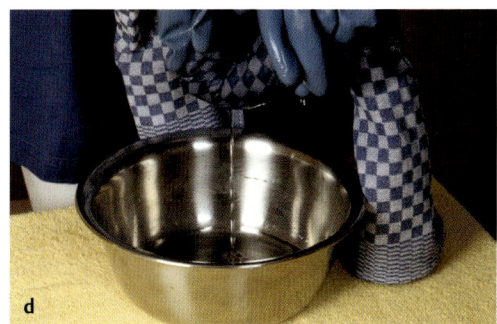

Abb. 7.10 ▪ Herstellen einer feucht-heißen Bauchauflage.
a Material für eine feucht-heiße Bauchauflage. **b** Nachdem das Innentuch auf die gewünschte Größe gefaltet und aufgerollt wurde, wird es längs in das Auswringtuch gelegt und in diesem zu einer Rolle gewickelt. **c** Die Rolle wird in eine Schüssel gelegt und mit heißem Wasser übergossen. **d** Anschließend wird die Rolle so kräftig wie möglich ausgewrungen (Sonn, 2004).

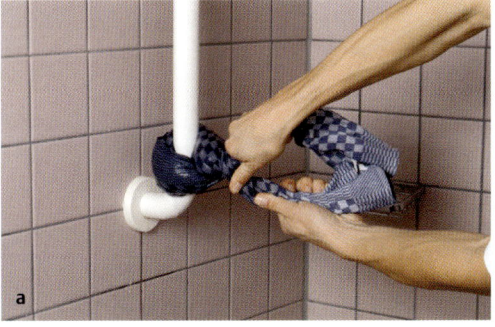

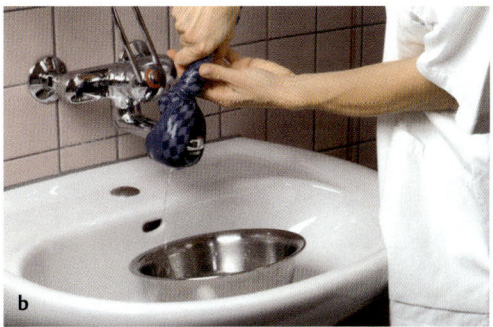

Abb. 7.11 ▪ **Auswringhilfen.** Wird die Auswringrolle über einen Wasserhahn oder Haltegriff gewickelt, lässt sie sich besonders effektiv auswringen (Sonn, 2004).

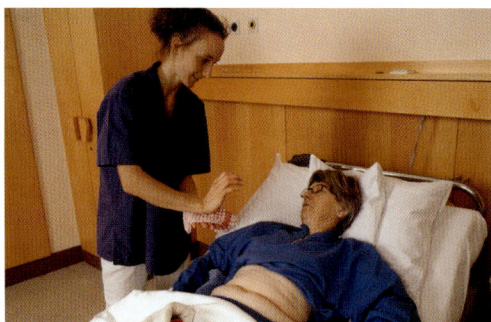

Abb. 7.12 ■ **Temperatur prüfen.** Nachdem das Innentuch am Bett ausgepackt wurde, wird die Temperatur an der Pulsseite des Handgelenks geprüft (Sonn, 2004).

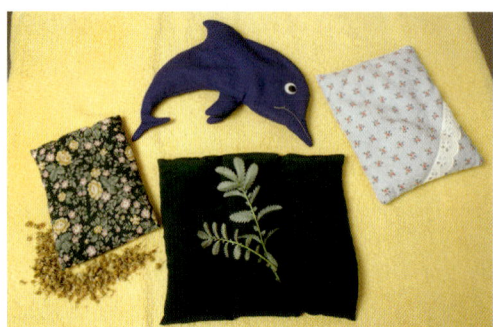

Abb. 7.13 ■ **Kräutersäckchen** – durch Aufschütteln, Reiben und Anwärmen verstärkt sich der Duft (Sonn, 2004).

sichern, dass die Auflage nicht zu heiß ist, evtl. muss für kurze Zeit die Auflage noch einmal gelockert werden (**Abb. 7.12**). Ist die Auflage angenehm, muss das Außentuch das Innentuch gut abdecken, dann die kranke Person so zudecken, wie es ihr angenehm ist.

Anwendungsdauer: Solange es die Kranken angenehm empfinden. Ca. 5–15 Minuten sind ausreichend. Es ist wichtig, dass ein intensiver Wärmereiz erzeugt wurde.

Nachruhen: Entfernen des feuchten Innentuchs, abtrocknen, Wäsche glatt drüber ziehen, mit trockenem Außentuch umhüllen und wieder zudecken und 15 Minuten nachruhen und der „Antwort" im Körper nachspüren.

M *Es ist nicht wichtig, wie lange das Innentuch warm gehalten hat, entscheidend ist der Wärmeimpuls, das nochmalige trockene Einwickeln und das Nachruhen!*

Besonderheit: Zusätzlich wird – wenn es angenehm empfunden wird – noch eine Wärmflasche auf das Außentuch oder an die Füße gelegt. Eine Knierolle oder ein kleines Kissen unter den Knien führen zu einer entspannteren Lage.

 Um die Inhalte zu vertiefen, können Sie sich das Video „Feucht-heiße Bauchauflage" ansehen.

Kräutersäckchen

Die trockenen Kräutersäckchen werden bei Unruhe und Schlaflosigkeit gerne genommen. Lavendel, Rosenblüten, Waldmeister, Honigklee oder Kamille bieten sich an.

Ein dünnes Stoff- oder Gazesäckchen wird mit einem getrockneten Kraut zur Hälfte gefüllt und zugenäht (**Abb. 7.13**). Durch Reiben und Anwärmen (Heizung oder auf Wärmflasche) verstärkt sich der Duft. Die Kranken können das Säckchen nach Belieben zu sich legen. Nach 2–3 Monaten ist der wirksame Duft verflogen.

Ölkompressen

Ölkompressen sind sehr geschätzte und spontan einsetzbare Anwendungen. Olivenöl gibt die aufgefangene Sonnenwärme weiter, es legt als Basisöl eine wärmende Schicht auf die Haut. Die ätherischen Öle enthalten die stark duftenden Bestandteile einer Pflanze. Jeder Duft hat seinen eigenen Charakter und seine spezifische Wirkung.

Indikationen:
■ ätherisches Lavendelöl: Nervosität, Unruhe, Schlafstörungen, Husten, Durchfall,
■ ätherisches Melissenöl: Husten, Stress und Erschöpfung,
■ ätherisches Thymianöl: starker Hustenreiz.

Ätherisches Ölgemisch herstellen: 50 ml Olivenöl + 8 Tropfen ätherisches Öl (Price u. Price 2003, S. 302).

Material:
■ Ölgemisch in dunkler Tropfflasche,
■ 1 weiches Papiertaschentuch (doppelt gelegt) als Innentuch,
■ 1 etwas größeres wärmendes Leinentuch als Zwischentuch,
■ 1 Duschfrottiertuch als Außentuch,
■ 2 Gummiwärmflaschen,
■ etwas Butterbrotpapier oder Alufolie 3-mal so groß wie das Innentuch.

Durchführung: Auf das Innentuch, das auf dem Butterbrotpapier liegt, werden ca. 40–50 Tropfen des Ölgemischs geträufelt. Dann wird es eingepackt und mit dem Zwischentuch zwischen zwei heißen Wärmflaschen erwärmt. Die kranke Person ruht auf dem Außentuch und die warme Ölkompresse wird ohne das Papier auf das Brustbein gelegt. Dann wird das warme Zwischentuch aufgelegt und mit der Kleidung fixiert. Mit dem Außentuch wird der Körper umhüllt.

Die Kompressen mit den ätherischen Ölen können beliebig lange liegen bleiben, aber sie sollten nur ein Mal täglich aufgelegt werden (Sonn, 2004).

7.3.6 Kinästhetik

Kinästhetik ist die Lehre von der Bewegungswahrnehmung. Durch sie wird eine Gestaltung von effektiven körperlichen Interaktionen möglich. Menschen entlasten einen Körperteil bevor sie ihn bewegen, dies sollte in der Pflege berücksichtigt werden. Die Vorteile sind vielfältig: Die Gepflegten sind weitaus beweglicher als sie denken, das stärkt ihr Selbstgefühl und Pflegende tragen nicht Lasten, auf denen noch das ganze Gewicht ruht. Sie bekommen so weniger Rückenprobleme. In der Kinästhetik wird immer nur der Körperteil bewegt, auf den kein Gewicht abgegeben wird. Bettlägerigen Kranken, die sich auf die Seite bewegen sollen, wird die Gewichtsverlagerung vom Gesäß auf ihre Füße angeboten, sodass sie ihr Gesäß selbstständig verlagern können, anstatt sie passiv auf die Seite zu stemmen.

Das kinästhetische Konzept unterscheidet Massen und Zwischenräume (**Abb. 7.14**). Die Massen geben das Gewicht des Körpers über die jeweilige Auflagefläche ab. Die Zwischenräume haben keine Auflagenfläche und tragen kein Gewicht, das sie über eine Auflagenfläche abgeben könnten. Die Aufgabe der Zwischenräume ist die Weiterleitung des Gewichts von einer Masse auf die nächste (Höppner, 2005).

Die Hände der Pflegenden unterstützen durch den Kontakt an Massen die Bewegung. Der Kontakt an den Zwischenräumen blockiert die Bewegung! Das Prinzip ahmt den normalen Bewegungsablauf nach: Nur die Masse bewegt sich, die kein Gewicht trägt. Grundsätzlich gilt, wir können Kranke da bewegen, wo sie Gewicht wegnehmen. Bei der Kinästhetik (dem kommunikativen Bewegungs-Lernen) geht es darum, dass Pflegende Bewegungs-

signale der Kranken wahrnehmen, sie als Reaktion auf ihr Handeln verstehen und beantworten. Pflegende können lernen, ihr eigenes Körpergewicht als Gegengewicht zum Gewicht der Kranken einzusetzen und mit spiralförmigen Bewegungen Umlagerungen erreichen (Herz, 2005).

> Um die Inhalte zu vertiefen, können Sie sich die Videofilme „Kinästhetik – Aufstehen", „Kinästhetik – Bewegen im Bett", „Kinästhetik – Sitzen ermöglichen", „Bewegungsökonomie", „In Rückenlage zum Kopfende" „Transfer von der Transportliege ins Bett" und „Transfer vom Bett in den Rollstuhl" ansehen.

7.3.7 Entspannungsgeschichten mit autogenen Trainingselementen

> Um die Entspannungsgeschichten anzuwenden, können Sie oder Angehörige diese ruhig vorlesen oder von der DVD abspielen: Die Elfe und die Zauberquelle (Müller, 1993); Die Pusteblume (Müller, 1993).

Solche Geschichten helfen den Kranken (und Gesunden), sie können die sich im Kreis drehenden, belastenden Gedanken unterbrechen und helfen mit den autogenen Trainingssequenzen von sich loszulassen. Das Vorlesen solcher Geschichten hilft wunderbar bei Einschlafproblemen.

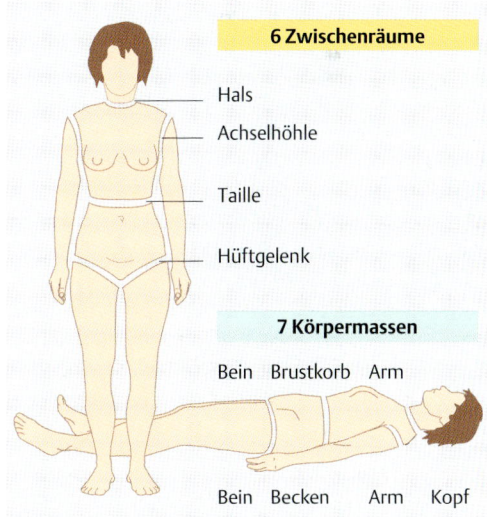

Abb. 7.14 ▪ Die Abbildung veranschaulicht, die funktionale Anordnung des Menschen in 7 Körpermassen und 6 Zwischenräume.

Die Pusteblume

„Auf einer großen Wiese wachsen die schönsten Pflanzen und Blumen. Es gibt so viele verschiedene Gräser, dass sie kaum zu zählen sind. Im Frühjahr ist die Wiese strahlend gelb. Der Löwenzahn blüht. Seine saftigen Blätter sind Leckerbissen für die Hasen. Die gelben Blütenköpfe wiegen sich sanft im Wind hin und her. Hin und her.

Wie dein Atem schwingen sie sanft hin und her.

Fühl mal deinen Atem, wie sanft er hin- und herschwingt.

Ruhig ist dein Atem, ruhig und gleichmäßig.

Der Atem kommt und geht. Ganz ruhig und gleichmäßig.

Der Atem geschieht – es atmet dich.

Die Bienen besuchen den Löwenzahn gerne. Der Saft seiner Blüten ist süß. Nach einiger Zeit verwandeln sich die gelben Blüten in Pusteblumen. Eine Kugel aus zarten, weiß-grauen Samenkörpern ist entstanden. Jedes Samenkorn ähnelt einem winzig kleinen Fallschirm. Der Wind treibt die Samen aus der Kugel. Sie fliegen in alle Richtungen. Über die Wiese fliegen ungezählte Fallschirme des Löwenzahns. Jedes Schirmchen geht auf eine andere weite Reise. Begleiten wir die Reise des kleinsten aller Löwenzahnsamen. Zunächst nimmt er Abschied von allen Blumen und Pflanzen der Wiese. Die Ameisen, Bienen und Käfer winken ihm nach. Langsam treibt der Wind ihn höher. Hoch über der Wiese schwebt er jetzt. Winzig klein wirken die Blumen der Wiese von hier oben.

Die Reise führt weiter über einen Wald. Über Tannen, die im Winter die Weihnachtszimmer der Kinder schmücken. Ein Waldsee leuchtet blau, mit kleinen, weißen Tupfen. Sind es Seerosen oder Schwäne?

Schau mal, was du siehst.

Das Blau des Wassers leuchtet
vor deinem inneren Auge.

Es ist eine schöne, sanfte Farbe.

Sie strahlt eine große Ruhe aus.

Sie hüllt dich förmlich ein.

Der Samenfallschirm fliegt weiter. Er überquert einen Fluss, auf dem Schiffe in allen Größen langsam ihrem Ziel entgegenschwimmen. Dörfer, Städte in allen Größen überfliegt das Samenkorn. Manchmal rückt die Spitze eines Kirchturms gefährlich nahe. Weite Felder und Wiesen überfliegt das Samenkorn, bis es in eine Landschaft kommt, die menschenleer erscheint.

Ein hohes Gebirge türmt sich am Horizont auf. Das Samenkorn zweifelt, ob seine Kräfte reichen, es zu überfliegen. Doch der Wind hilft ihm dabei. Gefahrlos trägt er es über das hohe Gebirge.

Dort ist es wunderschön. Blumen in schönsten, leuchtendsten Farben wachsen hier. Über allem liegt ein wunderbarer Duft. Allerlei Tiere laufen hoch oben im ewigen Schnee. Noch kein Mensch hat hier seine Spuren gegraben. Es ist eine Welt, die nur der Natur selbst gehört. Niemand stört diese ruhige Welt, in der die Vögel den ganzen Tag singen.

Dem Samenkorn gefällt diese Welt. Es beschließt, hier zu leben. Langsam lässt es sich niedersinken. Hinter einem Felsen findet es eine windgeschützte Ecke. Das Samenkorn liegt auf fruchtbarer brauner Erde. Es ist müde von der langen Reise um die halbe Welt.

Schwer liegt es auf der Erde. Es ist müde und schwer.

Fühl mal, wie schwer es ist.

Es sinkt tiefer und tiefer in die weiche Erde.

Es ist ruhig, es fühlt sich wohl.

Fühl mal, wie ruhig es ist, wie wohl es sich fühlt.

Vollkommen ruhig und entspannt ist es.

Nachdem es im Herbst seine neue Heimat kennen gelernt hat, bereitet es sich auf einen langen Winterschlaf vor. Als der Winter das Land verlassen hat, naht der Frühling. An dem Felsen wächst über Nacht ein leuchtend gelber Löwenzahn. Er ist die schönste Blume weit und breit. Sein Gelb leuchtet weit in das Land hinein.

Er ist in den Bergen der erste Löwenzahn in der Reihe einer langen, glücklichen Familie." (Müller, 1993, S. 51 ff.)

7.3.8 Subkutantherapie

Bei der Subkutantherapie werden Medikamente und/oder Flüssigkeit über eine Butterfly-Kanüle in die Subkutis zur effektiven Linderung von Symptomen gegeben. Die Subkutis ist das Unterhautfettgewebe, darin eingelagert sind Blutgefäße und Nerven. Wässrige, isotonische Lösungen können injiziert werden. Stark saure oder alkalische Lösungen sind subkutan injiziert schmerzhaft. Ölige Lösungen werden nicht subkutan verabreicht, sie führen durch eine reduzierte Resorption zu Nekrosen.

Vorteile der Subkutantherapie sind:
- gute Medikamentenresorption,
- gezielte Linderung von belastenden Symptomen (Schmerzen, Übelkeit/Erbrechen, Angst, Verwirrtheit, Dyspnoe),
- der Zugang muss nicht durch eine ständige Flüssigkeitszufuhr offengehalten werden, das ermöglicht problemlos eine intermittierende Verabreichung,

- regelmäßige Verabreichung von Medikamentengaben,
- die Kranken müssen bei den Medikamentengaben nicht wie bei einer Injektion jedes Mal aufgeweckt werden,
- ermöglicht Dauertherapie,
- einfache Anwendung,
- einfache Kontrolle,
- gute Toleranz/Bequemlichkeit bei den Kranken,
- gute Therapie für Hausbetreuung und Pflegeheime (Rolf, 2005),
- Autonomie der Kranken, sie entscheiden über die Bolusgabe (Extragabe von Schmerzmitteln).

 Um die Inhalte zu vertiefen, können Sie sich das Video „Umgang mit der Schmerzpumpe" ansehen.

Informationen für die Kranken und ihre Angehörigen

Die Subkutantherapie ist häufig zunächst mit Angst verbunden. Deshalb ist eine genaue Information über die Vorteile für den Kranken sehr wichtig. Durch eine Schmerzpumpe ist eine Schmerztherapie möglich, die den vorauszusehenden schmerzhaften Momenten im Alltag angepasst werden kann wie Körperpflege, Mobilisation, Lagerung oder Besuch (s. S. 160).

D *Unter einer Schmerzpumpe versteht man eine tragbare Infusionspumpe, die mit einem Schmerzmittel gefüllt ist. Sie ermöglicht eine Dauerzufuhr von Schmerzmedikamenten, deren Dosierung elektronisch gesteuert wird. Die modernen Schmerzpumpen sind meistens PCA-Pumpen. Unter „PCA" (patient controlled analgesia) versteht man eine Patienten-gesteuerte Schmerztherapie.*

Die PCA gibt den Schmerzkranken die Möglichkeit, selbst auf ihre Schmerztherapie einzuwirken. Sie können sich nach ihren subjektiven Empfindungen, zusätzlich zu der von ÄrztInnen programmierten kontinuierlichen Schmerzmittel-Gabe, per Knopfdruck eine Bolusgabe selbst verabreichen. Die Kranken können damit direkt in die Schmerztherapie eingebunden werden und die Schmerzmittel-Abgabe innerhalb der von ÄrztInnen festgelegten Grenzen selbst kontrollieren. Den Kranken ist die Funktion der Pumpe zu erklären. Zur Erklärung der Schmerzpumpen gibt es von den Herstellerfirmen/Verkaufsstellen auch Fachkräfte, die vor Ort kommen und die Pumpen erläutern.

Indikationen:
- wenn Medikamente nicht per os oder rektal gegeben werden können,
- für Dauertherapien mit einer Schmerzpumpe,
- für intermittierende Behandlungen (regelmäßiges Spritzen),
- wenn die Venen nicht zugänglich oder die Venenwände gereizt sind oder eine i.v. Infusion z.B. im ambulanten Bereich vermieden werden soll.

Kontraindikationen:
- Ablehnung durch die Kranken,
- Hautstörungen,
- Schockzustand (Medikamente werden dann schlecht resorbiert),
- Ödeme, Aszites,
- schwere Gerinnungsstörungen.

Mögliche Probleme:
- Ödeme,
- Rötung,
- Auslaufen von Flüssigkeit aus der Einstichstelle unter dem Verband,
- Verhärtung,
- Schmerzen durch ein reizendes Medikament oder eine zu schnelle Verabreichung eines Medikaments.

Anwendung: Die Anwendung ist für die Pflegenden einfach und für die Kranken wenig belastend.
Applikationsorte der Butterfly:
- infraklavikulär (3 Querfinger (4–5 cm) unterhalb des Schlüsselbeins in Richtung Brustbein (**Abb. 7.15**),
- Bauchdecke: 3–5 cm rechts oder links vom Bauchnabel entfernt,
- Oberschenkel: Außen- oder Vorderseite (eine Handbreit über dem Knie soll injektionsfrei bleiben),
- Schulterblatt: die Gegend oberhalb des Schulterblattes.

Der infraklavikuläre Applikationsort wird als erste Priorität für die terminale Subkutantherapie empfohlen, da erfahrungsgemäß die Resorption von Medikamenten und Flüssigkeit dort am besten bis zuletzt gewährleistet ist (Knipping, 2007). Der Applikationsort hat zudem den Vorteil, dass die Sterbenden bei der Überwachung und bei Medikamentengaben am wenigsten gestört werden.

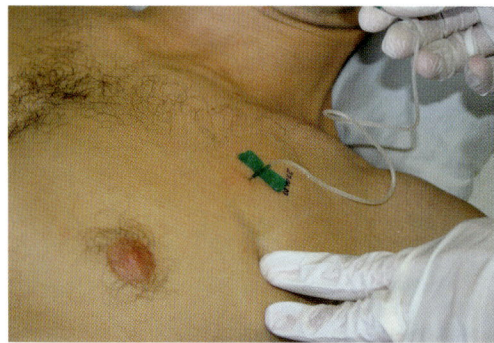

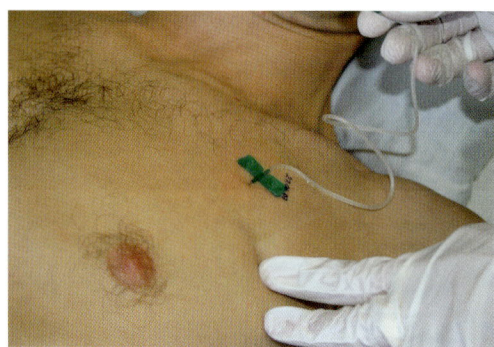

Applikation:
- unter den üblichen aseptischen Bedingungen,
- Fixierung der Butterfly durch eine Transparentfolie (z.B. Tegaderm),
- Punktionsdatum auf der Folie und im Dokumentationssystem vermerken,
- täglich und vor jeder Flüssigkeits- oder Medikamentengabe die Einstichstelle kontrollieren.

Wechsel des Einstichortes: Wenn Schmerzen, Rötung, Verhärtung oder Ödeme an der Einstichstelle auftreten, wird die Einstichstelle sofort gewechselt. Die häufiger zu kontrollierende Butterfly darf 5–7 Tage an einem Ort liegen bleiben. Bei reizenden Substanzen oder bei Koagulationsstörungen sollte alle 24–48 Stunden eine neue Nadel an einen neuen Ort gelegt werden.

Die subkutane Therapie ist eine einfache Methode, um eine Symptomkontrolle und dadurch eine Erhöhung der Lebensqualität im letzten Lebensabschnitt auch daheim zu ermöglichen. Die gute Wirksamkeit (Schmerzmittelresorption und stabiler Blutspiegel), die einfache technische Anwendung, der Komfort für die Kranken (weniger Störungen durch Injektionen) und die Autonomie bei der Bolusgabe machen die subkutane Therapie zu einer wichtigen, die Lebensqualität erhöhenden, Therapieform, die viel zu wenig angewandt wird (Knipping 2007; Weissenberger-Leduc, 2002).

◁ **Abb. 7.15** ▪ Infraklavikuläres, subkutanes Einlegen einer Butterfly-Kanüle. **a** Einlage einer Butterfly-Kanüle, **b** Fixierung der Butterfly-Nadel mit einer Tegaderm-Transparentfolie, **c** zur Subkutantherapie bereit.

7.4 Rituale beim Abschiednehmen – Hilfen zum Leben und zum Sterben

Der Begriff „Abschied-Nehmen" zeigt, dass wir dabei etwas Hergeben müssen, dass wir aber auch etwas nehmen dürfen. Damit wird der Blickwinkel entscheidend erweitert. Worte des Dankes, der Liebe, der Wertschätzung können gegeben und genommen werden – wenn keine Worte möglich sind, genügt liebevolles Halten der Hände, um dasselbe auszudrücken. Gab es zu Lebzeiten keine Möglichkeit, sich zu verabschieden, kann dies nachgeholt werden, indem wir uns mit den Verstorbenen beschäftigen: Fotos betrachten, ihre Briefe lesen und über ihr Leben nachdenken. Wir können der/dem Verstorbenen einen Brief schreiben, wir können an ihrer Stelle auch einen Brief an uns schreiben. Erst wenn wir den Abschied vollzogen haben, können die Verstorbenen unsere inneren BegleiterInnen werden (Grün, 2006).

Abschiedsrituale geben in der Sterbe- und Trauerbegleitung einerseits Sterbenden und ihren Angehörigen Halt und Trost; sie sind andererseits nicht weniger wichtig für die ehren- und hauptamtlichen BegleiterInnen, die so häufig Abschied nehmen müssen. Das persönliche und individuell durchlebte Verabschieden befähigt sie im Zugehen zum nächsten schwer kranken Menschen. So wird Routine verhindert und individuelle Beziehungsaufnahme ermöglicht. Die Abschieds- und Trauerrituale sind für alle Beteiligten wichtige Hilfen zum Sterben und zum Leben.

In der Pflege gibt es viele Rituale: das Pulsfühlen, das Essenbringen, das Bettenmachen, das Begrüßen und Verabschieden sind z.B. wichtige Rituale. Die Kranken spüren, ob hier nur routiniert funktional gearbeitet wird oder ob hier das Leben begangen wird. Rituale sind Handlungen, die mit hoher Aufmerksamkeit in immer gleicher Form geregelt zelebriert werden. Diese immer gleichen Handlungen vermitteln Verlässlichkeit und Sicherheit. Darüber hinaus können sie unterschiedlichen Gefühlen eine Form und Ausdrucksmöglichkeit geben und mit sinnlich wahrnehmbaren Symbolen (Gegenstände, Musik, Düfte, Gebärden) auf Geistig-Seelisches hinweisen.

Rituale können in Krisenzeiten Orientierung geben. Sterbe- und Trauerrituale können uns beim Abschied helfen, wenn sie stimmig sind, d.h. wenn sie aus dem Herzen kommen. Je persönlicher unser Ausdruck ist, desto befreiender und belebender ist die Wirkung. Das könnte sein: Berühren und Ankleiden der Verstorbenen, Fenster weit öffnen, Aufbahren daheim, persönliche Sargbeigaben, Sarg selbst schließen, individuelle Traueranzeige.

Rituale ermöglichen es, das Geheimnis des Sterbens und den „Raum" des Todes zu „begehen". Es wird einfach nur „getan", nicht beredet (Weiher, 2005). Wir können gemeinsam mit den Beteiligten Gefühle und Gedanken ohne viel Worte zulassen: Gemeinsame Schweigeminute, gemeinsames Weinen, jemand stimmt ein Lied an – andere singen mit; jemand sorgt für Essen und Trinken – die anderen essen und trinken dankbar mit… Abschiedsrituale sind nicht spektakulär, sie sind sinnlich und erinnern uns an unsere eigene Endlichkeit. Eine Handlung wird zum Ritual durch die Haltung, die wir zur Handlung einnehmen: Durch unsere Aufmerksamkeit wird eine funktionelle Handlung (z.B. Kerze anzünden, Versorgung wie Waschung und Einölen von Verstorbenen) zum Symbol, zum rituellen Akt. Wir erfahren über die Rituale eine Neu-

bestimmung unserer Werte und eine Intensivierung unserer Lebensqualität.

Abschieds- und Trauerrituale helfen den Betroffenen und den haupt- und ehrenamtlich Begleitenden, den notwendigen Weg zu gehen. Viele Rituale reduzieren Angst, und die Teilnehmenden schöpfen Kraft durch das gemeinsame Erleben. Im Hospiz begleiten wir die Betroffenen mit den Ritualen wie sie es wünschen und machen dazu Vorschläge. So ist jeder Abschied ganz persönlich und gleichzeitig vermitteln die Rituale, dass das, was jetzt durchlebt werden muss, jeder Mensch durchmachen muss. Rituale stellen die Übergänge des Lebens in einen transzendenten, heiligen Horizont (Roth, 2006). Leiden und Sterben werden durch die Rituale einem Sinnhorizont anvertraut, aus dem sie nicht herausfallen.

7.4.1 Wünsche sterbender Menschen

Was möchten Sie, dass ich für Sie tun soll? Es entlastet die Schwerkranken bzw. Sterbenden, in Offenheit über ihre Bedürfnisse und Sterbewünsche sprechen zu können, und die Begleitenden können das Richtige tun (s.a. S.228).

Sterbende möchten manchmal:

- ein kleines Handkreuz aus Holz oder einen kleinen Bronzeengel in die Hand,
- Musik (s. DVD),
- Lieder aus dem Gesangbuch oder aus ihrer Kindheit vorgesungen haben,
- Blumen,
- Zusprache: Gesangbuch, Gedichte, Briefe, Bibel (Johannes 17, Psalm 23: Du bist bei mir.; Römer 8,39: Durch Jesus Christus, unseren Herrn, hat Gott uns seine Liebe geschenkt. Darum gibt es in der ganzen Welt nichts, was uns jemals von Gottes Liebe trennen kann.)
- ein stellvertretendes Gebet. Begleitende werden manchmal von den Sterbenden beauftragt die Wünsche und Sehnsüchte vorzutragen, sie dienen als Vermittler der Gedanken der Kranken und sind zugleich wichtiger Zeuge (Weiher, 2006).

Die Kommunion oder das Abendmahl am Krankenbett möchten fast nur Menschen mit kirchlicher Bindung. Die Rituale der Salbung und Segnung werden nicht selten auch von Menschen ohne engen kirchlichen Bezug gewünscht (Gerstenkorn u. Schibilsky, 2006) Es gibt viele Menschen, die keiner religiösen Tradition angehören, die ihnen in ihrer letz-

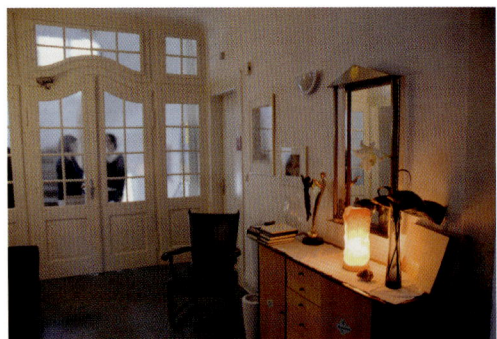

Abb. 7.16 ■ Eingangsbereich des stationären Hospiz-Bereichs mit Gedenkbüchern und Windlicht, Salzlampe, Amethyst und Engel.

ten Lebenszeit Trost oder Hilfe geben könnte. Da sie manchmal selbst keine Halt gebenden Rituale kennen, sind sie für Angebote dankbar.

7.4.2 Die Todesstunde

B Ein sterbender Mann im stationären Hospiz hatte sich auf ganz „niedrigem Niveau" eingependelt, aber er starb einfach nicht. Es war lange so, als wäre er immer grade dabei zu sterben. Seine Ehefrau kam und redete lauthals: „Der stirbt net, schauen sie mal, der schnauft immer weiter..." Die Hospizschwester Paula sagte sanft, dass ihr Mann alles höre und spüre. Die Ehefrau war weiter ziemlich laut: „Es ist alles so anstrengend und ich bin so fertig...." Schwester Paula setzte sich zu dem Ehepaar und fragte nach früheren Zeiten. Da zog die Frau Fotos vom letzten Jahr aus der Tasche, als sie trotz Krankheit Urlaub machten. Die Schwester betrachtete die Fotos und staunte: „Das ist aber ein schönes Bild von ihrem Mann!" – Die Ehefrau entspannte: „Ja – der Urlaub war so schön!" und sie erzählte von der angenehmen Urlaubszeit.
Schwester Paula merkte, dass der Ehemann mit Atmen aufhörte, die Frau erzählte weiter. Die Hospizschwester hörte ihr zu, sie wollte die Frau das Sterben selbst merken lassen.

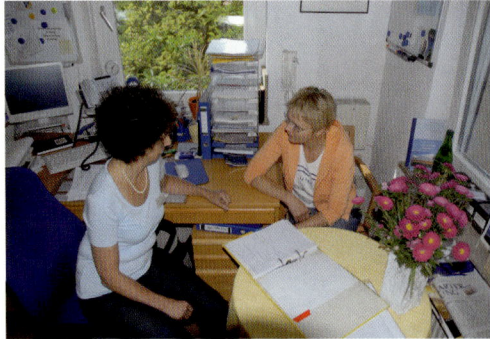

Abb. 7.17 ■ Übergabe im stationären Hospiz-Bereich.

Nach einiger Zeit sagte die Ehefrau: „Jetzt macht er aber eine lange Pause... Eine sehr lange Pause ... „Ich glaube, jetzt ist er gestorben."

Durch das Interesse und die Frage der aufmerksamen Pflegekraft konnte der Blickwinkel der Frau geändert werden und die positive Beziehung zwischen dem Ehepaar aufscheinen. Die Zurückhaltung der Pflegenden ließ die Frau zu ihrer Zeit das Sterben wahrnehmen. Am Sterbe- oder Totenbett sollten „gute" Bilder stehen. Hier werden entscheidende Erinnerungen für die spätere Trauer kreiert. Der Eintritt des Todes, die Zeit unmittelbar nach dem Tod bleibt den Trauernden noch Jahre lebhaft in Erinnerung. Diese stark gefühlsbesetzten Erlebnisse gehen prägend mit in die Trauerzeit. Es braucht eine hohe Aufmerksamkeit der Helfenden in der Todesstunde, dem Beginn der Trauer.

Wenn im stationären Hospiz ein Mensch stirbt, gewährt man den Verstorbenen Ruhe. In ein Gedenkbuch wird der Name eingetragen und eine Kerze angezündet (**Abb. 7.16**).

Wir ermöglichen den Kontakt und unterstützen den Trauerbeginn am Krankenbett für die Anwesenden. Je nach Wunsch der Verstorbenen bzw. der Angehörigen:
- sprechen wir ein gemeinsames Gebet beim Verstorbenen.
- führen wir ein inneres Zwiegespräch mit der/dem Verstorbenen und geben den Angehörigen dazu Zeit.
- pflegen wir die Verstorbenen würdevoll ein letztes Mal (S. 217 „Palliative Pflege der Verstorbenen").
- ermöglichen wir eine Totenwache. Angehörige können ungestört noch mit ihren Verstorbenen sprechen und manches klären.
- besprechen und erinnern wir die gemeinsam erlebte Zeit mit den Angehörigen. Wir würdigen die Leistung der Angehörigen und der Verstorbenen.
- richten wir einen Trauerplatz, an dem mit Fotos und Blumen an die verstorbene Person erinnert wird. Angehörigen, MitarbeiterInnen und MitbewohnerInnen hilft das dabei, Erinnerungen zu pflegen, Abschied zu nehmen und beim Ausdruck ihrer Trauer.
- Pflegekräfte und Ehrenamtliche, die ihre freien Tage haben und die informiert sein möchten, werden benachrichtigt, sodass auch sie die Möglichkeit des Abschieds haben. In der Teamübergabe berichten die Begleitenden von der Todesstunde und ihrem Ergehen als Begleitende (**Abb. 7.17**).

7.4.3 : Abschiedsfeier

Im stationären Hospiz gestalten die Pflegekräfte eine Abschiedsfeier für die Verstorbenen, Angehörigen, KollegInnen, alle Begleitenden und (nach Möglichkeit) für die anderen Kranken. Auch Kinder sollten in die Abschiedsfeier – wenn sie es möchten – einbezogen werden. Es ist gut, wenn sich aus dem Team jemand ausschließlich um anwesende Kinder kümmern und ihre Fragen beantworten kann. Sie brauchen ehrliche und altersentsprechende Informationen und eine Vertrauensperson, die zuhört, gesprächsbereit und da ist. Da Kinder sich oft schuldig am Tod eines Angehörigen fühlen, dies aber nicht auszusprechen wagen, ist es wichtig, dass wir Erwachsene deutlich machen, dass der Tod mit dem Kind nichts ursächlich zu tun hat. Kinder sind dem magischen Denken noch mehr verhaftet und trauen ihren traurig-ärgerlichen Gedanken sehr viel zu.

Die Abschiedsfeier sollte nicht in der unmittelbaren Schockphase liegen (Gerstenkorn u. Schibilsky, 2006). In unserem stationären Hospiz findet sie 1–2 Tage nach der Todesstunde statt, sie sollte zeitlich an die Übergabe anschließen, sodass möglichst viel Personal teilnehmen kann. Die Abschiedsfeier findet im Krankenzimmer oder im Abschiedsraum statt (**Abb. 7.18**). Angehörige und auch die Sterbenden haben für die Abschiedsfeier manchmal Wünsche, die wir berücksichtigen.

Mit der Gestaltung der Abschiedsfeier haben Pflegende bzw. SeelsorgerInnen einen großen Einfluss auf die letzten Erinnerungsbilder für die Angehörigen. Die Abschiedsfeier bleibt meist lange im Gedächtnis der Angehörigen haften und wirkt sich auf ihre Trauer aus. Die Helfenden können den Verlust nicht beheben, sie können den Trauernden aber Zeit und Raum zur Verfügung stellen. Die Trauer gehört zum Trost (Weiher, 2004).

Ablauf einer Abschiedsfeier

Der folgende Ablauf ist ein Vorschlag, der jeweils individuell angepasst werden kann.

Begrüßen
Beim Begrüßen der Teilnehmenden lassen wir erklären, in welcher Beziehung sie zur verstorbenen Person stehen.

Ansprache
Frau/Herr … wir nehmen von Ihnen Abschied.
Sie sind im Alter von … Jahren von uns gegangen.
Sie wurden … Tage/Wochen bei uns betreut und gepflegt.
Ich habe Sie … gepflegt.
Sie waren für mich …

Textbeispiel
Keiner wird gefragt
wann es ihm recht ist
Abschied zu nehmen
von Menschen
Gewohnheiten
sich selbst

irgendwann
plötzlich
heißt es
damit umgehen
ihn aushalten
annehmen
diesen Abschied
diesen Schmerz des Sterbens
dieses Zusammenbrechen
um neu
aufzubrechen
(Bickel u. Steigert, 1998)

Stille
Ich möchte Sie einladen, still zu werden, um auf das Leben der/des Verstorbenen zurück zu blicken (ca. 1–2 Minuten).

Wenn Sie möchten, können Sie anschließend Gedanken aus dem Leben der/des Verstorbenen aussprechen oder ihr/ihm noch etwas mitteilen.

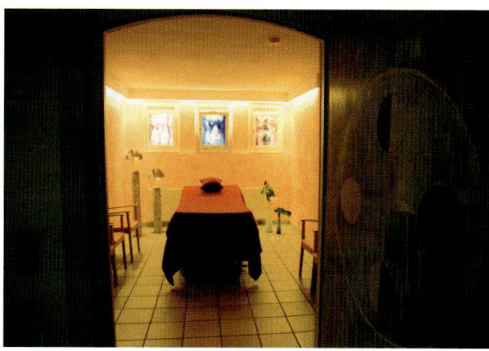

Abb. 7.18 ■ Abschiedsraum im Hospiz.

Musik
Wir singen…
Wir hören…

 Beispiele von Abschiedsmusik finden Sie auf der DVD.

Textbeispiel
Wir wünschen Ihnen Flügel,
die Sie tragen,
leicht und beschwingt
über alle Grenzen und Hindernisse –
nicht um zu fliehen,
aber um anzukommen.
(VerfasserIn unbekannt)

Textbeispiel
Segensformel: „Wohin immer deine Füße dich trugen in deinem Leben, was deine Hände berührt, was deine Augen gesehen und deine Ohren gehört haben, was dein Geist gedacht und dein Herz geliebt hat, es sei umfangen von der barmherzigen Liebe deines Gottes. Er vollende dein Leben in Seinem Leben. So segne dich…" (Wessel, 2006, S. 196).

Abschlussmusik/Abschlusslied
Danke, dass Sie sich Zeit genommen haben, sich aus der Hektik des Alltages zu lösen und sich auf das bewusste Abschiednehmen eingelassen haben.

Abschiedskaffee
Anschließend bekommen die Trauergäste Kaffee und Gebäck in unserer Wohnküche angeboten. Die Helfenden reden nichts weg, sie lassen die Aussagen und Gefühle der Angehörigen einfach gelten. Den Anschluss an die Welt draußen stellen die Pflegenden mit Fragen her: „Wie geht es jetzt für Sie weiter?" Ein „Ich denke an Sie" bei der Verabschiedung ist eine für die Trauernden über den Augenblick hinaus weisende wohltuende Anteilnahme.

7.4.4 Totengedenken

Zu den Trauerritualen gehören z. B.:
■ die Todesanzeige, die das Abschiednehmen bekannt macht,
■ die Bestattung (die Endgültigkeit des Geschehens wird dabei deutlich),
■ Friedhofsbesuche und die Grabpflege sind in unserer Gesellschaft legitime Orte der Trauer.

Die ehrenamtlichen BegleiterInnen im Hospiz gedenken in den Gruppensitzungen der Verstorbenen. Dies geschieht mit einer Kerze, mit Blumen, mit dem Namen auf einer Gedenktafel, mit Musik, mit poetischen oder biblischen Texten, mit persönlichen Worten an die Verstorbenen bzw. mit persönlichen Erinnerungen an die Verstorbenen, mit einer Klangschale und mit einer Zeit für die Stille. Bei der gemeinschaftlichen Feier haben alle Anwesenden Mitgestaltungsmöglichkeiten.

Am Totensonntag werden die Angehörigen von den Verstorbenen vom Hospiz Stuttgart zu einem gemütlichen Nachmittag mit Kaffeetrinken in ein Gemeindehaus und zu einem anschließenden Totengedenken in eine Kirche eingeladen. Im Gemeindehaus erwarten die Hospizschwestern die Angehörigen, die sich freuen, vertraute BegleiterInnen zu sehen, die um das Vergangene wissen. In der Kirche zünden die Angehörigen und wir für die Verstorbenen Kerzen an. Dabei fließen viele Tränen. Während diesem lange dauernden Ritual ist die Liebe der Trauernden ganz stark zu fühlen.

Im Totengedenken können wir mit unseren Verstorbenen verbunden bleiben. In den Morgen- oder Abendstunden können wir uns ganz auf sie/ihn ausrichten: mit einem Gebet, in einer Meditation, im Gespräch, im Betrachten eines Bildes, im Schreiben eines Textes, im Vorlesen eines Textes. Wir können Fotos aufstellen, bestimmte Orte der Verstorbenen schmücken, Briefe oder hinterlassene Objekte auflegen, mit Gegenständen der Verstorbenen Freude bereiten, von ihnen berichten, bestimmte Orte von ihnen aufsuchen, sich am Todestag oder Geburtstag der/des Verstorbenen mit Mittrauernden treffen, bestimmte Orte von ihnen so belassen, wie sie waren, bestimmte Handlungen in ihrem Sinne tun.

Ab und zu steht aber auch noch viel Belastendes zwischen dem verstorbenen Menschen und seinen Angehörigen. Dann ist es gut, wenn dies jetzt in der Trauer zur Sprache kommen darf und zum Thema wird. Manchmal wird dann sogar eine Aussöhnung nach dem Tode möglich, wenn schließlich im Abstand auch neue, verbindende Aspekte wahrgenommen werden können. – Trauernde sollten jedoch auch wissen, dass es in Ordnung ist, wenn sie die Trauer immer wieder einmal für eine Zeit beiseite legen, um voller am Leben teilnehmen zu können – wenn sie dies für sich als richtig empfinden. Andererseits erleben es manche Hinterbliebene auch als angenehm, weiterhin eine innige Verbundenheit mit dem verstorbenen Menschen zu spüren. Für sie ist es dann ihre Art, die Liebe fortzusetzen (S. 131 „Trauer").

Trauerrituale helfen uns bei der Erinnerung an die Verstorbenen, sie können uns in die geistig-seelische Nähe der Verstorbenen bringen, erinnern an die eigene Endlichkeit und verweisen uns auf den Übergang ins Transzendente, unsere Lebensqualität kann sich dadurch intensivieren. Rituale stellen eine Verbindung zum Heilenden und Heiligen in und um uns her. Gerade Menschen in der Krise gewinnen oft einen Zugang zum Spirituellen.

In Ritualen können die Betroffenen und Begleitenden ihren Gefühlen und Gedanken, Hoffnungen und Ängsten Ausdruck geben. Einfache Handlungen werden mit großer Aufmerksamkeit und mit liebevoller

Zuwendung zelebriert. Das Gefühlschaos findet eine Ordnung. Die sich wiederholenden Elemente in den Abschiedsritualen vermitteln ein Gefühl der Struktur, des Schutzes und der Geborgenheit. Gleichzeitig verändern sich die Inhalte unseres Erlebens. Der Verlust bleibt; durch die Rituale verändert sich jedoch der Verlustschmerz; wir gewinnen eine größere Fernsicht, der Horizont weitet sich. So können regelmäßig wiederholte Rituale als heilend erlebt werden. Durch Gedenken, Erinnern und Belebung der geliebten Wesen in unserem Innern, begleiten die Verstorbenen uns weiter (Tausch-Flammer u. Bickel, 1995).

7.5   Selbstpflege der Begleitenden

Sterbe- und Trauerbegleitung kann sehr belasten. Die Begegnung mit Sterbenden und Trauernden ist immer auch Begegnung mit der eigenen Angst vor dem Tod. Fluchttendenzen, Unlust, Antriebsschwäche, Rückzug, körperliche und emotionale Erschöpfung sind deutliche Belastungszeichen. Folgende Körpersignale sollten uns aufmerksam machen: gepresste Stimme, angestrengter Atem, hochgezogene Schultern, Kauen auf den Wangen, geballte Fäuste, Schlaflosigkeit, Hautausschlag oder zunehmende Erkrankungshäufigkeit (Verheyen-Cronau, 2000). In der Hospizbewegung wird Fürsorge für die Begleitenden über Supervisionen, Fortbildungen, wertschätzende Teamsitzungen und die Förderung von persönlichen Ressourcen sehr ernst genommen (**Abb. 7.19**). Es geht nicht nur um die Fürsorglichkeit für die Kranken und ihre Angehörigen, sondern auch um die Fürsorglichkeit für sich selbst und für das Palliative Care-Team.

SterbebegleiterInnen sollten um ihre eigenen Ängste vor Sterben, Tod und Trauer wissen und sie nicht verdrängen, sondern wahrnehmen. Es geht um ein heilsames Hinschauen auf die Ängste und um die Bearbeitung eigener bewusster und unbewusster Abschiedserfahrungen. Eigene Konflikte sollen bewältigt werden, ehe diese die Sterbe- und Trauerbegleitung belasten. Darin liegen für die Begleitenden Entwicklungschancen.

Angesichts der offensichtlich begrenzten Lebensspanne der Sterbenden werden die Begleitenden kontinuierlich auf die Notwendigkeit der Pflege ihres Selbst hingewiesen. So wie die Sterbenden im Hinblick auf das Ende ihrer körperlichen Existenz gezwungen werden, sich auf das Wesentliche zu

konzentrieren, suchen auch wir Begleitenden das Wesentliche, das Sinnstiftende, das was bleibt. Besitz, Macht, Erfolg verlieren an Wert. Müssen Pflegende das Bedrohliche in der Sterbebegleitung nicht verdrängen, sondern können sie sich auf die Pflegebeziehung (S. 22 „Basiskonzept") ganz einlassen, merken sie, dass die wesentlichen Dinge im Leben nicht eine Frage der Zeit sind, sondern der Intensität, nicht eine Frage der Menge, sondern der Qualität. Diese Begleitenden erleben, dass das, was zählt, die Liebe ist, die sie zu geben in der Lage sind, und die Liebe, die sie zu empfangen bereit sind (Student, 1999).

Die Sterbenden gehen uns voraus und wir können uns oft führen lassen und viel von ihnen lernen. Kübler-Ross und Kessler meinen, dass die Sterbenden ihr eigenes Herz finden und das Herz der Menschen, die sie lieben. „Sie entdecken, dass es im Verlust einen Anteil gibt, den wir überschreiten können. Wir können den echten Teil unseres Selbst

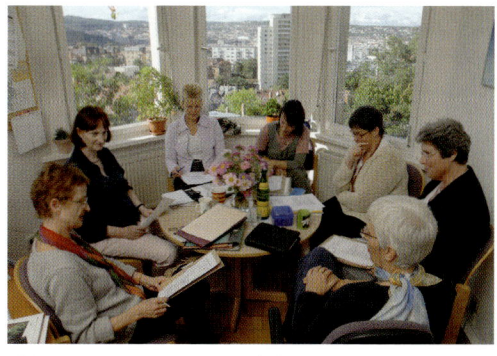

Abb. 7.19 ▪ Teamsitzung im ambulanten Hospiz-Bereich.

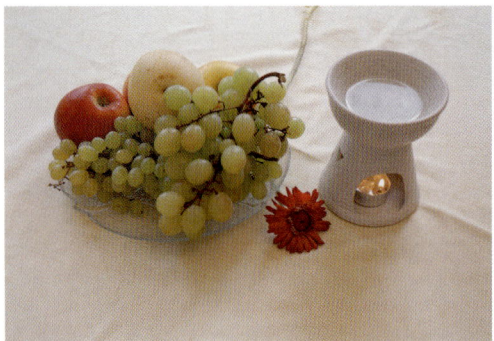

Abb. 7.20 ▪ Angenehmes für Kranke, Angehörige und die Beschäftigten.

und uns nahestehender Menschen finden, der nicht verloren geht. Wir können sogar lernen, dass nur das wirklich zählt, was ewig ist und für immer uns gehört. Die Liebe, die Sie empfunden, und die Liebe, die sie anderen gegeben haben, kann nicht verloren gehen" (Kübler-Ross u. Kessler, 2001, S. 101).

Die Möglichkeiten zur Pflege des Selbst sind vielfältig. Welche Wege zur Selbstpflege wir einschlagen, über die körperliche, die psychosoziale und/oder die spirituelle Ebene, das mag variieren; Hauptsache ist, wir finden die uns entsprechende Art und Weise. Über die Selbstpflege können wir uns selbst finden.

Besonders schön ist, dass viele Selbstpflegemöglichkeiten den Kranken **und** den Pflegenden gut tun: Aufmerksame Berührungen und wohltuende Einreibungen, autogene Entspannungsgeschichten (S. 79), Musik, angenehme Düfte, angenehme Essatmosphäre, tiefe Gespräche, im Hier- und Jetzt-Sein, Freude an jahreszeitlichen Rhythmen, die sich beim Blumenschmuck und der Obstschale zeigen (**Abb. 7.20**). Dies alleine reicht natürlich bei weitem nicht aus, um berufliche Belastungen in der Palliative Care zu bewältigen.

 Um die Inhalte zu vertiefen, können Sie sich das Video „Interview mit einer Hospizschwester" ansehen.

7.5.1 : Institutionalisierte Unterstützungen

In der Palliative Care stoßen wir immer wieder an die eigenen emotionalen Grenzen. Ängste können lähmen, wenn sie nicht mitgeteilt werden können. Um den beruflichen Belastungen gewachsen zu sein,

ist es notwendig und im Hospiz Stuttgart üblich, dass ehrenamtliche und hauptamtliche MitarbeiterInnen in der Sterbebegleitung die Möglichkeit haben, an **Selbsterfahrungsseminaren** und kontinuierlichen internen und externen **Palliative Care-Fortbildungen** teilzunehmen. Dort werden eigene Erfahrungen mit Sterben und Tod thematisiert sowie eigene Einstellungen zum Leiden und eigene Wertvorstellungen im Leben und im Sterben bewusst. Die eigene Rolle im palliativen Team wird erkannt. Die Auseinandersetzung mit Ohnmacht wird möglich, die eigenen fachlichen und menschlichen Grenzen werden spürbar und deren Akzeptanz erleichtert. In **Fachzirkeln** treffen sich Palliative Care-Fachkräfte aus verschiedenen Institutionen, sodass durch persönliche Kontakte ein vernetztes Arbeiten möglich wird.

In den Berufsalltag integriert sind bestimmte Arbeitssitzungen, die auch eine palliative Haltung untereinander möglich machen. Dazu gehören

- **Teamgespräche** mit **Teamentscheidungen** und **Teamsupervision**,
- **multiprofessionelle Teamsitzungen** mit **Fallbesprechungen** und **kollegialer Beratung** (S. 55 „Göttinger Stufenmodell").

Schwerkranke wenden sich bevorzugt an Pflegekräfte mit ihren Problemen, gleich ob sie psychosozialer, körperlicher oder spiritueller Natur sind. Das bedeutet, dass die Not unmittelbar von den Pflegekräften getragen werden muss. Deshalb sind ausführliche **Teamübergaben** auf der objektiven Symptomebene **und** der zeitliche und soziale Raum für die subjektive Darstellung des eigenen Erlebens besonders wichtig. Im Team kann eine gemeinsame Reflexion stattfinden, sie hilft, schwere Situationen kreativ zu bewältigen und bei Bedarf SpezialistInnen hinzuzuziehen. Die Unterstützung im KollegInnenkreis bedeutet „schützen" innerhalb des Palliative Care-Teams, Bedürfnisse nach Unterstützung und Stresssymptome werden ernst genommen.

In Supervisionssitzungen kann auch der Umgang mit Grenzverletzungen besprochen werden. Bei Durchfall, Obstipation oder exulzerierenden Wunden werden häufig Tabugrenzen überschritten. Nicht nur für die Kranken sondern auch für die Pflegenden ergeben sich von Ekel- und Peinlichkeitsgefühlen begleitete Pflegesituationen (S. 121 „Ekel"). Können Pflegende nicht die eigenen psychischen Grenzen und die Belastung thematisieren, kann es zu Scham, abwehrendem Verhalten wie Vernachlässigung des Problems, zu Distanzierung, Rückzug, bis hin zu Ablehnung und Aggression der Pflegenden gegenüber den Kranken kommen.

In multiprofessionellen Fallbesprechungen kann es gemeinsam getragen werden, dass wir nicht **alle** Bedürfnisse der schwer Kranken und ihrer Angehörigen erfüllen können, z.B. das Bedürfnis, wieder körperlich gesund zu werden oder die Herstellung harmonischer Familienverhältnisse. Es gibt in der Palliative Care einiges, was wir auch mit viel Einsatz nicht ändern können. Das Aufgeben von Omnipotenzphantasien lässt uns in der Pflegebeziehung angemessen handeln und wir empfinden uns dann auch nicht als VersagerInnen. Wir sollten uns nicht aufhalten am nicht Gelingenden, sondern andere Perspektiven finden (**Abb. 7.21**).

Pflegende sollten bei der Teamübergabe auch Raum haben, um über das Sterben einer/s Schwerkranken zu berichten und die KollegInnen sollten ihre Erlebnisse mit der verstorbenen Person mitteilen; so kann die Sterbebegleitung für alle abgeschlossen werden und die Pflegekräfte werden aufnahmefähig für die nächsten Kranken. Da die Pflegebeziehung die Basis der Pflege ist (S. 22 „Basiskonzept"), palliativ Pflegende sich also einlassen auf die Sterbenden und ihre Angehörigen, bedeutet jedes Sterben auch einen Verlust, ein Abschied nehmen, auch das Palliative Care-Team braucht Raum und Zeit für Trauerarbeit. Mit gemeinsam vereinbarten **Ritualen** wird es möglich, die Abschiede zu leben (S. 82 „Rituale"). Wenn Pflegende an der Beerdigung teilnehmen oder z.B. auch in der ambulanten Palliative Care ein Abschlussgespräch mit den hinterbliebenen Angehörigen führen können, wird die Pflege „rund" und wir erleben viel Dankbarkeit.

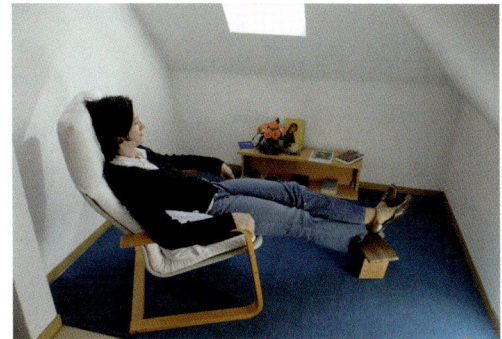

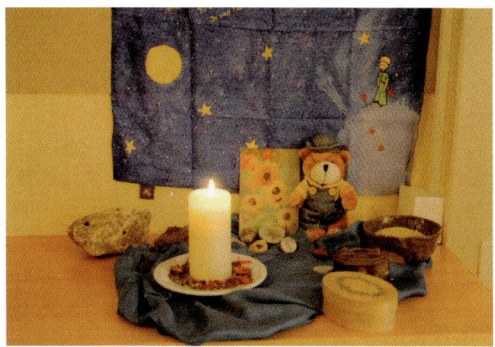

Abb. 7.21 ▪ **a** Rückzugsmöglichkeit für die Beschäftigten. **b** Eine Rückzugsecke im Hospiz.

Spirituelle und psychosoziale Selbstpflege

„Die Seele nährt sich von dem, woran sie sich freut."

(Augustinus)

7.5.2 Persönliche Ressourcen

Das Wahrnehmen der eigenen Bedürfnisse und ein achtsamer Umgang mit sich selbst ist die Voraussetzung dafür, die eigenen Ressourcen zu finden und umzusetzen.

Die entscheidende Frage ist für uns dabei nicht Nähe **oder** Distanz zu den Schwerkranken und ihren Angehörigen. **Dazwischen** gibt es viele Variationen, die wir erleben und akzeptieren sollten. Mit Mitleid und Identifikation mit den Betroffenen kommen wir schnell in eine hilflose und hoffnungslose Position, die niemandem nützt. Mit Mitgefühl und Zuwendung können wir die Betroffenen mittragen. Grundsätzlich ist es wichtig, dass wir handlungsfähig bleiben.

Um uns selbst zu finden, können eine kurze Stille in einer Kirche, das Meditieren und Anzünden einer Kerze, ein Gebet oder Lied wohltuende Rituale (S. 82) sein. Das Schreiben eines „Freudentagebuchs" hilft, um Freude und Dankbarkeit für Gelungenes wahrzunehmen.

Es ist gut, wenn wir unsere Stärken kennen, uns selbst anerkennen, aber Bescheidenheit bei der eigenen Wirksamkeit üben. Die geschieht leichter, wenn wir auch Andere wertschätzen, echt gemeintes Lob aussprechen und Unterstützung suchen und annehmen können.

Mit der Pflege eines Freundeskreises und dem Besuch von kulturellen, auch humorvollen Veranstaltungen können wir leichter über uns selbst hinausblicken. Gut tut die Begegnung mit Musik,

Kunst, Tanz, Theater oder das Finden eines eigenen künstlerischen Ausdrucks für die eigene seelische Situation über eine eigene Arbeit mit Bildern und Texten.

Körperliche Selbstpflege

„Tue deinem Körper Gutes, damit deine Seele Lust hat, darin zu wohnen."

(Theresa von Avilla)

Zur körperlichen Selbstpflege gehören z.B. Entspannungsbäder, Entspannungsübungen, vertieftes Atmen, Schütteln oder Strecken, kurzes Augenschließen oder Nackenmassage. Für manche ist das Erlernen von gezielten Entspannungstechniken hilfreich: Autogenes Training, Muskelentspannung nach Jacobson, Yoga oder Meditation. Sportliche Betätigungen je nach Lust und Kondition und Bewegung in der Natur zu verschiedenen Jahreszeiten sind ein wichtiger Ausgleich.

Beruhigend und harmonisierend und zum Abbau von Stress sind zu empfehlen:

- angewärmte Rosenblüten-Kräutersäckchen (S. 78),
- Ölkompressen mit ätherischem Lavendelöl (S. 78),
- Ölkompressen mit ätherischem Melissenöl (S. 78).

Pflegende sind ja MeisterInnen in der Krankenbeobachtung, sie sollten auch ihre eigenen Körpersignale ernst nehmen, den eigenen Körper schätzen und auf eine gesunde Lebensführung achten. D.h. sich regelmäßig Gutes tun und dies nicht auf später verschieben: „Wenn das geschafft ist, wird alles wieder besser." Dazu gehört das Genießen der Natur, das Genießen von gutem Essen und das Genießen des Lebens mit allen Sinnen.

Zusammenfassung

Um Menschen in Grenzsituationen gut begleiten zu können, müssen wir unsere eigenen Ängste aufrichtig anschauen, sie fühlen, mitteilen und spüren, wie wir uns damit weiter entwickeln. Es geht darum, dass wir immer weniger Aspekte von uns selbst abspalten, dass wir immer mehr wir selbst und damit authentisch werden. Dazu gehören das Erkennen der eigenen gegensätzlichen Tendenzen und das Aushalten der damit verbundenen Spannung. Die Frage an uns selbst, ob unser Leben stimmig ist, beantwortet uns unser Gefühl. Diese wesentliche Haltung im Individuationsprozess kann die Projek-

tion unserer Ängste auf die Anderen verringern und wir lernen zu unterscheiden zwischen dem Leid der anderen und dem eigenen (Kast, 1996).

Für die Sterbebegleitung ist Selbstpflege wichtig, damit wir nicht mit hinein gezogen werden in das Leid, dass wir die eigenen Kräfte richtig einschätzen lernen und unsere Balance immer wieder finden. Die kontinuierliche persönliche Arbeit muss durch eine institutionalisierte Reflexion und Weiterbildung gefördert werden. Mit dieser Selbstpflege können wir uns auf eine tiefe Weise in die Begleitungen einlassen und dort sein, wo die Sterbenden stehen. Wir können lernen, Krankheitsbilder und Lebenssituationen hinzunehmen in Achtung vor der Biografie der Betroffenen. Wenn wir uns öffnen, kann aus Sprachlosigkeit miteinander geteiltes Schweigen und aus Leid und Ohnmacht gemeinsames Durchhalten und ein Angenommensein entstehen. Im Wissen um eine größere Vollständigkeit brauchen wir nicht an dem Vordergründigen eines Menschen stehen zu bleiben; wir lernen sein Wesen, seine Persönlichkeit zu sehen.

Weiterführende Literatur

Franke Evelyn. Hilfsmittel-Liste für mundmotorische Probleme. Palliative Care Tipps der Elisabeth-Kübler-Ross-Akademie für Bildung und Forschung im Hospiz Stuttgart, zu beziehen über info@hospiz-stuttgart.de

Höppner Gundula: Kinästhetik in der Altenpflege. In: Köther, Ilka (Hrsg.): Thiemes Altenpflege. Thieme, Stuttgart 2005, S. 98–108

Husebø, Stein u. Klaschik, Eberhard: Palliativmedizin. Grundlagen und Praxis. Schmerztherapie, Gesprächsführung, Ethik. 4. Aufl., Springer, Berlin 2006

Köther, Ilka; Seibold, Hannelore: Begleiten und Pflegen schwerkranker und sterbender Menschen. In: Köther, Ilka (Hrsg.): Thiemes Altenpflege. Thieme, Stuttgart 2005, S. 498–520

Mendoza, Erika; Zoske, Reinhard: Palliativmedizin. Ein Ratgeber für Patienten mit unheilbaren Krankheiten. Arrien, Wunstorf o. J.

Müller, Monika: Dem Sterben Leben geben. Die Begleitung sterbender und trauernder Menschen als spiritueller Weg. Gütersloher Verlagshaus, Gütersloh, 2004

Nagele, Susanne; Feichtner, Angelika: Lehrbuch der Palliativpflege Facultas, Wien 2005

Orth, Christel: Sterbende begleiten kann doch jeder!? Von der Notwendigkeit Hospizhelferinnen und Hospizhelfer zu befähigen. In: Fittkau-Tönnesmann, Bernadette (Hrsg.): Nachlese. Texte zu den Seminaren der Fortbildungsakademie. 4. Kongress der Deutschen Gesellschaft für Palliativmedizin e. V. München 2002. congress compact verlag, Berlin 2002, S. 28–32

Otterstedt, Carola: Sterbenden Brücken bauen. Symbolsprache verstehen, auf Körpersignale achten. Herder, Freiburg 2001

Scherrer, Ellen: Ein Hospiz leiten – eine Gratwanderung. In: Böke, Hubert; Müller, Monika; Schwikart, Georg: Manchmal möchte ich alles hinschmeißen! Wenn Sterbebegleiter an ihre Grenzen kommen. Gütersloher Verlagshaus, Gütersloh 2005, S. 18–28

Sitzmann, Franz: Begleitung Sterbender. In: Kellnhauser, Edith u. a.: Thiemes Pflege. Professionalität erleben. Thieme, Stuttgart 2004, S. 444–454

Student, Johann-Christoph; Mühlum, Albert; Student, Ute: Soziale Arbeit in Hospiz und Palliative Care. Ernst Reinhardt, München 2007

Tausch-Flammer, Daniela; Bickel, Lis: Wenn ein Mensch gestorben ist – wie gehen wir mit dem Toten um? Herder, Freiburg 1995

Tausch-Flammer, Daniela; Bickel, Lis: Die letzten Wochen und Tage. Eine Hilfe zur Begleitung in der Zeit des Sterbens. Veröffentlicht von Diakonisches Werk der EKD und Krebsverband Baden-Württemberg 1994. Kostenlos erhältlich beim Krebsverband Baden-Württemberg e. V. Adalbert-Stifter-Straße 105, 70437 Stuttgart, Tel.: (0711) 848-10770, E-Mail: info@krebsverband-bw.de

Weissenberger-Leduc, Monique: Handbuch der Palliativpflege. 3. Aufl. Springer, Berlin 2002

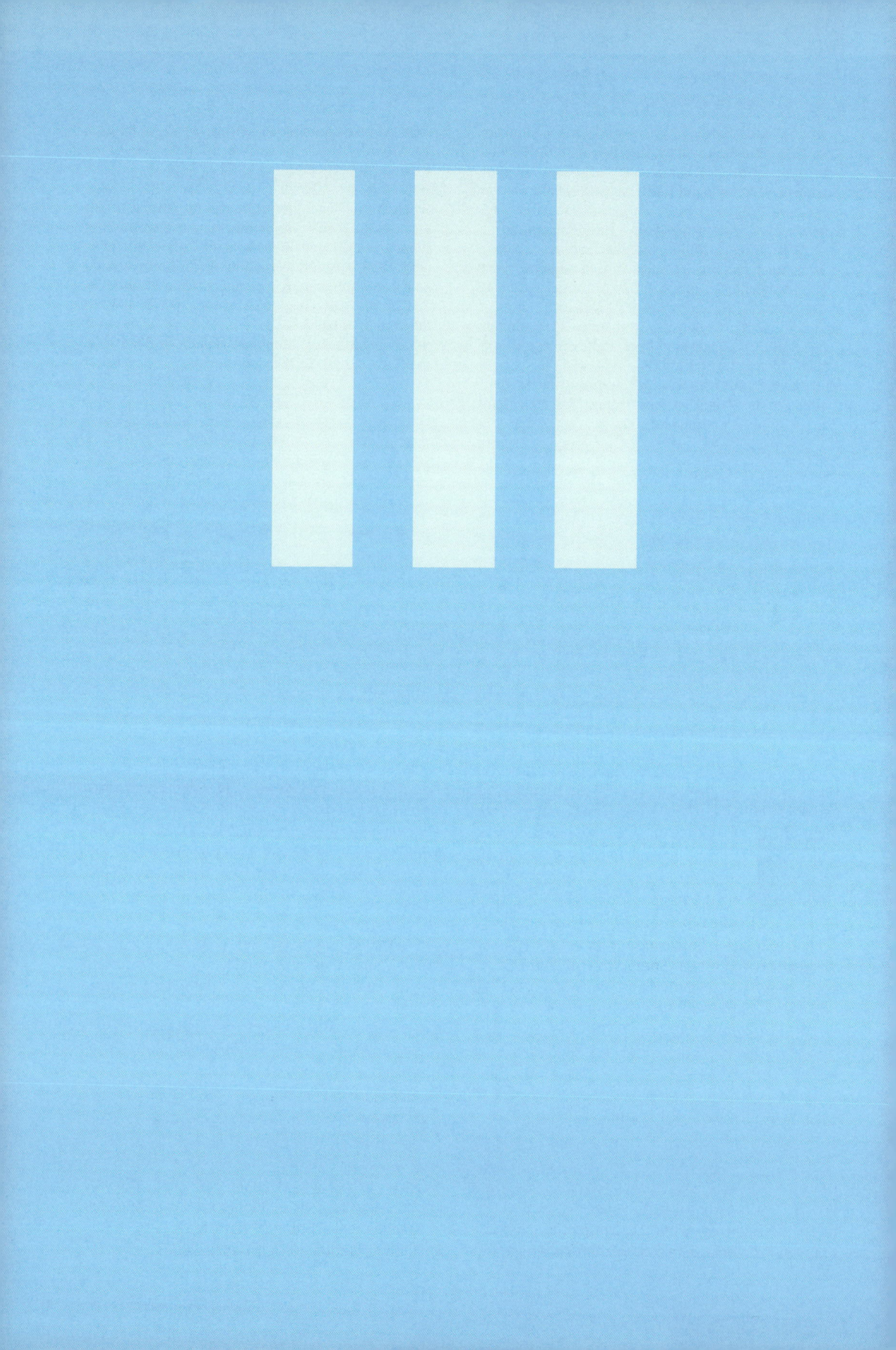

III Situationsspezifische palliative Pflege

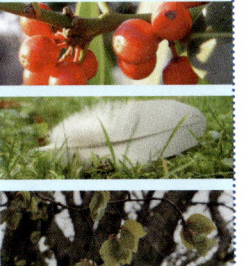

Die Palliative Pflege ist immer auf die individuelle Persönlichkeit der schwer kranken und sterbenden Menschen mit ihren Angehörigen in ihrer speziellen Situation ausgerichtet. Im Teil III geht es also um die typischen Situationen, die Pflegeprobleme, die häufig auftreten und um die Symptomkontrolle. In der Palliative Care wird die Lebensqualität der Kranken durch eine Befreiung von Beschwerden oder Linderung von Symptomen verbessert. Spezifisch palliative Pflegesituationen wie Probleme mit Schmerzen, Übelkeit, Erbrechen, Obstipation, Angst, Atemnot, exulzerierenden Wunden etc. werden beschrieben. Die palliativ-pflegerischen Probleme, die Symptome, sind der psychosozialen, der körperlichen oder spirituellen Dimension zugeordnet, die jeweils im Vordergrund steht. Hierbei wird offensichtlich, dass Pflege sich nicht auf die körperliche Dimension reduzieren lässt.

Wie in der Allgemeinen palliativen Pflege (Teil II) ist auch in der Situationsspezifischen palliativen Pflege (Teil III) die professionelle Pflegebeziehung unser Basiskonzept (Teil I). Symptome, die den Kranken Probleme bereiten, werden als Pflegeproblem wahrgenommen. Mit Hilfe der drei Pflegekompetenzen: wahrnehmen, verstehen und schützen setzen wir uns mit dem Problem auseinander und ermitteln verschiedene Linderungsmöglichkeiten. Der situativen Kompetenz der palliativ Pflegenden obliegt es dann, ihr Können in der individuellen Beziehung einzubringen.

Die Symptombilder wechseln oft rasch. Das heißt, die Pflegeplanung muss laufend dem aktuellen Ergehen und den Bedürfnissen der Kranken angepasst werden:

1. Situationseinschätzung: Was ist das Problem?
2. Zieldefinition: Was soll erreicht werden? Ist eine Behebung oder Linderung des Symptoms möglich oder muss die/der Kranke in einer Akzeptanz des Symptoms unterstützt werden?
3. Durchführung: Was wird wie möglichst zeitnah getan?
4. Vorausschauende Planung: Welche Probleme sind aufgrund des Krankheitsverlaufes und der Krankenbeobachtung zu erwarten?
5. Dokumentation (Kern u. Nauck, 2000).

8 Psychosoziale Dimension

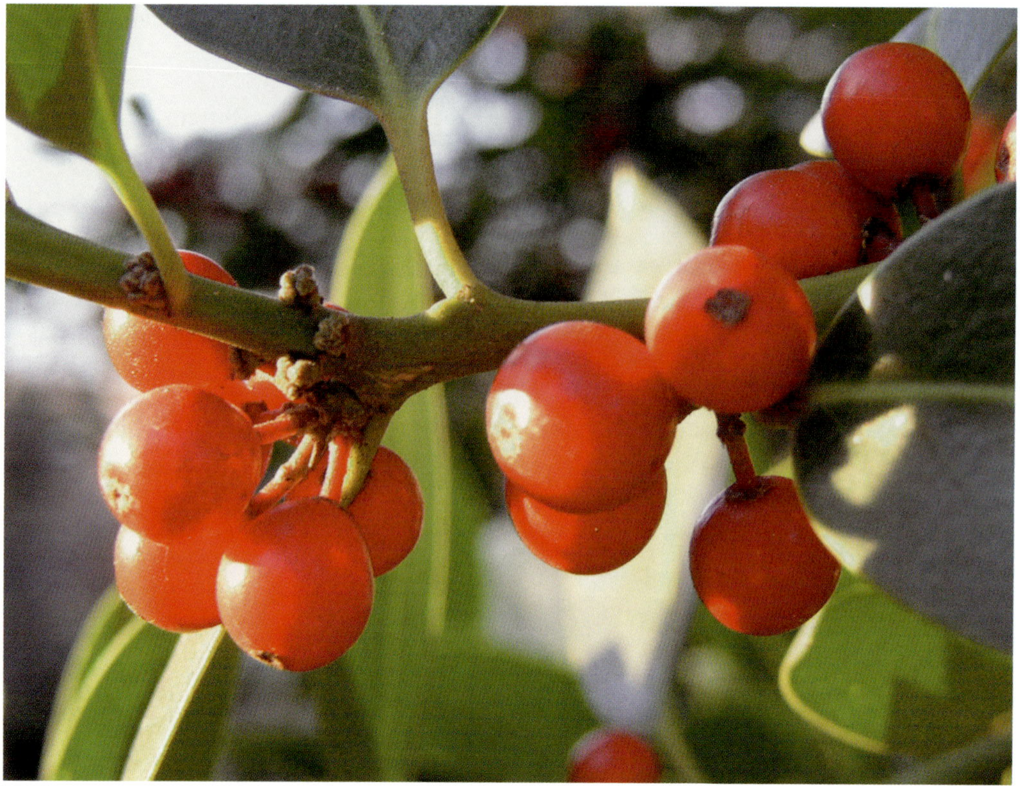

Die palliative Pflege von Schwerkranken und Sterbenden, die Palliative Fürsorge für Angehörige und Trauernde werden im Folgenden betrachtet.

Schwere Erkrankungen wirken sich auf die sozialen Beziehungen und das psychische Wohlbefinden der Betroffenen aus.

B *Fallbeispiel*   **D** *Definition*   **M** *Merke*   **P** *Praxistipp*   DVD

8.1　Palliative Pflege von Schwerkranken und Sterbenden

8.1.1　Depression und Suizid

„Wahrlich, keiner ist weise,
der nicht das Dunkel kennt,
das unentrinnbar und leise
von allen ihn trennt.“

(Hermann Hesse,1911)

Wahrnehmen

Depressionen gehören zu den häufigsten psychischen Erkrankungen. Gleichzeitig beklagen Fachleute immer wieder, dass diese Befindlichkeitsstörung viel zu oft übersehen wird (Wells u.a., 1989). – Gerade bei schwer kranken Menschen, aber auch bei ihren Angehörigen, sollten wir eigentlich verstärkt daran denken. Hier sind Depressionen noch weit häufiger als in der Durchschnittsbevölkerung (Goldberg u. Mor, 1985).

M *Depressionen werden als das häufigste Gesundheitsproblem in der Palliative Care überhaupt angesehen (Wilson u.a., 2000).*

Daran erinnern uns eigentlich schon die Untersuchungen zu den sog. Trauer- bzw. Sterbephasen. In beiden Fällen spielen depressive Phasen eine wichtige Rolle (S. 41 „Sterbephasen“, S. 131 „Trauer“). Gerade deshalb aber werden Depressionen bei schwerstkranken Menschen oft übersehen: Zu schnell finden sich die Helfenden damit ab, dass in diesen Fällen depressives Verhalten eben „normal“ sei (Goldberg u. Mor, 1985). Depressive Verstimmungen werden dann als „angemessene Reaktion“ auf die aktuelle Lebensumstände angesehen. Das ist nicht grundsätzlich falsch. Es muss aber bedacht werden, dass eine ausgeprägte depressive Verstimmung, die lange Zeit andauert und die Handlungsmöglichkeiten der Kranken einschränkt, das Vorliegen einer psychiatrisch relevanten Depression nahe legt. Ihre Behandlung würde allen Beteiligten (Kranke, Angehörige und Helfende) Erleichterung verschaffen. Denn Depressionen sind nicht nur außerordentlich quälend, sie sind auch ausgesprochen „ansteckend“. Wer mit depressiven Menschen umgeht, gerät selbst leicht in Gefahr, verstimmt zu reagieren – auch auf den betroffenen Menschen

(s. Beispiel, S. 98). Dies kann der Beginn eines fatalen Teufelskreises werden.

Wie lassen sich Depressionen erkennen?

„Ach, depressiv ist doch jeder mal.“ Diese Bemerkung ist richtig – und verhindert zugleich eine hilfreiche Diagnostik. Denn natürlich kennen die meisten Menschen in ihrem Leben immer wieder Phasen der Missstimmung. Aber das macht das Problem nicht kleiner und übersieht, dass klinisch relevante Depressionen für nicht Betroffene schwer vorstellbare, qualvolle Zustände sein können – auch wenn der Übergang zwischen einer banalen Verstimmung und einer schwerwiegenden Depression gleitend ist.

Wie aber lassen sich **schwerwiegende Depressionen** besser wahrnehmen? Aus psychiatrischer Sicht wird dazu gefordert, dass ein Mensch mit einer schweren Depression mindestens **eines der Kernsymptome** einer Depression zeigt und mindesten **vier der weiteren Symptome** (**Abb.8.1**). Dabei ist berücksichtigt, dass bei schwer kranken Menschen Befindlichkeitsstörungen wie Gewichtsverlust oder Schwächegefühl kaum verwertbar sind, weil diese Erscheinungen bei terminal Kranken häufig im Fortschreiten der Krankheit und nicht in Stimmungsschwankungen zu suchen sind (in der **Abb.8.1** sind sie deshalb eingeklammert). Für die Diagnose einer schwerwiegenden Depression („Major Depression“) müssen die Symptome den größten Teil des Tages anhalten und länger als zwei Wochen bestehen. Bei 5–15 % der Menschen mit Krebs bestehen solche schwersten Formen der Depression (Wilson u.a., 2000).

Leichtere Formen der Depression bis hin zu den depressiven Verstimmungen aufgrund von Anpassungsstörungen unterscheiden sich von der schwersten Form der Depression dadurch, dass eine geringere Anzahl von Zusatz-Symptomen vorhanden ist und/oder die Beeinträchtigungen eher für kürzere Zeiten bestehen. Das bedeutet aber nicht, dass diese schwächeren Formen der Depression nicht ernst genommen werden müssten.

Kern-Symptome:

- depressive Stimmung während des größten Teils des Tages

  und/oder

- ausgeprägte Verringerung des Interesses an allen oder fast allen Aktivitäten während des Tages

Zusatz-Symptome:

- depressives Erscheinungsbild
- (Gewichtsverlust oder -zunahmen von mehr als 5 % im Monat oder Zu- oder Abnahme des Appetits)
- sozialer Rückzug oder herabgesetzte Gesprächsbereitschaft
- (Schlafstörungen)
- psychomotorische Agitation oder verringerte psychomotorische Aktivität
- (Erschöpfung oder Energieverlust)
- Selbstmitleid, Pessimismus oder vor sich Hinbrüten
- Gefühl der Wertlosigkeit oder extreme bzw. unangemessene Schuldgefühle
- (Konzentrationsstörungen)
- Mangel an Reaktionsfähigkeit, lässt sich nicht aufmuntern
- intensive Gedanken an den Tod mit Suizidphantasien, -planungen oder -versuchen

Hinweise: Zur **Diagnose** einer Depression muss auf jeden Fall mindestens eines der Kernsymptome vorhanden sein.
Der **Schweregrad** der Depression hängt einerseits von der Zahl der Zusatzsymptome und andererseits von der Intensität der Symptome ab (d.h. Dauer im Verlaufe eines Tages und der Zeitdauer ihres Bestehens insgesamt, nämlich länger als zwei Wochen)
Die in **Klammern** gesetzten Symptome können bei terminal kranken Menschen u.U. durch die Grunderkrankung oder Medikamente bedingt sein und nicht durch eine Depression. Sie müssen deshalb differenziert gesehen werden.
Die Abgrenzung der Symptome gegen eine **Trauerreaktion** kann im Einzelfall schwierig sein.

Abb. 8.1 ▪ Symptome einer schweren Depression (nach Endicott, 1984) bei Menschen mit terminaler Erkrankung.

Wodurch Depressionen ausgelöst werden

Depressionen können verschiedene Ursachen haben – in Abhängigkeit von der Betrachtungsweise. Hier sollen zunächst einige Risikofaktoren genannt werden, die die Wahrscheinlichkeit für das Auftreten von Depressionen erhöhen, so weit es Menschen mit schwersten Krankheiten betrifft.

Beginnen wir mit den **körperlichen Ursachen**: Es gibt mittlerweile sehr handfeste Nachweise dafür, dass Depressionen durch lang **anhaltende Schmerzen** ausgelöst werden. Ein weiterer Hinweis darauf, wie wichtig gute Schmerztherapie ist (S. 150). Umgekehrt ist zu bedenken, dass Depressionen die Wahrnehmung von Schmerzen verstärken können. Hier kann ein fataler Teufelskreis (aus Schmerz → Depression → Schmerz → …) entstehen. – Aber auch manche **Medikamente** können Depressionen auslösen: z.B. Mittel gegen Bluthochdruck, Kortikoide, Chemotherapeutika oder sogar Benzodiaze-

pine (Pasacreta u.a., 2001). – Schließlich können **Tumore** selbst, insbesondere solche, die das Gehirn betreffen bzw. dorthin metastasieren, Depressionen auslösen.

Für die Pflege besonders bedeutsam sind die **psychosozialen Faktoren**, die zu Depressionen führen können: Wenn Menschen zu früheren Zeiten depressive Episoden durchlebt haben, ist die Wahrscheinlichkeit, dass sie in der aktuellen Lebenskrise der schweren Krankheit erneut mit dieser Verhaltensweise reagieren, relativ groß.

Depressionen treten oftmals bei Menschen auf, die in früheren Zeiten schwerwiegende **Verlusterlebnisse** und **Kränkungen** erlitten haben und diese nicht ausreichend betrauern konnten. Diese können im beruflichen Bereich ebenso wie im privaten, familiären gelegen sein. Insbesondere Kränkungen und Verluste in Partnerbeziehungen spielen hier eine wichtige Rolle. Vielfach lassen sich also Depressionen verstehen als alte, **ungelebte Trauer** über Ungelebtes und Enttäuschendes, Kränkendes (Dörner u.a., 2004). Die durch solche schwierigen Erfahrungen (Kränkungen, Enttäuschungen) ausgelösten Aggressionen werden nicht oder nicht ausreichend zugelassen und wenden sich dann gewissermaßen nach innen, gegen den gekränkten, enttäuschten, verletzten oder verlassenen Menschen selbst. Depression lässt sich also in diesem Zusammenhang als eine Art Autoaggression verstehen, die den Menschen sozusagen von innen „auffrisst".

Schwere Krankheit stellt ebenso wie der Verlust eines nahe stehenden Menschen ein solches kränkendes Erlebnis dar, das an alte Verlusterfahrungen und Kränkungen erinnert und nun die „bereitliegende Depression" neu belebt. Deshalb sind Depressionen bei Schwerkranken (S. 43 „Sterbephasen") ebenso wie bei Hinterbliebenen (S. 131 „Trauer") so häufig anzutreffen.

Ein wichtiger Schutz vor Depressionen ist in einem guten sozialen Netz zu sehen. Umgekehrt können deshalb Isolation und der Abbruch von Beziehungen dazu führen, dass Depressionen ausgelöst oder verstärkt werden – sowohl bei den Kranken, die solche Isolation erfahren, als auch bei Angehörigen, die durch den Tod eines wichtigen Menschen alleine zurückbleiben.

Auch der Verlust von Fähigkeiten durch die fortschreitende Krankheit löst bei manchen Menschen Depressionen aus, was erklären kann, weshalb Depressionen umso häufiger werden können, je weiter die Krankheit fortschreitet – und wie wichtig es ist, in solchen Krisen den Kranken besondere Unterstützung zu geben.

Ein Rückfall einer Erkrankung nach einem beschwerdefreien Intervall kann zu schweren depressiven Verstimmungen mit zusätzlichen Ängsten (S. 101) und suizidalen Phantasien führen. – Die Sorge, eine Last für andere zu sein, Kontrolle über die Situation zu verlieren und eine schlechte Lebensqualität erdulden zu müssen, sind weitere depressionsauslösende Faktoren. – Schließlich werden Sie im Kapitel Spiritualität (S. 211) weitere Faktoren erkennen können, die zu Depressionen führen.

Suizidalität umfassend wahrnehmen

Ähnlich wie bei den Depressionen finden wir auch bei suizidalem Verhalten, dass dieses viel zu selten wahrgenommen wird, weil es uns als Helfende selbst zutiefst beunruhigt. Andererseits wird Suizidalität fatalerweise vielfach als etwas „Norma-

les" im Rahmen schwerster Krankheit erlebt. Viele Helfende können das (zu) gut verstehen. Auch der Wunsch nach **aktiver Sterbehilfe** ist ja nichts anderes als ein Wunsch nach (Beihilfe zum) Suizid (S. 248 „Euthanasie").

M *Suizidalität wird zu selten wahrgenommen. Tatsächlich ist sie ein ständiger Begleiter jeder Lebenskrise und ein Hilfeschrei, der äußerste Not eines Menschen anzeigt.*

Suizidalität lässt sich als der Wunsch verstehen, eine unerträglich gewordene Situation zu verändern – und wenn dies nicht möglich ist, sie auf radikale Weise zu beenden (Dörner u.a., 2004).

Zwischen Depressivität und Suizidalität besteht eine enge Verbindung. So fanden Brown u.a. (1986), dass alle von ihnen untersuchten Kranken, die Suizidwünsche äußerten, auch Zeichen einer ausgeprägten **Depression** zeigten. Deshalb wundert es nicht, dass wir auf der Suche nach Gründen für suizidales Verhalten ähnliche Faktoren wie für die Depression finden. Schon alleine eine chronische oder aussichtslos erscheinende Körperkrankheit erhöht das Risiko für suizidale Handlungen deutlich. Eine Untersuchung des nordamerikanischen Palliativmediziners und Psychiaters Chochinov zeigte, dass 76 % der Menschen mit **Schmerzen** zugleich einen deutlichen Wunsch nach beschleunigter Beendigung ihres Lebens äußerten (Chochinov u.a., 1995). In derselben Untersuchung zeigte sich, dass eine enge Beziehung zwischen **geringer sozialer Unterstützung** und dem Verlangen nach einem baldigen Tod bestand. Die Betroffenen fürchteten, eine Last für andere zu werden und ihre Würde zu verlieren, wenn die Krankheit noch weiter fortschreitet.

Ein letzter hier zu nennender Faktor, der zu Suizidhandlungen führen kann, sind Beeinträchtigungen des Bewusstseins. Insbesondere das **Delir** (S. 107) stellt einen erheblichen Risikofaktor dar. Zwar verlangen Menschen im Delir eher selten ausdrücklich nach einem raschen Tod. Aber ihre Neigung zu impulsiven, auch irrationalen Handlungen bedeutet zugleich, dass sie Suizidimpulsen weniger psychischen Widerstand entgegensetzen können. Sie benötigen also ein besonderes Maß an aufmerksamer Fürsorge.

Wollen wir von innen, also aus dem Blickwinkel der Betroffenen, verstehen, was in die Suizidalität führt, können wir eine psychoanalytische Perspektive einnehmen: Dann lässt sich Suizidalität – ähnlich wie die Depression – als eine Form des Selbsthasses verstehen, der aus einer „verbotenen Wut" auf etwas Verlorenes entspringt, die sich dann gegen den wütenden Menschen selbst richtet. – Aus lerntheoretischer Perspektive können wir eine suizidale Krise als Reaktion auf eine Situation verstehen, für die dem betroffenen Menschen keine ausreichenden Bewältigungsstrategien zur Verfügung stehen. In jedem Fall müssen wir erkennen und anerkennen, dass sich hier Menschen in einer extremen Krise befinden, in der sie Hilfe brauchen, weil sie diese sonst möglicherweise nicht überleben.

Verstehen

B *Schwester Birgit kommt zu spät zur Teambesprechung. Verärgert und erschöpft wirkend lässt sie sich in ihren Sessel fallen. „Diese Frau Waller bringt mich noch mal um den Verstand!" schimpft sie. „Am liebsten würde ich das Zimmer gar nicht mehr betreten. Ständig ist sie unzufrieden. Nichts kann man ihr recht machen. Und alles dauert so lang. Es ist, als bekäme man zähen Teer an die Finger!"„Du bist ja ganz schön aufgebracht", wirft Schwester Uschi, die Stationsleitung, ein. „Was ist denn passiert?"*
Schwester Birgit stutzt und zögert einen Moment. „Eigentlich kann ich das gar nicht so genau sagen. Es ist einfach ihre ganze Art und eine Menge kleiner Dinge: Alles ist eben so mühsam bei ihr und wenn ich ihr irgendwelche Vorschläge mache, kann sie sich nie entscheiden – oder sie lehnt alles in einem absolut jämmerlichen Ton ab. Dabei hat sie doch gar keinen Grund. Ihre Familie ist nett und besorgt. Sie bekommt verhältnismäßig viel Besuch und körperlich geht es ihr im Moment auch gar nicht mehr so schlecht. Aber wenn ich sie z.B. ermutigen will, sich mal ein bisschen auf den Balkon rausfahren zu lassen, dann findet sie es zu zugig oder nicht sonnig genug, oder sie ist einfach zu müde; oder sie kommt mir auf die Tour, Sie sollten sich nicht so viel Mühe mit mir machen, andere haben es doch viel nötiger...' Ach, es macht mich einfach alles wütend!".
Jetzt mischt sich der Zivildienstleistende Carlo ein: „Also ich finde Frau Waller eigentlich ganz nett. Irgendwie erinnert sie mich an meine Oma. Auf mich wirkt sie aber oft mal so richtig traurig, jedenfalls von ihrem Gesichtsausdruck her. Und das Essen schmeckt ihr halt gar nicht. Das ist ja auch wirklich manchmal eine richtige Pampe."
„Du hast gut reden", empört sich Schwester Birgit. „Du siehst sie ja auch höchstens zu den Mahlzeiten. Aber jemand wie ich muss sie dauernd ertragen. Und mir verdirbt sie total die Laune!"
„Vielleicht liegt es ja auch an ihrem schlechten Schlaf", wirft Altenpflegerin Elisabeth ein. „Ich hab' den Eindruck, sie kommt nur schwer zur Ruhe. Die Nachtwache hat das doch auch immer wieder berichtet."
Schwester Uschi schüttelt nachdenklich den Kopf: „Haben wir bei ihr eigentlich schon mal an etwas Depressives gedacht?"
„Wie kommst du denn da drauf?" entgegnet Schwester Birgit noch mit hörbarer Empörung – aber zugleich wirkt sie jetzt interessiert, horcht auf.
„Wie schätzt du denn ihre Stimmung ein", hakt Schwester Uschi jetzt nach und kommt damit auf den Punkt.

Kommunikation mit depressiven Menschen

Depressionen sind ansteckend! Das macht den Umgang mit depressiven Menschen oftmals so schwer erträglich. Als Helfende reagieren wir selbst mit Verstimmung, Hoffnungslosigkeit, Lustlosigkeit, Initiativlosigkeit, Antriebslosigkeit usw. auf die Begegnung mit dem depressiven Menschen. (Manchmal wird die Depression ja auch ein wenig salopp als „**Losigkeits-Syndrom**" bezeichnet.) Oder die unterschwellige Wut der Betroffenen regt unsere eigene Wutbereitschaft und Abwehr an. Das macht es uns schwer, eine Depression zu erkennen und noch schwerer, angemessen mit den Betroffenen umzugehen. Depression lähmt – den kranken Menschen ebenso wie den helfenden. Diese Lähmung zu spüren, macht uns ärgerlich – auf uns selbst und den depressiven Menschen gleichermaßen, wie Sie am Beispiel von Schwester Birgit erkennen konnten. Und wir spüren nicht selten in der Nähe depressiver Menschen eine Art unterschwelliger Wut – bei den Kranken ebenso wie bei uns selbst.

Manchmal ist der erste hilfreiche Schritt in solch einer Situation, dass wir die Diagnose stellen. Denn mit einer Diagnose halten wir uns einen Menschen und seine Beschwerden zunächst einmal ein bisschen vom Leibe, stellen Distanz her, was der Stationsleiterin Uschi leichter fiel, weil sie eben mit Frau Waller nicht unmittelbar zu tun hatte. Diese Distanz ist der erste Schritt zur Hilfe – und damit auch wieder zu einer guten Form neuer Nähe.

Sich über die Stimmungslage eines kranken Menschen klar zu werden, gehört zum Grundbestand des Umgangs mit ihm. Alle Angaben eines Menschen werden durch seine Stimmung gefärbt – positiv wie negativ. Und nur, wenn wir uns angewöhnen, uns darüber Rechenschaft abzulegen, werden wir künftig seltener Depressionen übersehen. Haben wir einen entsprechenden Anhaltspunkt oder finden wir Risikofaktoren in der Vorgeschichte (s.o.), fragen wir gezielt nach den Kern- und Zusatz-Symptomen (s. **Abb.8.1**): „Wie schätzen Sie selbst Ihre Stimmung ein?" „Woran haben Sie denn noch Freude?" „Wie ist die Nachtruhe?" „Gibt es etwas, was Ihnen besonders viel Sorgen macht?" „Wie fühlen Sie sich von Ihrer Familie unterstützt?" Und wir beobachten die Mimik, die Bewegungen, die Reaktionsfähigkeit des kranken Menschen. Wir achten darauf, wie sie oder er auf uns reagiert: Wirkt sie zurückgezogen oder zeigt er eine innere Angespanntheit und Unruhe? Auf diese Weise werden

Sie mehr Menschen als bisher entdecken, die an schweren Depressionen leiden.

M *Bedenken Sie: Außerhalb psychiatrischer Einrichtungen bleiben normalerweise 46–67 % aller Depressionen unentdeckt! (Spitzer u. a., 1994)*

Bei sehr schweren Depressionen kann die Kommunikation außerordentlich schleppend sein. Man muss ihr oder ihm „jedes Wort aus der Nase ziehen." Das strengt an, ermüdet, macht ärgerlich – das lässt uns zugleich etwas davon spüren, wie es **im** kranken Menschen aussieht. Es ist wie eine innere Lähmung – im Extremfall sogar eine völlige innere Leere.

Um uns einen Überblick über den Grad der Verstimmung und über den Verlauf der Depression (auch über die Wirksamkeit der von uns getroffenen Maßnahmen) zu verschaffen, kann es zweckmäßig sein, dem kranken Menschen eine **visuelle Analogskala** anzubieten: Sie oder er wird gebeten, anzugeben wo sie oder er das Befinden zwischen den Polen „schlechtestmögliche Stimmung" und „bestmögliche Stimmung" einschätzt. Hierzu können einfach die im Teil Schmerztherapie gezeigten Skalen (s. **Abb.9.5**, S. 155) verwendet und umfunktioniert werden.

Kommunikation mit suizidalen Menschen

Suizidgedanken und -wünsche sind bei schwer kranken Menschen nicht selten (s. Beispiel, S. 248). Gut geschulte Mitarbeitende von Palliative Care-Diensten berichten erstaunt, wie oft sie Suizidalität entdecken, nachdem sie sich angewöhnt haben, diese regelmäßig zu prüfen.

M *Bei jedem Menschen, der sich in einer Krise befindet oder bei dem Sie den Verdacht auf eine (sei es auch noch so milde) Verstimmung haben, müssen Sie auch nach Selbsttötungs-Phantasien oder -Impulsen fragen.*

Das bedeutet im Grunde genommen, dass Sie jeden schwer kranken Menschen auf eine mögliche Suizidalität ansprechen sollten. Es wird Sie vielleicht erschrecken, das zu lesen. „Was wird da von uns verlangt!" oder „Dazu habe ich doch gar keine Ausbildung", so lauten einige der abwehrenden Reaktionen auf dieses Ansinnen.

Aber für die einfache Frage: „Wie steht es bei ihnen um lebensmüde Gedanken?" oder vorsichtiger: „Wenn ich Ihnen so zuhöre, frage ich mich, ob Sie da nicht manchmal auch lebensmüde Gedanken haben", brauchen Sie keine spezielle Ausbildung.

Dazu braucht es nur ein bisschen Anteilnahme – und etwas Mut. Wenn Sie es wagen, so zu fragen, werden Sie die überraschende Erfahrung machen, dass die kranken Menschen keineswegs mit großer Abwehr reagieren. Die meisten von ihnen werden sich schon einmal im Verlaufe ihrer schweren Erkrankung Gedanken in diese Richtung gemacht haben. Sie werden also z.B. antworten: „Nein, eigentlich im Moment nicht." Oder: „Früher manchmal schon, aber im Augenblick nicht."

In vielen Fällen werden Sie aber auch zu hören bekommen: „Ja, manchmal denke ich an so etwas schon. Ist ja wohl auch kein Wunder, wenn man so schlecht dran ist wie ich." Oder sogar: „Ja, der Gedanke besetzt mich völlig" oder: „Manchmal bin ich kurz davor es zu tun." Oder gar: „Wenn ich nicht so hilflos daläge, hätte ich es schon längst getan!" – Und jetzt verstehen Sie vielleicht Ihr eigenes Zögern vor dieser Frage besser. Es ist eigentlich nicht so sehr die Frage, die Sie fürchten sondern vielmehr die Antwort. Denn, so fragen viele Ihrer KollegInnen an dieser Stelle: „Was mache ich bloß, wenn solch eine Antwort kommt?" – Zunächst einmal ist es wichtig, dass dieses Thema zwischen Ihnen und der kranken Person überhaupt aufgekommen ist. Schon alleine die Frage zu stellen und die Antwort zu hören, ist ein wesentlicher Faktor, um den kranken Menschen zu schützen.

Dann kommt es darauf an, auf sehr respektvolle Weise weitere Fragen zu stellen, um das Ausmaß des Suizidrisikos einschätzen zu können: Was bringt den kranken Menschen zur Suizidalität? Hat er schon eine bestimmte Methode in Erwägung gezogen? (Wenn ja, ist dies ein Alarmzeichen und zeigt, wie nahe er der Suizidhandlung ist.)

Es gibt Menschen, die schon von sich aus auf das Thema Suizidalität zu sprechen kommen (S. 248 „aktive Sterbehilfe"). Andererseits werden Sie auch immer wieder Menschen begegnen, mit denen Sie kaum über das Thema Suizid ins Gespräch kommen können, weil sie sich kaum noch äußern. Es sind gerade diejenigen, die sich sehr zurückziehen – und als Zeichen für suizidale Gedanken vielleicht „nur" ihre Medikamente zurückweisen – die uns Sorgen machen müssen. Aber auch jene, die mit einer beiläufigen Bemerkung darüber hinwegzugehen versuchen: z.B. indem sie während der Tablettenausgabe ganz nebenbei fragen: „Was meinen Sie wohl, Schwester, wie viele Tabletten von dieser Sorte braucht es wohl, um einen Menschen zu töten?" Hier gilt es sehr aufmerksam zu sein – und nachzufragen!

„Aber", so werden Sie sich jetzt vielleicht fragen „bringe ich durch meine Frage einen Menschen nicht erst auf die Idee, sich das Leben zu nehmen?" Für diese Vermutung gibt es in der psychiatrischen Fachliteratur keinerlei Hinweis (Rosenfeld u.a., 2000). Das Gegenteil ist der Fall: Die Frage nach der Suizidalität hat eine wichtige Schutzfunktion. Suizidale Menschen fühlen sich in höchstem Maße isoliert und verlassen in ihren Ängsten. Sie zu befragen, öffnet die Tür wieder einen Spalt und gibt Hoffnung. Suizid-Impulse aussprechen zu dürfen, nimmt von den Kranken den Druck, schafft Erleichterung und ist damit der erste wichtige Schritt zurück ins Leben.

Schützen

M *Die Beziehung zu der Person, die für die medizinisch-pflegerische Versorgung primär verantwortlich ist, ist die wichtigste Komponente der psychotherapeutischen Unterstützung von schwer kranken Menschen (Wilson u. a., 2000).*

Eine solche hilfreiche Beziehung sollte auf gegenseitigem Vertrauen, Respekt und Einfühlsamkeit beruhen. Dazu gehört die Fähigkeit, den kranken Menschen als ganze Person anzunehmen. Solch eine Beziehung während einer Krankheit möglichst kontinuierlich aufrechtzuerhalten, ist von essenzieller Bedeutung. Sie gibt den Schwerkranken das sichere Gefühl, dass sie nicht vernachlässigt werden – egal welchen Verlauf ihre Krankheit nimmt.

Schon alleine die Fragen zu stellen, die wir Ihnen oben (S.99) vorgeschlagen haben, besitzt eine schützende Wirkung. Am deutlichsten wird dies bei den Fragen nach der **Suizidalität**. Wenn Sie einen betroffenen Menschen nach seiner Suizidalität fragen, bekommen Sie ein tieferes Verständnis für sein momentanes Befinden. Sie erfahren, was diesen Menschen wirklich bedrückt und was die Suizidalität nährt (S.248 „aktive Sterbehilfe"). Und wenn Sie dies auf eine respektvolle Weise tun, kann eine gute und tragfähige Nähe entstehen (s. Beispiel S.36). Das ist der erste Schritt zu hilfreicher Unterstützung und damit zu einer möglichen Erlösung von bedrängendem Leid (Rosenfeld u.a., 2000). – Was Sie in dieser Situation allerdings vermeiden sollten, ist zu trösten. Das würde bedeuten, die schwere Krise nicht ernst zu nehmen. Aber sie sollten natürlich anteilnehmend bei dem betroffenen Menschen bleiben und für ihn da sein.

Der nächste wichtige Schritt besteht dann darin, für eine sichere, schützende Umgebung zu sorgen –

und eine angemessene Behandlung evtl. bestehender körperlicher, seelischer, sozialer oder spiritueller Leiden.

Zu den wichtigsten Methoden, mit denen Pflegekräfte schwer kranke Menschen mit Depressionen und/oder Suizidgedanken unterstützen können, gehört das anteilnehmende (**aktive**) **Zuhören** (S.51), verbunden mit gelegentlicher, behutsamer verbaler Unterstützung und Ermutigung. Diese Aufgabe sollte jede Pflegekraft leisten können. – Aber auch andere Formen der pflegerischen Unterstützung können hier gut tun. Insbesondere ist an die entspannende Wirkung der Basalen Stimulation (S.72), der Aromatherapie (S.74), von Einreibungen und Massagen (S.74) u. ä. zu denken.

Viele der Betroffenen haben aus früheren Zeiten Erfahrungen mit eigenen depressiven Verstimmungen. Hieran lässt sich anknüpfen durch die Frage, was damals als hilfreich oder erleichternd empfunden worden ist.

Je schwerer die Depression, desto mehr **professionelle Hilfen** braucht es zusätzlich. Psychotherapien erweisen sich in 70% der Fälle als erfolgreich. Hierzu gehört vor allem die kognitive Verhaltenstherapie, die sich bei der Behandlung von Depressionen als besonders wirksame Psychotherapieform erwiesen hat (Hautzinger, 2003). Hinzu kommen unterstützende Therapieformen. Zu ihnen können wir auch allgemein entspannende Methoden zählen, wie sie oben erwähnt wurden oder Musik- und Kunst-Therapie, wenn der kranke Mensch sich darauf einlassen kann.

M *Pflegekräfte sollten nicht zögern, darauf zu drängen, dass entsprechende PsychotherapeutInnen hinzugezogen werden (Newport u. Nemeroff, 1998).*

Die Tatasche, dass ein Mensch sich in vorgerücktem Alter befindet und dazu noch schwer krank ist, darf gewiss kein Grund sein, ihm solche Hilfen zu verweigern (Heuft u.a., 2005).

Psychopharmaka?

Viel zu rasch wird oftmals bei Depressionen nach der Verordnung von Psychopharmaka gerufen. Dabei sollten **Antidepressiva** immer die letzte Option sein, wenn alle anderen Möglichkeiten der Therapie erfolglos ausgeschöpft wurden oder nicht ausreichend Erleichterung verschaffen. Ihre Erfolgsrate ist ohnehin nicht besonders hoch (Dörner u.a., 2004, S.222). Bei schwer kranken Menschen kommt noch hinzu, dass viele der Antidepressiva Nebenwirkungen haben, die bestehende Beschwerden verstärken können (wie Mundtrockenheit, Leberschädigung, Schwächung der Herzaktion, Verschlechterung des Blutbildes usw.).

Bei der Verordnung von Psychopharmaka muss auch bedacht werden, das die meisten Antidepressiva lange Zeit benötigen (zwei bis vier Wochen!), ehe überhaupt eine Wirkung spürbar ist. Damit kommen sie für Menschen kurz vor dem Lebensende oftmals zu spät. – Zu den besonders nebenwirkungsarmen unter den gut wirksamen Antidepressiva gehört das Mirtazapin (Remergil). Man beginnt mit 15 mg täglich und steigert langsam (!) ggf. bis auf 60 mg. Die gesamte Tagesdosis wird am besten abends gegeben, weil das Medikament sehr müde macht. Damit bekämpft es gleichzeitig (und von Anfang an!) die oft bestehenden Schlafstörungen. Der appetitsteigernde Effekt ist ebenfalls eine Nebenwirkung, die bei schwer kranken Menschen bisweilen als angenehm empfunden wird (Wilson u. a., 2000).

Ist die noch verbleibende Lebenszeit bei den depressiven Menschen vermutlich nur noch kurz, kämen Antidepressiva wegen ihres verzögerten Wirkungsbeginns wie gesagt zu spät. Dann kann ein Versuch mit **Psychostimulantien** unternommen werden, weil ihre Wirkung viel rascher einsetzt. Sie sind vor allem dann u. U. hilfreich, wenn die Kranken vor allem unter dem Gefühl mangelnder Energie leiden. Dextroamphetamin oder Methylphenidat steigern in niedrigen Dosen außerdem den Appetit und fördern ein gewisses Wohlgefühl. Begonnen wird mit einer Dosis von 2,5 mg morgens und mittags. Gleichzeitig wirken sie einer durch Morphin gelegentlich ausgelösten Sedierung entgegen. – Ebenfalls rasch einsetzende Wirkung zeigt das **Benzodiazepin** Alprazolam (Handelsname Xanax), das milde antidepressive Wirkungen zeigt und besonders bei gleichzeitig bestehender ausgeprägter Angstsymptomatik hilfreich sein kann. Man beginnt mit einer Dosis von dreimal täglich 0,25 mg (Breitbart u. a., 2004, S. 754 f.).

Schlussüberlegung

Terminal kranke Menschen, deren Depression behandelt wird, können nicht selten wieder neuen Sinn in ihrem Leben entdecken – trotz des bevorstehenden Lebensendes. Das Ziel ist dasselbe wie bei allen anderen palliativen Maßnahmen: Die Betroffenen und ihre Familien sollen so viel Wohlbefinden wie möglich erlangen, um ihr Lebensende so würdig und bedeutungsvoll wie möglich leben zu können. Dazu gehört vor allem der Mut der Helfenden, auf den depressiven Menschen zuzugehen, sich nicht abschütteln zu lassen und den eigenen seelischen Haushalt so aufgeräumt wie möglich zu halten.

8.1.2   Angst, Unruhe und Schlaflosigkeit

„Zerreiß deine Pläne.
Sei klug und halt dich an Wunder.
Sie sind lang schon verzeichnet
im großen Plan.
Jage die Ängste fort
und die Angst vor den Ängsten."

(Mascha Kaléko)

Wahrnehmen

Angst ist das Grundgefühl, aus dem heraus sich Unruhe, Verzweiflung, Schlaflosigkeit, Nörgelei und offene Aggression entwickeln können. Angst erregt das sympathische Nervensystem, es wird mehr Adrenalin produziert und dies kann zur zentralen Erregung mit Herzklopfen, Luftnot, Zittern und Mundtrockenheit führen.

Die ursprünglichste Quelle der Angst ist der Tod. Diese Angst ist uns jedoch nicht ständig bewusst und sie wird meist nicht direkt erfahren. Der Verlust unserer Identität, unseres Soseins jedoch erzeugt Angst. In der letzten Lebensphase, wenn den schwer kranken Menschen bewusst wird, dass sie nur noch wenige Tage zu leben haben, fallen oft alle Halt gebenden Strukturen und Perspektiven weg. Der Weg des Sichüberlassens in das Unbekannte braucht die Entwicklung eines großen Vertrauens. Die Zeit des Sterbens kann, wenn dieses Vertrauen nicht vorhanden ist, zu einer angstvollen Zeit werden.

Vor dem Sterben gibt es nicht selten für 2–3 Tage eine unruhige Phase: Sterbende fassen suchend nach oben, rufen Namen, wollen aufstehen, decken sich auf oder ziehen sich aus. Ihre Sinneswahrnehmungen sind verändert: Sie hören Stimmen von Verstorbenen, das Licht blendet, die Geräusche sind zu laut, die Decke zu schwer und alles zu eng. Die Unruhe hat einen tieferen Sinn, die Kranken versuchen, sich selbst zu helfen.

> **B** *Frau Fritz döst schon lange vor sich hin. „Ich muss rüber, ich finde den Weg nicht" sagt sie plötzlich. Die Pflegende sagt, indem sie sich ihr bewusst zuwendet: „Frau Fritz, Sie werden ihren Weg finden." Nach einer Weile hört sie die Antwort: „Aber net so gern." (Burkhardt, 2006)*

Ängste der Schwerkranken

Folgende Ängste sind möglich:

- Angst, ausgeliefert und entwürdigt zu sein,
- Angst, unerträgliche Schmerzen leiden zu müssen,
- familiäre, berufliche oder finanzielle Sorgen,
- unerledigte Geschäfte,
- Angst, einsam zu sein,
- Angst, anderen lästig zu werden,
- Angst, nicht versorgt zu werden,
- Angst, nicht verstanden zu werden,
- Angst, verrückt zu werden,
- Angst, vor dem, was kommt (Immobilität, Atemnot, Zerstörung des Körperbildes),
- Angst, gegen den Willen am Leben gehalten zu werden,
- Angst, gegen den Willen das Leben verkürzt zu bekommen,
- Angst vor dem jüngsten Gericht,
- Angst vor der eigenen Angst, z. B. vor verdrängten Kriegsängsten,
- Angst, im Schlaf zu sterben,
- Angst vor dem Sterben, mit dem Verlust von allem,
- Verlassenheitsangst, bei der die Betroffenen nicht mehr allein sein können (Körtner, 2004).

Akute Todesangst ist verbunden mit einem totalen Vernichtungs- und Hilflosigkeitsgefühl, mit dem ohnmächtigen Gefühl, der tödlichen Bedrohung nichts mehr entgegensetzen zu können.

Organische Ursachen für Angst, Unruhe und Schlaflosigkeit

Folgende organische Ursachen sind möglich:

- überdosierte Medikamente, da sterbende Menschen sie langsamer ausscheiden,
- Schmerzen,
- Blutungen, Tumordurchbrüche, Organversagen,
- Einengung der Atemwege,
- Veränderungen im Zentralnervensystem, bei Hirnmetastasen, Sepsis, Stoffwechselstörungen,
- Juckreiz,
- eine volle Blase,

- eine unbequeme Lagerung, die die Kranken nicht verändern können,
- Nikotin-Entzugssymptome wenn ein/e RaucherIn nicht mehr rauchen kann,
- Delirium,
- Reizüberflutung bei verwirrten Menschen. Radio oder TV werden real und auf sich bezogen erlebt (Müller u. a., o. J.; Nagele u. Feichtner, 2005).

Verstehen

Wir dürfen verängstigte, schwerhörige Kranke nicht vorschnell als verwirrt bezeichnen, wie dies leider oft geschieht. Es sollte vielmehr vermieden werden, dass wir Begleitenden unterschiedliche oder sogar widersprüchliche Erklärungen, Ratschläge oder Prognosen abgeben.

Es geht darum, die Kranken so anzunehmen, wie sie sind, und dass wir uns mit unserem Verhalten an ihnen orientieren. Wir versuchen zu spüren, wo die Kranken gerade stehen und ermutigen sie, ihre Gefühle wie Trauer, Angst, Schmerz, Feindseligkeit, Aggression wahrzunehmen und auszudrücken. Dazu braucht es eine vertrauensvolle Pflegebeziehung. Wichtig ist, dass die körperlichen Symptome so kontrolliert sind, dass die Kranken nachdenken und sprechen können über das, was war, ist und kommen wird. Aber auch wenn dies nicht vollständig möglich ist und die Unruhe so groß ist, dass wir nicht wissen, ob das, was wir sagen „ankommt", so hat doch der wohlmeinende Singsang unserer Worte Wirkung. Wir versuchen, Kontakt und Orientierung zu erhalten, indem wir auch Wochentag und Uhrzeit benennen.

Mangelnde Kommunikation verunsichert und Unwissenheit macht oft Angst. Manche Symptome bewerten Kranke und Angehörige völlig anders als ÄrztInnen und Pflegekräfte. Das heißt für uns: Nachfragen und zuhören, wovor die Angst besteht. Wenn wir den Betroffenen die Möglichkeit geben, über ihre Gedanken und Ängste zu sprechen, hat dies schon therapeutische Wirkung, weil die Betroffenen merken, sie sind wichtig, wir versuchen, sie zu verstehen und wir sind belastbar, wir schrecken nicht zurück. Das Gespräch mit den Kranken über ihre Probleme ist die wirksamste Therapie. Hier bewährt sich das aktive Zuhören (S. 51).

Im Gespräch sollten wir für die einzelnen Lebensstationen und auch für Kriegserlebnisse, Flucht, Vertreibung oder Ausbombung offen sein (S. 113 „Biografiearbeit"). Verdrängte Kriegsangst zeigt sich bei manchen Männern, die am Krieg teilgenommen haben: Sie drehen sich am Lebensende auf die Seite, sprechen nicht mehr und erleben den Terror noch einmal, sie sterben „im Krieg" (Radebold, 2005).

Angst zeigt sich oft auch als **Aggression**. Es geht vielleicht um ein Abschiednehmen von früher mit aller Wut, allen Enttäuschungen und Vorwürfen. Die Ängste können in unerledigten Geschäften wie unausgetragenen Konflikten, Kränkungen, Schuldgefühlen, unverarbeiteten Wutgefühlen, unerledigtem Streit begründet sein. Wir sollten Bewegungsdrang, Unruhe, lautes Stöhnen und einen gequälten Gesichtsausdruck gewähren lassen, wir sollten nach den Ursachen fragen und wir sollten die Kranken weinen lassen. Sie müssen wohl „durch dieses Wasser noch schwimmen". Wir sollten die Kranken auch fragen, wie sie ihre Angst bewältigen wollen, so kommen sie in ein Nachdenken über ihre eigenen psychischen und sozialen Ressourcen. Bei Ängsten vor dem jüngsten Gericht fördern wir die Auseinandersetzung mit spirituellen Fragen und begleiten sie auf ihrer Suche.

Unruhige Kranke brauchen verstärkte Aufmerksamkeit: Sie können unerwartete Kräfte entwickeln, sie können stürzen, sich Wunden zuziehen oder Katheter herausreißen. Die Unruhe kann für die Pflegenden und Angehörigen sehr belastend sein und wenn sie nicht besonnen bleiben, können ihnen Fehler unterlaufen. Unruhe und Angst übertragen sich leicht, sodass die Begleitenden sich ebenfalls ohnmächtig fühlen oder in einen Aktionismus geraten können. Die Begleitenden brauchen Ruhe und Gelassenheit. Gelassenheit ist lernbar. Extremsituationen wie akute Atemnot, starke Blutungen, psychoseähnliche Einbrüche sind jedoch meist erst nach durchgestandenen Erfahrungen ruhig zu bewältigen. Um von den Ängsten nicht angesteckt zu werden, ist Folgendes hilfreich:

■ kurz auf Distanz gehen und bewusst tief und ruhig durchatmen,
■ auf einen guten Bodenkontakt achten und eine sichere, entspannte Körperhaltung einnehmen,
■ positive Denkhaltung einnehmen: „eins nach dem andern",
■ eine eventuelle Überforderung akzeptieren und Unterstützung holen.

Dies klingt einfach, ist es aber nicht. Wenn wir aber die gelassene Haltung einnehmen können, ist sie überaus wirkungsvoll, da sich unsere Haltung auf die Anderen überträgt (Herz, 2006).

Unruhe, Angst und Schlaflosigkeit sind häufige Aufnahmegründe für die stationäre Versorgung, da Angehörige durch die „Symptomansteckung" und die nächtliche Verschlimmerung der Symptome schnell überfordert sind. Sie brauchen im häuslichen Bereich Beratung von Palliative Care-Fachkräften. Die Sterbenden empfinden ihre Unruhe häufig selbst keineswegs belastend: Sie haben noch etwas zu ordnen, bis sie gehen können. Vor einer Sedierung ist genau herauszufinden, wer unter der Unruhe leidet und wer Unterstützung braucht (Nagele u. Feichtner, 2005). Angehörige müssen über den möglichen Leidensunterschied informiert werden. Sie brauchen Pausen. Wir können sie unterstützen durch Zuhören und durch das Angebot von etwas zu essen oder zu trinken.

Kontinuierliche Bezugspersonen, die Ruhe und Sicherheit ausstrahlen und die die Gewissheit einer guten palliativen Versorgung vermitteln, fördern Zuversicht und Vertrauen. Bei tiefen Verlassenheitsängsten sind ruhige, erfahrene ehrenamtliche HospizhelferInnen sehr gut.

Schützen

Bei behebbaren Ursachen von Unruhe, Schlaflosigkeit und Angst müssen wir entsprechend intervenieren: Schmerzmedikamente, Abführmaßnahmen, Begleitung durch Ehrenamtliche usw.

Da die Angst vor Sterben und Tod uns alle betrifft, sind Abendrituale für die Angehörigen und ihre Schwerkranken eine hilfreiche Möglichkeit des Umgangs (S.66 „Vorausschauende palliative Pflege/ Tipps für die Nacht). Rituale helfen den Alltag zu strukturieren und vermitteln ein Stück Vertrauen, Geborgenheit und Sicherheit. Die Angstgefühle finden einen geordneten und dosierten Raum, wir können leichter damit umgehen und den seelischen Prozess versinnlichen und begleiten.

Emotionale Angstbewältigung

Die emotionale Angstbewältigung ist das Annehmen und Akzeptieren der Gefühle Angst und Wut. Wird Angst von sterbenden Menschen abgewehrt, weil das Bevorstehende nicht ertragen werden kann, müssen die Begleitenden dies akzeptieren. Die Abwehr von Angst ist ein Selbstschutz. Die Sterbenden geben die Geschwindigkeit ihrer Auseinandersetzung vor! Wird es den Betroffenen möglich, über die Angst zu sprechen, zeigt sich, dass dieses

Gefühl uns verbindet, dass es zutiefst menschlich ist, es schafft eine Gemeinsamkeit unter Betroffenen und Begleitenden. Es geht um die Akzeptanz der Widersprüchlichkeit unseres Seins: Ein hoch entwickeltes Bewusstsein und intensive Emotionen zu haben und dennoch wie alle Lebewesen sterben zu müssen.

Mit Beginn der Dunkelheit werden die Ängste oft größer, sie treten näher heran und im Undurchdringlichen der Nacht droht der Tod. Da helfen gedämpftes Licht und „Lebensgeräusche" durch eine offene Tür. Manche Kranke werden ruhig, wenn eine BegleiterIn in ihrer Nähe bleibt, andere Kranke brauchen nachts Unterhaltung, möchten in die Wohnküche und suchen erst mit dem beruhigenden Lebenslärm morgens ihr Bett zum Schlafen auf. Vertraute Musik oder das Halten eines geliebten Gegenstandes (Foto, Kuscheltier, Kreuz, Engel) wirken oft beruhigend.

Kognitive Angstbewältigung

B *Frau Schmid sagt abends, als ich mich noch zu ihr setze: „Ist die Türe unten offen?" Ich sage ihr, dass ich sie für die Nacht abgeschlossen habe. Ganz aufgeregt sagt sie mir: „Nein, die müssen sie aufmachen. Mein Mann kommt doch, der will mich abholen." Als ich ihr vorsichtig sage, dass ihr Mann schon vor einigen Jahren verstorben ist, wird sie ganz ungeduldig und sagt: „Ja, ja, ich weiß! Jetzt schauen sie, dass die Türe offen ist!" Immer wieder schickt sie mich zur Türe, ich soll schauen, ob er schon da ist. Nur wenn ich es wirklich tue, ist sie zufrieden. – Es dauert nur noch wenige Stunden bis Frau Schmid verstirbt." (Burkhardt, 2006)*

Die kognitive Angstbewältigung mit der Hoffnung, dass der Zustand vorbei geht, und mit der Hoffnung auf ein Leben danach, mit dem Glauben an einen Schutzengel oder mit der Zuversicht, dass liebevolle Menschen auf einen warten, kann helfen. Berichten Sterbende von solchen Bildern, sollten wir nicht an ihnen zweifeln, sondern uns tief davon berühren lassen (s. S. 214). Aber wir sollten nicht so tun, als ob wir diese „Anderswelt-Wahrnehmungen" selbst hören oder sehen.

Wir können eine kognitive Angstbewältigung stärken, indem wir die Kranken und Angehörigen z. B. über den Krankheitsverlauf informieren, sodass sie sich innerlich darauf einstellen können. Viele Menschen haben Angst, dass die Schmerzen immer schlimmer werden, je weiter eine Krankheit fortschreitet, wir müssen die Sorgen ernst nehmen aber ihnen auch sagen, dass dies nicht zwangsläufig so ist und welche Hilfsmöglichkeiten es noch gibt.

Da die Angst auf die Zukunft gerichtet ist, ist es hilfreich, die Aufmerksamkeit der Kranken bei den pflegerischen Maßnahmen immer wieder auf das Hier und Jetzt zu lenken, sodass sie anderes wahrnehmen können. Die Förderung der Mobilität (Umsetzen in einen Sessel oder das Bett auf den Balkon schieben) und die angenehme Stimulierung der Sinne entlastet angstbesetzte Kranke. Da hilft Singen, Summen, Beten oder Vorlesen (S. 79 „Autogene Entspannungsgeschichten").

 Entspannungsmusik und Entspannungsgeschichten zum Hören finden Sie auf der DVD.

Körperorientierte Angstbewältigung

B *Schwester Beate erzählt uns von einem Sterbenden, der seit Tagen im Bett „Rad fährt". Trotz Schmerz- und Beruhigungsmitteln findet er keinen Schlaf – Herr Winter ist von einer inneren Unruhe sehr geplagt. Schwester Beate nimmt sich zehn Minuten Zeit, sie legt ihren Unterarm unter seinen, Herr Winter flüstert stammelnd „schöön ... schööön ...", atmet tiefer durch, entspannt und schläft ein. Sanft kann Schwester Beate ihren Arm wieder wegnehmen. Bei der großflächigen Berührung konnte Herr Winter seine Unruhe loswerden.*

Es ist sehr beeindruckend, wie beruhigend das Anlegen des eigenen Unterarms unter den Unterarm des/der Kranken bei gleichzeitigem Halten des Ellbogengelenks wirken kann. Durch den größeren Hautkontakt können wir die Befindlichkeit besser wahrnehmen und die Kranken spüren unser Dasein deutlicher (**Abb.8.2**). In der körperorientierten Angstbewältigung gibt es vielfältige pflegerische Möglichkeiten, denn Angst und Entspannung kann man nicht gleichzeitig erleben. Mit dem Auftreten von Angst tritt auch eine Verkrampfung der willkürlichen Skelettmuskulatur ein. Wir können über den Körper der Angst effektiv entgegen wirken.

Lageveränderungen: Sterbende suchen nicht selten nach Boden unter den Füßen. Wir unterstützen sie bei ihrer Haltsuche, indem wir sie ihren Kräften entsprechend zu zweit auf die Füße stellen und einige Schritte gehen. Manchmal reicht es nur zum Aufsetzen an der Bettkante oder zum Aufstellen der Füße im Bett. Wenn sie Halt gefunden haben, weicht die Unruhe und die Sterbenden können sich zufrieden zurücklegen.

Fersenhalten: Das Fersenhalten ist wie ein Umarmtwerden und bringt Ruhe. Dazu steht die/der Begleitende am Fußende und umfasst die Fersen der sterbenden Person solange, wie es beiden gut tut (**Abb.8.3**).

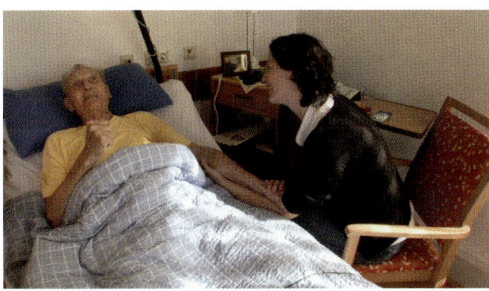
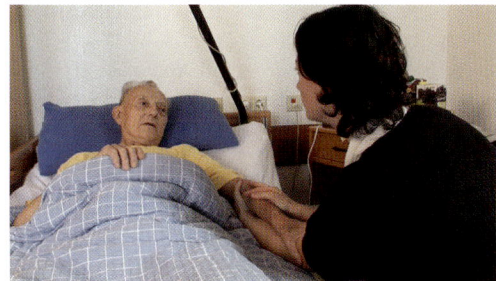

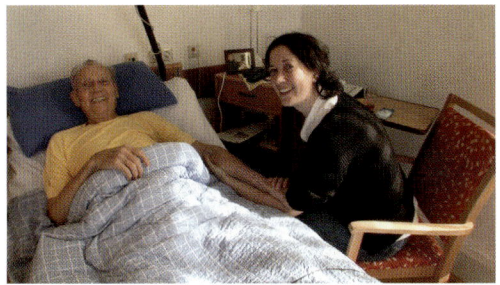
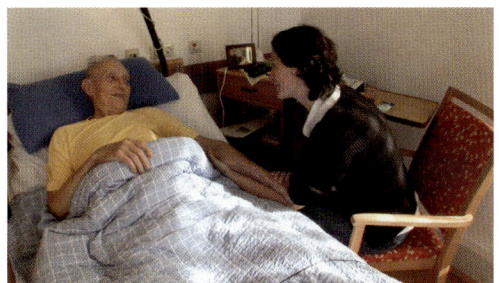

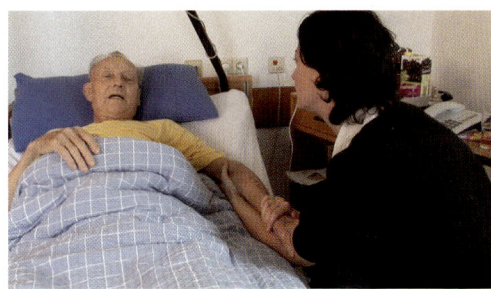

Abb. 8.2 ▪ Unterarmkontakt mit großer beruhigender Wirkung. **a** ängstlich, **b** sorgenvoll, **c** lachend, **d** zugewandt, **e** entspannt.

 Um die Inhalte zu vertiefen, können Sie sich das Video „Fersen halten" ansehen.

Nestlagerung: Für diese umgrenzende Lagerung werden eine Still-Kissenrolle unter den Kopf und zwei zusammengerollte Bettdecken (bzw. Still-Kissenrolle) an die Körperseiten gelegt, die Arme ruhen auf den Deckenrollen (Stillkissenrollen) (S. 183 „Bewegungs- und Wahrnehmungsprobleme"). Eine Nestlagerung ist auch seitlich möglich: Wir legen vor den Kranken ab Brusthöhe eine zusammengerollte Decke und lagern ein Bein unterhalb, das andere oberhalb der Decke. Unter den Kopf und am Rücken entlang legen wir eine weitere zusammengerollte Decke. Die Menschen fühlen sich in der umhüllenden Eingrenzung geborgen.

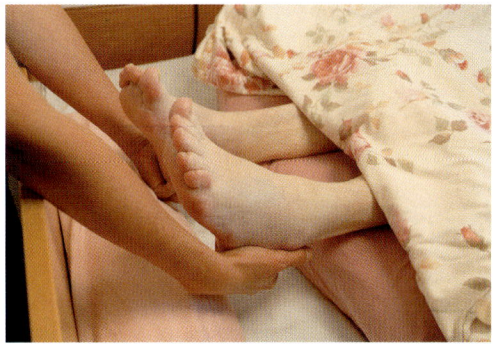

Abb. 8.3 ▪ „Fersen halten entspannt".

Um die Inhalte zu vertiefen, können Sie sich das Video „Nestlagerung" ansehen.

Beruhigende Ganzkörperwahrnehmung: besonders bei Unruhe mit Schlaflosigkeit (S. 72 „Basale Stimulation").

 Um die Inhalte zu vertiefen, können Sie sich das Video „Basale Stimulation: Beruhigende Ganzkörperwahrnehmung" ansehen.

Fußeinreibungen (S. 76) mit entspannenden Ölen z. B. mit Solum uliginosum von Wala sind sehr beruhigend;

 Um die Inhalte zu vertiefen, können Sie sich das Video „Fußeinreibung" ansehen.

Atemstimulierende Einreibungen zum Einschlafen (Durchführung S. 73).

 Um die Inhalte zu vertiefen, können Sie sich das Video „Atemstimulierende Einreibung (ASE)" ansehen.

Wickel und Auflagen:
- Kirschkernkissen (S. 76),
- Feucht-heiße Bauchauflage (S. 76) Bei Unruhe und Schlafstörungen kann die Wirkung mit Lavendel- oder Fichtennadelbademilch unterstützt werden. Herstellung der Wickellösung: 1 Verschlusskappe Bademilch auf 1–2 Liter heißes Wasser,
- Ölkompressen (S. 78)
  - ätherisches Lavendelöl: Unruhe, Schlafstörungen,
  - ätherisches Melissenöl: Stress und Erschöpfung,
- beruhigende Duftöle für Aromalampe, Einreibung oder Badezusatz sind: Lavendel, Rose, Iris, Zedernholz, Bergamotte (Mauelshagen, 2006) (S. 74 „Ätherische Öle"). Gerade bei Schlafstörungen konnte die Wirksamkeit anhand kleinerer Studien nachgewiesen werden (Price u. Price 2003, S. 308),
- trockene Kräutersäckchen werden bei Unruhe und Schlaflosigkeit gerne genommen. Lavendel oder Rosenblüten oder Waldmeister oder Honigklee oder Kamille bieten sich an (S. 78).
- heißes Bad,
- wohlschmeckende Hausmittel: warme Milch mit Honig oder ⅛ Rotwein oder Orangenblütentee oder Johanniskrauttee,
- Musik mit Entspannungssequenzen, vertraute Musik oder Musik, die beruhigt und entspannt, sind oft sehr hilfreich,

- autogene Entspannungsgeschichten: Das Vorlesen (S. 79) solcher Entspannungsgeschichten, eventuell auch durch Angehörige hilft wunderbar bei Einschlafproblemen.

 Entspannungsmusik und Entspannungsgeschichten zum Hören finden Sie auf der DVD.

Medikamentöse Angstbewältigung

Die medikamentöse Therapie von psychischen Problemen sollte stets sorgfältig erwogen werden. Ein entsprechender intensiver persönlicher Einsatz der Helfenden, bringt den Kranken oftmals den weit größeren Gewinn und erhöht die Chance, Ängste zu *bewältigen* statt sie nur medikamentös „auszuschalten". Insofern ist die medikamentöse Behandlung von Ängsten immer auch so etwas wie eine Kapitulationserklärung – die manchmal allerdings unvermeidbar erscheint. Deshalb sollte vor der Gabe einer ärztlich verordneten Bedarfsmedikation gegen Angst und Unruhe beachtet werden, wie viel Angst die Kranken zulassen können und aushalten möchten und wie viel Angst die Pflegenden mittragen können. Eine motorische Unruhe können Pflegende oft gut durch das Bettrandsitzen oder kurzes unterstütztes Aufstehen bzw. Gehen lindern.

Als angstlösende Medikamente haben sich insbesondere die Benzodiazepine (z. B. Diazepam als lang wirkendes Präparat oder Lorazepam, wenn nur ein kurzfristiger Einsatz erwünscht ist) oder/und die Neuroleptika (insbesondere bei leichteren Verwirrtheitszuständen im Alter) bewährt. – Werden Benzodiazepine nach längerer Gabe abgesetzt, darf dies nicht abrupt erfolgen, sondern muss schrittweise geschehen, um keine hirnorganischen Krampfanfälle auszulösen (Breitbart u. a., 2004, S. 748).

Homöopathie. Bei manchen Kranken ist die Unterstützung mit homöopathischen Präparaten hilfreich. Hier kommen bei sterbenskranken Menschen insbesondere folgende Mittel in einer Potenz von C12 infrage:
- Arsenicum album: Bei großer Todesangst und großer Unruhe; bei Angst alleine zu bleiben (bei gleichzeitig großem Durst, aber der kranke Mensch trinkt nur in kleinen Schlucken).
- Antimonium tartaricum: bei Angst im Liegen zu ersticken, bei Wunsch nach Alleinsein und gleichzeitiger Angst allein zu sein (verbunden mit Schleimrasseln).

- Carbo vegetabilis: bei Angst in der Dunkelheit, bei Angst, einzuschlafen und dann nicht mehr aufzuwachen (verbunden mit blass-zyanotischem Aussehen, kalten Akren, extremem Schwächegefühl, großem Verlangen nach Luft).
- Aconitum: bei panischer Todesangst.
- Lachesis: bei Erstickungsangst (erträgt dabei keine Enge am Hals, redet unaufhörlich) (Chattopadhyay u. a., 2006).

Es gibt viele Möglichkeiten, bei Angst, Unruhe und Schlaflosigkeit Schutz zu geben. Es gelingt uns am besten, wenn wir mit den Kranken die Symptomauslöser gemeinsam gut anschauen.

8.1.3 Verwirrtheit/ Delirantes Syndrom

B Ein Kranker: „Wissen sie, das ist so schlimm, wenn ich merk', jetzt spinn ich wieder und noch schlimmer ist es, wenn ich merk', die Anderen nehmen mich nicht mehr für voll!" (Burkhardt, 2006)

Bei Schwerstkranken und Sterbenden kommen Verwirrtheit, Verständnisprobleme, Bewusstseinsstörungen häufig vor. Verwirrt ist, wer zeitlich, örtlich, situativ oder zur eigenen Person desorientiert ist (Grond, 2006). Eine akute Verwirrtheit wird als delirantes Syndrom und eine chronisch fortschreitende Verwirrtheit als Demenz bezeichnet (Wojnar, 2006). Sterbende Menschen werden jedoch fälschlicherweise häufig auch für verwirrt gehalten, wenn die Begleitenden ihre Körper- und Symbolsprache nicht verstehen und selbst verunsichert sind.

Wahrnehmen

Der Verwirrtheitszustand ist häufig Ausdruck einer zerebralen Dysfunktion mit:
- Veränderungen des Bewusstseins (der Aufmerksamkeit, der Gedankenprozesse, der Wahrnehmung),
- Veränderung der kognitiven Funktionen (Erinnerung, Orientierung, Sprechen),
- Veränderungen in der Emotionalität (Reizbarkeit, Ratlosigkeit, veränderter Schlaf-Wachrhythmus),
- Veränderungen in der Psychomotorik (hypo- bzw. hyperaktives Verhalten).

Man vermutet aber multifaktorielle organische und psychologische Ursachen. Jede Gehirnerkrankung kann primär und viele andere körperliche Erkrankungen können sekundär zu einem Delir führen. Medikamente (Anticholinergika, Opioide, Benzodiazepine), Sepsis und Hirnmetastasen sind die häufigsten Ursachen des deliranten Syndroms. Sind Medikamente die Ursache, ist das delirante Syndrom im Gegensatz zur Demenz häufig ein reversibler Zustand (Husebø u. Klaschik, 2000). Die Erstsymptome wie erhöhte Ängstlichkeit, Unruhe und emotionale Labilität werden leicht übersehen, wenn man die Kranken nicht gut kennt. Deshalb sollten Verhaltensänderungen wahrgenommen bzw. bei den Angehörigen nachgefragt werden.

Die Verwirrtheit kann sich, ausgelöst durch ungewohnte Reize und Gefühle, plötzlich entwickeln: Umgebungswechsel, Angst, Depression, Erschöpfung, Schmerz, Obstipation, Harnverhalt, Infektion, Dehydratation oder Entzug von Drogen (Müller u. a., o. J.)

Aber auch psychosoziale Ursachen der Verwirrtheit allein kommen vor: Wenn die Bettlägerigkeit zunimmt und Kranke ununterbrochen auf weiße Wände sehen müssen, d. h. wenn ihr Sehorgan nicht stimuliert wird, stimuliert sich das Gehirn selbst: Sie sehen Punkte, Spinnen usw. Diese Halluzinationen können große Ängste erzeugen, ohne dass die Kranken im eigentlichen Sinn desorientiert oder verwirrt sind! (S. 183 „Kranke mit Bewegungs- und Wahrnehmungsproblemen").

In der Terminalphase (umfasst die letzten Wochen, manchmal Monate), in der trotz guter Symptomkontrolle die Aktivität der Kranken zunehmend eingeschränkt wird, sind metabolische Veränderungen, vor allem von Elektrolyten und im Wasserhaushalt durch das Multiorganversagen die häufigste Ursache für eine zerebrale Dysfunktion.

Bei sterbenden Menschen in der Finalphase sind kognitive Veränderungen das Normale (über 60–90%; Klaschik, o. J.) und nicht die Ausnahme (S. 211 „Spiritualität"). Der Sterbevorgang entzieht sich wissenschaftlicher Erkenntnis. Wir wissen nicht, was die Sterbenden wahrnehmen und verarbeiten (Nagele u. Feichtner, 2005). Aber auch bei zerebralen Störungen können wir an bestimmten Indikatoren erkennen, welche Angebote den Sterbenden angenehm sind:
- Atemmuster, Atemtiefe, Atemrhythmus,
- Schweißsekretion,
- Muskeltonus, Muskelentspannung,
- Gesichtsausdruck,
- Intonation der Stimme.

Oft haben wir den Eindruck, dass sich das Leben der Sterbenden „verdichtet", sie bewegen sich zwischen den Welten, nehmen gleichzeitig Gegenwart, Vergangenheit und Zukunft wahr. Da ihre Erfahrungen wohl nicht leicht in Worten zu beschreiben sind, versuchen sie es mit Bildern, Symbolen oder Gleichnissen.

B *Beispiel einer Hospizschwester: Wer ist verwirrt?*
„Herr Gebhard ist schon längere Zeit ganz bettlägerig und der Allgemeinzustand verschlechterte sich langsam aber stetig. Nachts ruft er und sagt mir: „Ich brauche eine Verbindung zum Hauptbahnhof!" und später: „Der Zug nach Kassel fährt um halb 2 Uhr. Man muss es halt nehmen, wie es kommt, besser wird's nicht mehr, oder?" Um 4 Uhr ruft Herr Gebhard und fragt mich dann: „Weiß man die Zeit denn, wann sich die anderen auch alle fertig machen müssen?"
Immer wieder ruft Herr Gebhard in der Nacht „Hilfe" und „Hallo!" Auf meine Frage, warum er so ruft, meint er: „Ich schreie um Hilfe, weil ich keine Verbindung zu den Verkehrsmitteln habe... da komme ich nicht durch!"
An diesem Wochenende starben 3 Kranke bei uns auf der Station. Herr Gebhard sagte morgens – ohne dass ihm von deren Versterben etwas gesagt worden war: „Ich wollte mitfahren, aber der Bus war voll...." (Burkhardt, 2006)

Vorbehaltlos mit dem Herzen zuhören, fühlend sich der unvertrauten Symbolsprache (S. 47 „Kommunikation") nähern, Dinge, die in unserer Realität unsinnig sind, annehmen – lässt die Begleitenden mit den Sterbenden vielleicht durch eine Tür schauen, die sonst zu ist. Die Symbolsprache zeigt nicht eine Verwirrtheit der Kranken, sie verwirrt eher die Begleitenden.

Verstehen

Grundsätzlich ist es wichtig, Menschen auch im Zustand starker Verwirrung mit Respekt zu begegnen. Den Kranken und ihren Angehörigen muss die Ursache erklärt werden und dass die Verwirrung vorübergehend oder einmal stärker und einmal schwächer sein kann. Wir sollten Stress vermeiden, nicht ungeduldig werden, bevormunden oder etwas ausreden wollen. Verwirrte Kranke nehmen eher mehr als weniger wahr.
Ein wertschätzender (validierender) Umgang mit verwirrten Menschen hat einen günstigen Einfluss auf die Sekundärsymptome Scham, Angst und Aggressivität. Mit einfachen Fragen werden nach den Details gefragt, die dem Verhalten der Kranken zugrunde liegen (Wer? Wie? Was? Wo? Nicht: Warum?). Man kann zum Erzählen ermutigen, nach dem Gegenteil oder nach dem Extrem fragen.

Akzeptierend, wertschätzend, beruhigend und im Körperkontakt begibt man sich in die Erlebniswelt der Kranken. Die Gefühle werden jetzt erlebt. Die Bestätigung der Gefühlsäußerungen schafft Vertrauen im Hier und Jetzt. Ob das dazugehörende Ereignis in der Vergangenheit liegt und von uns nicht nachvollzogen werden kann, ist unerheblich. Viele Äußerungen und Handlungen verwirrter Menschen sind eine angstvoll übersteigerte Reaktion, die bei unvoreingenommener Wahrnehmung durchaus Sinn machen kann. Das Zuhören und bestätigende Echo der Gefühle verringert das Misstrauen und den Leidensdruck der Betroffenen, sie können kommunizieren und fühlen sich angenommen.
Angehörige sind oft verzweifelt, weil sie das Gefühl haben, durch die Verwirrtheit ihre Kranken zu verlieren, bevor sie verstorben sind. Die Pflegenden sollten ihnen zeigen, wie sie auch jetzt Kontakt aufnehmen und halten können. In der Kommunikation nimmt der verbale Anteil gegenüber dem nonverbalen ab. Verbal wird langsam in kurzen einfachen Sätzen gesprochen. Blickkontakt, Tonfall, Berührung, Nähe, klare Gestik und klare Situationen werden wichtiger (Kostrzewa u. Kutzner, 2002). Es folgen zwei Beispiele für nonverbale „Türöffner" zu den Kranken.

B *Beispiel einer Hospizschwester: Maria ist eine junge Frau mit Hirntumor. Sie hat schon einige Wochen bei uns verbracht, ist sterbend. Seit Tagen reagiert die in früheren Zeiten sehr temperamentvolle junge Frau auf keine Ansprache, auf kein Zeichen mehr. Ihre Mutter war schon die ganze Nacht bei ihr und ist jetzt, am frühen Vormittag am Ende ihrer Kraft. Sie weiß einfach nicht, ob sie jetzt schlafen gehen kann, sie möchte doch so gerne bei ihrer Tochter bleiben. Verzweifelt fragt sie mich um Rat. Einer Eingebung folgend sage ich zu ihr: „Wissen Sie was, fragen Sie Maria doch einfach selbst. Setzen Sie sich noch eine Weile an ihr Bett, legen Sie die Hand unter die Hand Ihrer Tochter und sagen Sie ihr, wenn Sie gehen dürfen, soll sie Ihre Hand drücken.*
Ungläubig schaut mich die Frau an. Nehme ich sie in ihrem Zustand nicht mehr ernst? Aber als sie meinen klaren freundlichen Blick sieht, folgt sie zögernd meiner Aufforderung.
Nach einer Weile kommt sie weinend auf mich zu: „Maria hat mir gesagt, ich kann gehen! Zweimal hat sie mir auf meine Frage die Hand gedrückt!" (Burkhardt, 2006)

B *Beispiel von einer Ergotherapeutin: Frau Wieland, 79 Jahre, Diabetes, beinamputiert und auf den Rollstuhl angewiesen, Parkinson mit sehr verwaschener Sprache, beginnende Demenz. Frau Wieland war Hausfrau und Notariatsangestellte, sie war verwitwet, ihr einziger Sohn war verstorben und sie hatte keine weiteren Angehörigen. Frau Wieland erhielt durch ihre schwer verständliche Sprache wenig Zuwendung. Zeitweise wirkte sie sehr verwirrt. Zum Malen war sie leicht zu motivieren. Ich stellte ihr die Aufgabe, ein Haus zu malen. Sie malte ein Haus mit großer Eingangstüre, Blumen an den Fenstern, Büsche vor dem*

Haus, rauchendem Kamin, Sonne am Himmel. Ich meldete ihr zurück, dass das Haus sehr einladend aussehe und ich da gerne eintreten würde. Sie sagte, sie würde darin wohnen und „endlich merkt jemand, wie ich bin!" Sie erzählte daraufhin, dass sie immer gerne Leute bei sich gehabt habe, dass es immer lustig bei ihr gewesen sei. Erlebtes kam ihr wieder ins Bewusstsein und erfüllte sie mit Freude." (Zeitel, 2005)

Schützen

Angehörige sind manchmal auch ärgerlich und schämen sich für die kognitive Beeinträchtigung ihrer Kranken. Wenn solch eine Beziehungsstörung in der letzten Lebensphase bestimmend ist, kann dies die spätere Trauerzeit erschweren. Die Angehörigen finden Entlastung, wenn sie ihre Gefühle aussprechen können und in die therapeutischen Überlegungen einbezogen werden. Die Ruhe gut begleiteter Angehöriger gibt den verwirrten Kranken Sicherheit.

Es braucht viel Einfühlungsvermögen und oft detektivische Fantasie, um die Kranken zu erreichen und ihnen Orientierung geben zu können. Folgendes kann helfen, den Kranken ein Maximum an Autonomie, Integrität und Leidenslinderung zu ermöglichen:

▪ da Medikamente häufig Ursache des deliranten Syndroms sind, ist das Absetzen oder eine Änderung der Medikamente die erste Maßnahme (Husebø Sandgathe u. Husebø, o. J.).
▪ Kranke nicht ins Bett zwingen, sondern in Begleitung sich frei bewegen lassen. Ein Bewegungsdrang kann die Kranken daran hindern, sich auf die Mahlzeit zu konzentrieren. Werden „Fingerfood-Nahrungsmittel" bereitgestellt, können diese im Vorübergehen gegessen und einer Mangelernährung vorgebeugt werden (**Abb. 8.6**, S. 121).
▪ Förderung der geistigen und körperlichen Aktivität zur Unterstützung des normalen Schlaf-Wachrhythmus.
▪ Sicherheit vermitteln durch: Anwesenheit von vertrauten Menschen, Sprechen in ruhigem Tonfall, verlässlich-einfache Informationen, sanfte körperliche aufmerksame Berührung (S. 69 „Aufmerksame Berührung"), wenig Wechsel der Umgebung, regelmäßige Tagesstruktur, Bereitschaft, immer wieder den Realitätsbezug herzustellen, um das Vertrauensverhältnis in klaren Phasen nicht zu gefährden.
▪ Basale Stimulation dient der Vertrauensbildung und dem Sicherheitsgefühl (S. 72).
▪ Bekannte Musik, Rituale und vertraute Symbole können Wohlbefinden auslösen.

▪ Orientierungshilfen in der Umgebung der Kranken: vertraute Gegenstände, Uhr, Kalender, Tageszeitung, gute Beleuchtung.

Wenn diese Maßnahmen nicht zum Erfolg führen, kann evtl. auch über medikamentöse Unterstützung nachgedacht werden. Manchmal bringen Neuroleptika (z. B. Haloperidol) Erleichterung. Allerdings können auch diese Medikamente selbst zum deliranten Syndrom führen!

8.1.4 Demenz

unter Mitarbeit von Katrin Student

D *Unter Demenz verstehen wir einen Krankheitstyp, der dadurch gekennzeichnet ist, dass bei den Betroffenen die geistige Leistungsfähigkeit allmählich eingeschränkt wird: Insbesondere Gedächtnis, Aufmerksamkeit, Orientierung, Denkvermögen und Sprache unterliegen zunehmenden Beschränkungen. Dies geht mit entsprechenden Beeinträchtigungen der Alltagsaktivitäten einher. Die emotionalen Fähigkeiten bleiben hingegen sehr lange erhalten (Stoppe, 2007).*

Im Folgenden können Sie erfahren,
▪ wie eine Demenz diagnostiziert wird,
▪ welche körperlichen und psychosozialen Ursachen eine Demenz bedingen können,
▪ welche Rolle die Trauer im Umgang mit Menschen mit Demenz spielt,
▪ welche kommunikativen Wege zum Menschen mit Demenz bestehen,
▪ welche psychosozialen Hilfen für Menschen mit Demenz genutzt werden sollten und nicht zuletzt
▪ welche medizinischen Maßnahmen hilfreich sein können – und welche nicht.

Wahrnehmen

In Deutschland erkranken jährlich ca. 200 000 Menschen neu an einer Demenz (Weyerer, 2005, S. 15). Als einer der Hauptrisikofaktoren, an einer Demenz zu erkranken, gilt das höhere Lebensalter. Etwa 6 % aller Menschen über 65 Jahre sind in Deutschland an einer Demenz erkrankt. Die Erkrankung wird allerdings umso wahrscheinlicher, je älter ein Mensch ist: Während die Krankheitshäufigkeit (Prävalenz) bei den 65- bis 69-Jährigen nur knapp über 1 % liegt, so sind mehr als 30 % der über 90-Jährigen an einer Demenz erkrankt. Durch die steigende Lebenserwartung der Menschen in den westlichen Industrienationen gewinnt das Thema Demenz also weiter an Bedeutung (Deutsche Alzheimer Gesellschaft, 2008) Zur Diagnose einer demenziellen Erkrankung werden folgende Symptome gefordert (Stoppe, 2007): In erster Linie eine Beeinträchtigungen des Gedächtnisses und zusätzlich Störungen in **mindestens einem** der folgenden vier Bereiche:

■ Sprache,
■ Ausführen komplexer Bewegungen,
■ Probleme beim Wiederkennen von Dingen und Sachverhalten oder
■ Schwierigkeiten beim planenden Organisieren.

Diese Erscheinungen müssen mindestens sechs Monate bestehen und die beruflichen bzw. sozialen Fähigkeiten der Betroffenen wesentlich einschränken.

Die wichtigsten Ursachen der Demenz liegen in einer primären Störung des Gehirns (primäre Demenzen). Am häufigsten ist eine degenerative Störung (Alzheimer-Demenz). An zweiter Stelle der Häufigkeiten steht die vaskuläre Demenz, der eine Störung im Bereich der Hirngefäße zugrunde liegt. Diese Demenzformen gelten bislang als nicht heilbar und als unaufhaltsam fortschreitend. – Seltener sind die so genannten sekundären Demenzen, denen eine andere Erkrankung (wie z.B. Tumore, Vitamin-B$_{12}$-Mangel, Infektionen, Multiple Sklerose u.ä.) zugrunde liegen. Diese können bei erfolgreicher Behandlung der Grunderkrankung wieder abklingen. (Falk, 2004, S.38 f.).

Die meisten Formen der Demenz sind also nicht heilbar. Ihre Behandlung kann insofern als eine palliative Aufgabe betrachtet werden, denn die Ziele aller Interventionen sind in der Regel auf Linderung der Beschwerden begrenzt (Perrar u. Golla, 2009).

Im Zusammenhang mit Palliative Care ist in Deutschland bislang nur selten auch die Rede von Menschen mit Demenz. Tatsächlich unterscheidet sich die Demenz deutlich von den meisten anderen nicht-onkologischen Erkrankungen (NOE): Zwar handelt es sich bei den Betroffenen um unheilbar Kranke; aber ist es auch eine tödliche Erkrankung? Menschen mit Demenz leben offenbar kürzer als es ihre Altersgruppe erwarten ließe. Aber wie und woran sterben Menschen mit Demenz? Die Zahlen hierzu sind im deutschsprachigen Raum unzureichend.

Nach einer Untersuchung von Brunnström und Englund (2009) sind Lungenentzündungen die häufigste Todesursache, gefolgt von ischämischen Herzerkrankungen. Lungenentzündungen als Todesur-

sache können mit den besonderen Schwierigkeiten der Pflege und Ernährung (z.B. Verschlucken durch ungeeignete Nahrung, Immobilisierung) in der letzten Phase der Demenz zusammenhängen. Die zugrunde liegenden Todesursachen können somit gleichzeitig wertvolle Anhaltspunkte für die Terminalpflege und -betreuung von Menschen mit Demenz liefern: Selbst Menschen mit Demenz in weit fortgeschrittenem Stadium können noch lange leben, wenn sie sorgsam gepflegt werden.

Allerdings kann ein eindeutiger Beginn des Sterbens bei ihnen nur schwer ausgemacht werden. Dies dürfte ein wichtiger Grund dafür sein, weshalb die Betroffenen so selten im Bereich von ambulanten oder stationären Palliativangeboten zu finden sind. Ein wichtiger Schritt, um palliative Angebote auch Menschen mit Demenz und ihren Angehörigen zugute kommen zu lassen, kann also darin bestehen, herauszufinden, welche gesundheitlichen Veränderungen es wahrscheinlich machen, dass dem kranken Menschen nur noch eine Lebensspanne von Wochen oder Monaten zur Verfügung steht. Hierbei können die auf Seite 203 f. genannten Prognose-Marker wichtige Hinweise geben. – Andererseits gilt, dass Menschen mit Demenz von palliativen Strategien schon sehr frühzeitig und über einen längeren Zeitraum hinweg profitieren – auch wenn sie noch gar keine institutionellen Palliativangebote benötigen.

Natürlich kann auch der Mensch mit Demenz unter **Schmerzen** leiden. Es ist aber gerade bei fortgeschrittener Demenz oftmals schwierig, zu einer genauen Schmerzdiagnose zu kommen. Bei der Schmerzdiagnose geht es auch bei Menschen mit Demenz in erster Linie um die **Selbstbeurteilung** des Patienten. Sie folgt denselben Regeln wie bei Menschen ohne mentale Einschränkungen (siehe S.150). Zum Ausgleich der eingeschränkten Kommunikationsfähigkeit der Betroffenen, haben sich auch hier ganz besonders die visuellen Analogskalen bewährt. Bei ihnen kann der kranke Mensch auf einer numerischen Skala anzeigen oder auf einer Gesichter-Skala auf Bilder deuten, um das Maß seines Schmerzes auszudrücken (siehe **Abb.9.5**, S. 155). Damit eine solche Schmerzdiagnose gelingt, ist aber vor allem eines erforderlich: eine geduldig-einfühlsame Vertrauensbeziehung zwischen den Kranken und den Pflegenden.

Je weiter fortgeschritten die Demenz ist, desto mehr ist bei der Schmerzdiagnose die **Fremdbeurteilung** durch ein gut geschultes Palliative Care-Team gefragt. Insgesamt lässt der Stand der Forschung zur

Fremdbeurteilung von Schmerzen bei Menschen mit Demenz allerdings noch viele Wünsche offen. Umso mehr ist die genaue Beobachtung und exakte Dokumentation durch das Betreuungsteam gefragt. Die Grundregel lautet: Bei allen Auffälligkeiten, die ein kranker Mensch zeigt, sollte das Team sich fragen: „Was könnte die betroffene Person quälen?" (Weissenberger-Leduc, 2009). Im Detail geht es um die Beobachtung verhaltensbezogener Schmerzindikatoren (Schwermann u. Münch, 2008):

- Allgemeine körperliche Symptome (z.B. erhöhter Muskeltonus, veränderte Atmung, erhöhter Puls, erhöhter Blutdruck)
- Gesichtsausdruck (z.B. Stirnrunzeln, Gesicht verziehen, ängstlicher Gesichtsausdruck)
- Sprache (z.B. verbale Ausbrüche, Seufzen und Stöhnen, Jammern, Weinen Schreien oder auch nur lautes Atmen)
- Körperbewegungen und Körperhaltung (z.B. angespannte, versteifte Körperhaltung oder Schonhaltungen, körperliche Unruhe, Reiben von schmerzenden Körperteilen)
- Auffälligkeiten im Kontakt (z.B. Aggressivität und Reizbarkeit, sozialer Rückzug, Depression, Ablehnung von Pflege)
- Veränderte Lebensaktivitäten (z.B. Appetitlosigkeit oder Nahrungsverweigerung, Veränderung des Schlafrhythmus, Veränderung der Beweglichkeit)
- Veränderung des Geisteszustandes (z.B. Zunahme der Verwirrtheit, Schreien oder Weinen, Schlagen und Schubsen)

Eine weitere Erschwernis für die Schmerzdiagnostik liegt darin, dass Menschen mit Demenz im Laufe der Erkrankung ihre Schmerzen oftmals nicht mehr einer bestimmten Körperregion zuordnen können (Kojer u. Pirker, 2002).

Vermutlich ist die Schmerzschwelle bei Menschen mit Demenz nicht anders als die bei mental Gesunden. Menschen mit Demenz gehen allerdings mit Schmerz grundsätzlich oft anders um als der mental Gesunde: Einerseits leidet der demenzkranke Mensch nicht so sehr wie andere kranke Menschen unter der gedanklichen Vorwegnahme von Schmerzen. Hier ist ihm seine „Vergesslichkeit" ein guter Schutz. Andererseits kann der Schmerz, sobald er einsetzt, auch nicht als vergänglich angenommen werden, da es für Menschen mit Demenz nur die Gegenwart und keine Zukunft gibt.

Das Sterben bei einem Menschen mit Demenz ist ein sehr vielschichtiger Prozess: Er findet nicht in erster Linie auf der körperlichen Ebene statt, sondern es „sterben" allmählich zahlreiche Fähigkeiten im kognitiven Bereich, die die Kranken einstmals besaßen. Es stirbt vor allem die Erinnerungsfähigkeit und damit verliert der demente Mensch seine Vergangenheit ebenso wie auch seine Zukunft. Er lebt stattdessen schließlich auf eine, die Umwelt irritierende Weise, ganz im Hier und Jetzt. Deshalb kann man vermuten, dass Menschen mit fortgeschrittener Demenz keine Angst vor dem Tod haben und sich damit von der Mehrzahl der Menschen jenseits des frühen Kindesalters unterscheiden. Denn die Sozialpsychologen haben in zahlreichen Studien den Nachweis erbracht, dass die Angst vor dem Tod ein Phänomen ist, das jeden Menschen betrifft, der über ein ungestörtes Denk- und Erinnerungsvermögen verfügt. Als Erklärung dafür finden wir vor allem die schmerzliche Diskrepanz zwischen unserem natürlichen Überlebenswillen einerseits und unserer Fähigkeit, andererseits vorausschauend zu denken und zu wissen, dass unser Überlebenswille dereinst dem Tod unterliegen wird (Solomon et al., 2004). Genau dieses Vorausschauen aber geht Menschen mit Demenz zunehmend verloren.

Verstehen

B *Der große Tübinger Gelehrte Walter Jens leidet seit seinem 81. Lebensjahr an Demenz. Man darf darüber sprechen und schreiben, denn seine Krankengeschichte ist gewollt öffentlich geworden und liegt in Buchform vor (Jens, 2009a; Jens, 2009b). Er leidet an einer Demenz vom Alzheimer-Typ mit dem typisch schleichenden, allmählichen Beginn leichter Gedächtnisstörungen mit fortschreitender Verschlechterung. Anfangs hat er es wohl vor allem selbst gemerkt, wenn es dem großen Sprachvirtuosen Jens schwerfiel, präzise auf sein reiches Repertoire an Begriffen zurückzugreifen. Wie bei vielen Menschen mit Demenz fiel deshalb den Angehörigen zunächst eher die depressive Verstimmung als Reaktion auf sein intellektuelles Versagen auf. Es ließ auch die Psychiater zunächst an eine Wiederkehr seiner depressiven Episoden denken. – Aber es machte die Angehörigen bisweilen auch ungeduldig, ja ärgerlich, wenn er so „schwierig" wirkte. Es irritierte sie, wenn sie bei ihm eine gewisse Hilflosigkeit wahrnahmen, die sie zuvor nie an ihm gekannt hatten. Fast erschien es ihnen da wie eine Erleichterung, als endlich die Diagnose „Demenz" klar war.*

Betrachtet man die Entwicklung einer demenziellen Erkrankung rein medizinisch, so lässt sie sich als ein Defekt im Bereich bestimmter Areale des Gehirns beschreiben. Diese Sichtweise erzeugt jedoch angesichts der fehlenden Möglichkeiten, hier ausgleichend zu wirken, bei den Helfenden ebenso wie bei den Angehörigen leicht eine fatalistischdepressive Haltung, die in einen Teufelskreis aus Resignation, Hilflosigkeit, Ärger und Enttäuschung münden kann. Nützlich ist dies für keine der beteiligten Personen – im Gegenteil: Dieser Teufelskreis kann sogar zu einer Verschlechterung des Befindens führen und das Fortschreiten der Demenz beschleunigen.

Hilfreicher sind hier möglicherweise Ansätze, wie sie der britische Sozialpsychologe und Demenzforscher Kitwood (2005) entwickelt hat: Er legte nicht nur ein Beschreibungsmodell für die Demenz vor, das Umweltfaktoren einbezieht, sondern betont ferner den Aspekt der Interaktion. Dabei konnte er zeigen, dass an dem demenziellen Abbauprozess auch sozialpsychologische und gesellschaftliche Faktoren beteiligt sind. Demnach ist die Demenz als ein andauerndes Wechselspiel zwischen Neuropathologie einerseits und sozialpsychologischen Faktoren (zu denen insbesondere die Interaktion gehört) andererseits zu verstehen. Konsequenterweise ergibt sich daraus, dass psychische und soziale Faktoren (wie z. B. Trauer über einen Verlust) wesentlich dazu beitragen können, dass ein Mensch dement wird.

Eine wichtige Bestätigung für die Hypothesen einer psychosozialen Entstehungsbedingung von Demenz konnte jetzt eine nordamerikanische Forschergruppe an einer Population von 1221 verheirateten Paaren im Alter von 65 Jahren und darüber finden (Norton, 2010): Sie konnte in ihrer breit angelegten Studie nachweisen, dass Angehörige, die Menschen mit Demenz pflegen, aufgrund der damit verbundenen enormen emotionalen Belastung selbst ein signifikant erhöhtes Risiko haben, an Demenz zu erkranken.

Dies kann aber auch umgekehrt bedeuten, dass entlastende und unterstützende Faktoren dazu beitragen können, dass demenzielle Prozesse aufgehalten oder mindestens verlangsamt werden können, wenn die Betroffenen angemessene Unterstützung erfahren.

B *Walter Jens' Sohn Tilman hat gerade bei Fachleuten viel Widerspruch, ja Ärger erregt, als er wiederholt eine eigene Deutung der Demenzentstehung bei seinem Vater beschrieb: Mag sein, dass Walter Jens schon längere Zeit milde Zeichen einer geistigen Leistungsschwäche („mild cerebral impairment") gezeigt hatte. Zu einem plötzlichen Einbruch seiner geistigen Fähigkeiten führte ein für ihn enorm belastendes Ereignis. Walter Jens, dieser redliche Kämpfer für die Einhaltung ethischer Grundsätze in Politik und Wissenschaft, sah sich 2003 mit einem für ihn schrecklichen Vorwurf konfrontiert: Wie manch andere seiner Generation hatte er „vergessen", dass er als ganz junger*

Mann – warum auch immer – der NSDAP beigetreten war. Sein Sohn erlebte die Verzweiflung, die tiefe Selbstkränkung, die diese Erkenntnis bei seinem Vater auslöste. Ihm schien es, als könne er sich selbst diesen „Fehltritt" nicht verzeihen – und sei dann lieber abrupt den (schon angebahnten) Weg in das bleibende Vergessen gegangen (Jens, 2009a). Für seinen Sohn Jens öffnete diese Wahrnehmung einen neuen, verständnisvollen Zugang zu der anderen Seite des Vaters.

Es ist für den alltäglichen Umgang mit einem Menschen mit Demenz keineswegs hilfreich, alles Verhalten allein durch den hirnorganischen Prozess zu erklären. Stattdessen sollten sich Helfende, die sich einem ganzheitlichen Ansatz verpflichtet fühlen, die Bedeutung von Interaktion im Blick behalten. Wenn wir dem kranken Menschen Anerkennung und Wertschätzung entgegenbringen und dies ins Zentrum der Beziehung zu ihm stellen, wird das entscheidende, positive Rückwirkungen auf die Demenz haben.

Für den Alltag des Lebens mit einem Menschen mit Demenz ergibt sich daraus, dass es nicht nur menschenwürdig sondern auch heilsam ist, wenn Helfende ein Höchstmaß an verständnisvollstützendem Zugang zu Menschen mit Demenz suchen.

Die Trauer der Betroffenen

Zu den Besonderheiten des Umgangs mit Menschen mit Demenz gehört die unterschiedliche Wahrnehmung der Betroffenen einerseits und der Angehörigen sowie der Helfenden andererseits. In der Anfangsphase der Erkrankung spürt der kranke Mensch oftmals, dass „etwas mit ihm nicht stimmt". Begriffe wollen ihm nicht einfallen, Vertrautes erscheint bisweilen als fremd. Das irritiert, macht unglücklich. Die Angehörigen versuchen vielfach, diese „kleinen Vergesslichkeiten" tröstend zu bagatellisieren: „Wer kann sich schon so viele Namen merken." „Mein Gedächtnis hat auch ziemlich nachgelassen."

Irgendwann sind dann die nachlassenden Geisteskräfte nicht mehr zu übersehen. Jetzt reagieren Angehörige vielleicht verärgert: „Kannst du nicht aufpassen! Schon wieder hast du die Butter zum Besteck gelegt." „Man muss ja auf dich aufpassen wie auf ein kleines Kind." Die Kranken wiederum reagieren jetzt empfindlich, gereizt, womöglich sogar aggressiv.

Die Kluft zwischen den Kranken und ihren Angehörigen vergrößert sich immer mehr. Irgendwann wird klar:

B *„Ich bin jemand, der seinen Partner verloren hat. Den Mann, den ich liebte, gibt es nicht mehr", klagt Inge Jens 2008 in einem Interview mit der Illustrierten STERN. Die Krankheit habe ihren Mann „zu einem anderen Menschen gemacht. Er ist nicht mehr mein Mann." Walter Jens sei ihr „nach und nach entglitten" und nun in „einer Welt, zu der ich wenig oder gar keinen Zugang habe".*

Welch ein Schmerz für die Angehörigen! Sie haben es mit einem neuen, ihnen fremden Menschen zu tun – auch wenn die äußere Hülle sie noch an den alten, verlorenen Partner erinnert.

Wie sieht dies aber aus der Perspektive des kranken Menschen aus? Was erlebt er? – Das Versinken in eine neue, bis dahin unbekannte Welt, eine Welt, in der es offenbar weder Zukunft noch Vergangenheit gibt, hat offenbar nicht nur Nachteile. Je nach Situation können aus dem Langzeitgedächtnis Erinnerungen auftauchen, die sich auf die intensivste Phase des Lebens, die des jungen Erwachsenen, beziehen und dem Kranken das Gefühl vermitteln, jung, attraktiv und leistungsfähig zu sein (Wojnar, 2006). Keine schlechte Perspektive, sollte man meinen – wenn sie nur nicht so überdeutlich von der Wahrnehmung der Angehörigen abweichen würde.

B *Tilman Jens (2009a) beschreibt, fast mit ein wenig Eifersucht, wie sein Vater sich heute an ganz anderen Dingen freuen kann: Wenn er z. B. auf den Bauernhof der Familie seiner Betreuerin kommt und sich dort sogleich zu den Hasenställen begibt, genau wissend oder doch wenigstens spürend, wie sich die Tiere gleich über eine Karotte freuen werden, die er ihnen durch das Gitter steckt. Dort hat er auch wieder Spaß am Lesen gewonnen – indem er eifrig Kinderbücher buchstabiert. Und so, wie er sich früher über Thomas Mann oder Theodor Fontane freute, so genießt er es heute, wenn er ein Brötchen mit einer dicken Scheibe Leberkäse bekommt.*

Wie sehr unterscheiden sich doch das subjektive Erleben des Kranken und die Erwartungen der Angehörigen an ihn! Eine größere Diskrepanz ist kaum vorstellbar und sie macht deutlich, weshalb das Thema Trauer im Umgang mit Menschen mit Demenz eine derart beherrschende Rolle spielt (Student u. Student, 2010). Bei der Demenz besitzt die Trauer spezielle Akzente. Im Verlauf der Demenzerkrankung können die Verluste in vier verschiedene Dimensionen unterteilt werden (Dorschner u. Schäfer, 2006):
- der Kompetenzverlust (Alltagsaktivitäten können nicht mehr selbstständig durchgeführt werden),
- den Verlust der verbalen Kommunikationsfähigkeit (nicht mehr sprechen und verstehen können),
- der Verlust der Kontinuität (die zeitliche Einordnung von Geschehnissen geht verloren),

- Verlust der Kongruenz (die Übereinstimmung des Erlebens verändert sich und unterscheidet sich von dem Erleben gesunder Menschen).

Hierüber trauern beide Seiten – die Helfenden ebenso wie die Kranken. Aber sie trauern zu verschiedenen Zeiten verschieden intensiv – in Abhängigkeit von ihrer jeweiligen Wahrnehmung. Allerdings wissen wir weit mehr von der Trauer der Angehörigen. Denn über die Trauer von Menschen mit Demenz selbst wissen wir bislang noch wenig. Natürlich löst die Mitteilung der Diagnose in einem frühen Stadium der Erkrankung bei ihnen Trauer aus. Aber je tiefer sie in ihre Erkrankung eintauchen, desto weniger dürfte sie Trauer im üblichen Sinne persönlich berühren. Denn dies würde voraussetzen, dass sie sich rückblickend an Verlorenes erinnern können. Genau dies aber ist den Kranken schließlich verschlossen. – Umso einsamer bleiben die Angehörigen mit ihrer eigenen Trauer zurück; besonders dann, wenn sie schmerzlich die emotionale Entfernung zum kranken Menschen spüren.

Hieraus ergibt sich eine wesentliche Aufgabe der Helfenden in der palliativen Begleitung: Nämlich **Versöhnungsarbeit** (Student u. Student, 2010) zu leisten. Gemeint ist damit eine Aussöhnung der unterschiedlichen Perspektiven zwischen Kranken und Angehörigen im Sinne einer Annäherung und der Akzeptanz für unterschiedliche Realitäten. Das meint, dass die Angehörigen, die den kranken Menschen nur von außen beschauen, die Möglichkeit erhalten müssen, ihre eigene Wahrnehmung zu relativieren. Dazu müssen sie die Möglichkeit erhalten, das **subjektive Erleben** des Kranken zu erkennen. Die Menschen mit Demenz wiederum benötigen ein wertschätzendes und empathisches Umfeld, das auf ihre Bedürfnisse ausgerichtet ist. Hierbei „Übersetzungshilfe" zwischen Kranken und Angehörigen zu leisten, ist eine entscheidende Aufgabe der Helfenden.

Wie aber kann es gelingen, die Sprachlosigkeit zwischen einem Menschen mit Demenz und seinen Mitmenschen zu überbrücken?

Biografiearbeit – Brücke der Kommunikation

Als eine der zentralen Aufgaben des respektvollen Umganges mit Menschen haben wir die Kommunikation identifiziert (s. S. 47 Kommunikation). Bei Menschen mit Demenz ist aber gerade diese wichtige Möglichkeit des menschlichen Miteinanders entscheidend beeinträchtigt. Selbst für einfachste

Alltagsgespräche („Small Talk", s. S. 54) sind wir doch darauf angewiesen, dass wir und unsere GesprächspartnerInnen über ein Mindestmaß an gemeinsamer Erinnerungsfähigkeit aus jüngster Zeit verfügen. Wie will ich mich aber mit einem Menschen mit Demenz auch nur über das Wetter unterhalten, wenn sie oder er über aktuelle Vergleichsmöglichkeiten nicht mehr verfügt? Selbst ein Small Talk braucht das, was bei Menschen mit Demenz die entscheidende Beeinträchtigung darstellt: nämlich Erinnerung.

Erinnerung ist ein entscheidender Schlüssel zu unserer eigenen Identität: Wir sind durch unsere Erinnerung zu einem wesentlichen Teil das, was wir sind. Erinnerungen sind ein entscheidendes Element der Selbstvergewisserung – je älter wir werden, desto mehr. Im Alltag nutzen wir dies durch Fotos, Souvenirs und Gespräche, die mit „weißt du noch…?" beginnen. Bei Menschen mit Demenz sind gerade die alten Erinnerungen oftmals noch lange erhalten. Es ist das Neugedächtnis, das bei ihnen als erstes so beeinträchtigend ausfällt. An Kindheitserinnerungen, an Lieder aus der Jugend u. ä. bleibt die Erinnerung dagegen häufig sehr lange erhalten. Diese Erinnerungen sind es, die uns den kommunikativen Zugang zu Menschen mit Demenz ermöglichen. Als fachliche Methode ist dieser Zugang zum älteren Menschen aber auch gerade zum Menschen mit Demenz unter dem Begriff **Biografiearbeit** bekannt geworden. In die Arbeit mit alten Menschen eingeführt wurde sie 1963 durch den amerikanischen Gerontologen Robert N. Butler (als Konzept des „Life Reviews" im Umgang mit Menschen mit psychiatrischen Erkrankungen).

Ihr Ziel eines wertschätzenden, auf Gegenseitigkeit beruhenden Umgangs miteinander, erreicht Biografiearbeit allerdings nur dann, wenn sie nicht als „Trick" benutzt wird. Biografiearbeit lebt davon, dass sie beide Gesprächspartner befriedigt: den alten Menschen vielleicht dadurch, dass er ein Stück Vollständigkeit seiner eigenen Person erlebt, indem er sein aktuelles Leben durch den Aspekt seiner Geschichte ergänzt. Die GesprächspartnerInnen dadurch, dass sie an Erfahrungen und Erlebnissen teilhaben dürfen, die ihnen sonst verschlossen geblieben wären. Angehörige eines Menschen mit Demenz ebenso wie beruflich Helfenden eröffnet diese Form des Gesprächs wieder Gemeinsamkeiten und die Chance zur Begegnung mit den Kranken auf Augenhöhe.

Während bei einem Menschen mit Demenz zwar Gedächtnis und Sprache schließlich verloren gehen, bleiben emotionale Erfahrungen und Erinnerungen oft lange erhalten. Aber auch uns (noch) Gesunden sind emotionale Auslöser von Erinnerungen oftmals viel spontaner, schneller zugänglich als intellektuelle Impulse: Der Geruch eines Parfüms lässt vielleicht die Erinnerung an eine geliebten Menschen ganz plötzlich und unmittelbar lebendig werden. Ein Spekulatius-Plätzchen lässt, selbst wenn es im Sommer genossen wird, vor meinem inneren Auge unmittelbar die Erinnerung an einen geschmückten Tannenbaum, einen verschneiten Wintertag, oder das gemütliche Zusammensitzen mit der Familie im Kerzenschein auftauchen. Oder da klingt plötzlich ein Vogelzwitschern auf, das ganz unmittelbar die Erinnerung an einen warmen Frühlingstag in mir anstößt. Oder kennen Sie noch diese kratzigen Frucht-Bonbons? Wenn ich sie heute noch einmal in den Mund stecke, bin ich wieder der kleine Junge, der sich im Kaufladen diese Zuckerstücke von der Mutter erschmeichelt hat. Das ist Biografiearbeit.

Suchen wir den Kontakt zu einem Menschen mit Demenz, so sind es diese sensorischen **Auslöser**, in der Fachsprache auch **Trigger** genannt (Gerüche, Geschmackserlebnisse, Bilder, Texte, Melodien, Gegenstände, siehe **Abb. 5.1**, S. 41), die ihm und uns helfen, über ein emotional berührendes Thema miteinander in Beziehung zu treten, vielleicht sogar ins „Gespräch" zu kommen. Die Kunst besteht darin, dass wir uns auf die Biografie des anderen Menschen einlassen, uns Gedanken darüber machen, was wohl in ihrer bzw. seiner Jugend an sensorischen Impulsen lebendig gewesen sein mag. Die genannten Beispiele können verständlich machen, dass es nicht nur die Kranken sind, die von solcher Erinnerung profitieren, sondern auch wir als Angehörige oder beruflich Helfende, wenn wir uns in solche Erinnerungen mit hinein nehmen lassen, berührende Erfahrungen mit uns selbst machen – was uns zu gemeinsamem Erleben anregen kann. Dann können wir erfahren, wie sich die Einbahnstraße des Helfens verändert: Nicht nur wir sind es, die dem kranken Menschen etwas Gutes und Sinnvolles anbieten, sondern auch jener kann uns durch seine Erfahrungen die Begegnungen mit seinen **und** unseren Erinnerungen auf glückhafte Weise möglich machen. Voraussetzung dafür ist allerdings, dass wir uns nicht nur auf den Anderen sondern auch auf uns selbst wirklich einlassen. Und auf unsere Gefühle!

Validation: zuhören, anerkennen, würdigen

Drei Schritte der Validation

1. Intuitiv erfassen, welchen Gefühlen oder Stimmungen das besondere Verhalten des Menschen mit Demenz entspringt.

2. Mit diesem Wissen auf das Verhalten reagieren – und zwar in einer dem Menschen mit Demenz zugänglichen Art und Weise.

3. Mit einer wertschätzenden Äußerung (z.B. Redensart) das Verhalten des Menschen mit Demenz abschließend kommentieren.

Abb. 8.4 ▪ Drei Schritte der Validation.

B *Frau Kunze leidet an Demenz. Sie lebt bei ihrer Tochter, wird aber stundenweise in einer Begegnungsstätte für Menschen mit Demenz betreut. Heute besucht sie – begleitet von einer Betreuerin und einer Praktikantin – mit einer Gruppe ebenfalls an Demenz erkrankter Frauen eine Ausstellung im städtischen Museum. Das Museum ist nur spärlich künstlich beleuchtet, die ausgestellten Gegenstände werfen Schatten, Durchgänge sind nicht leicht zu finden. Von Anfang an scheint Frau Kunze sich in dieser Umgebung nicht recht wohl zu fühlen und wirkt beunruhigt. Schließlich äußert sie mit steigender Lautstärke aufs höchste irritiert: „Das ist doch alles nicht richtig!" „Das darf man nicht!" „Was soll das hier?" „Da stimmt doch etwas nicht!". Die Praktikantin versuchte Frau Kunze abzulenken: „Ach, schauen Sie mal da drüben, was es da Interessantes gibt." „Wollen Sie nicht mal hingehen?" Diese Vorschläge scheinen jedoch ihre Beunruhigung eher noch zu verstärken. Jetzt greift die Betreuerin ein: Sie fasst Frau Kunze behutsam an Ellenbogen und Unterarm. „Ich bleibe bei Ihnen und bringe sie sicher wieder nach Hause." Frau Kunze beruhigt sich und der Museumsbesuch kann in dieser schützenden Begleitung entspannt fortgesetzt werden.*

Was hat diesen Stimmungsumschwung ermöglicht? Gewiss, es war naheliegend, Frau Kunze zunächst einmal abzulenken. In vielen Fällen dürfte sich dies bei ihr schon bewährt haben. Aber in diesem Fall versagte diese Strategie. Noch weniger geholfen hätte es Frau Kunze, wenn die Begleiterinnen versucht hätten, sie mit logischen Argumenten zu überzeugen. Das eingeschränkte Denk- und Urteilsvermögen verhindert, dass Eindrücke und Informationen mittels des logischen Verstandes geordnet und verarbeitet werden können. Deswegen hätten Erklärungen dieser Art Frau Kunze nichts geholfen.

Frau Kunze war in „unlogischer Weise" zutiefst beunruhigt. Das war erkennbar. Wer weiß, welche alten Ängste, vielleicht sogar Kindheitsängste, bei ihr wieder aufgetaucht waren. Deshalb musste die Intervention auch tiefer, auf der emotionalen Ebene ansetzen und diese Ängste aufgreifen. Die entscheidende Unterstützung für Frau Kunze bestand darin, ihre Bedürfnisse nach Sicherheit und Orientierung zu erkennen und weniger durch Worte als durch emotionale Gesten darauf einzugehen (Student, 2009). Dieses Vorgehen bezeichnet man als Validation.

Die Methode wurde von der US-amerikanischen Gerontologin Naomi Feil (1999) erstmals angegeben und dann von ihrer Kollegin Nicole Richards unter dem Begriff „integrative Validation" weiterentwickelt (Ruff, 2007). Der englischsprachige Begriff „**Validation**" lässt sich in unserem Zusammenhang am ehesten mit „Wertschätzung" übersetzen. Kern des validierenden, also wertschätzenden Umganges in diesem Sinne ist es, die Äußerungen des kranken Menschen ernst zu nehmen. In dieser Wertschätzung liegt der Schlüssel des Zugangs zu Menschen mit Demenz. Seine Äußerungen werden nicht kritisiert, sondern die helfende Person bemüht sich im **ersten Schritt**, intuitiv zu erfassen, welchen Gefühlen oder Stimmungen sie entspringen. Im **nächsten Schritt** versucht sie dann angemessen (also in einer, den Menschen mit Demenz zugänglichen, Art und Weise) auf diese Äußerung zu reagieren.

Bei Frau Kunze war es die Angst, die aus ihren Äußerungen sprach und von der Helferin erfasst wurde. Indem die Helferin diese ernst nahm, konnte sie im zweiten Schritt darauf verständnisvoll-wertschätzend reagieren. Das geschah in diesem Fall nicht durch Erklärungen, sondern durch eine Handlung, die die Angst mit einer Geste der Sicherheit beantwortete. Die Helferin hätte auch zunächst mit Worten reagieren können, z.B.: „Sie sind gerade ganz aufgeregt" oder: „Sie haben Angst". Alleine schon dieses Verstehen bewirkt oftmals Entspannung.

B *Frau Meyer lebt im Pflegeheim. Ärgerlich räumt sie ihren Nachttisch aus und wirft den Inhalt in einen Putzeimer, den die Reinmachefrau im Zimmer vergessen hat. Gerade als Schwester Inge hereinkommt, hat sie sich ihren Mantel angezogen und den Eimer ergriffen. „Was haben Sie denn vor?" fragt Schwester Inge irritiert. „Nach Hause natürlich", entgegnet ihr Frau Meyer in gereiztem Ton, „schließlich kann ich hier nicht dauernd faulenzen und dort werde ich dringend gebraucht."*

Wie würden Sie in dieser Situation reagieren? Können Sie bei sich selbst etwas von dem Ärger spüren, der in Schwester Inge aufkommt? „Nicht schon wieder diese leidige Diskussion", denken Sie vielleicht, „das hatten wir doch heute Morgen schon fünfmal! Und wenn ich jetzt versuche, ihr den Eimer wegzunehmen, kommt es womöglich zu Handgreiflich-keiten." Im Umgang mit Betroffenen ist es aber immer wichtig, nicht gleich zu reagieren, gar in Aktionen überzugehen, sondern als Helfende zunächst einmal auf sich selbst zu schauen: z.B. den eigenen Ärger über die Störung des Arbeitsablaufes wahrzunehmen; oder die eigene Ratlosigkeit angesichts der unerwarteten Verhaltensweise zu spüren:

B *Schwester Inge atmet tief durch. Sie spürt ihre eigene Irritation. Sie hatte eigentlich nur routinemäßig herein-schauen wollen, auf dem Weg zu einer anderen Patientin. Aber jetzt braucht Frau Meyer sie und je klüger sie reagiert, desto rascher kann sie sich ihrer anderen Arbeit wieder zuwenden.*

Erst wenn Sie Ihre eigenen Gefühle bewusst wahr-nehmen und einordnen, ist es möglich, auf den andern Menschen zuzugehen und sich daran zu erinnern, wer dieses Gegenüber ist. – Menschen mit Demenz haben einen großen Bewegungsdrang. Deshalb ist es wichtig, dass ihnen Möglichkeiten gegeben werden, sich in einem geschützten Rahmen reichlich zu bewegen. Aber bei Frau Meyer ist es mehr als dieser Bewegungsdrang. Sie hat, wie viele Menschen mit Demenz, in ihrem Tun auch immer ein inneres Ziel, das es herauszufinden gilt.

B *Frau Meyer ist beunruhigt. Für sie stimmt ihre Situation im Zimmer nicht. Sie kommt sich nutzlos vor. Das spürt Schwester Inge jetzt. Zugleich erinnert sie sich: Frau Meyer ist eine 84-jährige Frau, die vier Kinder großgezogen und „nebenher" auch noch ihren Mann in dessen Handwerksbetrieb unterstützt hat, indem sie die Büroarbeit erledigte. Ihr Leben war Arbeit. Darüber habe sie sich definiert, hatte ihre Tochter vor zwei Jahren bei ihrer Aufnahme im Heim berichtet. Als die Demenz unübersehbar wurde, hat sie am meisten unter ihrer zunehmenden Nutzlosigkeit gelitten und hatte bei der Aufnahme tief depressiv gewirkt.*
Mit diesem Vorwissen einerseits und der Wahrnehmung der be-unruhigten Frau andererseits, kann Schwester Inge reagieren: „Sie sind im Moment richtig aufgeregt", sagt sie ruhig und lang-sam. „Es ist wichtig, dass man seine Pflicht tut", ergänzt sie und schaut ihr dabei in die Augen. Frau Meyer hält in ihrem rastlosen Tun inne. Sie wirkt ein bisschen entspannter, schaut Schwester Inge fragend an. Jetzt kann Schwester Inge den nächsten Schritt tun und Frau Meyer zeigen, dass sie ihr Anliegen ernst nimmt: „Kommen Sie mit in die Küche. Dort wartet viel Arbeit auf uns." Gerne folgt Frau Meyer der Schwester in den Aufenthaltsbereich der Station, in den – wie auf vielen Stationen für Menschen mit Demenz – eine Küche integriert ist, die es den kranken Menschen ermöglicht, im Rahmen ihrer Möglichkeiten Hausarbeiten zu er-ledigen, so wie sie es viele Jahre ihres Lebens gewöhnt waren.

Zum Abschluss dieses Gesprächs hätte Schwester Inge auch eine Redensart einfügen können (z.B. „Wie heißt es doch so richtig: ‚Sich regen bringt Segen'.") Solche Redensarten knüpfen an altes Wissen der Betroffenen an, greifen biografische Erklärungen auf,

die vielleicht noch als sprachliches Muster bereit-liegen und dem kranken Menschen zusätzlich das Gefühl der wertschätzenden Einbindung in die kulturelle Gemeinschaft vermitteln. Dies jedenfalls gilt für die derzeitige Generation der alten Menschen. Künftige Generationen, die jetzt noch „Jungen", werden vielleicht eher Filmzitate, Werbeslogans oder Text-zeilen aus Schlagern in ähnlicher Weise verstehen.

„Emotionales Sprechen"

Irgendwann beginnt bei Menschen mit einer fort-schreitenden Demenz die Sprache fast völlig zu zer-fallen. Sie sind nicht mehr in der Lage, verständliche Sätze zu formulieren. Dennoch bleibt Kommunika-tion natürlich möglich. In allen genannten Beispie-len kommt es letztlich nicht darauf an, dass wir die verbale Logik des kranken Menschen verstehen oder er die unsrige. Der emotionale Inhalt der Botschaft des kranken Menschen erschließt sich uns intui-tiv immer dann, wenn wir bereit sind, uns auf den anderen wirklich einzulassen. Und das Umgekehrte gilt ebenso: Wir mögen zwar unsere emotionale Bot-schaft mit Worten begleiten (weil wir darin so geübt sind), aber wichtiger ist auch unter Gesunden meist der nonverbale Anteil (s. S. 47 [Kommunikation]). Dies zu bedenken, mag es uns erleichtern, im kom-munikativen Umgang mit Menschen mit weit fort-geschrittener Demenz noch weiter zu gehen:

B *Inge Jens beschreibt, wie sie gelegentlich einen verbalen Zugang zu ihrem Mann findet, obgleich er schon tief in sei-ner demenziellen Erkrankung versunken scheint (Jens, 2009b, Seite 296 ff.): Sie praktiziert – ähnlich wie in gesunden Zeiten – mit Freunden „Tischgespräche": ganz normale Unterhaltungen unter Freunden also, die ihn offenbar erfreuen. „Es ist für sein Wohlbefinden nicht einmal nötig, das Wort ständig an ihn zu richten. Es genügt, ihn anzuschauen und so in die Unterhaltung einzubeziehen." Dabei, so beschreibt sie, orientiere er sich natür-lich nicht an dem* **was** *gesprochen wird, sondern an dem* **wie** *gesprochen wird, der Satzmelodie, dem Tonfall, der Gestik. Dann beteiligt er sich mit Wortfolgen, die zwar unverständlich sind, aber „den Ton der Unterhaltung aufnehmen und weiterführen." Inge Jens erlebt ihn dann entspannt und hat den Eindruck, dass er sogar Freude empfindet.*
Aber sie geht noch weiter. Sie entdeckt, dass ihr Mann auch mit ihr alleine solche „Gespräche" führen kann – bisweilen jeden-falls: „Dann finde ich ein Wort, einen Satz, eine Geste, um As-soziationen zu wecken und ein ‚Gespräch' in Gang zu bringen. Dabei sei Logik Nebensache, wenn es ihr gelinge, sich auf seinen Sprachrhythmus einzustellen. „Jetzt bin ich es, die keinen Kontext erkennt und nur gelegentlich erraten kann, was ihm durch den Kopf geht." Der Ton ihrer Worte regt den Partner zu Antworten wie „Genau", „Auf jeden Fall", „Das will ich nicht hoffen" oder Ähnlichem an – bis er schließlich müde wird und zufrieden einschläft.

Diese und vergleichbare Formen der Kommunikation haben wir immer wieder gerade bei einfühlsamen Angehörigen beobachten können. Sie haben diese Methode intuitiv für sich entdeckt. Solche Gespräche verlangen nicht eine besondere „Gesprächstechnik", sondern vor allem viel Mut beim Gesunden. Hört man als Außenstehender solchen „Dialogen" zu, so muten sie einem zunächst befremdlich, vielleicht sogar peinlich an. Dies ist ein deutlicher Hinweis darauf, dass wir dann an einem höchst intimen Prozess Anteil haben. Es geht dabei darum, sich der emotionalen Botschaft des kranken Menschen versuchsweise anzunähern. Dazu müssen wir uns selbst trauen, auch Fehler zu machen, uns selbst in Frage zu stellen, „unsinnig" erscheinende Formulierungen zu finden, die aber unmittelbar aus unserem Herzen kommen. Begleiten wir dazu Nina, eine 14-jährige Schülerin, zu einem Besuch bei ihrer Großmutter, die an der Alzheimer-Krankheit leidet und in einem Pflegeheim lebt:

B *Wie immer geht Nina munter auf ihre Großmutter zu. Die Großmutter ist Nina seit ihrer Geburt vertraut. In gesunden Zeiten hat sie so manches Mal die Ferien bei ihr auf dem Lande verbracht, wenn die Eltern durch ihre beruflichen Verpflichtungen anderweitig gebunden waren. Sie freut sich auch heute noch jedes Mal, wenn sie ihre Großmutter sieht: Wie schön war es doch damals. – Manchmal sitzen sie einfach nur nebeneinander. Oder Nina hilft ihrer Großmutter beim Essen, bietet ihr ein Getränk an oder ruft die Pflegekraft, wenn sie merkt, dass Großmutter zur Toilette möchte.*
Heute wirkt Großmutter abwesend, reagiert kaum auf den Gast. Nina setzt sich geduldig neben sie, nimmt behutsam ihre Hand. Jetzt sieht die Großmutter auf: „Du?" fragt sie, lang hingezogen. „Fast hättest du mich nicht erkannt", lächelt Nina. „Ja, ja, der Winter", nickt die Großmutter langsam. „Das war schön", antwortet Nina, „schade, dass wir das nicht mehr zusammen machen können", fügt sie bekümmert hinzu. „Immer wieder", lächelt die Großmutter jetzt. „Meinst du?" fragt Nina zweifelnd. „Große Tropfen", sagt die Großmutter besorgt. „Aber jetzt doch nicht mehr", lacht Nina, „sieh mal wie groß ich bin!" und steht auf. Die Großmutter sieht erschrocken drein. „Nein, nein", Nina legt ihr beruhigend die Hand auf den Arm. Die Großmutter entspannt: „Ich achte..." Nina streichelt Großmutter über die Wangen. „Lange schon", sagt sie nachdenklich. „Vielleicht auch nicht", meint Großmutter und wiegt nachdenklich den Kopf. Dann fließt ihr eine Träne über die Wange.

Haben Sie etwas verstanden? Was für eine dumme Frage! Natürlich haben Sie etwas verstanden! Aber natürlich sind Sie nicht sicher, ob Sie wirklich wissen, worüber Nina und ihre Großmutter gesprochen haben. Ich bin es auch nicht. Aber wer das Privileg hat, solchen Gesprächen beiwohnen zu dürfen, spürt, welch eine reiche und tiefe Interaktion dabei stattfindet. Vielleicht wagen Sie es auch einmal?

Schützen

Bei Menschen mit Krebs, für die Palliative Care ursprünglich „erfunden" wurde, ist es in vielen Fällen angemessen, wenn diese spezifische Art der Unterstützung in den letzten Lebenswochen und -monaten einsetzt. (Aber auch diese Kranken profitieren nicht selten schon in früheren Phasen der Erkrankung von diesem Handlungskonzept.)

Bei Menschen mit Demenz und ihren Angehörigen kann es essenziell sein, dass die palliativen Hilfen früh einsetzen (Student u. Student, 2010): Schon zu einem relativ frühen Zeitpunkt trennen sich die Wege der Kranken und ihrer Angehörigen emotional, bleiben die Angehörigen mit ihrer Trauer über den Verlust des ihnen bekannten Menschen allein zurück. Früh schon unterscheiden sich die Bedürfnisse der Kranken und ihrer Angehörigen voneinander und frühzeitig wird der Kontakt zu den Erkrankten und ihren Familien von manchen Mitmenschen abgebrochen, die die Nähe zu dieser „bedrohlichen" Krankheit nicht aushalten.

Hier setzt das palliative Angebot zunächst an. Ziel ist es dabei natürlich nicht, möglichst viele Erkrankte möglichst früh stationär in palliative Einrichtungen aufzunehmen, sondern ihnen palliative Pflege vor Ort (am besten zu Hause) zu ermöglichen. Die meisten Erkrankten werden in Deutschland zu Hause versorgt. Die anderen befindet sich meist in stationären Pflegeeinrichtungen. An beiden Orten tut palliatives Wissen und Können gut, um das Zusammenleben von Betroffenen und Angehörigen zu erleichtern.

Medizinische Maßnahmen

Medizinische Maßnahmen im engeren Sinne sind bei Demenz nur von begrenztem Wert. Wichtig kann es allerdings sein, dass frühzeitig die psychiatrische Diagnose gestellt wird. Mancher Streit, viele Spannungen, wie sie zwischen PartnerInnen auftreten beruhen darauf, dass die gesunde Person die kranke nicht versteht, sich über „Unarten" und „Fehlhandlungen" erregt und so die Beziehung schwer belastet. Hier kann die Diagnose Klarheit bringen und zu einem frühen Zeitpunkt Planungen ermöglichen, die den kranken Menschen gleichberechtigt einbeziehen. So mag es für den amerikanischen Präsidenten Ronald Reagan wichtig gewesen sein, dass er im November 1994 – wenige Monate nach Diagnosestellung – persönlich die Öffentlichkeit über seine Alzheimer-Krankheit informiert hat und auf diese Weise etwas von seiner menschlichen Würde wahren konnte.

Die Hoffnungen, durch medikamentöse Maßnahmen die demenzielle Erkrankungen – insbesondere die vom Alzheimer-Typ – entscheidend bessern zu können, haben sich bislang nicht erfüllt.

Viele der Kranken leiden im fortgeschrittenen Erkrankungsstadium an **Ernährungsstörungen**. Denn allzu rasch wird bei Menschen mit Demenz, die nicht mehr mit der Nahrungsaufnahme zurechtkommen, argumentiert, sie würden nicht mehr essen „wollen". Dies wird dann womöglich sogar als Indiz eines „mutmaßlichen Willens" (s. S. 241 f.) angesehen. („Die wollen doch gar nicht mehr leben.") Tatsächlich ist jedoch bei angemessenem Nahrungsangebot nicht damit zu rechnen, dass ein demenzkranker Mensch an Unterernährung stirbt (Schwerdt, 2004). Hier spielt z. B. Fingerfood (s. S. 109) eine wichtige Rolle. Der kranke Mensche sollte so lange wie möglich Nahrung selbst und selbstbestimmt aufnehmen können. Angedickte Nahrung wird oftmals besser akzeptiert. Der Profit durch Ernährungssonden (PEG-Sonde) ist dagegen umstritten. Sie scheinen wenig Einfluss auf die Überlebensdauer der Kranken zu haben. Das wird verständlich, wenn man bedenkt, dass Menschen mit Demenz nicht selten an Lungenentzündungen sterben (Brunnström u. Englund, 2009), die durch Verschlucken zustande kommen. Dies lässt sich auch durch eine PEG-Sonde nicht wirklich verhindern.

Auch die Gabe von **Antibiotika** muss bei Menschen mit Demenz differenziert gesehen werden: Wiederkehrende Infekte können bei fortgeschrittener Demenz mit Antibiotika nicht sicher vermieden werden. Zwar können Antibiotika lebensverlängernd wirken; kritisch zu prüfen ist jedoch in jedem Einzelfall, ob das Antibiotikum auch zu einer Verbesserung der Lebensqualität führt. Nebenwirkungen wie Durchfälle, Allergien, Blutbildveränderungen, Pilzerkrankungen usw. sollten kritisch gegenüber den Vorteilen abgewogen werden. Manchmal sind hier die Linderung von Schmerzen und die Fiebersenkung die hilfreicheren Methoden (Gerhard u. Bollig, 2007). Andererseits ist es in keiner Weise zu rechtfertigen, Menschen mit Demenz Antibiotika grundsätzlich zu verweigern!

Die Diagnostik von Schmerzen bei Menschen mit Demenz erfordert spezielle Formen (s. S. 110 f.).

Die **Methoden der Schmerztherapie** unterscheiden sich bei Menschen mit Demenz jedoch grundsätzlich nicht von denen bei Menschen mit anderen Erkrankungen (s. S. 156 ff.). Allerdings ist die schmerz-

therapeutische Versorgung dieser Kranken noch weit ungünstiger als die anderer SchmerzpatientInnen. Selbst in Großbritannien, dem Mutterland der Hospiz- und Palliativbewegung, zeigen sich hier deutliche Schwächen. So erhalten dort im Akutkrankenhaus nur 28 % der Menschen mit Demenz schmerzlindernde Medikamente, während es bei anderen Patientinnen und Patienten 51 % sind. Stattdessen erhalten Menschen mit Demenz weit häufiger Psychopharmaka als Indiz für die Fehleinschätzung von Beschwerden der Erkrankten (Bayer, 2006).

Eine angemessen Schmerzdiagnostik und Schmerztherapie gehört also zu den ganz besonderen Herausforderungen für die Pflege im Bereich der Palliative Care von Menschen mit Demenz. Andererseits genügt vielfach bereits einfühlsame Aufmerksamkeit der Pflegenden, um enorme Erleichterungen für die Betroffenen anzustoßen.

Psychosoziale Hilfen

Aus dem Gesagten wird erkennbar, dass bei Menschen mit Demenz hinsichtlich der Symptomkontrolle nicht nur medizinische Fragen im Vordergrund stehen. Gewiss ist eine sorgsame körperliche Betreuung durch Pflegekräfte und ÄrztInnen von unschätzbarem Wert für das Wohlbefinden. Sie wird noch allzu oft vernachlässigt. Aber wie auch bei Menschen mit überwiegend körperlichen Erkrankungen (z. B. Krebs) ist neben der körperlichen Ursachen-Dimension auch die seelische, soziale und spirituelle zu beachten. Fragen der Kommunikation, der Beratung, spezifischer Methoden, das Wohlbefinden zu steigern und die Kommunikation zu verbessern (Validation, Milieugestaltung, basale Kommunikationsmöglichkeiten) besitzen einen hohen Stellenwert. Die Empathiefähigkeit und eine wertschätzende Grundhaltung sind wesentliche Voraussetzung dafür, dass nachhaltige Symptomkontrolle gelingt (Becker et al., 2005).

Insgesamt geht es darum, Rahmenbedingungen zu schaffen, die sowohl dem kranken Menschen als auch seinen Angehörigen ein Leben in Würde ermöglichen. Entscheidend hierfür ist, dass die Betroffenen möglichst gut in das Gemeinwesen, dem sie entstammen, integriert bleiben. Dies ist nicht nur Aufgabe der Helfenden, sondern eine gesamtgesellschaftliche Herausforderung: Wenn die Diagnose Demenz etwas von ihrem Schrecken verlieren soll, dann müssen andere Bilder als die bislang häufig zu beobachtenden Schreckensszenarien in die Öffentlichkeit transportiert werden.

Ein weiterer wesentlicher Schritt, um die Integration von Menschen mit Demenz in die Gesellschaft zu fördern und ihnen damit Schutz zu geben, liegt in der Unterstützung durch freiwillige BegleiterInnen (s. S. 57). Diese benötigen natürlich gründliche Vorbereitung und kontinuierliche Supervision. Die üblichen Trainings-Inhalte, wie sie sich im Hospizbereich eingebürgert haben, reichen hier aber nicht aus. Hinzu kommen muss zusätzlich ein Training im Umgang mit Menschen mit kognitiven Einschränkungen.

Wie im Bereich der Palliative Care, haben sich in den 1990er-Jahren auch im Bereich des Umgangs mit demenziell erkrankten Menschen gute und sorgsam evaluierte Trainingsmodelle entwickelt (Stoppe, 2009). Diese wurden im palliativen Bereich bisher kaum wahrgenommen. Es kommt darauf an, dass beide Bereiche zusammengeführt werden. Diese Aufgabe steckt noch in den Anfängen (Dorschner u. Schäfer, 2006). Eine zusätzliche wichtige Rolle der Ehrenamtlichen ist der Schutz der Kranken – sei es zu Hause, im Pflegeheim oder im Krankenhaus. Sowohl isoliert arbeitende Institutionen als auch betroffene Familien können anfällig für Übergriffe, ja Misshandlungen Kranker und Behinderter sein. Hier schützen „Menschen von draußen" beide – Helfende wie Hilfebedürftige.

Es gibt in Deutschland noch keine gesicherten Daten über die **Sterbeorte** von Menschen mit Demenz. Aufgrund akuter Erkrankungen werden sie aber nicht selten in ein Krankenhaus eingewiesen und versterben dort. Für Menschen mit Demenz ist das vor allem deshalb ungünstig, weil ihnen ausgerechnet am Lebensende noch einmal eine besonders ängstigende Orientierungslosigkeit zugemutet wird.

Um stattdessen ein **Sterben zu Hause** zu ermöglichen, ist es wichtig, die Beteiligten zu unterstützen und ihnen klare und durchschaubare Informationen über die Behandlungs- und Linderungsmöglichkeiten zu bieten – aber auch ihnen die Grenzen der Heilung deutlich zu machen. Ein angemessenes Bildungsprogramm für Familien, Pflegende und andere Praktikerinnen und Praktiker kann zu einer Reduzierung von Krankenhauseinweisungen und sogar zu einem leichten Rückgang der Sterblichkeit führen (Hertogh, 2006). Das ist ein deutlicher Hinweis darauf, wie wichtig es ist, dass das Wissen über die Erkrankung, Informationen über Möglichkeiten der Symptomkontrolle sowie Erfahrungen mit dem Wahrnehmen der Bedürfnisse zunehmen.

Im Bereich von Hospizdiensten, stationären Hospizen oder Palliativstationen tauchen Menschen mit Demenz nur äußerst selten auf. Das liegt einerseits daran, dass spezifische palliative Maßnahmen lange Zeit gar nicht notwendig erscheinen – und das Sterben dann „plötzlich und unerwartet" kommt. Es liegt aber auch daran, dass die Zugangskriterien zu den meisten dieser etablierten palliativen Dienste eine absehbar begrenzte Lebenserwartung zur Voraussetzung haben (nämlich Wochen bis wenige Monate). Solche Prognosen sind bei Menschen mit Demenz besonders schwierig. Eine Hilfe wäre es, wenn auch in Deutschland die in den USA gemeinsam mit Hospizfachleuten entwickelten **Prognosemarker** aufgegriffen und erprobt würden (s. S. 203 f.). Dabei geht es nicht so sehr darum, mehr Menschen mit Demenz dem palliativen Sektor zuzuführen, sondern darum, in Einzelfällen auch auf die Ressourcen eines stationären Hospizes oder einer Palliativstation zurückgreifen zu können.

Drei hilfreiche Schritte für Angehörige und Helfende aus dem Dilemma der Sterbehilfe

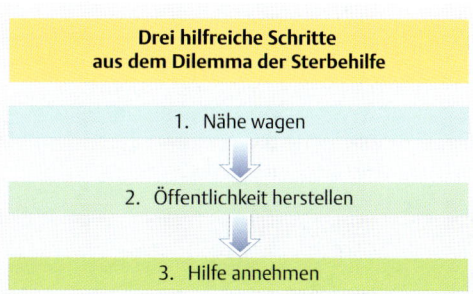

Abb. 8.5 ▪ Drei hilfreiche Schritte aus dem Dilemma der Sterbehilfe.

Der erste Schritt: Nähe wagen

B *Kehren wir zum Schluss noch einmal zurück zu Familie Jens, denn ihre Geschichte enthält viel Typisches. Walter Jens war bekannt für seine Position zur Frage der Euthanasie. Gemeinsam mit seinem Kollegen, dem katholischen Theologen Hans Küng hat er hierzu sogar ein Buch geschrieben (Jens u. Küng, 1995). In zahlreichen Podiums- und Rundfunkdiskussionen hat er sich immer wieder vehement für ein Recht, sein Recht auf einen selbstbestimmten Tod eingesetzt und dieses Recht insbesondere für den Fall eingefordert, dass er selbst nicht mehr in der Lage sein sollte, seine Familienmitglieder zu erkennen. Wir erinnern uns an ein öffentliches Gespräch mit ihm, in dem er empört äußerte: „Meinen Sie, ich möchte einmal als sabbernder Greis durch Tübingen irren!" Das hatte fast etwas Entwaffnendes. Wäre uns allen nicht solch eine Vorstellung unerträglich, das, was wir vielleicht besonders an uns schätzen, nämlich unsere intellektuellen Fähigkeiten, zu verlieren und dann dies auch noch öffentlich erkennbar zu machen?*

Aber weder für Walter Jens noch für seine Familie ist das Thema Sterbehilfe in der Anfangskrise der Erkrankung von persönlicher Aktualität. Denn zu diesem Zeitpunkt mag zwar schon das Leiden intensiv sein. Es wird aber überdeckt durch diagnostische Bemühungen und therapeutische Anstrengungen. Hier geht es noch um das Kämpfen.

Die Frage nach aktiver Sterbehilfe taucht typischer Weise in einer relevanten Intensität erst später auf. Und zwar an dem Punkt, den Walter Jens in gesunden Tagen bereits markiert hatte. Als er nämlich nicht mehr in der Lage ist, seine geistige Virtuosität zu leben, schließlich sogar nicht mehr kontinuierlich in der Lage ist, seine Familienangehörigen zu erkennen. Und genau an dieser Stelle tut sich dann die oben geschilderte Kluft auf zwischen den mitleidenden Angehörigen und dem verwirrten Kranken; hier trennen sich ihre Wege.

Da ist auf der einen Seite jener neue, durch die Erkrankung grundlegend veränderte Walter Jens, dessen Einstellungen und Wahrnehmungen so diskontinuierlich verliefen. Ein Mann, der – so wie er sich früher über Thomas Mann oder Theodor Fontane freute – es heute genießt, „wenn er ein Leberkäsweckle kriegt." Dieser neue Walter Jens, der auf seine Weise ganz offensichtlich noch sehr menschlich genießen kann. Und da sind auf der anderen Seite die Angehörigen, die den Vater, den Ehemann kaum noch wiedererkennen und dem sie das Versprechen gegeben haben, dass sie ihm helfen werden, sein Leben aktiv zu beenden.

Eine Schlüsselszene, die Schlüsselszene für die Familie, beschreibt Tilman Jens (2009a, Seite 132 f.) folgendermaßen: Im Januar 2007 kommt plötzlich für Momente eine unerwartete Klarheit über Walter Jens: „Ihr Lieben, es reicht. Mein Leben war lang und erfüllt. Aber jetzt will ich gehen." Sohn und Ehefrau widersprechen ihm nicht. Sie verstehen – meinen wenigstens, zu verstehen. Es ist das, was sie nach allem von ihm erwartet haben. Jetzt ist es so weit. Sein Hausarzt, der den Suizidhilfe versprochen hat, soll benachrichtigt werden. Aber dann, noch fast im selben Atemzug lächelt Walter Jens plötzlich: „ ‚Aber schön ist es doch!' – Ein tiefer Seufzer, dann fallen ihm die Augen zu" (Jens, 2009a). Da ist sie wieder, jene Freude, die der große Geist Walter Jens in früheren Zeiten als das zentrale Lebenselixier beschrieben hat. Aber da steht sie nun auch wieder, diese Ambivalenz, die im Verlaufe der Krankheit bei ihm und seinen Angehörigen immer wieder erkennbar war und ist.

Jetzt aber hat sich etwas bei den Angehörigen verändert: Sie beginnen zu spüren, welch ein Unterschied zwischen ihrem Leid und dem des Kranken besteht. Sie nehmen wahr, dass sie vor allem an dem schmerzlichen Vergleich zwischen dem alten und dem neuen Walter Jens leiden. Nach dieser Erfahrung ist die Familie bereit, dem neuen Walter Jens auf seinem Weg zu folgen. Einem Weg, der Zufriedenheit, ja Freude erkennen lässt – wenn es denn gelingt, jenen alten Walter Jens, den bekannten Tübinger Professor beiseite zu lassen und die vitalen Bedürfnisse des neuen Walter Jens zu befriedigen.

Nähe zu wagen – das bedeutet, sich nicht aus der Distanz entsetzt von dem abzuwenden, was die eigene Mitleidigkeit wahrnimmt. Es bedeutet vielmehr, den Mut aufzubringen, sich dem anderen Menschen zu nähern, auch wenn das, was dann sichtbar wird, zunächst zutiefst erschreckt, ja verstört. Dieser Weg führt dazu, dem anderen so nahe

zu kommen, dass es möglich wird, etwas von seiner subjektiven Innensicht zu erahnen: seine Ängste, seine Verzweiflung aber auch seine Hoffnungen, seine Freuden. Es bedeutet vor allem aber, die Nähe zu sich selbst zu wagen: die eigenen Ängste zu spüren, die eigene Verzweiflung wahrzunehmen – und sie von der des anderen zu unterscheiden.

Indem die Familie des Walter Jens sich dieser quälenden Nähe ausgesetzt hat, ist sie zugleich in die Lage versetzt worden, wahrzunehmen, wer ihr Angehöriger **jetzt** ist und welche Aspekte seinem Leben **jetzt** Sinn, Bedeutung, ja Freude geben.

Der zweite Schritt: Öffentlichkeit herstellen

Eine entscheidende Gefahr für Schwerkranke und ihre Angehörigen, die vielfach in die Euthanasie einzumünden droht, ist das Handeln hinter verschlossenen Türen. Angehörige schwer kranker Menschen aber auch professionell Helfende beschreiben immer wieder lebendig, wie sehr die Isolation ihnen das Handeln und das eigene Leben erschwert. Eben weil alle Welt sich von den Schrecken einer tödlichen Krankheit oder der Unansehnlichkeit einer Demenz abwendet, fühlen sich die Betroffenen als Ausgestoßene, verlieren sie den Blick für einen möglichen Wert ihres Lebens und sehnen sich nach einem Ausweg – und sei dies auch der Suizid. Angehörige werden in diese Abwärtsspirale oftmals einbezogen, werden von den verfinsterten Zukunftsperspektiven der Kranken angesteckt.

B *Die Familie Jens tut in dieser Situationen einen ungewöhnlich erscheinenden Schritt: Sie geht mit ihrer Geschichte radikal an die Öffentlichkeit. Damit tut sie das, was ihnen Walter Jens in früheren Jahren mit ähnlicher Radikalität vorgelebt hat, indem er mit seiner schweren depressiven Erkrankung, an der er in den 1990er-Jahren litt, an die Öffentlichkeit getreten ist, darüber gesprochen und geschrieben hat. Ohne Rücksicht darauf, was andere nun von ihm, „dem psychisch Kranken", denken würden. So sind nun seine Angehörigen mit anderen über die Demenzerkrankung von Walter Jens ins Gespräch gekommen. Das Tuscheln hatte damit ein Ende. Sie haben ihr Klagen hörbar gemacht. Sie haben sich damit die Möglichkeit eröffnet, ihr Leid von anderen mittragen zu lassen. – Gewiss, das hat auch Anstoß erregt, Proteste provoziert. Aber ist nicht auch dies etwas Lebendiges, etwas, was Isolation aufbricht, Beziehungen schafft?*

Der dritte Schritt: Hilfe annehmen

Für viele Menschen ist der Gedanke, sich Hilfe zu holen mit einem Angriff auf das eigene Selbstbewusstsein verbunden. Um Hilfe zu bitten, wird von den Menschen unserer Zeit vielfach als Schwäche erlebt. Tatsächlich aber ist die Fähigkeit, sich Hilfe zu holen eine der großen Stärken, eine der wichtigen

Ressourcen, die dazu beiträgt, Krisen zu überwinden, wie wir aus der Krisen- und Therapieforschung wissen (Grawe et al., 2001).

B *Familie Jens hat diese Hilfe nicht zuletzt in Gestalt einer schlichten Frau vom Lande gefunden. Eine Frau, die von dem berühmten Gelehrten Walter Jens, vermutlich nichts oder nur wenig wusste, die aber das Herz auf dem rechten Fleck hat. Sie kann Walter Jens so nehmen, wie er **jetzt** ist. Sie verfolgt mit Zufriedenheit, wenn er sich wohlfühlt; mit Sorge erkennt sie sein Unwohlsein. Sie ersetzt ihm über weite Strecken seine durch die Krankheit entfremdete Familie, ja wird fast zu seiner neuen Familie und entlastet den Kranken ebenso wie die Angehörigen. Beide können sich nun gegenseitig wieder ertragen, sich freier begegnen. Das Tor ist offen, der „Notausgang Euthanasie" muss nicht geöffnet werden.*

Was ist es, das es möglich macht, dass die Familie diesen Weg ins Leben mit Walter Jens geht? Gewiss, könnte man einwenden, die Familie Jens ist vielleicht in diesem Punkt nicht typisch. Sie ist angesehen und verfügt über finanzielle Mittel und andere Ressourcen. Dennoch: ihre Geschichte enthält die wesentlichen, die typischen Elemente, die einen Menschen mit Demenz und seiner Familie den Weg ins Leben weisen.

8.1.5 Ekel auslösende Erkrankungen

Unter Ekel verstehen wir Abneigung, Abscheu oder heftigen Widerwillen. Im Alltag gehen wir nach Möglichkeit ekligen Gefühlen aus dem Weg; in der Pflege werden wir jedoch immer wieder mit diesen Empfindungen konfrontiert.

Pflegende unterscheiden unterschiedlich starke Ekelauslöser (Sowinski, 1996).

Stufe 1:
- Tischmanieren entsprechen nicht unseren kulturellen Normen (Saft in Suppe schütten, würgendes Husten bei Tisch, „Nahrungsstraßen" auf der Serviette),
- Ausscheidungen werden nicht in die Toilette platziert sondern außerhalb ins Bett oder ins Zimmer,
- aufgekratzte und entzündete Hautstellen.

Stufe 2:
- entfernen von abgestorbenem Gewebe (Eiter, exulzerierende Wunden),
- Umgang mit Erbrochenem und Schleim,

Stufe 3:
- Kotreste aus Mund entfernen nach Kotessen.

Besonders schlimm sind Ekelauslöser, wenn der Mund, der eigentlich mit Genuss (Küssen, Essen, Trinken) assoziiert wird, in Zusammenhang mit etwas Unappetitlichem steht. Das Ekelgefühl ist ein normales Gefühl, doch die Intensität und die Auslöser der Ekelgefühle variieren.

Wahrnehmen

Das Ekelgefühl tritt meist unmittelbar in einer Situation auf und ist nur bedingt steuerbar. Über den Geruchs-, Seh-, Tast- und Hörsinn werden die Auslöser wahrgenommen und erfassen den ganzen Menschen; wir reagieren mit dem ganzen Körper.

Pflegende dürfen in der Pflegesituation nicht flüchten, sie müssen das Ekelhafte beseitigen. Der Ekel gegenüber Ausscheidungen, Sekreten, verfaulenden Substanzen ist letztlich nicht „abgewöhnbar". Deshalb müssen Bewältigungsstrategien gesucht werden. Voraussetzung dafür ist, dass Pflegende und ÄrztInnen sich die Ekelgefühle zugestehen (Pernlochner-Kügler, o. J.). Verleugneter Ekel führt leicht zu (verdeckter) Gewalt gegenüber den Kranken (Hofstetter, 2004a). Ekel muss wie Zeitmangel und Arbeitslast als offizieller Belastungsfaktor anerkannt und thematisiert werden.

Zum Ekelgefühl gesellen sich leicht Schuld, Ärger, Hilflosigkeit, Mitleid und Versagensangst. Pflegende sollten bei sich selbst wahrnehmen, wenn ihre Ekelgrenze überschritten wird und dann nach Lösungsmöglichkeiten suchen. Eine differenzierte Wahrnehmung hilft, zwischen dem Ekelauslöser und dem Mensch zu unterscheiden. Tun Pflegende das nicht, besteht die Gefahr, dass sie sich innerlich von diesen Menschen distanzieren und sie nur noch wie eine Sache behandeln. Ekelgefühle können also eine Abwendung von den Kranken bewirken. Dieser

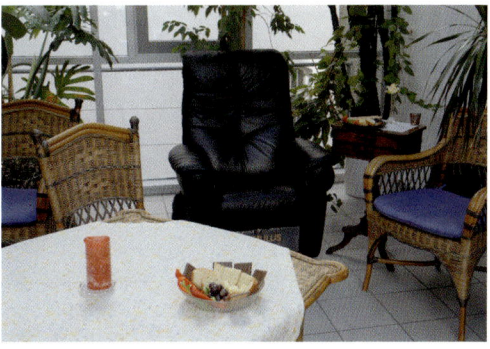

Abb. 8.6 ■ „Fingerfood" im Wintergarten des Hospizes.

Verlust an Aufmerksamkeit wirkt sich unmittelbar auf das Selbstwertgefühl der Kranken aus. Die Kranken reagieren ihrerseits mit Angst und Aggressionen auf die frustrierende Pflege.

Kranke Menschen ekeln sich oft selbst, zusätzlich ist ihnen die Situationen bzw. das Aussehen vor den anderen peinlich. Sie schämen sich und können dem Zustand ohne professionelle Unterstützung kaum entkommen. Sie sind in hohem Maße auf Palliative Care angewiesen.

Verstehen

Folgendes kann beim Umgang mit Ekelgefühlen helfen:
- Wahrheit und Offenheit hilft weiter. Wir versetzen uns in die Kranken hinein und merken, dass ihnen die Situation meist auch unangenehm ist: „Es ist für Sie unangenehm und für mich auch." Gepflegte und Pflegende kommen so aus der Isolation heraus, für beide Seiten ist es befreiend, ohne Maske zu sein und sich so anzunehmen. Die Gemeinsamkeit lindert die unangenehme Situation.

Humorvolle Reaktionen helfen manchmal weiter: „Richtiger Scheißtag!"
- Aufmerksamkeit lenken: Wir konzentrieren uns auf die Persönlichkeit des Menschen und nicht auf den Ekelauslöser.
- Ablenkung kann die Situation erleichtern: Sich etwas überlegen, über das man sich sehr gefreut hat und an das man denkt und noch besser, das man erzählen kann.
- Im Team offen über das normale Ekelgefühl sprechen – die Akzeptanz entlastet, wirkt seelisch reinigend und bringt Ideen, wie damit besser umgegangen werden kann.
- Erkennen, dass es anderen auch so geht.
- KollegInnen um Unterstützung bitten, wenn die eigenen Grenzen überschritten werden. Dies ist nicht unbedingt jeden Tag gleich.
- Zu zweit arbeiten: Es geht schneller und es entlastet.

Schützen

Folgende Maßnahmen können hilfreich sein:
- eine vertrauensvolle Beziehung zu den Kranken herstellen (Sowinski, o. J.). Dabei hilft es, wenn

bewusst angenehme Pflegehandlungen (z.B. Fußeinreibung, S.76) bei diesen Kranken übernommen werden. Je besser die individuelle Pflegebeziehung (S. 22 „Basiskonzept") ist, desto geringer ist das Ekelgefühl.
- Ein angenehmes Arbeitsfeld schaffen: helle, großzügige Räume, farbige Bettwäsche, Personal-Duschräume, Reserveberufswäsche, lichtdurchfluteter und lüftungsfähiger Hygieneraum (statt Schmutzraum) (Hofstetter, 2004b).
- Für angenehmen Geruch sorgen: Pflegeschaum (Pernlochner-Kügler, o. J.), frische Luft, angenehmes Duftspray, Zwiebelstücke unter dem Bett von Sterbenden mindern den Zersetzungsgeruch.
- Geruchspause durch Zitronenöl auf dem Handrücken.
- Geruchspause durch Mundatmung.
- Nierenschalen und Steckbecken mit einem Stück Gaze oder Papier auslegen, dann lässt sich der Inhalt leichter entfernen, da er nicht ankleben kann (Pernlochner-Kügler, o. J.).
- Handschuhe und Schutzkittel im Umgang mit Körperflüssigkeiten verwenden.
- Sich Zeit nehmen und Gefühle bewusst wahrnehmen: Im Türrahmen ankommen und durchatmen und drinnen und draußen bewusst unterscheiden, sodass das Ende der Ekelsituation deutlich wird.
- Erholungszeit nach Ekel erregenden Tätigkeiten oder zumindest eine andere Tätigkeit verrichten (Bürokratie, Medikamente vorbereiten) (Pernlochner-Kügler, o. J.).
- Reinigungsritual nach „Ekeleinsatz" machen: bewusstes Waschen und Eincremen, Eigensuggestionen: Sich mit einer Geste des Handablegens sagen: Ich lege dieses Ekelgefühl jetzt ab.
- Exulzerierende Wunden riechdicht verbinden und evtl. zusätzlich den Geruch mit einem Antibiotikum (Metronidazol) reduzieren (S. 194 „Exulzerierende Wunden").

Pflegende sind ekligen Situationen immer wieder ausgesetzt. Die Wahrnehmung der Ekelauslöser und der professionelle Umgang mit ihnen sind wichtig, damit sie dennoch fürsorglich pflegen können. Pflegende sind Teil der Beziehung. Ihre Gefühle haben einen wesentlichen Einfluss auf die Pflegebeziehung. Ohne die Möglichkeit, die emotionalen Belastungen zu erkennen und zu bearbeiten, ist ein empathischer Umgang mit den Kranken nicht möglich (Guizμn, 2004).

8.1.6 Sexualitätsprobleme

Sexualität ist ein wichtiger Bestandteil unserer Lebensqualität. Viele Menschen erleiden aufgrund ihrer Erkrankungen massive Eingriffe in ihr sexuelles Erleben. Operationen (Mammaamputationen, Eierstocks- und Hodenentfernungen, Anus praeter usw.), Harninkontinenz nach Prostataoperationen oder Hysterektomien, entstellender HNO-Krebs, Strahlentherapien, Chemotherapien und andere Medikamentennebenwirkungen können zu sexuellen Funktionsstörungen führen.

Wahrnehmen

Es kommt zum Attraktivitätsverlust mit Scham und evtl. sogar zu Selbstekel. Das gesamte Körpergefühl verändert sich und die Kranken stellen sich selbst in Frage. Das Selbstbild wird tief erschüttert. Die körperlichen Faktoren finden ihren Widerhall in psychosozialen Problemen: Depressive, ängstliche Verstimmungen, unausgesprochene Erwartungen an die PartnerInnen, zuvor latente Partnerschaftskonflikte brechen durch (Zettl, 2004).

Der Körper ist jedoch nicht das einzig Begehrenswerte am Menschen, das Wesen dahinter gilt es zu entdecken: das Lachen, die Gewohnheiten oder die Biografie.

Verstehen

Pflegende können den Kranken bei der Krankheitsbewältigung helfen, indem sie bei den Kranken den Verlust ihrer Organe ansprechen und anerkennen. Die Bedeutung der Organe zu erfragen und so den Abschied bewusster vollziehen zu lassen, hilft bei der Trauerarbeit.

Wir sollten immer möglichst früh ein selbstverständliches Gesprächsangebot machen: „Wir sollten einmal in Ruhe, wenn sie möchten, evtl. mit ihrer/m PartnerIn, über Fragen zu Nähe und Körperkontakt miteinander sprechen, was meinen sie?" Wir haben eine Vorbildfunktion. Indem wir das Thema offen ansprechen, ermöglichen wir auch den Betroffenen, die Hemmschwelle zu überwinden. Gemeinsam können dann Scham, Ekel, Ängste und die Auswirkung auf das Selbstwertgefühl besprochen werden. Das Gespräch braucht nicht lang zu sein. Das Benennen möglicher Probleme kann den Betroffenen helfen, für ihre Probleme eine gemeinsame Sprache zu finden und die Schwierigkeiten zu verarbeiten und bei Bedarf auch eine zusätzliche Sexualberatung (z. B. Pro Familia) aufzusuchen. Die Kranken fühlen sich durch ein aktives Gesprächsangebot mit ihren zwiespältigen Gefühlen besser angenommen.

Sexualität wird oft mit Geschlechtsverkehr gleichgesetzt (Wolbring-Piehl, o. J.). Der Verlust von organischen Funktionen wird als Verlust der Sexualität empfunden. Diese Reduzierung können wir aufheben. Sexualität umfasst viel mehr: z. B. Erotik, Berührungen, Nähe, Intimität, Geborgenheit und Mitgefühl. Die gemeinsame Suche nach einem erweiterten sexuellen Verhaltensrepertoire kann sexuelle Probleme reduzieren.

Medizinische Information über krankheitsbedingte Veränderungen z. B. bei Ausbleiben der Menstruation, Haarausfall unter Chemotherapie, Libido- und Potenzverlust, Hormonersatztherapien und konkrete Lösungsvorschläge wie Gleitgel bei vaginaler Trockenheit, Kryokonservierung bei Kinderwunsch sind unerlässlich.

Pflegende sollten sich ihrer eigenen Einstellungen und Vorurteile zur Sexualität bewusst werden. Es ist wichtig, eigene Grenzen zu spüren und zu schützen. Wir sollten unsere eigenen Unterschiede finden, zwischen liebevoller und erotischer Pflege, zwischen zarter und zärtlicher Pflege, um sicherer und klarer zu werden (Wolbring-Piehl, o. J.). Dennoch können bei einer liebevollen Unterstützung plötzlich Hemmungen auftreten: „Hoffentlich versteht er/sie mich nicht falsch!" Spüren wir Unsicherheit, sehen wir eine/n potenziell attraktive/n SexualpartnerIn, sollten wir dieses Gefühl akzeptieren, uns dessen bewusst werden und die jeweiligen Grenzen sensibel erspüren und respektieren. Wir wollen ja die Kranken und uns als ganze Personen wahrnehmen und nicht entsexualisierte Wesen sein.

Übergriffiges Verhalten (verbal oder nonverbal) darf von beiden Seiten nicht hingenommen werden. Können diese Grenzthemen in der Teamsupervision differenziert reflektiert werden, zeigt dies eine große Reife des Teams. Das Ziel, nicht nur authentisch „liebevoll" und „zart" zu den Kranken, sondern dies auch vor den KollegInnen sein zu können, ist ein großer Gewinn für die Pflegenden und die Gepflegten.

Schützen

Das Körperbewusstsein der Kranken ist durch positive Erfahrungen zu fördern: Kranke, deren Körper massiven Eingriffen ausgesetzt war, sind besonders empfänglich für eine fürsorgliche Körperpflege. Eine wohltuende Rücken-, Hand- oder Fußmassage (S. 74) lindert den psychosozialen Schmerz. Angenehme Bäder können helfen, sich wieder wohler „in der eigenen Haut" zu fühlen.

Wir sollten die Kranken ermutigen, ihr Äußeres zu pflegen, ihrem Körper liebevolle Zuwendung zukommen zu lassen und sie bei der Suche nach angenehmer Kleidung, z. B. passenden Kopfbedeckungen bei Haarausfall, unterstützen.

Wir können Angehörige ermutigen, wenn beide möchten, sich zur/m Kranken ins Bett zu legen und Geborgenheit zu geben. Da bestehen institutionell aufgebaute Hemmschwellen, die wir beseitigen müssen. Mit einem Schild: „Bitte nicht stören" bieten wir Ruhe und die Wahrung der Intimsphäre an, damit ein Paar Zeit für ungestörte Zärtlichkeit oder für ungestörte Trauer hat (Wolbring-Piehl, o. J.).

Bei Kolostomien ist es hilfreich vor dem Geschlechtsverkehr Minibeutel mit Gasfilter anzulegen. Um Gerüche zu vermeiden, kann zur Sicherheit zusätzlich eine Tablette Metamizol in den Minibeutel gegeben werden. Zur weiteren Information kann man StomaträgerInnen die Selbsthilfeorganisation für Stomaträger und Menschen mit Darmkrebs ILCO empfehlen (Weissenberger-Leduc, 2002).

Zum Schutz der Partnerin sollten Männer, die eine Chemotherapie machen, darüber informiert werden, dass sich noch einige Tage nach einer Chemotherapie im Sperma des Mannes Reste des Mittels befinden können, die der Scheidenschleimhaut schaden können. Deshalb sollten sie in dieser Zeit Präservative benutzen (Mendoza u. Zoske, o. J.).

Der Hinweis auf Vibratoren und Penispumpe und die kostenlosen Broschüren des Krebsinformationsdienstes in Heidelberg („Krebspatientin und Sexualität" und „Krebspatient und Sexualität", Kontaktdaten, S. 137) können für die Betroffenen sehr hilfreich sein.

Kulturelle Unterschiede sind gerade auch bei Sexualitätsproblemen individuell zu beachten. Wenn wir wissen, dass türkische Männer das Recht haben, sich scheiden zu lassen, wenn ihre Frau keine Kinder bekommen kann, verstehen wir die Angst vor einer Uterusoperation besser. Geben Sie muslimischen Frauen und Mädchen bei gynäkologischen Untersuchungen zusätzliche Tücher. Sie decken sich gerne Bauch und Arme zu, um ihr Schamgefühl zu lindern.

8.2 Palliative Pflege von Angehörigen

Angehörige sind diejenigen, die die Kranken als ihre Bezugspersonen angeben, die ihnen angehören. Es sind die Menschen, die den Kranken besonders wichtig sind. Sie stehen wie die Kranken im Mittelpunkt des Interesses der Palliative Care. Von den Kranken brauchen wir die Erlaubnis, die Bezugspersonen informieren zu dürfen.

B *Eine ambulante Hospizschwester eines Palliative Care-Beratungsteams berät Angehörige bei der Frage: Wäre unser sterbender Vater besser im Krankenhaus versorgt als bei uns daheim?*

Sonntag
Telefonisches Beratungsgespräch
Frau Sommer, die Tochter des 90-jährigen Herrn Frank mit Niereninsuffizienz und beginnendem Nierenversagen – eine Dialyse wird von Herrn Frank und seiner Familie abgelehnt – ruft im Hospiz an. Ihr Vater sei schläfrig und unruhig, er möchte aber nicht ins Krankenhaus. Sie habe Angst, mit ihm alleine zu sein. Ihre Mutter dränge auf eine Krankenhauseinweisung, da sie der Belastung nicht mehr gewachsen sei. Zur Grundpflege komme morgens einmal täglich eine Pflegekraft einer

Diakoniestation. Welche Unterstützungsmöglichkeiten gibt es? Ich sage ihr zu, gleich zu kommen.

Hausbesuch bei der Familie
Frau Sommer öffnet mir die Tür der elterlichen Wohnung. Sie bittet mich, am Esstisch Platz zu nehmen. Hier sitzt auch ihre Mutter Frau Frank.
Um mir einen Eindruck von der Situation in der Familie zu verschaffen, ermutige ich beide Frauen, mir zu berichten. Zunächst erzählt Frau Frank, sie habe gegen 15:00 Uhr, vor dem Anruf im Hospiz, ihren Hausarzt unter seiner privaten Telefonnummer erreicht. Er sei sofort gekommen und habe ein Schmerzmedikament verabreicht. Seine Aussage sei gewesen, ihr Mann würde die nächsten 24 Stunden nicht überleben. Sie sei sehr dankbar, dass sie den langjährigen Hausarzt der Familie erreicht habe. Er habe einen nochmaligen Hausbesuch für den Abend zugesagt und sei, da er in der Nachbarschaft wohne, jederzeit für sie erreichbar. Wegen der Einschätzung ihres Hausarztes, dass ihr Mann bald sterben werde, habe sie ihre Tochter gerufen. Dann hören wir Herrn Frank husten. Frau Frank geht sofort zu ihm.
Jetzt eröffnet mir Frau Sommer, dass sie mit ihrer Mutter in ein Streitgespräch wegen der weiteren Versorgung ihres Vaters geraten sei. Sie möchte, dass ihr Vater seinem Wunsche entsprechend zu Hause bleiben könne. Ihre Mutter möchte, dass er in ein

Krankenhaus eingewiesen wird. Sie weint. Das Mutter-Tochterverhältnis sei belastet. Ihr Verhältnis zu ihrem Vater sei nach ihrem Empfinden viel inniger und liebevoller als das zu ihrer Mutter. Sie sei traurig, weil er sterben werde und das Aufwachsen ihres drei Monate alten Sohnes, über dessen Geburt er sich so gefreut habe, nicht mehr erleben werde.

Nun kommt Frau Frank wieder zu unserem Gespräch dazu, und ich spüre sofort eine veränderte Gesprächsatmosphäre. Es kommen Vorwürfe der Mutter, sie fühle sich von der Tochter zu wenig entlastet. Sie unterstütze nur den Wunsch ihres Vaters zu Hause zu sterben ohne selbst die Situation durch persönliche Anwesenheit zu kennen. Sie sagt, sie habe Angst, sich mit der Pflege zu überfordern, weil sie selbst an Brustkrebs erkrankt sei. Sie sei selbst körperlich und nervlich am Ende. Ich höre zu und frage dann, was ihr Angst mache. „Nachts alleine mit meinem Mann zu sein, deshalb wäre es am besten, wenn er ins Krankenhaus kommen würde. Keine Nacht kann ich mehr schlafen." Jetzt stelle ich ihr die Möglichkeit einer Entlastung für sie durch eine ehrenamtliche Nachtwache des Hospiz bei ihrem Mann vor. Hier wird das Gespräch mit Frau Frank erneut unterbrochen. Ihr Mann ist wieder unruhig und sie geht zu ihm ins Zimmer.

Als ich mit Frau Sommer wieder alleine bin, hat sie folgende Fragen: Wie kann ich Kontakt zu meinem Vater aufnehmen? Hört er mich noch? Wie kann ich ihm für Alles danke sagen? Wie sage ich ihm, dass er sterben wird? Muss ich ihm das sagen oder spürt er es selbst? Woran merke ich, dass es zu Ende geht?

Hinter diesen Fragen spüre ich deutlich ihre Angst und Unsicherheit. Damit ich ihr auf die Frage, wie sie in Kontakt mit ihrem Vater treten könne, eine Antwort geben kann äußere ich den Wunsch, ihren Vater kennen zu lernen.

Wir gehen gemeinsam zu ihrem Vater. Herr Frank liegt in einem Pflegebett und ist sehr unruhig. Er reagiert auf meine Ansprache und Begrüßung mit leichtem Öffnen der Augen. Ich sage ihm, woher ich komme und dass mein Anliegen sei, seine Frau zu unterstützen, damit er, wie er es sich wohl wünsche, zu Hause bleiben könne. Hier wird er spürbar ruhiger. Auf meine Frage, ob er Schmerzen habe, antwortet er mir nicht. Seine Atemluft riecht deutlich nach Azidose, die Atemzüge sind tief. Die Lippen und die Zunge sind trocken, die Mundschleimhaut feucht. Frau Frank wischt ihrem Mann mit einem kleinen feuchten Baumwolltuch den Mund liebevoll aus. Sie erzählt, dies würde sie seit gestern so machen, weil er mit dem Teelöffel keine Flüssigkeit mehr schlucken könne, ohne sich zu verschlucken. Ich lobe sie für ihre gute Idee mit dem Tuch und wie gut sie auf das veränderte Bedürfnis ihres Mannes reagiert habe. Diese Anerkennung und Wertschätzung in Anwesenheit der Tochter tut ihr spürbar gut. Sie fragt mich dann, was sie gegen die trockene Zunge und die trockenen Lippen tun könne. Bisher habe sie die Lippen mit einem Lippenpflegestift gepflegt, was aber nicht viel gebracht habe. Ich empfehle ihr für die Zunge Olivenöl oder Butter zur Pflege zu nehmen, je nach Vorliebe ihres Mannes und die Lippen mit einer im Haushalt vorhandenen Pflegecreme zu pflegen.

Herr Frank will sich zur Seite drehen, gemeinsam mit Frau und Tochter lagern wir ihn auf die rechte Seite um.

Anschließend setzen wir unser Gespräch am Esstisch zu dritt fort. Ich schildere meinen Eindruck, dass Herr Frank meine Worte gehört habe. Dieses Gefühl hat auch Frau Frank, sie sagt, er sei sichtbar ruhiger geworden, als ich ihn ansprach. Frau Sommer ermutige ich, sich bei ihrem Vater zu bedanken, so wie es ihrem Bedürfnis in diesem Moment entspricht. Sie könne auch

aussprechen, dass sie sein Sterben traurig mache. Wenn das Aussprechen für sie in diesem Moment nicht stimmig sei, könne sie auch schweigend am Bett sitzen und z. B. den Atemrhythmus ihres Vaters aufnehmen und in Gedanken ihre Gefühle benennen. Beiden Frauen empfehle ich, sich am Krankenbett abzuwechseln, damit sie auch für sich persönlich Zeit zur Regeneration finden. Frau Sommer hat noch weitere Fragen, die ich ihr momentan nicht alle persönlich beantworten kann, weil mir sonst die Zeit für die Anfrage einer Ehrenamtlichen nicht ausreicht. Ich sage ihr, dass sie in der Broschüre „Die letzten Wochen und Tage" (TauschFlammer u. Bickel, 1994) einige Antworten auf ihre belastenden Fragen beschrieben seien.

Nach anderthalb Stunden verabschiede ich mich mit der Zusicherung, dass ich für die kommende Nacht eine Ehrenamtliche suchen und mit dem Hausarzt Kontakt aufnehmen werde. Am Abend würde ich mich telefonisch noch einmal melden. Sie könnten mich bei Bedarf jederzeit auch in der Nacht telefonisch erreichen.

Koordination der palliativen Fürsorge
Ich suche unter unseren Ehrenamtlichen eine in die Familie „passende" Begleiterin. Frau Gründler übernimmt die Nachtwache.

Telefonkontakt mit dem Hausarzt
Ich informiere Herrn Dr. Brenner, dass ich von der Familie Frank um Unterstützung angefragt worden sei, und dass ich beim Hausbesuch eine große Unruhe in der Familie erlebt habe und jetzt versuche, mit einer Nachtwache die Angehörigen zu entlasten. Er meint, dass er gegen 21:00 Uhr und morgen früh einen Hausbesuch machen werde. Ich nenne ihm noch meine Telefonnummer und weise auf meine Rufbereitschaft hin. Er bedankt sich für die Information und die Zusammenarbeit.

Abendlicher Telefonkontakt zu Frau Frank
Frau Frank meint, ihr Mann sei jetzt ruhiger und würde nicht mehr so oft rufen. Mein Besuch und das Gespräch hätten ihr gut getan. Ich berichte, dass gegen 21:30 Uhr Frau Gründler zur Nachtwache komme und vereinbare einen Hausbesuch am folgenden Morgen um 9:00 Uhr.

Montag
Hausbesuch in der Familie
Frau Frank berichtet, die Nacht sei sehr ruhig gewesen. Sie selbst habe gut geschlafen. Ihre Tochter sei gestern nach Hause gefahren, sie wolle aber heute wieder kommen. Momentan sei die Pflegekraft der Diakoniestation da, um ihren Mann zu waschen. Tagsüber wird Frau Frank von ihrer Schwester unterstützt. Sie wirkt heute entspannter und ruhiger. Der Nachtschlaf hat ihr spürbar gut getan, weshalb ich ihr für die kommende Nacht erneut eine Nachtwache anbiete. Dies nimmt Frau Frank gerne an. Herr Frank ist katholischen Glaubens, deshalb frage ich Frau Frank nach einem seelsorgerlichen Begleitungswunsch ihres Mannes. Ihre Schwester habe mit dem Pastor gesprochen. Er habe seinen Besuch für heute zugesagt. Sie fühle sich gut unterstützt von allen. Nach der Pflege ist Herr Frank sehr müde und schläft gleich ein. Schwester Angela von der Diakoniestation berichtet, dass Herr Frank heute während der Körperpflege einen wacheren Eindruck auf sie gemacht habe als gestern und dass er keine Schmerzen habe. Mit Frau Frank vereinbare ich einen Telefonkontakt für den Nachmittag.

Telefonkontakte

Die ehrenamtliche Nachtwache berichtet von einer ruhigen Nacht bei Herrn Frank. Frau Frank berichtet, dass der Hausarzt auch nach seiner morgendlichen Praxissprechstunde da gewesen sei. Ihr Mann reagiere auf Ansprache und antworte manchmal auch auf Fragen. Die Nasenspitze und das Munddreieck seien blass. Sie wisse diese Zeichen einzuordnen. Zeitweise würde er beim Atmen röcheln. Es tue ihr so gut, dass ich anrufe und sie alles ansprechen könne. Ich informiere Frau Frank, dass sich die ehrenamtliche Begleiterin bei ihr telefonisch melden würde, um mit ihr die Uhrzeit abzusprechen, wann sie zur Nachtwache kommen solle.

Dienstag

Telefonkontakt

Anruf von Frau Frank, ihr Mann sei um 8:00 Uhr friedlich verstorben. Sie bedankt sich für die Begleitung und Entlastung durch uns. Sie habe noch nie etwas von dem Angebot des Hospizes gehört. Es sei gut gewesen, dass ihre Tochter den Kontakt gesucht habe. Ohne die Bereitschaft der Ehrenamtlichen zur Nachtwache hätte sie es nicht durchgestanden." (Nittka, 2004)

Wahrnehmen

Die Aufmerksamkeit der Pflegenden für die Angehörigen wirkt sich also direkt auf die Lebensqualität der Kranken aus. Deshalb suchen wir von Anfang an Kontakt mit den Angehörigen. Wir fragen sie nach der bisherigen Pflege, nach Vorlieben bzw. Abneigungen der Kranken; wir interessieren uns für die Biografie der Kranken bzw. der Angehörigen und wir geben ihnen relevante Informationen. Wenn wir aus unserer Berufsrolle in die Angehörigenrolle schlüpfen, merken wir, dass sich die Angehörigen eigentlich nur das wünschen, was wir uns an ihrer Stelle auch wünschen würden (Zsifkovics, 2003). So lässt sich leicht nachvollziehen, dass es den schwer Kranken nur gut gehen kann, wenn die Pflegenden auch eine gute Beziehung zu den Angehörigen finden und aufrecht erhalten können.

Bedeutung der Angehörigen für die Kranken

Das Beispiel zeigt die vielfältige Bedeutung der Angehörigen für die Kranken. Sie bedeuten für die Kranken Wertschätzung, Liebe, noch nicht Abgeschriebensein, Sicherheit, vertraute Vermittlungsperson, Unterstützung bei der Lösung unerledigter Geschäfte. Angehörige sind für die Lebensqualität der Kranken sehr wichtig und können nicht ersetzt werden. Diese Verbundenheit zu den Angehörigen ist kostbar. Von ihnen müssen die Sterbenden Abschied nehmen.

Häufige Problemkreise der Mehrfachbelastung

Angehörige benötigen oft mehr Aufmerksamkeit als die Sterbenden. Schon in der WHO-Definition von 1990 wird als Ziel von Palliativer Fürsorge die größtmögliche Lebensqualität für die Kranken **und** ihre Angehörigen genannt. Es ist ein Unterstützungsangebot, um den Angehörigen zu helfen, während der Krankheits- und Trauerphase zurechtzukommen. Die Not der Angehörigen ist sehr unterschiedlich, äußerst stark und existenziell. „Was können wir für sie tun?" – diese offene Frage tut wohl und ermöglicht uns ein Herantasten an die Situation und die momentan wichtigsten Bedürfnisse der Angehörigen.

Die Angehörigen sind meist mehrfach belastet: Sie machen sich Sorgen um ihre Kranken, sie fühlen sich verantwortlich für die beste Unterstützung. Sie müssen dafür sorgen, dass der Alltag, z. B. für die Kinder und in der Arbeit weiter funktioniert und sie haben Verlustängste. Die Angehörigen müssen nicht nur das Sterben begleiten, sondern auch den eigenen Verlust wahrnehmen und die Trauer annehmen. Nicht selten erwarten Pflegende von den Angehörigen zusätzlich einen großen Einsatz an psychosozialem und zeitlichem Engagement. In diese Krisensituation kommen die Menschen häufig völlig unvorbereitet, da ihnen diese Erfahrungen bisher fehlen.

Überforderung. Eine Überforderung tritt schnell ein. Meist wünschen sich die Sterbenden, daheim sterben zu dürfen. Die Familie will dies eigentlich ermöglichen, die PartnerInnen sind jedoch oft auch schon selbst hilfsbedürftig, die Kinder wohnen weit weg oder sind beruflich stark eingebunden.

Physische Überlastung. Sie tritt besonders schnell auf, wenn die sterbende Person auch nachts Unterstützung braucht und es so zu Schlafmangel kommt. Angehörige trauen sich im Familienkreis und gegenüber FreundInnen oft nicht, ihre Überlastungen, ihre Sorgen und Ängste zu äußern. Angehörige meinen, andere nicht belasten zu dürfen, funktionieren zu müssen, sie müssen es aushalten, das sind sie der/m Sterbenden schuldig, das ist ihr letzter Dienst, den sie tun möchten.

Psychische Überlastung. Sie wird durch die physische Überlastung forciert. Wie lange reicht die Kraft für die Begleitung noch? Wann wird die/der Sterbende erlöst? Reicht das Geld? Kann die Wohnung gehalten werden? Was ist mit den gemeinsamen Gewohnheiten, Werten und Zukunftsplänen?

Ungewohnte Eindrücke verunsichern Angehörige. Die Veränderungen auf körperlicher und geistiger Ebene bei den Sterbenden wahrzunehmen, belasten die begleitenden Angehörigen. Sterbende:

- sind unruhig, bewegen sich anders oder gar nicht mehr,
- sprechen anders, unverständlich oder nicht mehr,
- lehnen Essen und Trinken evtl. ab,
- haben schläfrige, bewusstseinsgetrübte Phasen,
- geben ungewohnte Geräusche von sich,
- verändern ihr Aussehen,
- riechen anders, riechen unangenehm,
- fühlen sich anders an,
- schmecken beim Küssen anders,
- verlieren die Kontrolle über Körperfunktionen,
- sondern unangenehme Körperinhalte ab,
- haben durchlässigere Körpergrenzen, ihre Wunden heilen nicht mehr,
- wollen allein sein,
- wollen nicht allein sein.

Diese Eindrücke verunsichern und behindern den Kontakt (Herz, 2004). Die Sterbenden lösen sich vom Leben ab und sind für die Angehörigen oft kaum mehr erreichbar.

Diese Belastungen fördern wiederum **Uneinigkeiten unter den Angehörigen**. Dies wirkt sich auf die Sterbenden aus, sie spüren das und werden unruhig. Dies gilt es alles differenziert wahrzunehmen: Im obigen Beispiel waren die Überlastung der krebskranken Partnerin und die Uneinigkeit zwischen Mutter und Tochter die Ursachen für die Unruhe des Sterbenden.

Verstehen

Vorbehalte gegen professionelle Hilfe

Pflegende Angehörige haben sich die Pflegeaufgabe meist nicht gesucht, sondern sie sehen die Notwendigkeit, sie spüren die Verantwortung und übernehmen die Aufgabe oft mit Selbstverständlichkeit. Viele Angehörige warten sehr lange, bevor sie professionelle Pflegekräfte anfragen. Das hat verschiedene Gründe, die die Professionellen kennen sollten:

- die Angehörigen spüren und respektieren, dass der sterbende Mensch am liebsten die engsten Angehörigen um sich hat,
- die Angehörigen befürchten, dass niemand anderes die Wünsche und Alltagsgewohnheiten so gut erkennt und weiß,

- die Angehörigen befürchten, zu Entscheidungen, wie Aufnahme ins Krankenhaus, Legen einer Magensonde usw. gedrängt zu werden,
- die Angehörigen wollen den sterbenden Menschen nicht „abschieben", sie wollen sich ihrer Aufgabe stellen,
- bei den Angehörigen kann eine Unsicherheit bestehen, z.B. in der eigenen Rolle, bei den angemessenen Hilfen und im Umgang mit den Sterbenden. Sie haben evtl. Schuldgefühle, z.B. Leid nicht abnehmen zu können, selbst weiter zu leben und eigene Wünsche zu haben. Evtl. bestehen Ängste, dass Familientabus aufgebrochen werden oder die Angst, sich dem Thema Sterben und Tod stellen zu müssen, ist übermächtig.

Das lange Zögern, professionelle Hilfe in Anspruch zu nehmen, hat zur Folge, dass wir häufig auf bislang sehr engagierte, nun aber äußerst erschöpfte Angehörige treffen, die einfach nicht mehr können. Wir sollten sie zu Pausen ermutigen. Dies gelingt am ehesten, wenn wir ihre Expertise für die Bedürfnisse der Kranken erfragen und wertschätzen. Angehörige befinden sich für uns Professionelle in einer Doppelrolle. Sie sind einerseits die ExpertInnen und andererseits werden sie durch den Begleitungsbedarf zu KlientInnen der Palliative Care (Pleschberger u. Heimerl, 2002a).

Zuhören

Dazu gehört:

- Gespräche führen, in denen die Situation der Angehörigen Thema sein darf. „Wie geht es Ihnen?" „Was würde Sie unterstützen?"
- Ganz präsent sein: Setzen wir uns still zu einer/m Angehörigen und sind mit unserer Aufmerksamkeit ganz bei ihr/ihm, wagen Angehörige es, ihre Ängste und Fragen auszusprechen.
- Nicht „Wegtrösten" sondern Aushalten: Geschehen lassen, dass sich während des Zuhörens beim Angehörigen etwas klärt. Sie weinen zu lassen, bis das Weinen aufhört, erleichtert die Angehörigen.

Informationen geben

Hierzu gehört:

- Klären, ob die Diagnose/Prognose bekannt ist. Das Wissen um den nahe bevorstehenden Tod eines geliebten Menschen gibt Sicherheit. Es ist nachgewiesen, dass Angehörige, die keine angemessenen Informationen erhalten haben, in den darauf folgenden Jahren deutlich schlechter mit ihrem Leben zurecht kamen: Sie hatten mehr körperliche Krankheiten, Ängste, Depressionen und Suizide (Student u. Student, 1999, S. 182).

■ Informationen über Palliative Pflege und komplementäre therapeutische Möglichkeiten geben (Massagen, Lagerungen, homöopathische Mittel, Mundpflege).

■ Für manche Angehörigen sind schriftliche Informationen hilfreich (Informationsbroschüren, S. 137).

Im Gespräch bleiben

Folgendes sollte beachtet werden:

■ Pflegende besprechen mit den Kranken und Angehörigen, wer ihre AnsprechpartnerInnen sind.

■ Pflegende ermutigen Angehörige zur Sterbebegleitung. Sie weisen auf die Bedeutung für die sterbende Person und für die Angehörigen selbst und ihre eigene Trauerarbeit hin (s. S. 132). Dies können Angehörige in ihrer jetzigen Situation nicht voraussehen.

■ Pflegende benennen den Ist-Zustand ehrlich, sie sprechen angemessen aus was ist: Die Angehörigen machen sich über den bevorstehenden Tod Gedanken. Sie möchten, dass der kranke Mensch nicht allein sterben muss und sie möchten sich verabschieden können. Die Bitte von Angehörigen beim Weggehen aus der Pflegeeinrichtung: „Rufen Sie mich an, wenn es ihr/ihm schlechter geht" können Pflegende konkretisieren: „Sie wollen informiert werden, wenn der Eintritt des Todes abzusehen ist?" Sprechen wir die Begriffe „sterben" und „Tod" aus, hilft dies allen, die Realität anzunehmen (Herz, 2002a).

■ Pflegende übernehmen eine Vermittlungsrolle, wenn es zwischen den Angehörigen und den Kranken noch Ungesagtes gibt, das gesagt werden will. „Wäre es nicht gut, wenn Sie einen Teil Ihrer Sorgen und Gefühle ihrer/m sterbenden Angehörigen gegenüber äußern?" Wir ermutigen, drängen aber nicht. Wir berichten von unseren Erfahrungen, wie entlastend die Aussprache ist und welche Nähe daraus resultieren kann.

Konflikte nicht wegreden, keine künstliche Harmonie herstellen

Pflegende müssen die Beobachtungen und kritische Nachfragen der Angehörigen anhören und beantworten. Das ist nicht immer einfach:

■ Überlastete Angehörige übertragen manchmal ihren Druck auf die Pflegekräfte und sind ständig unzufrieden mit der Pflege. Hinter einer nervigen Nörgelei können Schuldgefühle, wie „nicht genug selbst getan zu haben" stehen. Dies können Pflegende ansprechen: „Sie würden es so gern selbst machen?" Angehörige kommen dann meist ins Weinen und finden besser zu ihren Schuldgefühlen und ihrer Trauer und dann auch zur Akzeptanz, sich helfen zu lassen und Verantwortung abzugeben.

■ Angehörige erleben während der Sterbezeit auch ähnliche Phasen wie die Sterbenden (S. 43). Ihre Wut kann sich in offenen Vorwürfen und kontrollierendem Verhalten zeigen: „Sie geben nicht genug zu essen und zu trinken!" Fragt die Pflegeperson: „Glauben Sie, dass dies für das Wohlbefinden gut ist?" wird den Angehörigen bewusst, dass es ihre Angst ist, die sie treibt und wir können ihnen Alternativen in der Fürsorge anbieten.

■ Es ist wichtig, das Gespräch auch mit den vorwurfsvollen Angehörigen zu suchen: „Ich kann damit ganz schlecht umgehen…" oder „Wir sind auch hilflos, trotz bester Pflege können wir die Krankheit und die Verschlechterung des Zustands der/m Kranken nicht abnehmen." Pflegende sollten ihr Tun und Lassen nachvollziehbar begründen: Sterbende werden zu nichts gezwungen; wenn sie den Mund zukneifen, möchten sie nichts zu sich nehmen. Manchmal merken die Angehörigen gar nicht, wie anstrengend sie sich verhalten und schicken später aus der Trauerzeit die dankbarsten Karten. D. h., die Fürsorge wird trotz der Nörgelei empfunden.

■ Die nächsten Angehörigen beziehen wir in wesentliche Entscheidungen mit ein. Besonders viel Einfühlungsvermögen, Zeit und Geduld ist nötig bei ethischen Entscheidungen am Lebensende (S. 246).

Unterstützung durch ein multiprofessionelles Team

Gibt es unbearbeitete zwischenmenschliche Konflikte in den Familien und/oder sind die Angehörigen völlig überfordert, beraten wir in den Übergaben, wer aus dem multiprofessionellen Team sich der Familie noch zusätzlich widmen sollte. Wenn eine besonders schwierige Trauerzeit abzusehen ist, hat es sich bewährt schon zur Sterbebegleitung Ehrenamtliche einzusetzen, die die Hinterbliebenen dann weiter begleiten.

Unterstützung durch externe Institutionen und Selbsthilfegruppen

Ist für Angehörige eine zusätzliche Unterstützung notwendig, vermitteln wir diese Hilfen.

Schützen

Wir tragen Sorge für die Angehörigen (Trenn, 2006). Wir informieren über entlastende Hilfen und machen deutlich, dass sie in dieser Situation Unterstützung annehmen dürfen. Wir fragen nach weiteren „Betroffenen", z.B. Kindern, und informieren über Hilfsmöglichkeiten. Manche Angehörige gehen jedoch trotz Erholungsangeboten an den Rand der Belastung; auch das gilt es zu akzeptieren und durch Unterstützung abzumildern.

Konkrete Unterstützungsmöglichkeiten

Dies sind:
- Im Gespräch Verständnis für die Belastung der Angehörigen zeigen.
- Rückzugsmöglichkeiten anbieten, ein Wohnzimmer zum Entspannen, ein Gästezimmer zum Ausruhen und Schlafen (**Abb. 8.7**). Klageraum anbieten. Angehörige brauchen eine Möglichkeit, in dem sie ihren Schmerz leben dürfen: schreien, weinen, schluchzen, schimpfen, jammern. Dies gilt es auszuhalten; sie sind nicht verrückt, doch die Not zerreißt die Menschen fast, sie ist oft so entsetzlich und muss heraus dürfen und benannt werden dürfen, ohne dass die Worte bewertet und rational diskutiert werden. Die Angehörigen sind danach erleichtert, fühlen sich innerlich weich und in ihrem Schmerz angenommen.
- Ehrenamtliche Begleitung anbieten, z.B. zur Kinderbetreuung.
- Das Angebot an Getränken und Essen ist manchmal existenziell. Die Angehörigen vergessen nicht selten, sich selbst zu versorgen. Sie brauchen diese Unterstützung, um als Angehörige für die Begleitung weiter Kraft zu haben.
- Weite Op-Hosen anbieten, weil die Beine durch das lange Sitzen am Krankenbett geschwollen sind.

Natürliche Normalität leben

Wenn Pflegende zeigen, dass sie in der Begleitung Sterbender erfahren sind, können Angehörige entspannen. Wir versuchen, die Begleitung für Ster-

bende und Angehörige so angenehm wie möglich zu gestalten:
- Es kann hilfreich sein, ein gutes Foto aus gesunden Zeiten auf den Nachttisch zu stellen. So ist die Persönlichkeit, das was die Person war und noch immer ist, für die Kranken, die Angehörigen und das Palliative Care-Team leichter präsent.
- Wir ermutigen Angehörige, ihre Gewohnheiten zu leben, ihre Alltagsrituale weiter zu vollziehen. Da kommt es vor, dass Enkelkinder sich zu ihrer sterbenden Oma legen.
- Die Alltagsgeräusche einer normalen Wohnumgebung sind für die Sterbenden und Angehörigen oft wichtig, so fühlen sie sich nicht abgeschoben.
- Wir essen und lachen mit den schwer Kranken und den Angehörigen.
- Wir sprechen mit normaler Stimme und Sprache. Wir sprechen mit den Angehörigen auch über andere Themen.
- Wir sprechen mit den Sterbenden, auch wenn sie mit Worten nicht mehr antworten, weil wir wissen, sie verstehen uns auf ihre Weise.
- Wir berühren Sterbende mit natürlicher Kraft, nicht anders als Gesunde.
- Wir sind nicht erstaunt bei Konflikten, sondern wir wissen, dass das Leben normalerweise nicht nur harmonisch ist.
- Wir versuchen, unsere Grenzen zu respektieren. Die Angehörigen legen ihre Grenzen selbst fest!

Kompetenzentwicklung der Angehörigen für die Sterbebegleitung

Pflegende geben Angehörigen Handlungsmöglichkeiten (Herz, 2004). Wenn Angehörige wissen, was und wie sie etwas tun können, gewinnen sie an Sicherheit und Selbstvertrauen im Umgang mit den Sterbenden.

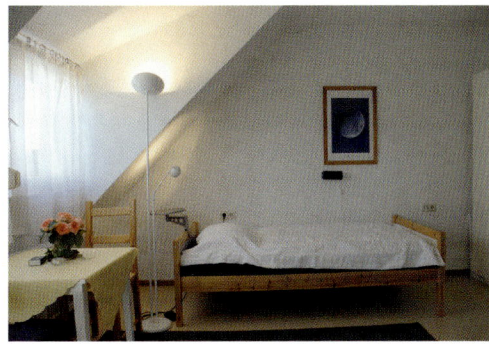

Abb. 8.7 ▪ Gästezimmer im Hospiz.

■ Erinnerungsbilder gestalten (Herz, 2002b): Pflegende können Angehörige, die fassungs- und wortlos am Sterbebett sitzen durch Fragen nach der Lebensgeschichte aus ihrer Blockierung holen. Es können z.B. folgende offene Schlüsselfragen gestellt werden: „Wie lange kennen sie die sterbende Person schon?" „Wie war sie früher?" Ein Erinnerungsbild reiht sich an das andere und die sterbende Person kann sie auf ihre Weise mitleben. Die Angehörigen blühen beim Erzählen auf und die Sterbenden werden oft ganz aufmerksam still.

■ Der Verzweiflung „ich kann nichts mehr tun" oder „er/sie kriegt ja nichts mehr mit" durch Einbeziehung in Pflegehandlungen vorbeugen (Herz, 2002b). Ein Gartenausflug mit dem Rollstuhl (**Abb.8.8**), einen kühlen Waschlappen auf die Stirn legen, still im Kontakt daneben sitzen, Hand oder Unterarm reichen, Singen, Summen, Vorlesen, Mundpflege, Gesicht und Lippen eincremen, Hand-Armmassage und Fußeinreibung werden oft gerne übernommen.

■ Das Fersenhalten zeigen: Begleitende steht am Fußende und umfasst die Fersen der sterbenden Person solange, wie es beiden gut tut. Das Fersenhalten ist wie Umarmtwerden und bringt Ruhe.

■ Anregungen geben, dem kranken Menschen bestimmte Dinge zu bringen: Lieblingsessen, Kuscheltier, Hauskatze/Hund zu Besuch, Fotos und Lieblingsgegenstände usw.

■ Informationen über den Krankheitsverlauf und den Pflegebedarf geben. Unser Handeln und Nicht-Handeln erläutern. Veränderungen des Bewusstseinszustands, der Sprache oder der Atmung usw. erläutern. Stöhnen muss nicht unbedingt auf Schmerzen hindeuten, Stöhnen kann entlastend und angenehm sein, es kann auch eine Kontaktaufnahme sein, über die wir uns anhand der Veränderungen des Stöhnens verständigen können (Herz, 2004).

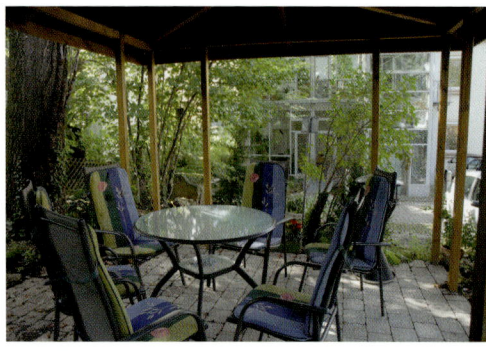

Abb.8.8 ■ Sitzgelegenheit im Garten.

■ Informieren, dass Sterbende noch viel wahrnehmen können, auch wenn sie sich verbal nicht mehr äußern können. Deshalb sprechen wir **mit** den Kranken und beziehen sie ins Gespräch ein. Wir erläutern, wie die sterbende Person evtl. noch kommunizieren kann: Augenausdruck, Gestik, Mimik, Stirnrunzeln, Händedruck, Atmung. Angehörige lernen, die Ausdrucksformen Sterbender wahrzunehmen, den Kontakt aufrecht zu erhalten und sich von ihnen führen lassen.

■ Angehörige sollten ungestört bei den Kranken sein können, um auf anderen Ebenen in Kontakt treten zu können. Sterbende sind oft voll mit spiritueller Kraft, sie können Beziehungen noch gestalten und warten nicht selten mit ihrem Tod noch auf einen Menschen, von dem sie sich noch verabschieden möchten.

■ Informieren, dass Sterbende hier und dann auch wieder weit weg sind, gleichsam in einer anderen Welt. Es ist wichtig, sie nicht festzuhalten. Sterbende haben immer wieder Kontakte zur „Anderswelt". Dieses über die Grenzen blicken, ist für die Begleitenden eine bereichernde, Kraft bringende Erfahrung.

■ Informieren, dass manche Sterbende erst loslassen können, wenn sie sich nicht mehr festgehalten fühlen. Nicht selten sterben sie genau in dem Moment, wenn Angehörige nur für ganz kurze Zeit den Raum verlassen. Dies erleichtert den Sterbenden dann auch das Verlassen. Wenn wir das den Angehörigen erklären, beugt dies möglichen Schuldgefühlen vor.

Um die Inhalte zu vertiefen, können Sie sich die Videos „Mundpflege", „Hand-Armmassage", „Fußeinreibung", „Fersen halten" ansehen.

MitbewohnerInnen/andere Kranke einbeziehen

MitbewohnerInnen im Pflegeheim und stationären Hospiz werden nicht selten wichtige Bezugspersonen füreinander. Leben die BewohnerInnen länger in einem Bereich zusammen, dann entwickeln sich oft noch ganz intensive Beziehungen. Wenn jemand im Sterben liegt, sollten Pflegende sich Zeit nehmen und die MitbewohnerInnen in einer angemessenen Form informieren. Wir ermutigen die MitbewohnerInnen, die dazu in der Lage sind, die Sterbenden zu besuchen und begleiten sie dabei. Die Anteilnahme der MitbewohnerInnen, ihr Mitfühlen und Trösten stützt die Gemeinschaft, die Sterbenden, die Angehörigen und das Team.

Begleitung bei der Realisierung des Todes

Die Realisierung des Todes ist ein wesentlicher Bestandteil am Anfang jeder Trauerarbeit, dann kann sich Trauer als normaler Prozess entfalten (Worden, 2006). Pflegende gestalten im Hospiz in Abstimmung mit den Angehörigen den Abschied in der Gruppe und in der Stille selbstständig. Durch die gemeinsame Versorgung und Aufbahrung der Verstorbenen wird eine schrittweise Realisierung möglich (S. 217 „Umgang mit Verstorbenen"). Die Angehörigen sehen, begreifen, erkennen ihre/n Verstorbene/n und sie können ein inneres Bild mit ins Leben nehmen. Das Fremdwerden der Verstorbenen (Abkühlung, Veränderungen der Hautfarbe) erleichtert den Ablösungs- und Trauerprozess (s. S. 132).

Pflegende, die Angehörige zu ihren Verstorbenen begleiten, vermitteln Sicherheit (vgl. Untersuchung von Plenter u. Uhlmann 2000, S. 85). Pflegende ermöglichen damit ein Zulassen des Schmerzes und der Traurigkeit. Durch das Aushalten der Gefühle können die Hinterbliebenen zu Trauernden werden (S. 82 „Abschiedsrituale").

8.3 Palliative Pflege von Trauernden

„Man weiß, dass die akute Trauer nach solch einem Verlust ablaufen wird, aber man wird ungetröstet bleiben, nie Ersatz finden. Alles, was an seine Stelle rückt, und wenn es sie auch ganz ausfüllen sollte, bleibt doch etwas anderes. Und eigentlich ist es recht so. Das ist die einzige Art, die Liebe fortzusetzen."

(Sigmund Freud, 12.04.1929)

Wahrnehmen

Wenn wir einen schweren Verlust erleiden, wird dadurch das Gleichgewicht unserer Seele schwerwiegend gestört. (Dabei kann es sich um den Verlust eines Menschen, des Berufs, einer Idee o. Ä. handeln.) Unsere Seele versucht dann wieder, ein neues Gleichgewicht zu erreichen – und zwar über einen sehr schmerzhaften Prozess, den man **Trauer** nennt.

D *Trauer bezeichnet also den Weg, den wir Menschen zurücklegen müssen, um unser seelisches Gleichgewicht, das durch einen Verlust schwerwiegend gestört worden ist, wieder zu finden. Insofern ist Trauer auch immer ein gesunder oder wenigstens auf Gesundheit ausgerichteter Prozess.*

Zu den schwerwiegendsten Verlusten, die uns Menschen treffen können, gehört der Verlust eines nahen Angehörigen. Es ist zugleich eine Erfahrung, die kaum einem Menschen erspart bleibt. Deshalb berührt uns die Trauer eines anderen Menschen auch immer besonders tief, weil wir spüren, wie in uns selbst Erinnerungen an eigene Verlusterfahrungen wachgerufen werden. Das macht den Umgang mit der Trauer anderer aber eher schwieriger, weil uns die Trauer eines anderen Menschen unsere Distanz schmerzhaft verlieren lässt und uns selbst in den Schmerz des anderen Menschen einbezieht. Wenn wir über die Trauer von Angehörigen nachdenken oder sprechen, sind wir deshalb in erster Linie selbst gefordert, über unsere eigene Trauer und unsere Wege, damit umzugehen, nachzudenken.

Weil das Thema Trauer jeden Menschen angeht, haben alle Kulturen stets auch Wege entwickelt, die Trauer so zu gestalten, dass sie diesen **gemeinschaftlichen** Aspekt einbezieht. Trauer-Rituale sind dort in diesen Kulturen stets Gemeinschaftsrituale. Im 20. Jh. haben wir allerdings in den westlichen Industriestaaten einen bemerkenswerten Verlust an solchen gemeinschaftlichen Trauerritualen zu verzeichnen (S. 47). Die daraus entstandene „Unfähigkeit zu trauern" ist eine Wurzel vielfältiger Störungen im Zusammenleben von Menschen, aber auch für die gesunde Entwicklung einzelner (Mitscherlich u. Mitscherlich, 2004). Indem wir es vermeiden, uns mit Tod und Trauer in Berührung zu bringen, fügen wir uns selbst erheblichen Schaden zu. Wenn uns dann nämlich ein schwerer Verlust trifft, dann findet er uns völlig schutz- und hilflos vor. Es fehlen uns hilfreiche Verhaltensweisen – uns selbst und anderen gegenüber – die uns in die Lage versetzen, den Schmerz zu bewältigen. Stattdessen versuchen wir möglicherweise, ihn weiterhin zu vermeiden – und setzen uns dadurch schweren Gefahren für unsere körperliche und seelische Gesundheit aus.

Was wir im Alltag so einfach „Trauer" nennen, ist tatsächlich ein äußerst komplexes Phänomen und entzieht sich weitgehend der Regelhaftigkeit (Wortman u. Silver, 1989). Zwar finden wir – ähnlich wie bei sterbenden Menschen (Kübler-Ross, 1969) – auch bei Trauernden wiederkehrende „typische" Reaktionen (Bowlby, 1983, Kast, 1982 u. 2006): Auf eine **Schockphase** folgt ein **Sturm unterschiedlicher Gefühle**, bei denen Wut und Aggression aber auch tiefe, oftmals irrational anmutende Schuldgefühle eine besondere Rolle spielen – bis es dann schließlich zu einer **Neuorientierung** kommen kann (S. 43 „Sterbephasen"). Ausmaß, Dauer, zeitliche Abfolge jedoch lassen keine strenge Regelhaftigkeit erkennen; denn die individuellen Reaktionen der Hinterbliebenen sind so verschieden wie die Fingerabdrücke von Menschen es sind. Und es braucht Zeit, unendlich viel Zeit, bis schließlich wieder die Fähigkeit erlangt wird, das Wagnis einer neuen liebevollen Beziehung einzugehen.

Trauern, das heißt also nicht in erster Linie traurig zu sein. Trauer meint vielmehr das Wechselbad an Gefühlen, wie Wut, Verzweiflung, Schuld, Scham und Angst, in nicht vorhersagbarer Intensität und nicht vorhersagbarem Rhythmus. Dies erzeugt bei den Betroffenen subjektiv erlebte Unsicherheit: Etwas geschieht mit mir, was ich nicht kontrollieren kann. Die Folgen dieser tiefen Verunsicherung können schwerste psychische Beeinträchtigungen bis hin zu tiefer Depression und schwerer Suizidalität sein (S. 95). – Aber nicht nur psychische und psychovegetative Störungen sind als Folgen der Trauer bekannt, sondern ebenso körperliche (Joraschky u. Köhle, 1981; Hartmann u. a., 2002): Im mildesten Fall als erhöhte Infektanfälligkeit oder neurologische Beschwerden, insbesondere in den Armen; aber auch in Form schwerer, unheilbarer Herz-, Krebs- oder AIDS-Erkrankungen mit tödlichem Ausgang. Beeinträchtigungen, die uns im Lichte neuerer psycho-immunologischer Forschung allmählich verständlicher werden.

Es kann als erwiesen angesehen werden, dass die Sterblichkeitsrate bei Trauernden deutlich über der der gleichaltrigen Bevölkerungsgruppen liegt. Am höchsten ist das Sterberisiko in den Wochen und Monaten, die dem Todesfall unmittelbar folgen. Witwer, insbesondere jüngere Männer, scheinen relativ stärker gefährdet zu sein als Frauen. Besonders häufig sind Todesfälle durch Herzerkrankungen, Suizide, Unfälle und Leberzirrhosen (Stroebe u. Stroebe, 1993).

Das Suizidrisiko wird auch noch in den folgenden Jahren nach dem Tod von Angehörigen bei den Hinterbliebenen als fünffach erhöht angege-

ben. Analoges soll für andere psychische Beeinträchtigungen gelten: 13 Monate nach dem Tod eines nahe stehenden Familienangehörigen klagen immer noch 50 % der Überlebenden über Schlafstörungen, Niedergeschlagenheit und innere Unruhe. Beobachtet wurde auch ein erhöhter Konsum von Alkohol, Tranquilizern, Schlafmitteln und Zigaretten (Zisook, 2000).

M *Gute Trauerbegleitung kann dazu beitragen, all diese Folgen zu mildern. Sie ist also stets auch ein wichtiger Beitrag zur Gesundheitsvorsorge für die Hinterbliebenen und letztlich ein wichtiger Beitrag zur Volksgesundheit.*

Verstehen

Ein guter Umgang mit Trauer und Trauernden beginnt stets bei uns selbst! Wenn wir als Helfende mit uns selbst und unseren eigenen Trauererfahrungen in gutem Kontakt sind, bedeutet das auch, dass wir besonders hilfreich mit Angehörigen in ihrer Trauer umgehen können. Trauer ist – wie jede Lebenskrise – ein ungeheuer ansteckender Prozess. Das spüren auch wir HelferInnen. Wir merken, wie eigene, unerledigte alte Trauer durch die Begegnung mit dem trauernden Menschen wieder emporgespült wird. Das macht Angst. Es beinhaltet die Gefahr, dass wir uns von dem trauernden Menschen zurückziehen. „Was soll ich bloß sagen?" fragen Helfende bisweilen hilflos und beunruhigt. „Es gibt doch nichts, was wirklich trösten kann!" Diese Art von Trost, die die Trauer „wegnimmt", „wegmacht" gibt es wirklich nicht. Deshalb sollten wir auch jeden Versuch in diese Richtung streng vermeiden. Er verletzt die Angehörigen nur. Aber unser Schweigen oder gar Rückzug verletzt die Hinterbliebenen noch mehr.

Der nordamerikanische Trauerforscher William Worden (2006) hat einige hilfreiche Schritte beschrieben, über die sich gute Trauerbegleitung entfalten kann. Er geht davon aus, dass Trauernde **Aufgaben** zu bewältigen haben. Das scheint ein besseres Konzept zu sein als die Beschreibung von Trauer-Phasen, die die Hinterbliebenen eher als passiv Erduldende darstellt. Aufgaben zu haben, das fordert auf, das aktiviert, das holt aus der Lähmung – die Betroffenen ebenso wie die Helfenden (**Abb. 8.9**).

Anhand dieser Aufgaben der Trauerbegleitung möchten wir Ihnen im Folgenden ein hilfreiches kommunikatives Umgehen mit Hinterbliebenen skizzieren.

1. Die Realität des Todes für die Hinterbliebenen deutlich wahrnehmbar machen

Diese Aufgabe klingt auf den ersten Blick ebenso banal wie überflüssig. Ist nicht die Realität gerade der Anlass für die Trauer? Was ließe sich denn da noch fördern? Bedenken Sie aber, dass Trauer erst wirklich beginnen kann, wenn die Realität des Todes eines Angehörigen von den Hinterbliebenen wirklich und mit allen Sinnen deutlich genug wahrgenommen worden ist. In unserer Gesellschaft besteht ja eine fatale Tendenz, gerade diese Wahrnehmbarkeit des Todes zu vermeiden. Da wird der verstorbene Mensch schon nach wenigen Stunden von der Krankenstation geschafft. Da werden bei plötzlichen Todesfällen die Angehörigen aus dem Notfallraum ferngehalten und nach einem Unfall womöglich der Leichnam von der Staatsanwaltschaft beschlagnahmt. – „Behalten Sie ihn lieber so in Erinnerung, wie sie ihn in gesunden Zeiten gekannt haben", lautet der gut gemeinte Rat, den manche ÄrztInnen, und BestatterInnen nach einem tödlichen Verkehrsunfall für die Hinterbliebenen bereithalten. In ihrer Überfürsorglichkeit verordnen manche ÄrztInnen den schockierten Angehörigen Beruhigungsmittel, von denen sie womöglich nach Jahren und Jahrzehnten durch Suchttherapeuten wieder entwöhnt werden müssen.

Hinterbliebene sind in dieser Situation schwach. Sie neigen dazu, solchen fatalen Ratschläge nachzugeben. Sie ahnen nicht, dass sich hierdurch die Trauer oftmals unendlich verzögert. Sie sind nicht in der Lage, wahrzunehmen, dass das, was in dieser besonders sensiblen Phase versäumt wird, später oft nur unter großen Mühen nachgeholt werden kann. Eine notwendige Aufgabe von HelferInnen ist es deshalb, Angehörigen den Kontakt mit dem Körper des verstorbenen Menschen zu ermöglichen. Ihnen muss jede Möglichkeit und vor allem alle nötige Zeit gegeben werden, sich von der oder dem Verstorbenen auf die ihnen gemäße Art und Weise zu verabschieden. Sie haben ein Recht darauf, hierbei durch den erforderlichen menschlichen Beistand Dritter unterstützt zu werden, wenn sie es wünschen. Wir HelferInnen haben nicht das Recht, zu beurteilen und zu bewerten, wie sie sich dabei verhalten; und wir können nicht wissen, was für sie gut ist.

M *Jede Institution, in der gestorben wird – sei es Krankenhaus, Pflegeheim oder Hospiz – sollte sich aufgefordert fühlen, eine sorgsame Kultur des Umgangs mit den Verstorbenen unter Beteiligung der Angehörigen sicherzustellen (S. 217 „Umgang mit Verstorbenen").*

Solche Art von Unterstützung bedeutet, Schmerzen auszulösen – bei sich und anderen. Deshalb ist es wichtig, dass die Helfenden diese Schmerzen an sich selbst kennen, ohne davor weglaufen zu müssen. Dabei sollten wir bedenken, dass die Angehörigen vor emotionaler Überlastung in dieser allerersten Zeit der Trauer recht gut geschützt sind. „Schock" nennen wir den Nebel, in dem sie sich oft in dieser Zeit befinden, ungewöhnlich gefasst wirken, von Unkundigen gar für gefühlskalt gehalten werden können. Unsere Aufgabe ist es nicht, den Schutz dieses Schocks zu nehmen, wohl aber ist es unsere Sache, der Seele die Nahrung zu bieten, die Sie jetzt braucht, um mit der Trauer beginnen zu können.

2. Die Hinterbliebenen den Schmerz der Trauer durchleben lassen

Manchmal schon nach Stunden, meist erst nach Tagen, bisweilen erst nach langen Wochen löst sich allmählich der Nebel, der über der leidvollen Szene liegt, lässt der Schock, die „Polsterung der Seele" nach. Mit Schrecken nehmen die Hinterbliebenen dann vielleicht wahr, dass der Schmerz nicht weniger, sondern eher noch tiefer wird. Aber sollten wir denn nicht eher die Hinterbliebenen vor diesem Schmerz schützen? Ist gute Schmerztherapie nicht gerade ein Kennzeichen für gute Palliative Care? Wäre es nicht besser, die Hinterbliebenen zu schonen, möglichst das schreckliche Ereignis gar nicht anzusprechen?

Fragen wir trauernde Menschen, so erfahren wir von ihnen eher das Gegenteil: Sie leiden darunter, dass alle das „traurige Thema" vermeiden; dass manchmal Nachbarn, vielleicht sogar FreundInnen den Kontakt zu den Hinterbliebenen lösen, womöglich einer Begegnung dadurch aus dem Wege gehen, dass sie die andere Straßenseite benutzen. Welch eine Naivität zu glauben, die Hinterbliebenen würden das schreckliche Ereignis vergessen. Sie fühlen

1. Die Realität des Todes für die Hinterbliebenen deutlich wahrnehmbar machen
2. Die Hinterbliebenen den Schmerz der Trauer durchleben lassen
3. Die Neuorientierung erleichtern, in einer Welt, in der der verstorbene Mensch fehlt
4. Ermutigung geben, neue liebevolle Beziehungen einzugehen

Abb. 8.9 ■ Die vier Aufgaben der Trauerbegleitung nach Worden (2006).

sich im Gegenteil ständig an den Toten erinnert. Was ihren Schmerz lindern kann, ist die Erlaubnis, diese Erinnerung zuzulassen. Sie spüren einen tiefen Drang, wieder und wieder über den Verstorbenen zu sprechen, das vergangene Ereignis wieder lebendig werden zu lassen. Sie möchten über gute und schlimme Erinnerungen sprechen, Bilder wieder lebendig werden lassen, auch wenn sie noch so schmerzlich sind. Schlimmer noch wäre der Schmerz, wenn all dies unterdrückt werden müsste.

„Ich möchte ihr ja so gerne etwas Tröstliches sagen. Aber was kann in einer solchen Situation trösten?" fragen Helfende manchmal ratlos. Sie vergessen, dass Trost in jenem banalen Sinne gewiss nicht das ist, was Angehörige sich jetzt wünschen. Trauernde spüren ihren Schmerz und sie möchten diesen Schmerz mit anderen teilen. Was ihnen dabei hilft sind oftmals ganz einfache Fragen: „Wie geht es Ihnen?" oder „Wie fühlen Sie sich jetzt?" oder „Ich habe vom Tod Ihres Mannes gehört. Erzählen Sie mir, wie es gegangen ist." – Es mag schon einmal vorkommen, dass ein hinterbliebener Mensch eine solche Frage brüsk zurückweist. Vielleicht reagiert sie oder er sogar ärgerlich. Erinnern Sie sich dann bitte daran, dass Wut und Ärger zur Trauer dazugehört. Mit Ihrer Frage haben Sie mindestens geholfen, dass etwas von dieser Wut herausgebracht werden konnte. Und vergessen Sie nicht: Zu einem späteren Zeitpunkt ist dieser Mensch vielleicht sehr dankbar für Ihre erneute Frage!

In weitaus mehr Fällen jedoch werden die Trauernden dankbar sein, dass sie jetzt von dem berichten können, was sie ständig bedrängt. Vielleicht ermöglicht Ihre Aufmerksamkeit den Trauernden jetzt, viele Tränen zu vergießen. Geben Sie ihnen die nötige Zeit dazu. Das ist, als würde ein Ventil geöffnet, über das der seelische Überdruck entweichen kann. Wenn wir gut gelernt haben, anderen Menschen zuzuhören (S. 51 „aktives Zuhören"), dann haben wir eigentlich alles gelernt, was wir benötigen, um trauernden Menschen in ihrer Situation zur Seite zu stehen.

Ein Beispiel für ein einfühlsames Trauergespräch finden Sie auf der DVD. Um die Inhalte zu vertiefen, können Sie sich das Video „Gespräch mit einer Trauernden" ansehen.

Die Zeit des Weines und Klagens braucht lange Zeit. Der Volksmund spricht von dem „Trauerjahr". Noch in der ersten Hälfte des vorigen Jahrhunderts war es in vielen ländlichen Gemeinden üblich, dass die Hinterbliebenen ein Jahr lang schwarz gekleidet gingen. Ein Signal dafür, dass sie Schutz brauchten und auf den Verlust angesprochen werden wollten. Tatsäch-

lich gibt es aber keine Richtwerte, welche Zeit die Trauer braucht. Oft braucht sie viel, viel mehr als nur das Trauerjahr. Das hängt vor allem von der Frage ab, wie die Beziehung zu dem verstorbenen Menschen geartet war. Je enger die Bindung war, desto länger braucht die Trauer.

Auch die Todesursache spielt eine Rolle: Ein plötzlicher Tod wird oft als viel belastender erlebt als ein absehbarer Tod nach langer Krankheit. Noch einschneidender ist der Tod durch Suizid für die Hinterbliebenen. Aber die größte Last haben Hinterbliebenen nach einem Mordfall zu tragen.

3. Die Neuorientierung erleichtern, in einer Welt, in der der verstorbene Mensch fehlt

Die Neuorientierung nach der Phase des intensiven Klagens und Weinens hat viele Gesichter. Nicht als ob das Klagen damit völlig beendet wäre. Aber die Suche nach dem Sinn erhält neue Impulse. In dieser Zeit wächst bisweilen die Fähigkeit, selbstbewusster zu den neuen Erfahrungen um den Tod des Angehörigen zu stehen. Anforderungen werden wieder verstärkt aufgegriffen, vielleicht sogar Aufgaben, die früher der verstorbene Mensch übernommen hatte. Dabei entdeckt vielleicht eine hinterbliebene Ehefrau, dass sie mit der Steuererklärung gar nicht so schlecht zurechtkommt, wie ihr Mann das vermutet hätte. Oder der hinterbliebene Ehemann findet heraus, dass es eine schöne Aufgabe sein kann, die Geburtstagsgeschenke für die Enkelkinder zu besorgen, was früher Aufgabe der Frau gewesen war.

Manche Hinterbliebenen erleben den Eintritt in dieses neue Aufgabenfeld wie das Auftauchen aus einer schwarzen Höhle. Geblendet vom hellen Licht des Alltags stellen Sie fast ein bisschen erschrocken fest, dass es da ja noch andere Menschen gibt, die auch Bedeutung in ihrem Leben hatten und vielleicht neu bekommen sollten. – Abwägende, distanziertere Fragen werden möglich. „Wenn ich schon so etwas Schlimmes erleben muss, dann habe ich doch das Recht, auch einmal darüber nachzudenken, ob es da nicht auch irgendeine gute Seite an diesem Ereignis gibt." Solche Fragen mögen auf frisch Betroffene manchmal geradezu verletzend wirken. Für Menschen, die schon längere Zeit trauern, haben sie dagegen manchmal etwas Befreiendes.

Aber auch in dieser Zeit erschreckt es immer wieder, wenn an Weihnachten, dem Geburtstag, dem Todestag der Schmerz mit alter Heftigkeit über die Hinterbliebenen herfällt. Da ist es wieder, das tiefe schwarze Loch, fast so wie am ersten Tag. Aber etwas hat sich doch geändert: Es ist mittlerweile Teil der neuen Identität als Witwe oder Witwer, als verwaiste Tochter oder verwaister Sohn geworden. Und die Betroffenen haben die Erfahrung gemacht, dass der Schmerz wieder nachlassen wird.

Manchmal können in dieser Zeit auch ganz neuartige Herausforderungen aufgegriffen werden. Bei jüngeren Hinterbliebenen hat man manchmal fast den Eindruck, als sei so etwas wie eine Befreiung vor sich gegangen. Auch eine Befreiung von dem verstorbenen Menschen. Manchmal ist es, als würden sie sich jetzt erst solche neuen Ziele setzen können. In dieser Zeit brauchen die Hinterbliebenen vor allem **Ermutigung**, um auf solchen neuen, selbstständigen Wegen auszuschreiten.

Manche Trauernden stellen mit Schrecken fest, dass sie wieder lachen können. „Darf ich denn lachen, obgleich mein Mann gestorben ist?" fragen sie sich. Es mag banal klingen. Aber die Bestätigung: „Ja, das dürfen Sie!" ist bisweilen genau das, was Trauernde jetzt brauchen können.

Haben die Trauernden jetzt endlich **losgelassen**? Sehr viele Trauernde werden von der Forderung, die in ihrer Umgebung bisweilen ausgesprochen wird: „Du musst eben loslassen!" irritiert, gekränkt, verletzt und vor allem völlig überfordert. Tatsächlich zieht sich die Aufforderung zum Loslassen durch einen guten Teil der älteren Trauerliteratur. Neuere Trauerforschung zeigt jedoch, dass dies die eigentliche Aufgabe nicht sein kann. Die Beziehung fortzusetzen, das ist die eigentliche Aufgabe für den trauernden Menschen. Eine Fortsetzung der Beziehung unter anderen Vorzeichen und mit veränderter Bedeutung, darum geht es (Silverman u. a., 1996). Man muss schließlich nicht aufhören, einen Menschen zu lieben, nur weil er verstorben ist.

Damit bekommen jene – von den Hinterbliebenen bisweilen als peinlich manchmal auch als beglückend erlebten – Episoden, in denen sie den Eindruck haben, dem verstorbenen Menschen noch einmal begegnet zu sein, eine ganz neue Dimension. Sie können verstanden werden als der tastende Versuch, eine liebevolle oder auch schwierige Beziehung neu zu gestalten – auch und gerade, nachdem der geliebte (oder gehasste) Mensch verstorben ist.

Die dritte Aufgabe der Trauerbegleitung könnte man auch als eine Art Beziehungsklärung beschreiben. Die Beziehung zur/m Verstorbenen muss neu geordnet werden. Ob diese/r dann näher oder ferner rückt ist eine nur ganz individuell zu beantwortende und zu lösende Frage, für die es kein Richtig oder Falsch gibt.

4. Ermutigung geben, neue liebevolle Beziehungen einzugehen

Das größte seelische Trauma, das durch den Tod eines nahe stehenden Menschen ausgelöst wird, besteht vermutlich darin, dass eine große Liebe enttäuscht worden ist. Der verstorbene Mensch hat uns verlassen und er hat damit gewissermaßen die Liebe verraten. In unserer Seele können wir den anderen Menschen noch finden, aber sein Platz in der Realität ist leer geworden. So war das nicht vereinbart! Es ist dem Trauma einer Scheidung oder einer anderen Art einschneidender Trennung vergleichbar. Ist es da nicht nur zu gut verständlich, dass Menschen sich nicht mehr trauen, eine neue Beziehung zu riskieren und damit auch deren Verlust?

Die Trauer ist der Preis für die Liebe. Dass eine neue Liebe stets auch die Gefahr neuer Schmerzen bedeutet, wird Trauernden sehr bewusst. Aber im Laufe der Zeit nach vielen Tränen, nach vielen Schmerzen, nach vielen Irrwegen, kann bisweilen der Mut erstarken, das neue Risiko eines Verlustes wieder einzugehen. Ermutigung zu solch neuem Risiko sollten Helfende nur dann geben, wenn der entsprechende Impuls, die entsprechende Frage von trauernden Menschen selbst kommen. Ermutigung sollten sie auch nur dann geben, wenn sie selbst bereits durch solch schwere Verlusterfahrung gegangen sind und deshalb „mitreden" können.

Schützen

„**Trauer muss durchschmerzt werden**", schreibt der Trauertherapeut Jorgos Canacakis (2006). Damit ist zugleich angedeutet, dass die Förderung von Schmerzen – so paradox das klingt – eine schmerzlindernde Wirkung haben kann. Wir können den Hinterbliebenen den Schmerz nicht abnehmen. Aber wir können ihnen das Gefühl geben, dass sie mit dem Schmerz nicht alleine sind, dass wir bereit sind, ihn mitzutragen.

Eine wichtige Unterstützung, um die Zeit der Trauer möglichst gut zu bewältigen, bietet bereits eine **gute Sterbebegleitung**. Schon 1983 konnte der englische Trauerforscher Murrey Parkes zeigen, dass gute Hospizbegleitung eine gesündere Bewältigung der Trauerzeit ermöglicht und Hinterbliebene, deren Angehörige im Hospiz gestorben waren, weniger gesundheitliche Störungen aufwiesen (Cameron u. Parkes, 1983).

Trauer betrifft bekanntlich immer die Helfenden mit. Deshalb müssen auch MitarbeiterInnen von Einrichtungen, in denen häufig Todesfälle vorkommen, genügend entlastende Angebote bekommen. Hier können einerseits schon die beschriebenen Gemeinschaftsrituale helfen (S. 85). Pflegenden muss aber auch auf andere Weise (z. B. durch regelmäßiges Totengedenken in Dienstbesprechungen, kleinen Gedenktäfelchen im Schwesternzimmer usw.) die Möglichkeit gegeben werden, ihre Trauer zu zeigen (**Abb. 8.10**). Nur wenn die Teammitglieder mit ihrer eigenen Trauer gut umgehen, werden sie auch andere Menschen dabei unterstützen können, in der Trauer-Zeit gut auf sich acht zu geben.

Die meisten Trauernden kommen – trotz aller Beschwernisse – mit ihren emotionalen und körperlichen Problemen relativ gut selbstständig zurecht (Zisook, 2000). Deshalb wäre es eine unnötige Überversorgung, allen Trauernden ein intensives Unterstützungsangebot zu machen. Wir sollten uns jedoch bei allen Hinterbliebenen davon überzeugen, dass ihnen genügend Entlastungsmöglichkeiten zur Verfügung stehen.

Insbesondere sollten wir auf **Risikofaktoren** achten, die die Trauer erfahrungsgemäß erschweren. Solche Risikofaktoren sind: Kinder im Haushalt, die unter 14 Jahre alt sind, schlechte Schul- und Berufsausbildung der hinterbliebenen Person, Arbeitslosigkeit, geringe soziale Kontakte. Hinweise auf eine möglicherweise kompliziert verlaufende Trauer sind auch, wenn die hinterbliebene Person sich sehr an die Helfenden anhängt, intensive Zeichen von Depressionen oder Aggression über einen längeren

Zeitraum zeigt oder zu intensiven Selbstvorwürfen neigt (Dyne, 1981). Eine überdurchschnittliche Gefährdung zeigen auch generell Männer, insbesondere dann, wenn sie noch relativ jung sind und sozial isoliert leben.

Empfehlenswert ist es, ein **gestuftes Angebot** für trauernde Hinterbliebene vorzuhalten.

Stufe I

In jedem Fall sollte eine **Trauer-Nachsorge** angeboten werden. Darunter verstehen wir ein niedrigschwelliges Kontaktangebot, das am besten durch die Pflegekraft angeboten wird, die den engsten Kontakt zur Familie hatte. Vielleicht hat sie die Möglichkeit an der Beerdigung teilzunehmen. Gut ist es, wenn sie etwa zwei bis vier Wochen nach der Beerdigung telefonisch zu den Hinterbliebenen Kontakt aufnimmt und sich nach ihrem Befinden erkundigt und z. B. auch die Suizidalität überprüft (S. 99). Weitere Kontakte sind den meisten Hinterbliebenen am Todestag, dem Geburtstag, Silvester oder hohen religiösen Feiertagen (z. B. Weihnachten oder auch Ostern) willkommen. Dabei bekommt die Pflegekraft einen Eindruck davon, ob die vorhandenen Unterstützungsmöglichkeiten ausreichen oder zusätzliche Angebote erforderlich sind (Zisook, 2000).

Stufe II

Verfügen die Hinterbliebenen über kein tragfähiges soziales Netz, fehlt ihnen vor allem die Möglichkeit, über ihren Verlust wieder und wieder zu sprechen. Manchmal profitieren diese Menschen dann von der Teilnahme an einer **Trauergruppe**. Hier finden sich ähnlich Betroffene zusammen, die unter fachkundiger Moderation über ihren Schmerz sprechen und ein Stück des Trauerweges gemeinsam gehen können. Manche Hospize, Kirchengemeinden und auch Volkshochschulen bieten solche Gruppen an.

Für andere wiederum ist ein solches Gruppenangebot völlig unakzeptabel, da sie ihre Trauer als etwas derart Intimes erleben, dass sie sich nicht vorstellen können, hierüber vor anderen „öffentlich" zu sprechen. Bei solchen Trauernden wird dann zu überlegen sein, ob eine **Einzel-Unterstützung** angemessen ist. Manche Hospize verfügen über gut geschulte Freiwillige, die im Bereich der Trauer spezielle Kenntnisse und Erfahrungen haben. Von ihnen können entweder Beratungsangebote ausgehen oder auch längerfristige Begleitungen mit regelmäßigen Hausbesuchen, wenn die Betroffenen dies wünschen.

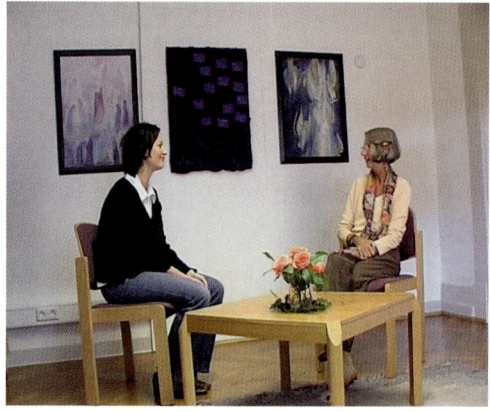

Abb. 8.10 ▪ Auf der samtenen Gedenktafel in der Mitte werden beim Totengedenken Kärtchen mit den Namen der/des Verstorbenen geschrieben.

Stufe III

Zum Glück ist die Zahl derjenigen Hinterbliebenen relativ gering, deren Leid ein solches Ausmaß erreicht, dass es Krankheitswert besitzt und subjektiv über einen längeren Zeitraum hin als unerträglich empfunden wird. In solchen Fällen sollte auf psychiatrische oder **psychotherapeutische Beratungsmöglichkeiten** verwiesen werden, um den Trauernden Erleichterung zu verschaffen.

M *An der Qualität der Trauernachsorge, die eine Einrichtung zu geben bereit ist, beweist sich, wie ernst sie das Konzept der Palliative Care nimmt. Dies ist für die Hinterbliebenen wie für die Sterbenskranken von Bedeutung: Die sterbenden Menschen wollen spüren, dass auch für ihre Angehörigen nach ihrem Tod gut gesorgt ist. Nur dann können sie den Helfenden wirklich vertrauen.*

Weiterführende Literatur

Depression und Suizid

Dörner, Klaus; Plog, Ursula; Teller, Christine: Irren ist menschlich. Lehrbuch der Psychiatrie und Psychotherapie. Psychiatrie-Verlag, Gütersloh 2004

Jost, Klaus: Depression, Verzweiflung, Suizidalität. Ursachen, Erscheinungsformen, Hilfen. Ein praxisorientierter Überblick über depressive und suizidale Störungen und Krisen. Matthias-Grünewald-Verlag, Mainz 2006

Internet:

Das Kompetenznetz Depression: http://www.kompetenznetz-depression.de/

Angst, Unruhe und Schlaflosigkeit

Davy, John; Ellis, Susan: Palliativ pflegen. Sterbende verstehen, beraten und begleiten. Hans Huber, Bern 2003

Glaus, Agnes: Müdigkeit oder Fatigue – eine Herausforderung in der Palliativarbeit. In: Metz, Christian; Wild, Monika; Heller, Andreas (Hrsg.): Balsam für Leib und Seele. Lambertus, Freiburg im Breisgau 2002, S. 60–72

Hempel, C.-Maria: Agitation. In: Knipping, Cornelia (Hrsg.): Lehrbuch Palliative Care. Hans Huber, Bern 2007, S. 316–323

Herz, Adelheid von: „Wie wird das sein, wenn er stirbt?" Pflegepraktische Aspekte der Begleitung von Angehörigen krebskranker Sterbender. Mabuse, 138 (2002a) 53–57

Ochsmann, Randolph: Angst vor Tod und Sterben. Beiträge zur Thanato-Psychologie. Hogrefe, Göttingen 1993

Verwirrtheit/Delirantes Syndrom

Feil, Naomi: Validation in Anwendung und Beispielen. Der Umgang mit verwirrten alten Menschen. 3. Aufl., Ernst Reinhardt, München 2001

Kojer, Marina (Hrsg.) Alt, krank und verwirrt. Einführung in die Praxis der Palliativen Geriatrie. Lambertus, Freiburg im Breisgau 2003

Müller, Monika: Dem Sterben Leben geben. Die Begleitung sterbender und trauernder Menschen als spiritueller Weg. Gütersloher Verlagshaus, Gütersloh, 2004

Sexualitätsprobleme

Yaniv, Haya: Sexualität in der Palliativmedizin. In: Aulbert, Eberhard; Zech, Detlef (Hrsg.): Lehrbuch der Palliativmedizin. Schattauer, Stuttgart 2000, S. 780–788

Zettl, Stefan: Krankheit, Sexualität und Pflege. Kohlhammer, Stuttgart 2000

Zettl, Stefan; Hartlapp, Joachim: Krebs und Sexualität. Ein Ratgeber für Krebspatienten und ihre Partner. Weingärtner, Berlin 2002. Im Internet: http://www.krebsinformationsdienst.de/

Palliative Pflege von Angehörigen

Schaup, Susanne: Elisabeth Kübler-Ross. Ein Leben für gutes Sterben. Kreuz Verlag, Stuttgart 1996

Wilkening, Karin; Kunz, Roland: Sterben im Pflegeheim. Perspektiven und Praxis einer neuen Abschiedskultur. Vandenhoeck & Ruprecht, Göttingen 2003

Informationsbroschüren

Deutsche Krebshilfe e.V.: Hilfen für Angehörige. Informationen, Anregungen und Gesprächshilfen für Angehörige von Tumorkranken. ISSN 0946-4816

Husebø Sandgathe, Bettina; Husebø, Stein: Die letzten Tage und Stunden. Palliative Care für Schwerkranke und Sterbende. service@grunenthal.de

Tausch-Flammer, Daniela; Bickel, Lis: Die letzten Wochen und Tage. Eine Hilfe zur Begleitung in der Zeit des Sterbens. Veröffentlicht vom Diakonischen Werk der EKD und Krebsverband Baden-Württemberg 1994. Kostenlos erhältlich beim Krebsverband Baden-Württemberg e.V. Adalbert-Stifter-Straße 105, 70437 Stuttgart, Tel.: (0711) 848-10770, E-Mail: info@krebsverband-bw.de

Palliative Pflege von Trauernden

Canacakis, Jorgos: Ich sehe deine Tränen. Lebendigkeit in der Trauer. Kreuz Verlag, Stuttgart 2006

Kast, Verena: Trauern. Phasen und Chancen des psychischen Prozesses. Kreuz Verlag, Stuttgart 1982

Paul, Chris (Hrsg.): Neue Wege in der Trauer- und Sterbebegleitung. Gütersloher Verlagshaus, Gütersloh 2001

Smeding, Ruthmarijke, Heitkönig-Wilp, Margarete (Hrsg.): Trauer erschließen – eine Tafel der Gezeiten. Der Hospiz Verlag, Wuppertal 2005

Worden, J. William: Beratung und Therapie in Trauerfällen. Ein Handbuch. 3., unveränd. Aufl., Huber, Bern 2006

8.4 Palliative Pflege von trauernden Kindern

Wahrnehmen

B Mirjam ist neun Jahre alt, als ihre Großmutter überraschend ins Krankenhaus muss. Die beiden haben eine ganz besondere Beziehung. Für Mirjam ist die Großmutter, die in der Nachbarschaft lebt, Anlaufstelle Nummer eins, wenn zu Hause mal wieder dicke Luft ist. Dazu gibt es öfter Anlass, denn Mirjam ist ein sehr aktives und impulsives Mädchen. Da gerät sie leicht einmal mit der Schwester oder den Eltern aneinander. Bei der Großmutter findet sie für ihren Ärger, ihre Enttäuschung, ihr Gefühl, ungerecht behandelt zu werden, immer ein offenes Ohr. Die Großmutter ist geduldig mit ihr; sie mag dieses kleine, manchmal recht ruppig wirkende Mädchen. Vielleicht war sie ja in ihrer Kindheit nicht viel anders?

Als Mirjam aus der Schule nach Hause kommt und von der Krankheit der Großmutter erfährt, besteht sie darauf, sofort in die Klinik zu fahren. „Aber Großmutter braucht jetzt viel Ruhe", gibt der Vater zu bedenken. „Bei Oma bin ich immer ganz ruhig", entgegnet Mirjam und duldet keinen Widerspruch.

Der Vater sieht, wie bedrückt Mirjam in der fremden Umgebung der Krankenstation mit ihren seltsamen Gerüchen und ängstigenden Apparaten am Bett der Großmutter steht, die bleich und still daliegt. Nur ganz vorsichtig streichelt sie über die Hand der Großmutter, über deren Gesicht dabei ein Lächeln huscht.

Wenig später sind sie wieder auf dem Flur. Draußen fragt Mirjam den Vater besorgt: „Aber sie wird doch bestimmt wieder gesund?" Der Vater zögert: „Ich hoffe sehr, aber es sieht ernst aus, sagt der Doktor." – „Aber sie wird doch bestimmt nicht sterben – oder?", fragt Mirjam beunruhigt. „Ganz sicher kann man nicht sein...", antwortet der Vater vorsichtig. Mirjam schaut ihm ins Gesicht, sieht seine besorgte Miene. Ohne eine Erklärung macht sie kehrt und rennt ins Krankenzimmer der Großmutter zurück. Der Vater folgt ihr langsam. Drinnen hat Mirjam ihren Kopf in die Decke des Bettes vergraben und weint: „Ich will nicht, dass du stirbst!". Großmutter streicht ihr schwach übers Haar. Dann schaut Mirjam die Großmutter mit Augen voller Tränen an. Schließlich flüstert sie der Großmutter etwas ins Ohr. Wieder huscht ein Lächeln über deren Gesicht. Mirjam schaut sie noch einmal lange an und wendet sich dann traurig dem Vater zu.

Mitten in der Nacht kommt der Anruf der Klinik. Die Großmutter ist plötzlich gestorben. – Mirjam hatte darauf bestanden und der Vater musste es ihr in die Hand versprechen, dass er ihr sofort „auch wenn es mitten in der Nacht ist" Bescheid sagen würde, falls sich Großmutters Zustand verschlechtern sollte. Nun sitzen beide stumm im Wagen. Von Mirjam ist ab und an ein lauter Schluchzer zu hören. Der Vater starrt mit bewegungslosem Gesicht auf die Straße.

Die Großmutter liegt blass in ihren Kissen. Der Vater hatte die Nachtschwester darum gebeten, dass sie sie allein lassen möge. Jetzt berührt Mirjam Großmutters Gesicht. „Sie schläft doch nur, oder?" Der Vater schüttelt den Kopf. „Aber sie ist doch noch ganz warm!" begehrt Mirjam auf. „Trotzdem..." sagt der Vater. Jetzt beugt sich Mirjam in tiefer Verzweiflung über die Großmutter „du sollst nicht tot sein!" Sie nimmt sie in den Arm, versucht sie aufzurichten, lässt schließlich hilflos die Arme sinken. „Wer ist jetzt für mich da" murmelt sie tonlos. Dann wird sie wieder von Schluchzen geschüttelt. Eng schmiegt sie ihr Gesicht an das der

Großmutter, bedeckt es mit Küssen. Der Vater hat sich auf einen Stuhl ans Fußende gesetzt, kämpft mit den Tränen. – Nach einiger Zeit streichelt er Mirjam sanft über den Rücken. Sie schüttelt den Kopf: „Noch nicht." „Soll ich dich noch ein bisschen alleine mit ihr lassen?" fragt er schließlich. Mirjam nickt nachdrücklich und der Vater geht vor die Tür.

Eine Viertelstunde später kommt Mirjam aus dem Krankenzimmer. Sie greift nach Vaters Hand: „Gehen wir jetzt?" Beide gehen stumm zum Ausgang.

Mirjam möchte den Kontakt zur Großmutter noch nicht abbrechen lassen. Sie besteht darauf, Vater oder Mutter zu begleiten, wenn diese die Verwandten zum Bestattungsinstitut begleiten, wo die Großmutter aufgebahrt liegt. „Sie ist ja ganz kalt", meint sie, als sie dort das erste Mal wieder die Großmutter berührt. – Drei Tage später meint sie zum Vater: „Jetzt sieht sie irgendwie komisch aus. So ganz anders als lebendig." – Schließlich will sie nicht mehr mitkommen. „Ich glaube, jetzt ist sie richtig tot", kommentiert sie traurig. „Irgendwie ist es gar nicht mehr Oma."

Mirjam ist heute ein junge Frau Mitte 20. Fragt man sie, wie sie das damalige Geschehen im Rückblick erlebt, kann man Kummer in ihrem Gesicht entdecken. „Es war schlimm für mich, die Großmutter so ganz plötzlich nicht mehr um mich zu haben. Sie war für mich so etwas wie der sichere Hafen. Zum Glück konnte ich mich dann wenigstens lange genug von ihr verabschieden – bis ich spürte, dass sie wirklich nicht mehr da war. Aber ich hatte noch jahrelang den Rosenkranz, den sie mir mal geschenkt hatte, unter dem Kopfkissen liegen. Und wenn ich ihn dort spürte, musste ich meistens weinen. Sie hat mir eben sehr gefehlt. Noch heute mache ich manchmal einen Spaziergang an ihr Grab; am liebsten ganz alleine. Es tut mir einfach gut; es ist dann eher tröstlich als traurig. Manchmal rede ich sogar noch mit ihr. – Wer weiß, ob ich den Unfalltod meines Freundes vor ein paar Jahren so einigermaßen überlebt hätte, wenn ich nicht damals die Erfahrung mit der Großmutter gemacht hätte. Ich weiß seither besser, wie ich mich verabschieden muss, was mir dabei gut tut, was ich brauche – brauche um weiterleben zu können. – Aber jetzt kommen mir wieder die Tränen."

Wenn in einer Familie ein Mensch stirbt, trauern alle mehr oder minder intensiv. Vor allem aber trauert jede und jeder für sich und auf die ihm eigene Art und Weise. Das bedeutet auch, dass die einzelnen Familienmitglieder auf sich selbst konzentriert sind und nur wenig oder keine Kraft für die anderen haben. Diese Situation ist besonders belastend für Kinder, denn sie haben vielfach noch keine Erfahrungen mit der Trauer sammeln können. Sie sehen sich womöglich zum ersten Mal mit diesem intensiven Gefühl konfrontiert und fühlen sich damit völlig alleingelassen. Es sind die Helfenden, die jetzt in besonderer Weise gefragt sind und aufmerksam sein sollten, auf das Leid dieser vielfach zu wenig beachteten Betroffenengruppe.

Viele Kinder verschwinden in ihrer Trauer geradezu. Es scheint, als wollten sie sich unsichtbar machen. Sie spüren das Leiden der Erwachsenen und verstehen es nicht oder nur teilweise. Sie fühlen sich vielleicht vernachlässigt, zu wenig wahrgenommen, trauen sich aber auch oftmals nicht, auf sich aufmerksam zu machen. Zugleich macht ihnen das irrationale Gefühl, „irgendwie" schuld an den Leiden der Erwachsenen oder gar am Tod der Verstorbenen zu sein, intensiv zu schaffen. Schuldgefühle sind immer Teil des Trauerphänomens (s. o. S. 131). Und Kinder sind diesem Gefühl besonders hilflos ausgeliefert: „Bin ich Schuld am Tod von Großmutter, weil ich sie so aufgeregt habe?" – „Ist Mutter gestorben, weil ich ihr in meiner Wut, als sie mir das Videospiel weggenommen hatte, nachgerufen habe: ‚Ich wünschte, du wärst tot!'" – „Ist Vater verunglückt, weil ich nicht genug an ihn gedacht habe?" Solche Fragen stellen sich Kinder nur selbst und trauen sich in der Regel nicht, sie anderen mitzuteilen. Scham verschließt ihnen den Mund.

All das sind für sie Gründe dafür, sich zurückzuziehen. Die Erwachsenen sind womöglich froh darüber. Vermitteln ihnen die Kinder doch auf diese Weise das Gefühl, nicht gebraucht zu werden, keine Aufmerksamkeit zu verlangen.

Manche Kinder reagieren auf diese Trauersituation aber auch genau umgekehrt: Sie werden in ihrem Verhalten extrem auffällig. Meist jedoch nicht durch Weinen und Klagen, sondern durch unbotmäßiges Verhalten, Aggressivität, Unruhe usw. Wut und Ärger, wie er zur normalen Trauer gehört, finden hier ihren Ausdruck. – Manchmal ist es auch so, als suchten die Kinder die Schelte der Erwachsenen, als wollten sie bestraft werden – vielleicht um „Schuld" zu sühnen? Sie bekommen zwar dann mehr Aufmerksamkeit als die verstummten Kinder – aber keineswegs immer in verständnisvoller Weise.

B *Nach dem Tod seines Vaters reagiert der 5-jährige Felix mit Zerstörungswut im Kindergarten. Er nimmt anderen die Spielsachen weg und lacht noch, wenn er einen Trinkbecher zerbrochen hat. Die Erzieherinnen sind wütend, sprechen verärgert die Mutter immer wieder auf das „extrem störende Verhalten" des Sohnes an – bis diese schließlich psychologische Hilfe für Felix sucht.*
Felix 3-jähriger Bruder Max dagegen wird zwar immer blasser, mag nicht mehr spielen und sitzt oft in der Spielecke und zerkaut dabei den Kragen seines T-Shirts. Aber er stört niemanden wirklich. Die Erzieherinnen reagieren verständnisvoll: „Er hat es ja auch schwer nach dem Tod seines Vaters. Aber das wird bestimmt schon wieder." – Erst als Max Verhalten sich auch ein halbes Jahr später in keiner Weise geändert hat, sprechen sie seine Mutter an: „Vielleicht braucht Max auch Hilfe? Beim Felix hat die psychologische Beratung, die sie gefunden haben, doch Wirkung gezeigt."

Im Grunde genommen sind die „lauten" Kinder besser dran als die „leisen", denn Sie bekommen meist viel früher Hilfe, weil ihr Verhalten die Erwachsenen geradezu zu Reaktionen zwingt.

Solche Verhaltensauffälligkeiten finden sich übrigens bei Kindern vielfach nicht erst, wenn ein Familienmitglied gestorben ist, sondern oft schon in der Zeit der schweren Krankheit eines Angehörigen.

Die Reaktionen von Kindern auf den Tod eines nahen Angehörigen hängen von zwei zentralen Komponenten ab:
▪ Von den **Rahmenbedingungen**, die den Tod des Angehörigen begleiten und
▪ vom **Alter des Kindes** und dem damit verbundenen Todesverständnis

1. Rahmenbedingungen unter denen der Verlust stattfindet

Die Rahmenbedingungen, unter denen Sterben und Tod eines Angehörigen stattfindet, sind bei Kindern und Jugendlichen besonders bedeutsam. Es sind vor allem die folgenden Faktoren, die hier eine Rolle spielen (Worden, 1996):

Die Umstände des Todes und die Rituale um den Tod

Besonders belastend ist es für Kinder, wenn der Todesfall plötzlich und unerwartet eintritt: durch Morde, Suizid oder Unfall. Dann fehlt nicht nur jede Vorbereitungszeit, sondern die Erwachsenen sind auch in viel stärkerem Maße selbst in ihren eigenen Emotionen so gebunden, dass sie noch weniger Kraft haben, auf die Kinder angemessen einzugehen. – Auch wenn die Kinder lange im Unklaren über die Bedrohlichkeit einer Erkrankung gehalten werden, nimmt ihnen dies wertvolle Vorbereitungszeit und die Möglichkeit zum Abschied.

Aber auch wenn das Sterben unter großen Schmerzen und anderen Beschwerden stattfindet, verstärkt dies die Angst der Kinder und die entsprechenden ungünstigen Reaktionen nachhaltig. Gute Palliative Care ist also auch für die Kinder ein hilfreicher Prozess, der die Trauer erleichtern kann.

Von der Bedeutung, die die angemessene Einbeziehung von Kindern in die Bestattungs- und Trauerrituale bedeutet, wird unten (S. 143 f) noch die Rede sein.

Beziehung des Kindes zu den Verstorbenen

Es ist verständlich, dass die enge Beziehung zu einer/einem Verstorbenen die Trauer für die Kinder besonders belastet. Dasselbe gilt aber auch für solche Beziehungen, die durch Streit und heftige Auseinandersetzungen gekennzeichnet sind. Das macht verständlich, weshalb gerade in der Pubertät, dem Alter also, wo „die Eltern schwierig werden", der Tod eines Elternteiles mit besonderen emotionalen Belastungen verbunden ist.

Fähigkeiten des überlebenden Elternteils, das Kind zu versorgen

Der Tod einer Mutter ist für die meisten Kinder noch traumatischer als der des Vaters. Das hängt nicht zuletzt damit zusammen, dass Mütter den Kindern meist in intensiverer Weise die Sicherheit vermitteln, dass für sie gut gesorgt ist. Das liegt nicht daran, dass Väter das nicht auch leisten könnten, aber die Rollenverteilung ist in unserer Gesellschaft meist eine andere.

Familienverhältnisse: Größe, Bewältigungsstile, Kommunikation, Belastungen

Die familiären Rahmenbedingungen bestimmen wesentlich mit, wie das Kind auf den Verlust eines Familienmitgliedes reagiert. Je besser die Beziehung der Erwachsenen zum Kind schon immer war, je offenere Kommunikationsstile in der Familie gepflegt wurden, je sicherer die Familie mit dem Thema Trauer umzugehen versteht, desto wahrscheinlicher ist es, dass die Kinder in der Trauer einen guten Weg für sich selbst finden können.

Pflegende, die auf diese Fragen ein waches Auge haben, werden entdecken, welche Art von Unterstützung die jeweilige Familie besonders braucht – aber auch, wie weit ihre Selbstheilungskräfte reichen, um mit dem Verlust fertig zu werden.

Unterstützung in der Peergroup, bei den Gleichaltrigen also, und anderer außerfamiliärer Systeme

Die Rolle der Gleichaltrigen wird mit zunehmendem Alter von Kindern/Jugendlichen immer wichtiger. Gerade in der Pubertät bestimmen meist deren Normen fast mehr noch als die der Eltern, welche Lösungsstrategien und Verhaltensweisen dem Kind bzw. Jugendlichen zur Verfügung stehen oder zur Verfügung gestellt werden. Hier ist die Rolle der Schule und der Schulkameraden oft von entscheidender Bedeutung (s. S. 146 ff.).

Eigenschaften des Kindes selbst wie Alter, Geschlecht, Selbstwahrnehmung und Todesverständnis

Jedes Kind ist anders. Das bedeutet auch, dass es nicht **den** Weg durch die Trauer gibt aber auch nicht **das** Unterstützungssystem bei einem Verlust, das sich stets als hilfreich erweist. Mit der Familie und dem Kind gemeinsam den rechten Weg zu erkunden, das ist es, was in der kindlichen bzw. jugendlichen Trauer hilft. In diesem Sinne sind auch alle in diesem Text gegebenen Empfehlungen stets nur als Anregung zu verstehen, die von den Helfenden an die jeweilige Situation angepasst werden müssen.

2. Zum Todesverständnis von Kindern

Dass Kinder keine kleinen Erwachsenen sind, zeigt sich auch darin, dass sie zwar in der Trauer viele ähnliche Zeichen wie die Erwachsenen zeigen, aber die Art ihrer Trauer ganz wesentlich von ihrem Alter bestimmt wird. Denn Kinder haben – je nach Alter – ein unterschiedliches Verständnis vom Tod.

Das Todesverständnis von Kindern in Abhängigkeit vom Alter	
0–3 Jahre:	Tod als vorübergehendes „nicht-da-Sein".
3–5 Jahre:	Der verstorbene Mensch existiert irgendwo anders weiter, er kann auch wieder zurückkommen.
5–9 Jahre:	Der Tod wird personifiziert und kann „irgendwie" vermieden werden.
9–10 Jahre:	Die Kinder beginnen zu verstehen, dass der Tod unvermeidlich ist und letztlich jeden Menschen betrifft; eventuell kann man ihm aber durch Geschicklichkeit entkommen.
ab 10–14 Jahren:	Definitive Annäherung an das Erwachsenen-Konzept. „Der Tod betrifft auch mich ganz persönlich. Auch ich werde einmal sterben."

Abb. 8.11 ▪ Das Todesverständnis von Kindern in Abhängigkeit vom Alter.

Unser Wissen über das Todeskonzept von Kindern in den verschiedenen Altersstufen verdanken wir wesentlich der ungarischen Psychologin Marie Nagy. 1948 untersuchte sie in ihrem Heimatland 378 Kinder im Alter zwischen 3 und 10 Jahren und kombinierte die dabei gewonnenen Erkenntnisse mit den Befunden des Schweizer Entwicklungspsychologen Jean Piaget (Nagy, 1959). Auf den Ergebnissen dieser Untersuchung basieren bis heute noch praktisch alle Angaben zu diesem Thema. Bezieht man die Erkenntnisse des britischen Psychoanalytikers John Bowlby (1978) mit ein, so ergibt sich folgendes Bild:

0–3 Jahre: Der Tod ist für dieses Alter vermutlich nichts anderes als „ein Nicht-da-sein" – für eine gewisse Zeit. Schon vorübergehende Trennungen von der Mutter werden bedrohlich erlebt, so als handle es sich dabei um eine Art „kleiner Tod" der Mutter. Emswiler u. Emswiler (2000) schließen aus ihren Untersuchungen, dass Kinder unter drei Jahren noch nicht in der Lage sind, den Unterschied zwischen vorübergehender Abwesenheit und Abwesenheit durch Tod zu verstehen.

Wenn ein Säugling vor Hunger schreit, ohne gehört zu werden, löst dies möglicherweise bei ihm bereits so etwas wie Todesängste aus. Denn er hat noch keine ausreichend sichere Erfahrung (Grundvertrauen) in die Beständigkeit der Mutter (oder einer entsprechenden Pflegeperson) gemacht.

Gegen den Verlust der Mutter (oder einer entsprechenden Bezugsperson) lehnt sich der Säugling zunächst mit heftigem Protest auf. Führt diese Auflehnung nicht zum Erfolg, wird er traurig-deprimiert und reagiert schließlich mit Apathie.

3–5 Jahre: In diesem Alter sprechend die Kinder zwar bereits über den Tod, aber erwarten, dass der verstorbene Mensch wieder zurückkommt. Das Kind hat jetzt die Vorstellung, der verstorbene Mensch lebt an einem anderen Ort. Für dieses Kind ist der Tod ein reversibler Vorgang. Das heißt, Tote können nach seinem Verständnis auch wieder lebendig werden. So kommt es z.B. vor, dass ein Kind nach dem Tod und der Bestattung eines geliebten Haustieres dieses nach einigen Tagen wieder ausgräbt, um zu sehen, ob es wieder laufen kann. – Sich selbst hält das Kind für unsterblich. Tot zu sein, erlebt das Kind als einen zeitlich begrenzten Zustand. Mit Tod assoziiert es Begriffe wie: Entfernung, Ruhe, Ausruhen, Schlafen.

In diesem Alter denkt das Kind magisch und ichbezogen: Es vermutet, dass es Dinge nach seinen eigenen Wünschen beeinflussen kann. Für die Kinder dieses Alters kann ein unbelebter Gegenstand wie ein Stein oder ein Ball mittels ihrer eigenen Kräfte lebendig werden (der Ball oder der Stein können durch Werfen in Bewegung gesetzt werden). Aus dieser Wahrnehmung heraus entwickelt das Kind die Überzeugung, es habe Macht über den Tod. Falls ein Mensch aber doch sterben sollte, so wird er in derselben Form fortbestehen oder aber sogar – wenn auch vielleicht in einer andern Gestalt – wieder ins Leben zurückkehren.

5–9 Jahre: Der Tod einer Person erscheint dem Kind in diesem Alter vermeidbar. Es hat noch eine gewisse Macht über diese Situation. In jedem Fall aber ist der Tod „eine Sache der anderen" Das Kind bezieht also den Tod noch nicht auf sich selbst. – Allerdings erkennt das Kind jetzt, dass der Tod unumkehrbar ist: Wenn ein Menschen einmal tot ist, kehrt er nicht mehr zurück.

Hinzu kommen weitere Erkenntnisse: Der Tod bedeutet nicht mehr nur Bewegungsunfähigkeit, sondern das Kind lernt, dass Tote weder atmen, noch essen, noch fühlen können. Ein realistischer Zugang zum Todesphänomen im Sinne der Erwachsenen wird dem Kind nun eher möglich. Auch verbindet das Kind mit dem Tod nicht mehr alleine Alter, sondern lernt, dass auch Krankheit oder Unfall zum Tod führen können. – In diesem Alter stellt das Kind auch Fragen nach Ursache und Wirkung. Dadurch kann es wahrnehmen, dass man durch äußere Einwirkung stirb: z.B. durch Operationen, Unfälle, Katastrophen, Kriege oder Mord.

Für ein Drittel der Kinder ist in diesem Alter der Tod personifiziert. Sie bringen ihn mit Dunkelheit und Nacht in Verbindung. Der Tod ist zwar nicht mehr unvermeidbar, aber es sterben nur diejenigen, die der „Schwarze Mann" fängt. Wer vor ihm flüchtet, kann ihm auch entkommen.

9–10 Jahre: Der Tod ist jetzt unvermeidbar und betrifft jeden Menschen. Damit nähern sich Kinder in ihrer Entwicklung allmählich dem Erwachsenen-Konzepte des Todes an. Aber noch immer kann das Gefühl bestehen, dem Tod durch Geschicklichkeit entfliehen zu können.

10–14 Jahre: Es erfolgt eine weitere Annäherung des Kindes an das Erwachsenen-Konzept. Der Tod wird also als ein unausweichliches, abschließendes und endgültiges Ereignis erkannt. Er besteht in einem Erlöschen von Körperkräften und Körperfunktionen. Nun sieht das Kind ganz realistisch, dass der Tod auch es selbst betreffen wird: „Irgendwann wird der Tod auch mich betreffen – allerdings erst wenn ich alt bin."

Es geht beim Tod nicht mehr nur um Äußerlichkeiten wie Särge oder Gräber. Zunehmend richtet sich das Interesse der Kinder in diesem Alter auf die Frage des **Wie** des Sterbens und der Suche nach dem, was nach dem Tod kommt. Der Tod selbst kommt in den Blick. 10- bis 14-Jährige beginnen, Fragen nach dem Sinn des Lebens zu stellen; sie fragen sich, ob es ein Leben nach dem Tod gibt.

3. Besonderheiten kindlicher/jugendlicher Trauer

Kinder und Jugendliche haben eine andere Art, ihrer Trauer Ausdruck zu verleihen, als wir Erwachsenen. Schon die genannten Daten zum Todeskonzept von Kindern machen deutlich, wie schwer es für uns Erwachsene oftmals ist, Kinder und deren Reaktionen zu verstehen. Kinder unterscheiden sich von uns Erwachsenen aber nicht nur durch ihr unterschiedliches Todesverständnis, sondern auch durch ihre andere Art, die Trauer auszudrücken.

B „Mein Sohn geht mit dem Tod seines Vaters völlig gleichgültig um", berichtet die Mutter des 15-jährigen Mathias. „Fast jede Nacht ist er mit Freunden unterwegs und kümmert sich nicht mehr um seine Schule. Und wenn ich ihn auf sein Verhalten anzusprechen versuche, wehrt er mich grob ab. Über den Vater will er schon gar nicht mit mir sprechen. Es kommt mir so vor, als sei er stinksauer auf ihn. Das ist doch nicht normal!"

B „Ich weiß nicht, was plötzlich in Katharina gefahren ist", empört sich die Erzieherin im Kindergarten. Die 4-Jährige ist plötzlich aufsässig und aggressiv geworden, fängt unmotiviert Streit an und zerstört anderen Kindern ihr Spiel. Die Erzieherin weiß zwar, dass Katharinas Großmutter kürzlich an einem Schlaganfall gestorben ist, sie bringt ihr Verhalten aber nicht mit diesem Ereignis in Zusammenhang. Deshalb lautet ihr Kommentar: „Das ist doch nicht normal!"

B Der Klassenlehrer bestellt Lukas Mutter in seine Sprechstunde: „So kann es mit Lukas nicht weitergehen. Bisher war er doch ein ganz ordentlicher Schüler. Aber jetzt zweifle ich daran, dass er eine Gymnasialempfehlung bekommen wird. Er ist auch sonst so verändert. Anfangs konnte ich ja noch Rücksicht darauf nehmen, dass sein Vater gestorben ist. Aber mittlerweile sind doch schon Monate vergangen. Das ist doch nicht mehr normal!"

Doch, es ist normal, was Mathias Mutter, Katharinas Erzieherin oder Lukas' Klassenlehrer da erleben. Nicht nur deswegen, weil jeder Mensch seinen eige-

nen Weg durch die Trauer geht, sondern auch deshalb, weil z.B. Mathias schlicht ein jugendtypisches Verhalten zeigt, das sich in der Trauer eher noch verstärkt. Im Folgenden nennen wir einige spezielle Aspekte, wie sie die von Phyllis R. Silverman und William J. Worden geleitete Harvard Childhood Bereavement Study zutage gebracht hat (Worden, 1996). Es handelt sich dabei um die bislang umfangreichste wissenschaftliche Erhebung zur Frage der Eigenarten von kindlicher Trauer. Untersucht wurden 70 betroffene Familien mit insgesamt 125 Kindern. 20 Familien hatten den Tod der Mutter und 50 den des Vaters zu beklagen. Verglichen wurde mit einer Kontrollgruppe von ebenfalls 70 nicht betroffenen Familien. Auf den Befunden dieser Erhebung basieren viele unserer Angaben in diesem Kapitel, ohne dass dies jeweils immer wieder neu erwähnt wird.

Kinder und auch Jugendliche trauern sozusagen in **„kleinen Portionen"**: Deutlicher Stimmungswechsel ist bei ihnen die Regel. Seltener gibt es lang anhaltende kontinuierliche Verstimmung. Sie trauern sozusagen „tröpfchenweise": Sie weinen z.B. intensiv und schmerzlich – für einige Minuten, um sich dann wieder scheinbar ganz unbefangen einem Spiel zuzuwenden.

Je jünger die Kinder sind, desto häufiger dominieren **psychosomatische Beschwerden** wie Bauchschmerzen oder Kopfschmerzen. Auch das Wiederkehren von Einnässen oder Daumenlutschen wird beobachtet. Dies ist die Art, wie sie ihrem Schmerz Ausdruck verleihen.

Kinder und Jugendliche möchten ihre Eltern nicht zusätzlich in der Trauer belasten. Auf ihre Art versuchen sie, die **Erwachsenen zu schonen**. Auch dies ein Grund dafür, weshalb sie manchmal so unbefangen und unbelastet von der Trauer wirken. Sie wagen es eher, unbeteiligten Dritten ihren Schmerz zu offenbaren. Das kann eine liebevolle Nachbarin sein, die Mutter einer Freundin oder eines Freundes oder auch eine verständnisvolle Lehrerin.

Kinder und Jugendliche trauern in Form von **„Verhaltensauffälligkeiten"**: Es kommt dabei zu einer Verstärkung von Verhaltensweisen, die schon vor dem Trauerfall aufgefallen sein können, sich jetzt aber womöglich massiv verstärken. So wird aus einem lebhaften und aktiven Kind plötzlich ein „Kind mit ADHS (also einer Aufmerksamkeitsdefizit-/Hyperaktivitätsstörung)". – Ein Kind, das schon immer eher schüchtern und zurückhaltend war, zieht sich nun vielleicht völlig zurück, mag überhaupt nicht mehr sprechen und **vereinsamt völlig**. – Ein impulsives Kind wird nun vielleicht **laut**

und aggressiv, beginnt unmotiviert erscheinenden Streit und prügelt sich mit den Kameraden. – Auch zuvor gute Schülerinnen und Schüler zeigen in der Trauer oftmals einen dramatisch wirkenden **Leistungsabfall**, der lange anhalten kann. (Wenn möglich, sollte in dieser Zeit vermieden werden, Intelligenztests durchzuführen. Kinder und Jugendliche zeigen jetzt auch in diesen Tests schwächere Leistungen, die nicht ihrem „wirklichen" Leistungsvermögen entsprechen.)

Kinder und Jugendliche verhalten sich insgesamt „unerwartet": Jugendliche neigen z.B. zu vermehrtem Discobesuch, zu Alkohol-/Drogengebrauch etc.

Nur selten formulieren Kinder und Jugendliche **Schuldgefühle** bezogen auf den Todesfall. Dennoch werden sie davon nicht weniger geplagt als Erwachsene. Diese Schuldgefühle wirken auf uns Erwachsene meist besonders irrational. Gerade Kinder haben in Verbindung mit dem Tod eines Angehörigen oftmals „magische" Schuldgefühle und glauben durch ihre Gedanken oder belangloses Verhalten den Tod „verschuldet" zu haben. Hier ist es wichtig, den Kindern (auch wenn sie keine Schuldgefühle **äußern**) zu versichern, dass sie an dem Tod kein Verschulden trifft.

Verstehen

Die geschilderten Besonderheiten machen deutlich, wie hilflos wir uns oft der kindlichen Trauer gegenüber fühlen und uns Unterstützung schwer fällt. Es kann hier hilfreich sein, eine Orientierung an die Hand zu bekommen – auch wenn wir wissen, dass solche Schematisierungen nicht ohne Risiko sind.

Aufgaben von Kindern und Jugendlichen in der Trauer

Trotz aller Unterschiede zwischen Kinder-Trauer und Erwachsenen-Trauer konnte der nordamerikanische Trauerforscher William Worden (1996) zeigen, dass die von ihm für Erwachsene postulierten Trauer-Aufgaben auch bei Kindern anwendbar sind. Im Folgenden wollen wir uns deshalb die Traueraufgaben speziell unter dem Aspekt von Kindern und Jugendlichen anschauen:

1. Aufgabe: Die Realität des Todes für die Kinder deutlich wahrnehmbar machen
Kinder benötigen zunächst und vor allem ehrliche und realistische Informationen – immer und immer wieder. Andernfalls machen sie sich „ihren eigenen

Film" und das ist womöglich ein Horrorfilm. Dabei müssen wir eine angemessene, dem Kind gut verständliche Sprache finden. Die Informationen sollten korrekt sein und beschönigende Formulierungen sind zu vermeiden:

Sagen wir z.B. einem Kind „Großvater ist eingeschlafen", so entwickelt dieses Kind womöglich Schlafstörungen, weil es vermutet, dass der Schlaf eine gefährliche Angelegenheit ist.

Die Information „Onkel Karl ist uns genommen worden", erzeugt beim Kind womöglich erschreckende Vorstellungen von einem Raub des Onkels, der ihm selbst auch passieren kann.

Auch die sachliche Information „Vater ist an Krebs gestorben" benötigt genaue Erklärungen für das Kind. Sonst traut es sich vielleicht im nächsten Sommer nicht ans Meer, aus Angst, die Krebse, die dort leben, könnten ihm selbst ebenfalls Schlimmes antun.

Damit wir als Erwachsene herausfinden können, was im kindlichen Kopf vor sich geht, ist es wichtig, nicht nur Informationen zu geben, sondern das Kind immer wieder zu ermutigen, seine eigenen Vorstellungen zu beschreiben (z.B. „Was denkst du, was jetzt mit Großmutter ist?"). Auf diese Weise bekommen wir Informationen darüber, in welcher Vorstellungswelt sich das Kind gerade befindet – und bisweilen kann die Antwort, die das Kind gibt, auch für uns Erwachsene tröstlich sein.

Kinder fragen oft wieder und wieder das gleiche. Das kann ungeduldig machen oder auch bei uns Erwachsenen das frustrierende Gefühl auslösen, mit unseren Informationen nicht „anzukommen". Tatsächlich aber haben solche wiederkehrenden Fragen von Kindern (nicht nur im Zusammenhang mit dem Tod) oft ganz andere Funktionen: Einerseits möchten die Kinder sich vergewissern, sicherer werden – immer und immer wieder. Indem wir geduldig immer wieder unsere Antworten geben, vermitteln wir dem Kind Sicherheit.

Häufig erwarten die Kinder aber gar keine Antwort von uns, stellen uns auch Fragen, auf die es gar keine allgemeingültige Antwort gibt. Deshalb ist es bei wiederkehrenden Fragen hilfreich, wenn wir zurückfragen: „Was meinst du denn selbst dazu?" oder „Wie stellst du dir das denn vor?". Vielleicht reagiert das Kind zunächst mit „Das weiß ich nicht". Wenn Sie dann aber ermutigend weiter fragen, werden Sie erstaunt darüber sein, wie gerne viele Kinder auf solche Rückfragen antworten – und uns mit ihren Vorstellungen überraschen, anrühren und vielleicht sogar trösten.

Aber bei der Wahrnehmung der Realität geht es nicht nur um verbale Erklärungen, sondern auch um die physische Wahrnehmbarkeit des Todes. Bei Kindern fühlen wir uns vielleicht noch mehr als bei Erwachsen gehemmt, ihnen diesen Aspekt der Realität vor Augen zu führen. Dabei benötigen Kinder diese Realitätsprüfung keineswegs weniger als Erwachsene – im Rahmen ihrer jeweiligen Möglichkeiten. Und gerade ihre kindliche Vorstellung schützt sie vor Überforderungen.

Dazu gehört es, dass Kindern die Möglichkeit angeboten wird, gut begleitet den verstorbenen Menschen anzusehen und zu berühren – wenn sie damit einverstanden sind.

Wichtig ist es, ihnen die Möglichkeit einzuräumen, an der Beerdigung teilzunehmen – nachdem sie sorgfältig darüber informiert worden sind, was sie dabei erwartet, welche Rituale üblich sind und wie Erwachsene üblicherweise ihre Trauer zeigen.

2. Aufgabe: Die Kinder den Schmerz der Trauer durchleben lassen

Kinder würden wir natürlich am liebsten vor den schmerzlichen Erfahrungen des Todes schützen. Aber – ähnlich wie bei Erwachsenen – vertiefen wir damit nur ihren Schmerz und ihre Verwirrung.

Die Gefühle der Kinder ähneln denen von uns Erwachsenen: Wut, Schuld, Angst, Traurigkeit u.ä. treffen wir auch bei Kindern an. Auch Kinder weinen jetzt häufig, besonders dann, wenn sie andere weinen sehen. Das tut ihnen gut. Im Laufe der Zeit nimmt das Weinen bei den meisten zwar ab, aber nicht selten weinen Kinder auch nach einem Jahr oder länger nach dem Todesfall wöchentlich oder sogar täglich.

Manche Kinder sorgen sich jetzt auch um ihre eigene Sicherheit: „Wer ist für mich da? Wer versorgt mich?" fragen sie sich ganz pragmatisch und brauchen immer wieder die Versicherung durch die Erwachsenen, dass sie nicht verlassen werden.

Kinder orientieren sich am Trauerverhalten der Erwachsenen. Das auferlegt den Eltern besondere Verpflichtungen: Ihr Verhalten wird zum Modell für die Kinder. Wenn die Erwachsenen es wagen, ihre Gefühle vollständig auszudrücken, ermöglicht dies auch den Kindern, die eigene Vielfalt der Gefühle zu zeigen und sich damit zu entlasten. Insbesondere sollen die Erwachsenen ihre Tränen nicht vor dem Kind verbergen.

Die Gefühlsäußerungen der Kinder sollten nicht bewertet werden; schon gar nicht sollten moralische Beurteilungen abgegeben werden, wenn die Kinder „negative" Gefühle zeigen. Es ist wichtig, dass sie z.B. ihre Wut darüber ausdrücken dürfen, dass der verstorbene Mensch sie verlassen hat.

Kinder benötigen auch zusätzlich noch andere Formen des Ausdrucks für ihre Gefühle. Malen (ggf. auch einen eigenen Grabstein für den verstorbenen Menschen gestalten), modellieren, Figuren-Theater, das können die Wege sein, wie Kinder ihren Gefühlen nachgehen können. Wenn sie in ihren Bildern viel Schwarz verwenden, ist das kein schlechtes Zeichen (besser das Papier wird schwarz als dass die Schwärze in der Seele stecken bleibt). Und wenn das Kind fröhliche Bilder zeigt, ist auch das natürlich völlig in Ordnung!

Weitere hilfreiche Methoden – gerade bei älteren Kindern – bestehen darin, sie zu ermutigen, ein Tagebuch zu führen, Briefe zu schreiben oder ein „Erinnerungsbuch" bezüglich des verstorbenen Menschen zu erstellen. Auch geeignete Kinderbücher vorzulesen, kann ein Hilfsmittel für die Trauerarbeit sein. Beispiele für passende Bücher finden Sie unter: http://www.hospiz-stuttgart.de/literaturdb.php.

3. Aufgabe: Kindern die Neuorientierung erleichtern, in einer Welt, in der der verstorbene Mensch fehlt

Der Pragmatismus, mit dem hier manche Kinder reagieren, mag manche Erwachsene irritieren:

> **B** *Natürlich hatte Niklas der Unfalltod seines älteren Bruders tief getroffen. Aber jetzt, nach einigen Monaten, kam der Punkt, an dem der 10-Jährige seine Eltern erst vorsichtig, aber dann immer fordernder bat, die Spiel-Konsole des Bruders nutzen zu dürfen: „Er hat doch nix mehr davon und ich könnte mal wieder Freunde dazu einladen", argumentierte er. Die Eltern hätten am liebsten alles im Zimmer des verstorbenen Sohnes so gelassen, wie es war. Für sie stellte Niklas Forderung eine enorme Herausforderung dar, der sie nur ungern nachgaben.*

Niklas aber hatte mit seiner Bitte keineswegs gezeigt, dass er gefühlskalt war, sondern einfach pragmatisch überlegte, ob der Tod des Bruders – neben all dem Schrecklichen – nicht auch einen Vorteil für ihn bot. Dass er mit seiner naiven Freude über den „Gewinn" seine Eltern irritierte, war ihm schwer verständlich.

> **B** *Die 12-jährige Nicole hatte sich nach dem Tod der Mutter zunächst ganz zurückgezogen, war für niemanden zugänglich gewesen. Allmählich aber bemerkte der Vater, dass sie stillschweigend Aufgaben übernahm, die vorher die Mutter erledigt hatte: Sie erstellte eine Einkaufsliste, räumte das Geschirr aus der Spülmaschine und „bemutterte" die jüngeren Geschwister in durchaus dominanter Weise. Wenn diese nicht gehorchten, reagierte sie mit Wutausbrüchen und beklagte sich verzweifelt beim Vater.*

Dem Vater war Nicoles Verhalten natürlich nicht unlieb, entlastete es ihn doch. Erst allmählich spürte er, wie sehr sich seine Tochter überforderte und in eine Rolle hineinzuwachsen begann, die ihrem Alter keineswegs angemessen war. Auch fragte er sich, ob Nicole, die immer viel mit seiner Frau gestritten hatte, nicht auch so etwas wie eigene Schuldgefühle auf diese Weise bearbeitete. Es ist nicht ungewöhnlich, dass Kinder die Rolle des verstorbenen Elternteiles übernehmen. Aber ist es auch gesund? Natürlich werden Kinder neue Aufgaben übernehmen müssen, um den Familienalltag bewältigen zu helfen. Aber hier ist große Aufmerksamkeit vonnöten. Kinder müssen vor allem altersgemäße Aktivitäten ausüben können. Sie sollten wieder alte Kontakte aufgreifen und neue knüpfen. Sie sollten altersgemäßes Verhalten zeigen dürfen. Natürlich bedeutet der Tod eines nahen Angehörigen ein enormes Trauma, führt aber oft gleichzeitig auch zu einem deutlichen emotionalen Entwicklungsschub. Dieser sollte allerdings einen **Schub in der persönlichen Entwicklung** bedeuten, nicht eine Imitation von Erwachsenenrollen. Es sollte vor allem nicht verwechselt werden mit der Übernahme solch einer Erwachsenenrolle.

4. Aufgabe: Den Kindern Ermutigung geben, neue liebevolle Beziehungen einzugehen

Diese Aufgabe ist für Kinder unter Umständen nicht einfacher als für uns Erwachsene. Wird von Kindern der Tod eines Großelternteils noch als letztlich „natürlich" erlebt, so ist der Umgang mit dem Tod eines Elternteils oder eines Geschwisterkindes außerordentlich schwer zu bewältigen. Gerade der Anspruch, sich auf eine neue, vertrauensvolle Beziehung zu einem andern Menschen wieder einzulassen, ist für sie oft nur sehr schwer einzulösen. Die zahlreichen Märchen von der „bösen Stiefmutter" spiegeln bisweilen etwas von dem wider, was Kinder erleben, wenn ein verstorbener Elternteil aus ihrer Sicht „ersetzt" wird.

Die Anpassungskrise, die der Tod eines nahen Angehörigen für Kinder bedeutet, wird auch im späteren Leben der Betroffenen immer wieder aktualisiert. Charakteristisch dafür ist das Wiederaufleben der Krise in den Schwellenphasen menschlicher Entwicklung. Pubertät, Adoleszenz, eigene Heirat, eigene Kinder aber auch eigenes Altern stellen Herausforderungen dar, in denen die Erinnerung an den Tod des gestorbenen Angehörigen wieder schmerzlich lebendig wird. Fragen wie: „Wie hätte wohl Mutter meine Partnerin gefunden?" – „Wie hätte Vater ausgesehen, wenn er jetzt in meinem Alter wäre?" gehören zum Leben von Menschen dazu, die früh mit dem Verlust eines Angehörigen konfrontiert wurden. Daran ist nichts „Unnormales". Unnormal ist es höchstens, dass in unserer Gesellschaft für solche Fragen so wenig Raum ist.

Schützen

Wenn die Kommunikation mit und für die trauernden Kinder gelingt, wenn sie also sorgsam informiert werden, wenn sie ihre Gefühle ausdrücken dürfen und sich in der Welt, in der der verstorbene Mensch fehlt, zurechtfinden können, dann ist schon viel für den Schutz dieser Kinder getan. Insbesondere benötigen sie dann weniger belastende „Seitenwege" wie die Entwicklung von Verhaltensauffälligkeiten und die Entwicklung körperlicher Symptome (s.o.), um mit ihrem Leid umzugehen.

1. Identifikation spezieller Risiken

Dennoch gibt es Kinder, bei denen die Last zu groß war oder die Unterstützung nicht ausreichte und die deshalb professionelle Hilfe durch Kinder- und JugendpsychiaterInnen oder PsychotherapeutInnen benötigen. Die Amerikanische Akademie für Kinder- und Jugendpsychiatrie (American Academy of Child and Adolescent Psychiatry) hat Empfehlungen herausgegeben, um Kinder und Jugendliche zu erkennen, die eine weitergehende Unterstützung durch Fachpersonen benötigen. Dies gilt insbesondere dann, wenn sich eine oder mehrere der folgenden Verhaltensauffälligkeiten über einen längeren Zeitraum hinweg zeigen:

■ Schwere depressive Verstimmungen so, dass sie nur noch wenig Interesse an üblichen täglichen Aktivitäten zeigen,
■ Schlaf- und/oder Essstörungen und/oder Angst, alleine zu bleiben.
■ Verhaltensweisen, die eher einem deutlich jüngeren Alter entsprechen (Regression).
■ Intensive Nachahmung der verstorbenen Person.
■ Wiederholte Äußerungen, dass sie der verstorbenen Person am liebsten nachfolgen würden.
■ Kein Interesse an Freundschaften oder am Spielen.
■ Plötzlicher Leistungsabfall in der Schule oder Weigerung, die Schule zu besuchen.

2. Trauernde Kinder in der Schule

Die Schule stellt eine der größten Herausforderungen im Leben von Kindern und Jugendlichen dar. Dies wird schon an der Tatsache erkennbar, dass mit Beginn des Schulalters die Zahl der Kinder, die Kinder- und JugendpsychiaterInnen oder einer Familienberatungsstelle vorgestellt werden, dramatisch ansteigt. Anderseits kann Schule auch ein Ort des Schutzes und der Fürsorge für Kinder sein. Einer aufmerksamen Lehrkraft fällt vielleicht zuerst auf, wenn ein Kind sich in seinem Verhalten verändert. Sie kann durch behutsames Nachfragen nicht nur Krisen im Schulverband, sondern auch solche im häuslichen Umfeld entdecken und der Gruppe der Betroffenen (Kind und Angehörigen) Ermutigung und Unterstützung geben.

Im Umgang mit trauernden Kindern lassen sich im schulischen Bereich erfreuliche Verbesserungen entdecken. Rücksichtnahme in der Anfangszeit der Trauer, Rituale bei Todesfällen innerhalb des Schulverbandes, Unterrichtseinheiten zum Thema Trauer – all das sind heute keine Seltenheiten mehr. Was vielen Schulen auch heute noch oftmals Mühe macht, ist einerseits der lange Atem und andererseits das fehlende Wissen um trauerbedingte Verhaltensauffälligkeiten (Nitsche, 2010).

B *Linus Mutter starb an einem Verkehrsunfall, als der Junge 12 Jahre alt war. Er war ein lebhafter, aufgeweckter Junge, bei dem am Ende der Grundschulzeit keine Zweifel an einer Gymnasialempfehlung aufgekommen waren. Als guter Sportler hatte er einen stabilen Freundeskreis. „Wir mussten uns eigentlich nie Sorgen um ihn machen", berichtete der Vater.*
Mit dem Tod der Mutter änderte sich Vieles für Linus. Und er konnte es nicht verstehen. Seine Schulleistungen gingen dramatisch zurück, wenngleich die Versetzung noch nicht gefährdet war. Die Lehrkräfte beschrieben ihn als motorisch sehr unruhig, bisweilen sogar ausgesprochen aufsässig. „Der hat doch bestimmt ein ADHS", kommentierte der Sportlehrer. Linus selbst beklagte sich darüber, dass die Klassenkameraden ihn links liegen ließen. Plötzlich gab es für den früher so beliebten Jungen keine Einladungen mehr zu Geburtstagsfeiern.
Anfangs nahmen die Lehrkräfte noch Rücksicht auf die schwierige Situation des Jungen. Aber als sich nach einem halben Jahr noch immer nichts änderte, reagierten die meisten von ihnen ungehalten: „So geht das doch nicht weiter. Die Schonzeit ist nun endgültig vorbei. Jetzt muss er endlich Konsequenzen für sein Verhalten zu spüren bekommen. Der tanzt uns ja sonst auf der Nase herum!"
Der Vater nahm sich Linus ernsthaft vor. Aber er sprach auch mit den Lehrkräften, warb um Verständnis für die schwierige Situation des Jungen. Vergeblich. Als sich schließlich die Klassenbucheinträge häuften und die Schulleitung mit Unterrichtsausschluss drohte, wandte der Vater sich an einen Kinder- und Jugendpsy-

chiater. Auf dessen Anregung kam ein gemeinsames Gespräch mit der Klassenkonferenz zustande. Es zeigte sich dabei, wie wenig bewusste Erfahrung die meisten der Lehrkräfte mit dem Thema Trauer hatten. Bei ihnen herrschte die gängige Ansicht vor, dass solch ein Verlust zwar schlimm sei, aber Trauer doch auch „irgendwann enden muss".
Im Dialog mit dem Fachmann konnten sie schließlich entdecken, was für ein komplizierter Prozess die Trauer ist – gerade bei Kindern. Sie begannen zu verstehen, dass Linus auffällige Verhaltensweisen letztlich „normal" waren: eine typische Reaktion auf einen ungewöhnlich schweren Verlust. Seine „Aufsässigkeit" erkannten sie als Ausdruck seiner Wut – nicht auf die Schule, sondern auf seine Situation und nicht zuletzt auf seine Mutter, die ihn so ohne alle Vorwarnung endgültig verlassen hatte. Dieser verzweifelte Ärger suchte Ausdruck. Und je mehr die Schule disziplinarisch gegenzuhalten versucht hatte, desto mehr wurden die Lehrkräfte selbst zum Objekt seines Zornes.
„Aber irgendwann muss das doch aufhören. Wie lange sollen wir das denn noch aushalten", empörte sich der Physiklehrer. Und man konnte seinem Gesicht die tiefe Betroffenheit ansehen, als er erfuhr, dass solch eine Trauer ein ganzes Leben bestimmen kann, letztlich Teil von Linus Lebensgeschichte bleiben wird, auch wenn die Auswirkungen im Laufe von Jahren milder werden würden.
Nun wurden die Lehrkräfte offen für Möglichkeiten, Linus Erleichterungen zu verschaffen. Der Musiklehrerin fiel ein, dass sie ihm, sobald sie seine Unruhe bemerkte, einfach eine Auszeit geben könnte: „Spring doch ein paar Mal draußen die Treppen rauf und runter und komm dann wieder rein." – Die Klassenlehrerin überlegte, dass sie mit ihm ein Signalsystem vereinbaren wollte: Eine rote Karte neben seinem Heft liegend bedeutete „mir geht es heute besonders schlecht". Dem Geschichtslehrer fiel ein, dass er, der früher immer eine besonders gute Beziehung zu Linus gehabt hatte, sich nun endlich einmal trauen wollte, Linus direkt auf seine Trauer anzusprechen: „Ich weiß ja, dass deine Mutter gestorben ist; und ich frage mich, wie es dir heute wohl damit geht. Magst du darüber sprechen?" Und die Religionslehrerin entspannte bei dem Gedanken, dass sie das Thema Trauer nun nicht mehr in ihrem Unterricht aussparen musste und überlegte, ob sie nicht Linus und einen Klassenkameraden, dessen Großmutter gerade gestorben war, als „Experten" bitten sollte, über ihre Erfahrungen zu berichten – wenn sie dazu bereit seien.
Auch beim Elternabend sollte das Thema angesprochen werden. Die Klassenlehrerin beschloss: „Die Mütter und Väter müssen eben lernen, dass es keinen Sinn hat, Linus zu ‚schonen', indem sie ihren Kindern raten, Linus nicht zu ‚lustigen Sachen' einzuladen, wo er doch vermutlich noch traurig sei. Stattdessen sollen sie ihn wieder verstärkt in die ganz normalen Alltagsaktivitäten einbeziehen."
Nach wenigen Wochen stabilisierte sich Linus Verhalten. Weniger weil Linus sich verändert hätte, sondern weil er spürte, dass sein auffälliges Verhalten von den Lehrerinnen und Lehrern anders bewertet wurde. Das gab ihm selbst die Möglichkeit, sich anders zu bewerten und löste den Teufelskreis von Wut, Schuldgefühlen und wiederkehrenden Aggressionen allmählich auf.

Schule kann für Schülerinnen und Schüler durchaus zu einem Ort der Normalität werden. Ein Ort, an dem sie sich „normal", altersgerecht verhalten dürfen und sich nicht immer wieder an den Tod erinnern lassen müssen. Anders als zu Hause ist in der Schule die Trauer nicht allgegenwärtig und der Schmerz über den Verlust nicht ständig spürbar. Dies gelingt allerdings nur dann wirklich, wenn Trauer als Teil der Normalität anerkannt wird. Wenn das Kind oder der Jugendliche also spüren darf, dass die Trauer nicht sein „muss", aber wenn sie – meist ganz überraschend – kommt, auch sein „darf" und ihren Platz erhält.

Wenn Lehrerinnen und Lehrer wissen, dass es dem Kind gut tut, wenn es nach dem Tod eines Angehörigen Sympathie spürt, vielleicht sogar erlebt, wie die Lehrerin oder der Lehrer am Begräbnis teilnimmt, wird es sich für Fragen nach dem, was geschehen ist, öffnen können – und damit an der zweiten Traueraufgabe arbeiten. Wenn die Lehrkräfte die SchülerInnen vor der Rückkehr ihrer/s Klassenkameradin/Klassenkameraden über den Verlust informieren und ihnen Vorschläge machen, wie sie sich jetzt verhalten können, erleichtert das die Eingliederung des betroffenen Kindes. Derart geschulte Lehrkräfte wissen, dass Feiertage und Ferienzeiten eine besondere Belastung für trauernde Kinder sind, konfrontieren sie diese doch besonders intensiv mit dem Fehlen eines Familienmitgliedes.

Diese Lehrkräfte werden wissen, dass es auch noch andere Kinder mit ähnlicher Betroffenheit in der Klasse gibt. Indem sie dies ansprechen, tragen sie zu einer Atmosphäre der Solidarität in der Klasse bei. Sie werden es ferner verstehen der Klasse verständlich zu machen, dass ein trauerndes Kind ganz unbefangen, sogar überschäumend spielen mag – aber auch plötzlich und unerwartet „einbrechen" und in Trauer und Missstimmung versinken kann (Hogan, 2002).

3. Rechtzeitige Vorbereitung

Für viele Kinder wirkt die Trauer wie ein Überfall mit Gefühlen, die sie noch nicht kennen gelernt haben und noch viel weniger verstehen. Wenn Kinder rechtzeitig dem Phänomen der Trauer in „kleinen Trauerfällen" und in beschützter Umgebung begegnen dürfen, werden sie weniger schutzlos der „großen Trauer" ausgeliefert sein, die irgendwann in ihrem Leben (und hoffentlich erst möglichst spät) eintreten wird. Das bedeutet, dass wir unsere Kinder bei den kleinen Verlusten des Lebens angemessen begleiten müssen. Wenn die Puppe verlorengegangen ist oder das Spielzeugauto zerstört wurde, neigen wir Eltern dazu unsere

Kinder zu schützen und versuchen, sie möglichst schnell über den Verlust hinwegzutrösten, indem wir ein neues „Gleiches" kaufen. Das aber kann sowieso nicht gelingen. Denn ein Teddybär, eine Puppe oder was auch sonst immer es sein mag, ist einmalig für das Kind – fast so einmalig wie unsere Kinder es für uns sind.

B *Als die Mutter nach Hause kam, fand sie ihre 6-jährige Tochter Charlotte und ihren 8-jährigen Bruder Elias weinend auf dem Boden des Wohnzimmers sitzend. Vor ihnen lag leblos ihr kleiner Kanarienvogel. Schluchzend berichteten die Kinder, dass er – wie schon so oft – ganz munter im Zimmer umhergeflogen sei und plötzlich mit einem schrecklichen klingenden Laut gegen das Fenster geprallt und dann leblos zu Boden gefallen sei. Die Mutter nimmt ihre Kinder behutsam in den Arm, lässt sich das Geschehnis immer wieder berichten und streicht ihnen tröstend über den Kopf. Aber die Verzweiflung der Geschwister ebbt nicht ab.*
Nach einiger Zeit verlässt sie das Zimmer und kehrt dann mit einer Pappschachtel zurück. „Ich denke, wir sollten ihn beerdigen", meint sie dann. Die Kinder sehen sie erst überrascht an. Dann gehen sie mit Eifer an die Sache: Aus dem Bad holen sie Watte und polstern die Schachtel sorgsam aus. Dann wird der Kanarienvogel behutsam hineingelegt. Charlotte findet Rosenblätter, die sie sorgsam über den Vogel verteilt, dabei murmelt sie unverständliche Worte. Elias hat ein paar seiner bunten Lieblings-Aufkleber geholt. Die müssen nun von außen auf die Schachtel geklebt werden. Dann schließen sie die Schachtel sorgsam und schauen fragend die Mutter an. „Vielleicht ist es jetzt Zeit, den Vogel zu begraben?" meinen sie. Die beiden Kinder machen sich engagiert auf den Weg in den Garten. Elias trägt die Schachtel unter dem Arm und Charlotte hat zwei kleine Schaufeln aus der Spielkiste geholt. Vom Fenster aus sieht die Mutter, wie beide aktiv bei der Sache sind und ein Loch für den „Sarg" graben. Dann häufelt Charlotte noch Erde darüber, sodass ein kleiner Hügel entsteht. Elias hat zwei kleine Holzstäbe mit Bast zu einem Kreuz verbunden, das er jetzt auf das Grab steckt.
Beide Kinder stehen nun da, wie in stiller Andacht und schauen mit innigem Blick auf das Vogelgrab. Nach einiger Zeit wenden sie sich wieder zum Haus und winken der Mutter zu, als sie sie am Fenster entdecken. Entspannt kommen sie ins Haus zurück. „Hast du was Gutes zu essen?" fragt Charlotte die Mutter.

Ein Kind braucht in einer Verlusterfahrung unseren Schutz, damit es diese Trauer erleben und durchleiden kann. Wir müssen die Tränen, die Wut, die Verzweiflung unseres Kindes über seinen Verlust aushalten. Damit zeigen wir ihm, dass sein Verhalten in Ordnung ist, dass Trauer etwas Normales ist – und dass der Schmerz irgendwann auch nachlässt.

Wenn Sie Kinder dabei beobachten, mit welcher Hingabe, ja geradezu Lust aber auch Ernsthaftigkeit sie ein totes Tier beerdigen, dann spüren Sie etwas von der Heilsamkeit solcher Erfahrung – auch für uns Erwachsene.

„Würden wir die Canyons vor den Windstürmen bewahren, könnten wir niemals ihre Schönheit entdecken" schrieb einmal die Sterbeforscherin Elisabeth Kübler-Ross. Wenn wir Kinder vor der Zumutung des Sterbens fernhalten, ließe sich analog formulieren, verstellen wir ihnen wichtige Lern-, Erfahrungs- und Entwicklungsmöglichkeiten. Und: es ist bei diesem Thema ja nicht nur so, dass nur unsere Kinder von uns lernen, sondern auch wir selbst können womöglich von der Offenheit, der Neugier und der Unmittelbarkeit lernen, mit der Kinder dem Tod begegnen.

 Vgl. auch den Text „Wozu brauchen wir Kinderhospize?" auf der beigefügten DVD

Weiterführende Literatur

American Academy of Child and Adolescent Psychiatry: Children and Grief. Facts for Families, Washington 5 (2008)

Bowlby, John: Verlust - Trauer und Depression. Fischer, Frankfurt 1983

Emswiler, James P.; Emswiler, Mary Ann: Guiding Your Child Through Grief. Bantam, New York 2000

Hogan, Nancy: Helping Children Cope With Grief. FOCUS ON PRE-K & K, 15 (2002) 1, S. 3–6

Nagy, Marie H.: The Child's View of Death. In: Feifel, H. (Hrsg.): The Meaning of Death. McGraw-Hill, New York 1959, S. 79–98

Nitsche, Norbert: Ergebnisse einer Umfrage über die Trauerarbeit von Eltern und Geschwistern nach dem Tod ihres Schulkindes. Dissertation Universität Ulm 2010

Worden, William J.: Children and Grief. The Guilford Press, New York u. London 1996

9 Körperliche Dimension

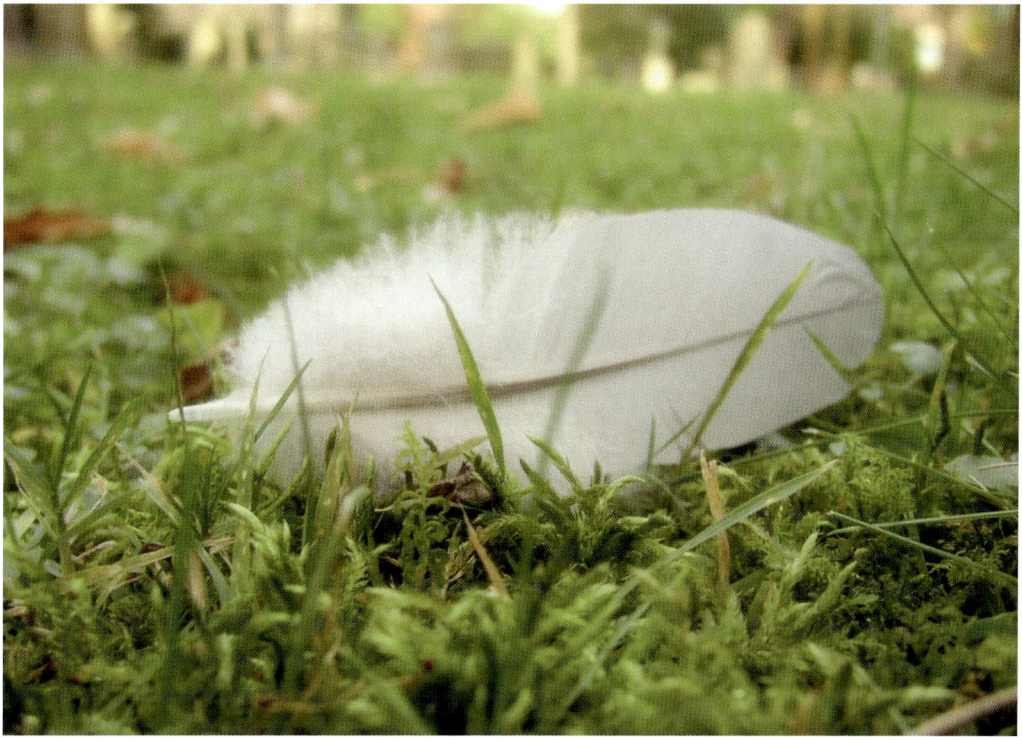

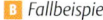 *Fallbeispiel* *Definition* *Merke* *Praxistipp* *DVD*

Unter der körperlichen Dimension werden die Symptome erfasst, die primär körperlich in Erscheinung treten. Im Folgenden werden ausgewählte Beschwerden, die bei fortgeschrittenen Krankheiten häufig auftreten, beschrieben. Die körperliche Dimension bringt Pflegende und Kranke in große Nähe, die meist vertrauensbildend wirkt und häufig zu tieferen Gesprächen führt. Die Symptomlinderung bzw. Symptomkontrolle basiert auf der Pflegebeziehung (S. 22 „Basiskonzept"), umfasst also nicht nur die körperliche Seite.

9.1 Schmerzen

„Der Schmerz ist ein furchtbarerer
Herr als der Tod."

(Albert Schweizer, 1926)▪

B *Bei seiner Aufnahme ins Hospiz wirkt Friedrich Groß bereits sterbend. „Wäre er nicht besser in der Klink geblieben, als ihm noch diesen Wechsel kurz vor dem Ende zuzumuten?" fragt sich eine der Schwestern bei seiner Ankunft. Friedrich Groß ist ein kleiner, früher einmal eher untersetzter Mann. Jetzt ist er nur noch Haut und Knochen, das Gesicht aschfahl. Kaum zu hören ist sein schwaches Wimmern. Er scheint kaum noch bei Bewusstsein zu sein.*
Die mitgeschickten Krankenakten sprechen von einem weit fortgeschrittenen Prostata-Karzinom mit ausgebreiteter Metastasierung, insbesondere in die Knochen. Sein Zustand habe sich in den letzten Tagen rapide verschlechtert. Er sei kaum noch ansprechbar gewesen. Deswegen wisse man auch nicht sicher, wie es um die Schmerzen stehe, die ihn in den letzten Wochen so geplagt hätten. Sie seien einfach nicht in den Griff zu bekommen.
Jetzt liegt Friedrich Groß in seinem Hospiz-Bett, das Gesicht zur Wand gedreht, so als wolle er nichts mehr hören und sehen. Kopfschüttelnd sitzt seine Frau neben dem Bett: „Dass das so enden muss. Dass das so enden muss!" murmelt sie immer wieder vor sich hin. – Anfassen darf man Friedrich Groß nicht. Jede Berührung scheint die Schmerzen noch zu verstärken.
Vier Tage später ist Friedrich Groß kaum noch wieder zu erkennen. Zwar immer noch schwach sitzt er in seinem Bett, kostet vorsichtig aber mit zunehmendem Appetit von der Suppe, die ihm seine Frau mitgebracht hat. Sein Gesicht wirkt lebendig.
Nach zwei Wochen findet man ihn zwar immer noch im Bett, aber mit erkennbar reger Anteilnahme am Leben. Einen Fernseher hat er sich erbeten. Und auf seinem Nachttisch liegen Automobil-

zeitungen. „Ja, die Autos", sagt seine Frau „die haben ihn halt schon immer fasziniert." – Den Schwestern gegenüber spricht er es schon ganz offen aus: „Meinen Sie, ich kann noch einmal nach Hause?" Seine Frau danach zu fragen, getraut er sich noch nicht. „Die sieht immer erst mal alles schwarz in schwarz", erklärt er. Und der Nachtwache verrät er, was ihn insgeheim beschäftigt: Einen Kleinwagen würde er gerne noch einmal fahren. „Ob ich das wohl noch schaffe?"
Sechs Wochen später wird Friedrich Groß von seinem Schwiegersohn im Rollstuhl in den Aufzug geschoben. Seine Frau trägt die voll gepackten Taschen mit seinem „Hausrat" wie er es nennt hinterher. Sie hat immer noch Zweifel, ob es richtig ist, dass er nach Hause zurückkehrt. Das Versprechen der Schwestern des Ambulanten Palliative Care-Dienstes, dass sie die Verantwortung mittragen werden, hat für sie schließlich den Ausschlag gegeben: „Na, dann wollen wir's halt probieren."
Zwei Monate später ist Friedrich Groß' Beerdigung. Mit dem Kleinwagen hat es dann doch nicht mehr geklappt. Aber zu Hause gab es keine der von Frau Groß gefürchteten Komplikationen. Insbesondere die Schmerzen ließen sich auch hier gut kontrollieren. Schließ-

1. Schmerz ernst nehmen
2. Schmerz beschreiben lassen
3. Ursachen des Schmerzes ganzheitlich erfassen
4. auf den Schmerz eine umfassende (multimodale) Antwort geben (ganzheitliche Schmerztherapie)
5. Therapiemaßnahmen genau justieren (anpassen)
6. kontinuierlich aufmerksam bleiben

Abb. 9.1 ▪ Umgang mit Menschen, die an Schmerzen leiden.

lich ist *Friedrich Groß ganz friedlich hinübergegangen. – In der Trauergruppe, die seine Frau (anfangs nur sehr zögernd) besucht, berichtet sie, dass sie im Nachhinein richtig stolz auf sich sei, dass sie ihrem Mann diesen Wunsch des Sterbens zu Hause noch erfüllen konnte. Es war, als hätte ihr das die Trauer leichter gemacht.*

Solch dramatische Besserungen des Befindens sind natürlich auch in einer Palliative Care-Einrichtung nicht an der Tagesordnung. Aber die Geschichte von Herrn Groß macht doch deutlich, was gute Schmerztherapie bewirken kann. Denn Schmerz ist nicht nur einfach ein Symptom wie viele andere. Es ist ein Leiden, das stets den ganzen Menschen erfasst. Was Friedrich Groß geholfen hat, werden Sie im Laufe dieses Kapitels besser verstehen lernen. Verfahren wurde nach der in **Abb. 9.1** skizzierten Vorgehensweise.

Wahrnehmen

9.1.1 Was ist Schmerz?

D *„Schmerz ist ganz allgemein ein typischer Begleiter von Geburt, Wachstum und Krankheit; er ist eng verwoben mit der menschlichen Natur"* (Fink u. Gates, 2001). Unter Schmerz versteht man eine *„sensorische und emotionale Erfahrung, die mit einer Gewebsverletzung verbunden ist."* (International Association for the Study of Pain, 1979). Und besonders wichtig: *„Schmerz ist das, wovon ein Mensch sagt, dass es Schmerz ist – wann immer er das angibt."* (McCaffery, 1968)

Schmerz ist also ein Phänomen, das den ganzen Menschen in all seinen Dimensionen betrifft (s. **Abb. 9.2**). Es ist zudem ein äußerst subjektives

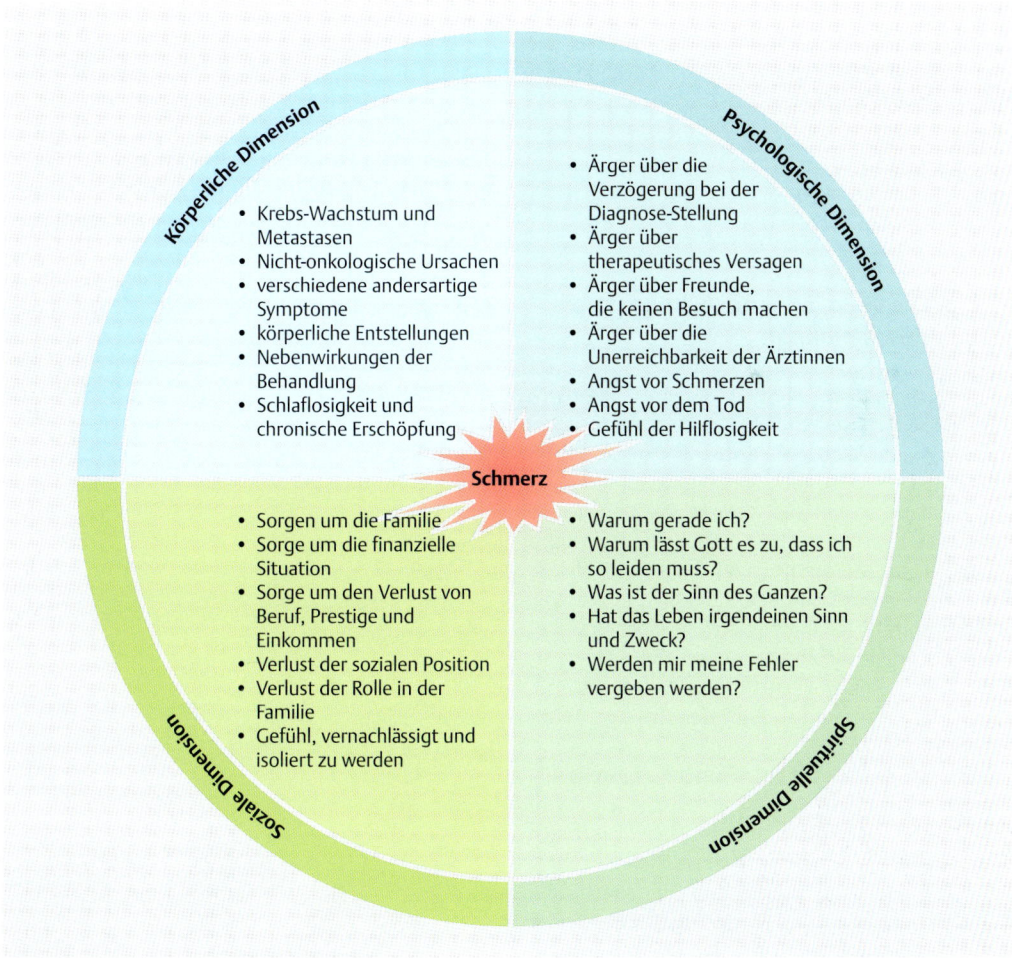

Abb. 9.2 ▪ Ganzheitliche Schmerz-Erfassung.

Geschehen: Derselbe Auslöser, der für die einen Menschen nur „wie ein Mückenstich" wirkt, treibt einen anderen vielleicht in die Suizidalität. Schmerz wird häufig von Betroffenen als äußerst alarmierend und ängstigend erlebt.

Es steht uns als Außenstehenden zwar nicht zu, über das Schmerzerleben anderer Menschen zu urteilen, dennoch müssen wir akzeptieren, dass soziale Muster den Umgang (auch unseren eigenen Umgang natürlich) mit dem Schmerz anderer prägen. „Ein Indianer kennt keinen Schmerz", das haben manche Männer derart verinnerlicht, das sie den Schmerz, der sie niederzwingt, als persönliches Versagen erleben – und nicht darüber sprechen mögen. Und wie oft hören wir auf unseren Krankenhaus-Fluren: „Ach die stellt sich doch nur mal wieder an!" oder: „Will halt mal wieder Aufmerksamkeit kriegen…" Das mag auch mit erklären, weshalb wir heute zwar über ein breites, wirksames schmerztherapeutisches Arsenal verfügen, aber die Zahl der schmerzkranken Menschen, die unzureichend versorgt sind, noch immer erschreckend groß ist.

M *Für die Palliative Care ist das Symptom **Schmerz** deswegen von großer Bedeutung, weil Schmerz zu den häufigsten Anlässen zählt, um überhaupt einen Palliative Care-Dienst in Anspruch zu nehmen (Weissman u. Griffie, 1994).*

9.1.2 Die verschiedenen Dimensionen des Schmerzes

Schmerz ist stets ein multifaktorielles Geschehen: Er speist sich sowohl aus körperlichen als auch aus sozialen, psychischen und spirituellen Komponenten (**Abb.9.2**). Dies sollte auch dort immer im Bewusstsein bleiben, wo wir bei unserer Darstellung aus didaktischen Gründen die Komponenten getrennt darstellen. Das Zusammenspiel der verschiedenen Komponenten wird besonders deutlich in der sog. **Schmerzspirale**: Schmerz (gleich welcher Ursache) erzeugt bei den betroffenen Menschen i.d.R. Angst; diese führt zu einer Verspannung der Muskulatur, die wiederum verstärkend auf den Schmerz wirkt (**Abb.9.3**).

Solch ein Teufelskreis des Schmerzes besteht insbesondere am Anfang des Schmerzgeschehens. Wird der Schmerz jetzt nicht unterbrochen, kann sich diese ungünstige Spirale gewissermaßen verselbstständigen und dann kann schon aus ängstlichen Gefühlen heraus (z.B. aus Sorge, Furcht, Panik) oder aus einer bestimmten Form der Muskel-Anspannung (z.B. bei Bewegungseinschränkungen, Zäh-

neklappern, stärkerer Körperschutzhaltung) neuer Schmerz entstehen (McCaffery u.a., 1997, S.255).

Schmerz erreicht uns stets als ganze Person und er ändert unser seelisches Befinden. Mit Schmerzen erleben wir weniger Freude, sind gereizt, depressiv, müde und ängstlich. Schmerzen entfremden uns von uns selbst.

Die psychosoziale und die spirituelle Schmerzkomponente

Schmerzen empfinden wir nicht nur dann, wenn in unserem Körper etwas schmerzhaft in Unordnung geraten ist. Schmerzen kann ein Mensch auch dann empfinden, wenn im sozialen Gefüge seiner Umgebung oder in seinem seelischen Gefüge etwas schmerzhaft durcheinander gekommen ist.

Soziale Schmerzen. Diese empfinden wir Menschen z.B. dann, wenn wir die Trennung von geliebten Angehörigen schmerzlich wahrnehmen müssen. Dann „drückt es uns das Herz ab" oder „schnürt es uns den Hals zu". Es „trifft uns wie ein Keulenschlag" oder wie ein „Stich ins Herz". – Den Tod zu erleben bedeutet stets auch, solch schmerzhafte Trennungen zu erfahren. Solche Trennungen treten manchmal schon lange vor der eigentlichen Sterbephase auf. Dann nämlich, wenn Pflegende, ÄrztInnen und andere Helfende sich geängstigt vom sterbenden Menschen zurückziehen. Dann, wenn Angehörige nicht wissen, ob sie ein offenes, ehrliches Gespräch mit dem sterbenden Menschen beginnen dürfen und vielleicht aus dem Bemühen heraus, den kranken Menschen zu schonen, schließlich jegliches Gespräch vermeiden. Da nach wie vor die meisten Menschen in unserem Lande

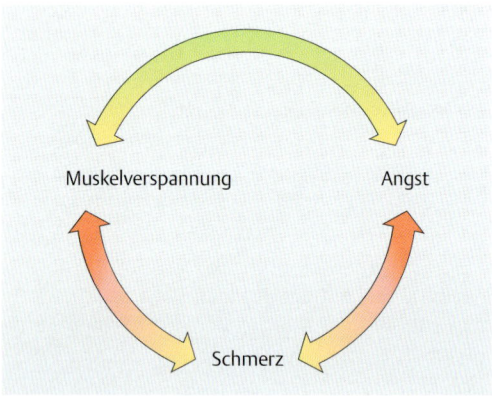

Abb.9.3 ■ Die Schmerzspirale.

in unvertrauter, isolierender Umgebung, nämlich in Krankenhäusern und Pflegeheim sterben, müssen sie schmerzliche Trennungen von ihren Angehörigen erdulden.

Psychische Schmerzen. Die psychische Dimension der Schmerzen meint z. B. die schmerzliche Erfahrung, dass für einen betroffenen Menschen und seine Angehörigen nun nur noch eine letzte, begrenzte Chance besteht, unerledigte Dinge zu erledigen, ungelöste Konflikte zu einem guten Ende zu bringen. Aber das fällt oft allzu schwer. Wollte es doch vielfach ein langes Leben lang nicht gelingen. Denn es bedeutet, über schmerzhafte Dinge zu sprechen: Über Kränkungen, Vernachlässigung, Ungerechtigkeiten... Aber nur dort, wo es gelingt, den schmerzhaften Prozess einer Aussprache im letzten Moment zuzulassen und zu durchleiden, kann schließlich auch das andere glaubwürdig geschehen: Nämlich die Entdeckung, wie viel an Liebe womöglich noch vorhanden ist, auch dann, wenn diese Liebe oftmals unter Bergen von Schuld-, Scham- und Wutgefühlen verschüttet war.

Spirituelle Schmerzen. Hierunter sind schließlich all diejenigen Schmerzen zu verstehen, die sich an der Sinnfrage entzünden: Der Frage nach dem Sinn des Lebens und dem Sinn des Sterbens, der Frage nach dem Sinn unser menschlichen Existenz schlechthin (S. 211 „Spiritualität"). „Was ist mein Leben wert gewesen?" „Was hat meinem Leben Sinn und Ganzheit gegeben?" Diese Fragen zu stellen heißt, sich schmerzhaften Antworten ausgesetzt zu sehen. Es bedeutet, sich auf ein schmerzhaftes In-Frage-Stellen der eigenen Person einzulassen. Es heißt bisweilen auch zu erleben, wie vertraute religiöse Vorstellungen ihre Tragfähigkeit verlieren und brüchig werden, wenn die schmerzhaft-ängstigende Frage nach dem Danach gestellt wird (s. Beispiel auf S. 211).

Die körperliche Schmerzkomponente

Akuter Schmerz. Er ist meist mit einem kurzen Krankheitsverlauf verbunden, bei dem es zu Gewebsschädigungen und Entzündungen kommt. Oder der Schmerz wird durch eine chirurgische Intervention ausgelöst. Die Beschwerden halten nur relativ kurze Zeit an: Stunden, Tage, Wochen oder höchstens wenige Monate. Der akute Schmerz stellt meist ein **Warnzeichen** dar. Er zeigt uns, dass etwas im Körper nicht in Ordnung ist – aber wir wissen auch, dass es nicht lange dauern wird.

Chronischer Schmerz. Er wird mit der Zeit eher schlimmer und stärker. Er hält Monate oder Jahre an, ja vielleicht sogar ein ganzes Leben lang. Auslöser sind z. B. Tumor-Erkrankungen, HIV und AIDS, Arthritis, chronische Lungenerkrankungen, neurologische Erkrankungen, Diabetes mellitus usw. Chronischer Schmerz kann auch im Zusammenhang mit einer Verletzung auftreten, deren Folgen längere Zeit fortbestehen: z. B. bei Rückenverletzungen oder Phantomschmerz (Fink u. Gates, 2001).

Nozizeptiver Schmerz. Er wird durch direkte Irritation von Schmerzrezeptoren im menschlichen Körper ausgelöst. Liegen die Schmerzrezeptoren in Haut, Skelettmuskulatur, Sehnenfaszien, Gelenken usw., werden die dadurch ausgelösten Schmerzen als scharf begrenzt und stechend beschrieben und sind gut lokalisierbar. Hier sprechen wir von **somatischem Nozizeptorenschmerz**. – Liegen die Schmerzrezeptoren im Bereich von inneren Organen (Brust- Bauch oder Beckenraum), dann sprechen wir von **viszeralem Nozizeptorenschmerz**. Er ist i. d. R. schlechter präzise zu lokalisieren und wird als ziehend oder drückend beschrieben.

Neuropathischer Schmerz. Er kommt durch die Kompression oder Irritation peripherer Nerven, eines Spinalganglions, des Rückenmarks oder des Thalamus zustande. Er kann als einschießend, schneidend, stechend und attackenweise auftretend beschrieben werden. Neuropathische Schmerzen treten aber auch als Dauerschmerzen auf, die dann als brennend und bohrend beschrieben werden. Manchmal kommt es aber auch nur zu einer Art Überempfindlichkeit (**Hyperästhesie**) oder einer andersartig abnormen Empfindung (**Dysästhesie**) (Husebø u. Klaschik, 2006, S. 205 f.).

M *Die Unterscheidung zwischen nozizeptivem und neuropathischem Schmerz ist nicht zuletzt deshalb wichtig, weil sich hieraus sinnvolle therapeutische Konsequenzen ergeben.*

9.1.3 Einschätzen des Schmerzes (Assessment)

Wollen wir den Schmerz eines kranken Menschen umfassend verstehen, so müssen wir zunächst eine genaue Erhebung der Vorgeschichte vornehmen. Dazu müssen wir in engen Kontakt mit dem kranken Menschen gehen, versuchen, seine Perspektive einzunehmen, durch seine Brille zu sehen. Wichtig ist es hierbei zu erfahren, wie alles begonnen hat und wie die Beschwerden sich im Laufe der Zeit entwickelt haben. Wir möchten aber auch erfahren, wo und in welcher Qualität sie sich jetzt zeigen. Und schließlich ist es uns wichtig zu erfahren, wie die oder der Kranke selbst dieses Geschehen interpretiert und versteht. Dabei kann sich z.B. herausstellen, dass der kranke Mensch seinen Schmerz schuldhaft verarbeitet („Hätte ich damals besser Acht gegeben, dann wäre es heute nicht so schlimm"). Oder ob er die Verursachung bei anderen sieht („Die haben das damals verpfuscht. Seitdem ist es einfach nichts mehr geworden.").

Für eine umfassende Schmerzwahrnehmung ist es natürlich auch wichtig, zu erfahren, wann der Schmerz stärker wird und was Erleichterung schafft. Dabei ist nicht nur an therapeutische Maßnahmen zu denken, sondern auch an die Frage, in welchen Situationen der kranke Mensch eine Veränderung seiner Schmerzen erlebt. (Z.B.: „Wenn meine Enkel zu Besuch sind, spüre ich nichts von dem Schmerz." „Wenn ich nur daran denke, dass ich aus dem Bett muss, tut mir schon alles weh.") Wir lernen aus solchen Bemerkungen etwas darüber, was dem Leben des Kranken Sinn gibt (Enkelkinder) und wo er sich wohl und geborgen fühlt (Bett). Solche Überlegungen dürfen der oder dem Kranken aber nicht das Gefühl geben, seine Beschwerden würden nicht ernst genommen oder als „nur psychosomatisch" abgetan. Im Gegenteil: Die Beschwerden vollständig zu verstehen und dabei in engen Kontakt zum kranken Menschen zu treten, zeigt, welche Achtung wir ihm entgegenbringen. Und Sie werden immer wieder staunen, wenn Sie erleben, welch vielfältige Bedingungen das Schmerzgeschehen bestimmen (s. **Abb.9.2**).

 Als hilfreiches Handwerkszeug für das Schmerz-Assessment hat sich auch das Führen eines Schmerz-Tagebuches erwiesen.

Eine Vorlage für ein solches Schmerztagebuch zum Ausdrucken finden Sie auf der DVD.

Aber natürlich wollen wir im Gespräch mit der oder dem Kranken auch etwas über ihre oder seine aktuellen Beschwerden erfahren. Dazu kann der Leitfaden zur Schmerzerfassung hilfreich sein (**Abb.9.4**). – Zur Erfassung der Intensität von Schmerzen, haben sich **Schmerzskalen** als hilfreich erwiesen. Hier gibt der kranke Mensch auf einer Skala an, wo er sich subjektiv mit seinem Schmerzempfinden ansiedelt (zwischen „kein Schmerz" und „unerträglicher Schmerz"). Beispiele für solche Skalen finden sich in

Abb.9.5. Sie erleichtern es, den Schmerz**verlauf** zu erfassen – für die kranken Menschen ebenso wie für die Pflegekräfte und ÄrztInnen.

 Die Skalen zur Messung von Schmerzen können Sie sich auch ausdrucken. Sie befinden sich auf der DVD.

All diese Gespräche und Erhebungen sind nicht nur einmal durchzuführen, sondern regelmäßig zu wiederholen, insbesondere dann, wenn sich irgendetwas im Verlauf verändert.

Verstehen

9.1.4 Schmerzen als Kommunikationsform

„Das Wichtigste ist vielleicht, dass wir Schmerzen als Kommunikation verstehen, als Möglichkeit eines Menschen, in einer hilflosen Situation zu reagieren" (Husebø, 1999, S.26). Pflegende haben in diesem Kommunikationssystem eine besonders wichtige Rolle. Sie sind besonders nahe am kranken Menschen, sind in intensiver Kommunikation mit ihm und haben die Möglichkeit zu intensiver Wahrnehmung und Beobachtung seiner Reaktionen.

Kranke haben – auch bei vollem Bewusstsein – oft Schwierigkeiten ihren Schmerz zu beschreiben. Sie können den Ort nicht richtig beschreiben, weil durch die Verspannungen viele weitere Stellen wehtun. Sie bezeichnen sich bei der ärztlichen Visite als schmerzfrei, da sie den Schmerz nur bei körperlicher Bewegung spüren und im Liegen wieder vergessen. Bisweilen trauen Sie sich aber auch einfach nicht, der als Autorität erlebten Arztperson gegenüber zuzuge-

Bitten Sie den kranken Menschen …
… seinen Schmerz in **Worte** zu fassen (z.B. brennend oder stechend oder einschießend usw.)
… die **Intensität** zu beschreiben
… den **Ort** des Schmerzes zu nennen
… die **Zeitdauer** des Schmerzes, den Wechsel seiner Qualität zu berichten
… mitzuteilen, was den Schmerz **verstärkt** oder **abschwächt**
… zu beschreiben, wie sich der Schmerz auswirkt **auf die Gesamtsituation** (Schlaf, Appetit, Stimmung, Beziehungen usw.)

Abb.9.4 ▪ Leitfaden zur Schmerzerfassung (nach Fink u. Gates, 2001, S.55).

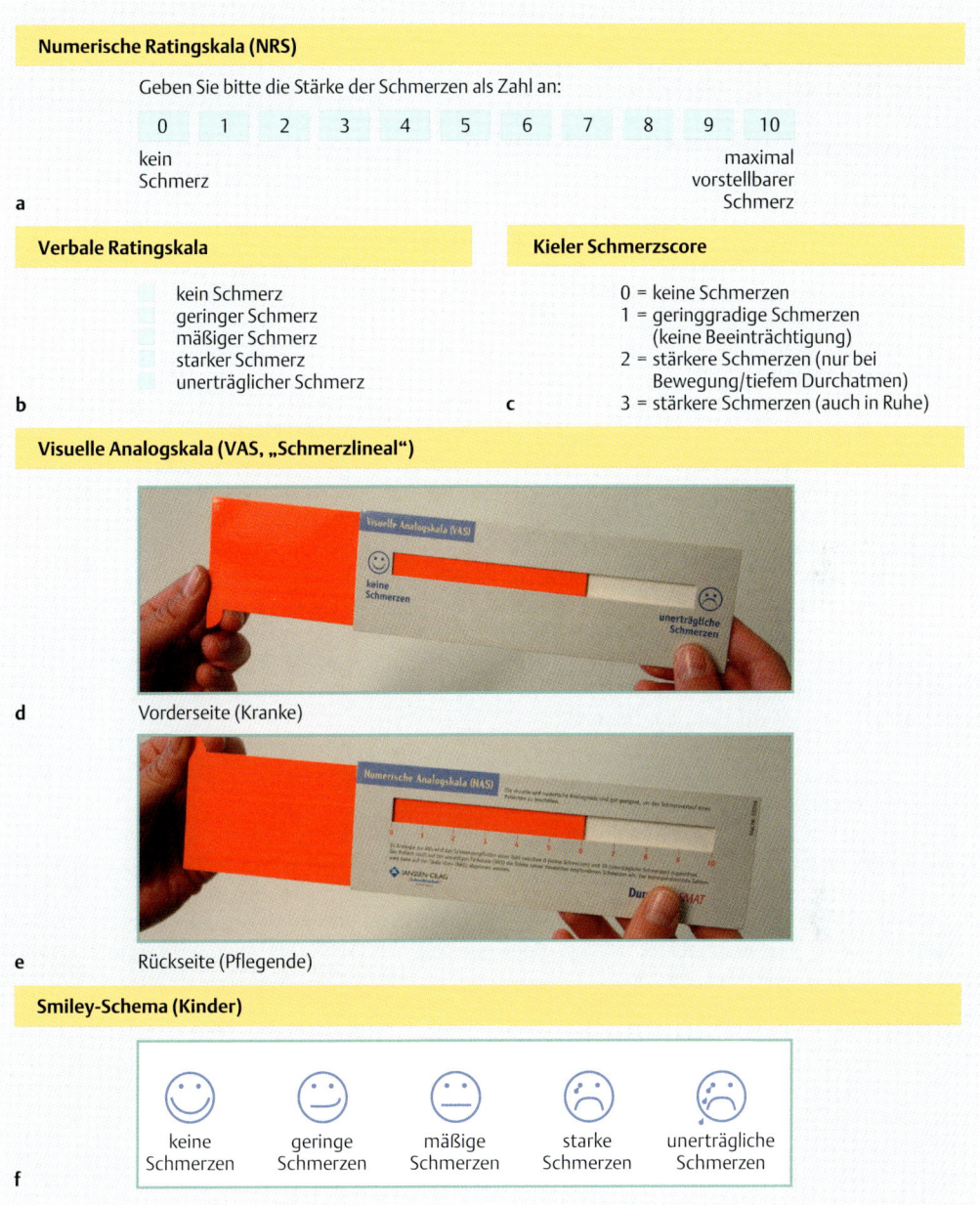

Numerische Ratingskala (NRS)

Geben Sie bitte die Stärke der Schmerzen als Zahl an:

| 0 | 1 | 2 | 3 | 4 | 5 | 6 | 7 | 8 | 9 | 10 |

kein
Schmerz

maximal
vorstellbarer
Schmerz

a

Verbale Ratingskala

- kein Schmerz
- geringer Schmerz
- mäßiger Schmerz
- starker Schmerz
- unerträglicher Schmerz

b

Kieler Schmerzscore

0 = keine Schmerzen
1 = geringgradige Schmerzen
   (keine Beeinträchtigung)
2 = stärkere Schmerzen (nur bei
   Bewegung/tiefem Durchatmen)
3 = stärkere Schmerzen (auch in Ruhe)

c

Visuelle Analogskala (VAS, „Schmerzlineal")

d   Vorderseite (Kranke)

e   Rückseite (Pflegende)

Smiley-Schema (Kinder)

| keine Schmerzen | geringe Schmerzen | mäßige Schmerzen | starke Schmerzen | unerträgliche Schmerzen |

f

Abb. 9.5 ■ Beispiele für Skalen zur aktuellen Messung von Schmerzen (aus Beck u. a.: Schmerztherapie. Thieme, Stuttgart 2002, Abb. 6.2, S. 500).

ben, dass ein Mittel noch immer nicht geholfen hat und es ihr oder ihm noch immer nicht besser geht.

Die Krankenbeobachtung bei der körperlichen Kommunikation (Berühren und Bewegen) während der Grundpflege bildet eine besonders wichtige Basis für die Symptomkontrolle. Während der Grundpflege zeigen sich Beeinträchtigungen der Lebensqualität: Äußerungen der Kranken zur Pflegehandlung, Körperanspannungen, Bewegungseinschränkungen, Veränderungen der Atmung, des Pulses, der Haut können auf Schmerzen aber auch auf Ängste hinweisen (Herz, 2002).

Ein umfassendes Verstehen des Schmerzgeschehens erfordert darüber hinaus aber auch intensive Kommunikation mit denjenigen, die den kranken Menschen früher behandelt haben oder jetzt noch mitbehandeln: Behandelnde bei früheren Krankenhausaufenthalten, überweisende(r) HausärztIn, mitbehandelnde ÄrztInnen und nicht zuletzt die KollegInnen in der Pflege.

Schmerz ist ein so grundlegendes Phänomen, dass es stets nicht nur den kranken Menschen selbst betrifft, sondern auch alle, die in seiner Umgebung leben, beeinflusst: die Helfenden ebenso wie die Angehörigen. Deshalb ist es einerseits wichtig, dass wir als **Helfende** unsere eigene Einstellung zum Schmerz gut kennen. Wie schätzen wir unsere eigene Fähigkeit ein, Schmerzen zu ertragen? (Achten Sie dabei darauf, wie Sie selbst über Schmerzen sprechen. Z.B. „Ich betrete schon gar keine Zahnarztpraxis, ohne das ich eine Schmerzspritze verlange." „Kopfschmerzen sind das Schlimmste, was ich mir an Schmerzen vorstellen kann." „Wenn ich schlecht drauf bin, zieht mich jedes kleine Zipperlein vollends ganz runter." „Schmerzen gehören zum Leben. Da muss man halt durch." „Wenn mir mein Mann Stress macht, bekomme ich gleich Kopfschmerzen.") Denn natürlich neigen wir dazu, mit Anderen ähnlich umzugehen oder deren Einstellung an unserer zu messen. Das ist aber kritisch zu hinterfragen. Wie in jeder hilfreichen Begleitung kommt es darauf an, dass wir unsere Einstellung von der der anderen gut zu unterscheiden lernen. Kranke Menschen müssen das Recht bekommen, ihren eigenen Schmerz auf ihre eigene Art zu erleben und auszudrücken.

Eigenen Schmerz zu ertragen ist schwer. Dem Schmerz eines nahe stehenden Menschen hilflos ausgeliefert zu sein, wirkt bisweilen fast noch schwerer. **Angehörige** leiden bei einem schmerzkranken Menschen deshalb immer mit. Aber sie leiden auch unter den körperlich-seelischen Veränderungen des oder der Schmerzkranken. Erinnern Sie sich an Friedrich Groß in unserer Eingangsgeschichte? Der Schmerz hatte aus einem (trotz Krankheit) recht selbstbewusst gebliebenen Menschen schließlich eine nur noch gequälte Kreatur gemacht, die zu keiner verbalen Kommunikation mehr in der Lage schien und körperlich dem Tode nahe wirkte, ihn sich wohl auch wünschte. Das erklärt das ratlose Kopfschütteln seiner Frau: Diesen Mann kannte sie nicht mehr.

Viele chronisch schmerzkranke Menschen werden depressiv und suizidal (S.95). Hieraus entstehen vielfach belastende Anforderungen an die Angehörigen und die Helfenden, dafür zu sorgen, „dass doch

endlich Schluss ist". Die Kranken bitten um aktive Sterbehilfe (S.248). Denn die gemeinsam erlebte Hilflosigkeit treibt alle Beteiligten in eine verzweifelte, als aussichtslos erlebte Situation.

Eine besondere Herausforderung stellt der **Umgang mit Menschen dar, die sich nicht mehr (klar) äußern können** (s. auch S.110). Immerhin betrifft das in den letzten drei Lebenstagen fast die Hälfte der Sterbenden (Lynn u.a., 1997). Dazu ist es besonders günstig, wenn die kranken Menschen uns vorher gut bekannt sind, wir ihre Reaktionen und Schmerzäußerungen (z.B. Verziehen des Gesichtes, Abwehrbewegungen u.ä.) kennen und damit begründete Vermutungen darüber anstellen können, wie sie sich jetzt gerade fühlen. Die Beobachtungen der Angehörigen können hier weitere wichtige Hinweise geben. – Am ehesten lassen sich auch bei bewusstseinsgetrübten Menschen akute Schmerzattacken erkennen. Chronische Schmerzen dagegen bleiben häufig nach außen stumm, ohne vegetative oder sonstige Zeichen, weil die kranken Menschen ja daran „gewöhnt" sind. Deshalb sollten bisher verabreichte Schmerzmittel auch bei Bewusstlosen in der bisherigen Dosis immer weiter gegeben werden, wenn es keine Gegengründe gibt.

Schützen

Unsere Eingangsgeschichte und das Beispiel auf S.211 zeigen, welch zerstörerische, ja tödliche Wirkung unzureichend behandelter Schmerz haben kann. Es ist unsere Aufgabe, die kranken Menschen davor zu schützen, wann immer dies möglich ist:

9.1.5 Pflegerische und psychosoziale Maßnahmen der Schmerztherapie

Wenn von guter Schmerztherapie die Rede ist, wird häufig vor allem an gute medikamentöse Therapie gedacht. Tatsächlich liegt aber ein wesentlicher Teil der Ursachen wie der Behandlung von chronischen Schmerzen ebenso auf dem körperlich-pflegerischen wie auf dem psychologischen, seelsorgerlichen und sozialen Sektor (s. **Abb.9.2**). Schon das intensive Eingehen auf den kranken Menschen und seinen Schmerz ist ein Teil der Therapie. Indem wir den kranken Menschen derart ernst nehmen, genau hinschauen, hinhören, hinfühlen und kompetent nachfragen, vermitteln wir Sicherheit und Vertrauen. Das hilft, dem kranken Menschen zu entspannen und den Teufelskreis von Schmerz → Angst → Anspannung → Schmerz → Angst ... zu durchbrechen. Hierzu benötigen wir gute kommunikative Fähigkeiten (S. 47) nicht nur gegenüber dem kranken Menschen, sondern ebenso gegenüber seinen Angehörigen, die in den zuvor genannten Teufelskreis oftmals intensiv eingebunden sind. Palliativ Pflegende wenden dabei aktives Zuhören (S. 51) und die Biografiearbeit (S. 40) an, sie erkennen die Symbolsprache und bieten bei Bedarf eine Aussprache mit den Angehörigen an.

Bei den pflegerischen Maßnahmen im engeren Sinne kommen neben einfühlsamer und offener Kommunikation noch viele andere der in diesem Buch beschriebenen Kompetenzen zum Tragen: Entlastung durch Lagerung, Maßnahmen der Mobilisation (S. 79 „Kinästhetik"), Einreibungen u. Massagen (S. 74), Wickel und Auflagen (S. 76), Atemtherapie (S. 73), und Basale Stimulation (S. 72), Healing Touch (S. 187), Entspannungsmaßnahmen durch Musik (S. 72), Düfte (S. 74), Entspannungstexte (S. 79) und nicht zuletzt durch eine sicher gestaltete Umgebung (Nauck u. a., 2007).

Viele Pflegende verwenden zudem in ihrer Sprache Formulierungen, die entspannende, schmerzlindernde Bilder enthalten und verstärken damit die Wirkung ihres Tuns. Auch die Wirkung eines Schmerzmittels kann so intensiviert werden: „Das Medikament fließt jetzt langsam durch Ihren Körper, um Ihre Schmerzen zu finden und aufzulösen, sodass Sie sich immer wohler fühlen können."

Die Schmerzspirale kann an unterschiedlichen Stellen unterbrochen werden. Verschiedene Sinnesstimulationen führen zur Entspannung und Angstverminderung und können so die Schmerzwahrnehmung reduzieren (S. 68 „Palliative Pflegetherapien"). Die Stimulation der Sinne führt zur Entspannung und unterbricht die Schmerzspirale. Die Entspannung fördert den Schlaf und bringt so Energie. Sie verbessert Problemlöseprozesse, weil positive Gedanken das Bewusstsein erreichen können und führt die Kranken zu sich selbst. Cicely Saunders sagt: „Je nachdem, wie man die Pflege leistet, kann man damit die verborgensten Winkel erreichen." (Saunders, 1988)

Aber auch andere Wege können helfen, die Schmerzspirale zu unterbrechen: z. B. Ablenkungen durch Besuche, ein Lieblingstier, Gespräche, malen, vorlesen, spielen, lachen, von eigenen Erlebnissen erzählen, ein Ausflug, TV und Radio u. ä.

Die palliativen Pflegetherapien (S. 68) stellen eine wichtige Ergänzung und Komplettierung dar und können den Bedarf an Medikamenten reduzieren.

9.1.6 Medikamentöse Schmerztherapie

Bei Herrn Groß aus dem eingangs geschilderten Beispiel setzten die schmerztherapeutischen Maßnahmen rasch und gezielt ein. Schon die behutsam und sorgsam erhobene Schmerzanamnese war zugleich ein wichtiger **therapeutischer** Schritt: Herr Groß spürte, wie ernst sein Schmerz genommen wurde, wie intensiv das Bemühen war, ihn zu unterstützen – hatte er doch zuvor schon alle Hoffnung aufgegeben. Die Einbeziehung der Ehefrau holte sie aus ihrer Hilflosigkeit und Verzweiflung. Sie hatte ihrem Mann wieder mehr zu bieten als stummes Kopfschütteln. Und Herr Groß lernte, dass er selbst zur Schmerzlinderung beitragen konnte, indem er alles vermied, was den Schmerz verstärkte und das intensivierte, was ihm Erleichterung verschaffte – ein Stück der ihm so wichtigen **Autonomie** war wieder gewonnen.

Gleichzeitig wurde bei Herrn Groß rasch mit einer medikamentösen Schmerztherapie begonnen. Dies ist deshalb so wichtig, weil dadurch in den meisten Fällen schnell das Vertrauen der Kranken hergestellt oder wieder gewonnen werden kann. Und: Gute medikamentöse Schmerztherapie ist eigentlich ganz einfach, wenn einige grundlegende Regeln beachtet werden (**Abb. 9.6**).

Zur medikamentösen Schmerztherapie stehen verschiedene Medikamentengruppen zur Verfügung. In erster Linie haben wir es mit den **Analgetika** zu tun. Diese wiederum werden in zwei Gruppen eingeteilt, nämlich die **Opioid-Analgetika** (Opioide) und die **Nicht-Opioid-Analgetika** (NichtOpioide). Hinzu kommen dann noch so genannte **adjuvante** (unterstützende) **Schmerzmittel**.

Opioide

Opioide sind Schmerzmittel, die mit den Opioid-Rezeptoren im menschlichen Körper reagieren. (Sie sind meist dem Morphin verwandt, das ja aus „Opium" gewonnen wird; daher der Name). Sie werden vor allem bei **mäßigen** bis **schwersten** Schmerzen eingesetzt (Paice u. a., 2001). Deshalb dominieren sie die Schmerztherapie in der Palliative Care. Leider werden Opioide in Deutschland noch immer nicht häufig genug eingesetzt, obgleich ihre Verwendung schon lange nicht mehr ernsthaft eingeschränkt wird (die ÄrztInnen müssen sich allerdings an die Regeln der Betäubungsmittelgesetzes, BtMG, halten) und eine Vielzahl unterschiedlicher Darreichungsformen zur Verfügung steht (**Abb. 9.6**).

Vorurteile über Opioide. Schuld daran sind die nach wie vor bestehenden Vorurteile, wie sie **Abb.9.7** angibt. Insbesondere die psychische und physische Abhängigkeit, die Toleranzentwicklung und die Atemdepression gehören ins Land der Mythen – sofern korrekt mit den Opioiden umgegangen wird: Die Entstehung von **Abhängigkeit** hätte bei schwerstkranken Menschen ohnedies keine Bedeutung mehr. – Bei der schmerztherapeutischen Wirkung ist eine **Toleranzentwicklung** (nachlassende Wirkung durch Gewöhnung an das Medikament) ohnedies nur gering ausgeprägt und notwendige Dosissteigerungen sind eher auf Zunahme der Schmerzen durch das Wachstum des Tumors zurückzuführen (Nauck u.a., 2006). – Die viel

gefürchtete **Atemdepression** schließlich tritt nur nach massiver Überdosierung auf.

Verabreichung und Dosierung
Schnell wirksame Zubereitungsform. Das Morphin selbst ist nach wie vor der „Goldstandard" in der Tumorschmerztherapie. Man beginnt i.d.R. (außer bei sehr schwachen Kranken) mit einer Dosis von 30–60 mg pro Tag und steigert diese Dosis ggf. nach Bedarf. Es gibt praktisch keine Obergrenze für die Dosierung (Radbruch, 2006). Damit ein schmerzkranker Mensch rasch Erleichterung erfährt, wird Morphin (wie die anderen Schmerzmittel auch) gegen den Schmerz „titriert". Damit meint man, dass die Dosisanpassung konsequent in kleinen Schritten

---

1. **Du sollst nicht davon ausgehen, dass bei kranken Menschen alle Schmerzen nur von der tödlichen Erkrankung kommen.**
   Viele Kranke leiden zusätzlich unter Schmerzen durch Verstopfung, Blasenentzündung, Rheuma usw.

2. **Du sollst auch die Gefühle der Kranken beachten.**
   Angst, Wut, Traurigkeit, Langeweile usw. können auch Schmerzen erzeugen oder deren Entstehung fördern.

3. **Du sollst Schmerzmittel niemals „nach Bedarf" dosieren.**
   Chronische Schmerzen bedürfen - unabhängig von Ihrer Ursache - stets regelmäßiger, vorbeugender Therapie.

4. **Du sollst Schmerzmittel stets in der richtigen Menge verschreiben.**
   Kranke sollen weder zu viele Tabletten eines schwachen Schmerzmittels schlucken müssen, noch zu geringe Mengen eines starken Mittels enthalten.

5. **Du sollst es zuerst mit einem schwachen Schmerzmittel versuchen.**
   Leichte Schmerzen können durch regelmäßige Gaben von Azetylsalizylsäure oder Paracetamol aufgehoben werden, und selbst bei starken Knochenschmerzen ist Azetylsalizylsäure wenigstens als Zusatz-Präparat hilfreich.

6. **Du sollst keine Angst vor starken Schmerzmitteln haben, die der Betäubungsmittel-Verordnung unterliegen.** Regelmäßig oral (d.h. über den Mund) verabreichtes Morphin macht weder süchtig noch erzeugt es Gewöhnung („Toleranz").

7. **Du sollst Dich bei der Schmerzbekämpfung nicht alleine auf Schmerzmittel beschränken.**
   Zu einer guten Schmerz-Therapie gehören sowohl die Behandlung von Nebenwirkungen der Mittel als auch die Anwendung physikalischer Maßnahmen, Visualisierungs-Methoden, zwischenmenschliche Kontakte usw.

8. **Du sollst keine Angst davor haben, KollegInnen um Rat zu fragen.**
   Auch erfahrene ÄrztInnen gelangen bisweilen an Grenzen ihres Wissens; außerdem bedarf gute Schmerz-Therapie oftmals der Zusammenarbeit verschiedener Fachleute wie RadiologInnen, OnkologInnen, AnästhesistInnen, Neuro-PsychiaterInnen usw.

9. **Du sollst dafür sorgen, dass die ganze Familie unterstützt wird.**
   Die Angehörigen (im weiteren Sinne) müssen darin unterstützt werden, dass sie den Tod des schwer kranken Menschen annehmen können. Sonst quälen sie sich selbst und den Kranken.

10. **Du sollst eine Atmosphäre ruhiger Zuversicht schaffen und vorsichtigen Optimismus ausstrahlen.**
    Die letzten Tage im Leben eines Menschen erhalten ein ganz neues Gesicht, wenn er wieder nachts schläft und am Tage seine verbleibende Bewegungsfähigkeit schmerzfrei genießen kann

Abb. 9.6 ▪ Die 10 Gebote der Schmerztherapie (nach Twycross, Robert G.: Principles and Practice of Pain Relief in Terminal Cancer. In: Corr, Charles A., Corr, Donna M.: Hospice Care. Springer, New York 1983, S. 55–72).

erfolgt, bis schließlich Schmerzfreiheit erreicht wird. Dazu verwendet man im Anfang tunlichst **nicht** ein retardiertes (verzögert wirkendes) Präparat, sondern eine schnell wirksame Zubereitungsform, sodass man rasch merkt, ob die erwünschte Wirkung eintritt, oder ob höher dosiert werden muss. Von dieser Regel sollte höchstens im ambulanten Bereich abgewichen werden und auch nur dann, wenn es sich um mäßige Schmerzen handelt. Dann kann auch schon einmal gleich mit einem retardierten Präparat begonnen werden (Ostgathe u. a., 2007).

Regelmäßige Medikamentengabe. Das A und O jeder guten Schmerztherapie ist die regelmäßige Medikamentengabe – insbesondere bei den Opioiden. Lange sind die Zeiten vorbei, in denen man Morphin „nach Bedarf" dosierte. Das verstärkte letztlich nur die Leiden der Kranken und kann tatsächlich süchtig machen. Schnell wirksames Morphin hält in seiner schmerzlindernden Wirkung etwa vier Stunden an. Deshalb gibt man es ganz regelmäßig alle vier Stunden, um gar nicht erst neue Schmerzen aufkommen zu lassen (vorbeugende Gabe). Dies gilt auch für die Nachtstunden.

Titration. Bei der erwähnten Titration beginnt man z. B. mit einer Anfangsdosis von 5–10 mg. Wenn 30 Minuten nach Gabe der ersten Dosis keine wesentliche Schmerzbesserung eingetreten ist, erhält der kranke Mensch nun noch einmal dieselbe Dosis. Dann erfolgt eine Dosissteigerung in 4-stündigen Abständen, bis eine zufriedenstellende Schmerzlinderung eingetreten ist (Ostgathe u. a., 2007). In vie-

Irrtümer	Tatsachen!
Krebs oder AIDS bedeuten lang hingezogenes, schmerzhaftes Sterben.	**Nein.** Bei den meisten Kranken können die Schmerzen unter Kontrolle gehalten werden, oder sie werden ganz schmerzfrei und bleiben dabei geistig wach. Einige haben überhaupt niemals Schmerzen.
Morphin „nach Bedarf" dosiert führt zu befriedigenden Ergebnissen.	**Nein.** Diese Art der Dosierung ist bei Kranken mit chronischen Schmerzen unwissenschaftlich, ineffektiv und unmenschlich.
Morphin-Toleranz ist eine der häufigen Ursachen für das Versagen der Schmerz-Therapie.	**Nein.** Toleranz ist kein Problem, sofern Morphin richtig eingesetzt wird.
Morphin-Abhängigkeit kommt bei Sterbenskranken häufig vor.	**Nein.** Abhängigkeit kommt nur bei verkehrt behandelten Kranken vor.
Atemstörungen sind unvermeidbare Folgen des Gebrauchs von Morphin.	**Nein.** Wenn Morphin oral gegeben wird und korrekt dosiert ist, kommen Atemstörungen nicht vor.
Ein Mittel gegen Übelkeit oder Erbrechen ist immer notwendig, wenn Morphin gegeben wird.	**Nein.** Erbrechen ist keine unvermeidbare Folge des Morphin-Gebrauchs.
Die Kranken sollten am besten stark medikamentös beruhigt (sediert) werden.	**Nein.** Wem soll das nützen - den Kranken oder dem Pflegepersonal? Übersedierte Kranke fühlen sich unwohl und sind für die Angehörigen sehr belastend.
Die Kranken sollen bis zu Ihrem Tode ganz wach sein.	**Nein.** Viele Kranke werden zunehmend benommen. Einige benötigen wegen finaler Unruhe leichte Sedierung.
Nichtmedizinisches Personal hat bei der Krankenversorgung nichts zu suchen.	**Falsch.** Es ist von unschätzbarem Wert beim Zuhören und Herstellen alltäglicher Annehmlichkeiten.
ÄrztInnen und Pflegepersonal werden selbst niemals krank und leben ewig.	**Das ist nur ein Gerücht!** Selbst wenn es wahr wäre, würde es uns nicht von der Pflicht entbinden, die Beschwerden unserer Kranken zu lindern.

Abb. 9.7 ▪ **Vermutungen** und Tatsachen im Umgang mit Schmerzmitteln bei der Betreuung von sterbenden Menschen (Übertragung einer Information des St. Christopher´s Hospice, London 1984).

len Fällen wird auf diese Weise bereits nach 24 Stunden eine befriedigende Schmerzstillung erreicht.

Sobald man eine gute Schmerzstillung erreicht hat, kann auf ein retardiert (verzögert) wirksames Präparat umgesetzt werden. Z. B. kann dann die gesamte bisherige Tagesdosis auf zwei Einzeldosen eines Retard-Präparates verteilt werden. Die Kranken werden dann weniger durch häufiges Tablettenschlucken belästigt.

 Opioide sollen grundsätzlich oral verabreicht werden (WHO, 1996).

Orale Verabreichung. Grundsätzlich sollten Opioide oral verabreicht werden. Dies ist für die Kranken i. d. R. auch die angenehmste Darreichungsform. Bestehen Schluckbeschwerden, kann auch auf den rektalen Weg ausgewichen werden. Liegt bei Kranken eine Magensonde, kann z. B. ein lösliches (ebenfalls retardiertes) Granulat verwendet werden.

Transdermale Schmerzpflaster. In manchen Regionen erfreut sich der transdermale Weg („Schmerzpflaster") großer Beliebtheit. Hierbei handelt es sich um Matrixsysteme, die entweder Fentanyl oder Buprenorphin enthalten. Diese Substanzen können auch über die Haut aufgenommen werden. Ihre Anwendung ist aber höchstens bei ganz stabiler Schmerzsituation (d. h. gut eingestelltem Schmerz ohne nennenswerte Schwankungen) sinnvoll, wenn gleichzeitig der orale Weg (Schluckhindernis und keine Sonde) nicht zur Verfügung steht. Auch bei Menschen, die alleine zu Hause leben und zur Vergesslichkeit neigen, kann diese Möglichkeit erwogen werden, da das Pflaster meist nur alle drei bzw. vier Tage gewechselt werden muss.

Allerdings hat der transdermale Weg gerade bei Menschen am Lebensende gewichtige Nachteile: Das System ist sehr träge. Die Wirkung tritt erst mit einer Verzögerung von 12–24 Stunden ein und klingt auch entsprechend langsam wieder ab. Das macht Dosisanpassungen sehr schwer. Verletzungen der Haut oder Überwärmung (z. B. bei Fieber) können die Resorption gefährlich beschleunigen. Umgekehrt können Minderdurchblutung der Haut oder geringes Unterhautfettgewebe die Medikamentenaufnahme stark einschränken (Hanks u. a., 2001; Nauck u. a., 2007). Wir verzichten deshalb in aller Regel völlig auf diese Anwendungsform.

Subkutane Morphin-Therapie. Falls die orale Schmerztherapie nicht durchführbar ist (z. B. Verlegung des oralen Weges, Schluckstörungen, Bewusstseinstö-

rungen, unstillbares Erbrechen), oder ein besonders rasches Hochdosieren wünschenswert ist, die Fähigkeit von Kranken zur Mitwirkung nicht ausreicht (z. B. bei der Betreuung zu Hause) oder es immer wieder zu Schmerz-Durchbrüchen kommt, hat sich die subkutane Morphin-Therapie mittels einer sog. **Schmerzpumpe** bewährt. Schmerzpumpen sind kleine, am Gürtel oder an einem Band um den Hals tragbare batteriegetriebene Pumpen mit austauschbarem Medikamentenreservoir (**Abb. 9.8**). Das Medikament wird kontinuierlich über eine dünne Kanüle, die lange Zeit liegen bleiben kann, subkutan verabreicht.

Sie belästigt den kranken Menschen kaum und kann zusätzlich in gewissen Grenzen von ihm selbst gesteuert werden (PCA-Schmerzpumpe): In voreingestellten Intervallen kann der kranke Mensch bei Bedarf (z. B. Durchbruchschmerz; s. u.) sich selbst eine Zusatzdosis („Bolus") geben. Friedrich Groß aus unserem Eingangsbeispiel profitierte von dieser Möglichkeit, die zu einer schnellen Wirkung führte und ihm zugleich auch das Gefühl gab, wieder „autonom" zu sein. Das war ihm immer wichtig gewesen (weiteres zur Schmerzpumpe, S. 80 „Subkutantherapie").

Um die Inhalte zu vertiefen, können Sie sich das Video „Umgang mit der Schmerzpumpe" ansehen.

Nebenwirkungen

Wie jedes Medikament mit einer Hauptwirkung hat auch Morphin Nebenwirkungen: Die unangenehmste und regelmäßig auftretende Nebenwirkung ist die Obstipation (S. 176). Sie muss von der ersten Opioid-Gabe an sofort durch Laxanzien behandelt werden: (Nur Menschen mit schwerer Durchfall-Symptomatik sind hiervon ausgenommen.) Eine Übersicht über die weiteren Nebenwirkungen findet sich in **Abb. 9.9**.

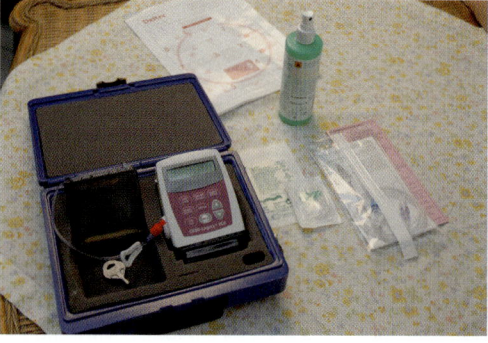

Abb. 9.8 ■ PCA-Schmerzpumpe.

Häufige Nebenwirkungen:

- Verstopfung (meist während der gesamten Anwendungszeit)
- Übelkeit und Erbrechen (meist nur anfangs)
- Sedierung (meist nur anfangs)
- Mundtrockenheit

Seltenere Nebenwirkungen:

- Verwirrtheit, Delir, Halluzinationen, Albträume
- Schwitzen
- Juckreiz
- Harnverhalten
- Myoklonien

Abb. 9.9 ▪ Nebenwirkungen von Opioiden (Hamks u. a., 2001; Nauck u. a., 2007; Ostgathe u. a., 2007).

Insgesamt lässt sich sagen, dass die Nebenwirkungen von Morphin gemessen an den Nutzwirkungen als geringfügig angesehen werden können. **Morphin hat oft sogar eine lebensverlängernde Wirkung.** Denn unzureichende Schmerz-Linderung kann den Todeseintritt beschleunigen, weil der dadurch ausgelöste Stress das Immunsystem schwächt, die schmerzbedingt herabgesetzte Mobilität die Entstehung von Lungenentzündungen und Thromboembolien fördert und die verstärkte Atemtätigkeit den Sauerstoffverbrauch des Herzens steigert. Vor allem aber ist bei Schmerzen die gesamte Lebensqualität dramatisch herabgesetzt (Paice u. Fine, 2001).

Nicht-Opioide

Die Nicht-Opioide sind Schmerzmittel, die nicht mit dem Morphin verwandt sind. Sie werden in erster Linie bei milden Schmerzen eingesetzt und sind besonders nützlich bei **nozizeptiven** Schmerzen (S. 129). Zu dieser Medikamentengruppe gehören:

- nicht steroidale Antiphlogistika,
- antipyretische Analgetika.

Nicht steroidale Antiphlogistika. Hierzu gehört z. B. die Azetylsalizylsäure (ASS). Sie haben sich besonders bei Knochen- und Weichteilschmerzen (z. B. bei Knochenmetastasen) bewährt. Als Nebenwirkungen sind vor allem Magenbeschwerden (bis hin zu Geschwüren und Blutungen) zu nennen.

Antipyretische Analgetika. Hierzu gehören z. B. Paracetamol und Metamizol. Bei häufiger Anwendung in hoher Dosierung und/oder über einen langen Zeitraum bzw. bei einer Überdosierung kann durch **Paracetamol** die Leber nachhaltig geschädigt werden. – **Metamizol** kann bei viszeralen Schmerzen wegen seiner spasmolytischen Eigenschaften von Vorteil sein. Es ist allerdings wegen seiner möglichen Schadwirkung auf das Immunsystem nicht ungefährlich. Deshalb ist es in zahlreichen Staaten (wie Schweden, Großbritannien, USA, Kanada oder Australien) nicht mehr im Handel. Es sollte nur bei starken Schmerzen, für die keine medikamentösen Alternativen bestehen, angewandt werden (Reuter, 2003). Außerdem muss regelmäßig das Blutbild kontrolliert werden. (Soll die Belästigung durch Venenpunktionen am Lebensende vermieden werden, ist der kranke Mensch aus unserer Sicht im Sinne der Möglichkeit indirekter Sterbehilfe aufzuklären; S. 247).

Adjuvante Schmerzmedikamente (Koanalgetika)

Hierbei handelt es sich um Medikamente, die ursprünglich nicht für die Schmerztherapie gedacht waren, bei denen sich aber zeigte, dass sie unter bestimmten Bedingen – gemeinsam mit einem Schmerzmittel – eine gute schmerzlindernde Wirkung haben können (Lussier u. Portenoy, 2004). Die wichtigsten Koanalgetika sind (Nauck u. a., 2007):

- Antidepressiva,
- Antikonvulsiva,
- Korikosteroide.

Trizyklische Antidepressiva. Insbesondere die trizyklischen Antidepressiva (z. B. Amitriptylin) erweisen sich bei neuropathischen Schmerzen (S. 153) als besonders wirksam. Die schmerzstillende Wirkung tritt rascher und bei niedrigerer Dosis ein als die antidepressive. (Wichtig ist es, den Kranken gut zu erklären, dass man sie nicht für psychisch krank hält, wenn man ihnen eines der Antidepressiva zur Schmerztherapie gibt!) An Nebenwirkungen sind neben Blutbildveränderungen vor allem Müdigkeit, Mundtrockenheit, Verstopfung, Herzrhythmusstörungen zu nennen, weshalb insbesondere bei älteren Menschen vorsichtig dosiert werden muss. Insgesamt soll einschleichend dosiert werden.

Antikonvulsiva. Hierzu gehören z. B. Carbamazepin und Phenytoin. Sie werden vor allem bei neuropathischen Schmerzen eingesetzt, die einen einschießenden, „elektrisierenden" Charakter haben. Die Nebenwirkungen sind ähnlich denen bei Antidepressiva. Wie bei den Antidepressiva ist es besonders wichtig, einschleichend zu dosieren.

Kortikosteroide. Bei ihnen (Dexamethason hat sich hier besonders bewährt) wird vor allem ihr ödemreduzierender Effekt genutzt: Deshalb sind sie besonders wirksam bei Schmerzen, die durch Kompression von Geweben durch einen wachsenden Tumor ausgelöst werden. Bei langfristiger Gabe und hoher Dosierung sind allerdings erhebliche Nebenwirkungen in Kauf zu nehmen (z. B. Magen-Darm-Geschwüre, Ödeme, Diabetes mellitus, Thrombosen und psychische Veränderungen). Auch die Veränderung der Körpergestalt („Cushing-Gesicht") wird von vielen Kranken als sehr belastend erlebt und muss deshalb gemeinsam mit den Betroffenen gegen den möglichen Vorteil der Medikamentengabe sorgsam abgewogen werden.

Stufenplan der WHO zur (Tumor-)Schmerztherapie

Das ExpertInnen-Gremium zu Fragen von Palliative Care der Weltgesundheitsorganisation (WHO) hat bereits 1986 einen Stufenplan zur (Tumor-) Schmerztherapie angegeben, der eine optimale Nutzung medikamentöser schmerztherapeutischer Ressourcen möglich machen soll (**Abb. 9.10**). Das Prinzip besteht darin, dass hier bei Krebs-Schmerzen in erster Linie die **Intensität** des Schmerzes Richtschnur für die Auswahl des Schmerzmittels ist, weniger die Ursache (Hanks u. a., 2004). Die Anwendung allein dieses Schemas führt schon in 70–90 % der Fälle zur Schmerzstillung (Zech u. a., 1995).

Stufe I: Bei mildem Schmerz setzt man ein Nicht-Opioid ein und ergänzt es ggf. durch ein adjuvantes Schmerzmittel. Bestehen z. B. leichte Schmerzen im Arm nach Bestrahlungen im Bereich des Arm-Plexus, kann Paracetamol in Kombination mit einem trizyklischen Antidepressivum verwendet werden.

Stufe II und III: Hier kommen die Opioide zum Einsatz. Die Trennung dieser beiden Stufen wird heute vielfach nicht mehr als besonders relevant angese-

hen, sodass sich vereinfacht sagen lässt: Bei mildem Krebs-Schmerz werden Medikamente der Stufe I gegeben. Bleibt die erwünschte Wirkung aus oder bestehen mäßige bis starke Schmerzen, wird ein stark wirksames Opioid genutzt (Hanks u. a., 2001). In erster Linie ist hier an Morphin zu denken, ggf. auch an Oxycodon, Hydromorphon u. ä. Diese werden – wie oben skizziert – so weit gesteigert (titriert) bis der Schmerz aufgehoben ist. Dazu kann noch ein Nicht-Opioid gegeben werden (z. B. wenn die Schmerzen durch Knochenmetastasen ausgelöst werden ein nicht steroidales Antiphlogistikum). Reicht auch dies noch nicht, kann ein adjuvantes Analgetikum zusätzlich genutzt werden (im Fall der Knochenmetastasen z. B. ein Kortikoid).

Schmerz-Durchbrüche

Es gibt eine nennenswerte Zahl von Kranken, bei denen zwar im Prinzip eine befriedigende Schmerzstillung erreicht wurde, aber zwischendurch doch immer wieder „Schmerzspitzen" durchbrechen. Diese können durch **bestimmte Aktivitäten** ausgelöst werden. In diesem Fall hilft meist dasselbe Opioid, das auch zur Basismedikation gegeben wurde – allerdings in seiner rasch wirksamen (also nicht retardierten) Form. Es wird auch hier möglichst vorbeugend angeboten (also ehe der erwartete Schmerz z. B. beim Umlagern auftritt) (S. 66 „vorausschauende Pflege").

Bei Schmerzdurchbrüchen, die „spontan", also **ohne erkennbare Ursache** auftreten, kann man ein adjuvantes Mittel gegen neuropathischen Schmerz geben. Andernfalls muss ein rasch wirksames Opioid in Bereitschaft gehalten werden (ausnahmsweise also einmal „nach Bedarf" verabreicht werden).

Manchmal treten Schmerzen vor der nächsten Dosis des Schmerzmittels auf, als Zeichen dafür, dass der Blutspiegel zu rasch abgefallen ist. Hier hilft die **Erhöhung** der Dosis des Dauermedikamentes zu den vereinbarten Einnahmezeiten (Paice u. Fine, 2001).

Wenn alles nichts hilft: Invasive Verfahren

Sind alle Möglichkeiten der Schmerzlinderung mit Medikamenten nach dem WHO-Stufenplan ausgeschöpft, bleibt heute nur noch eine sehr kleine Gruppe von Kranken (weniger als 5 %) übrig, bei denen auf diese Weise keine ausreichende Schmerzlinderung erreicht wurde (Radbruch, 2006). In diesen Fällen ist die Unterstützung von spezialisierten Zentren erforderlich. Dort können

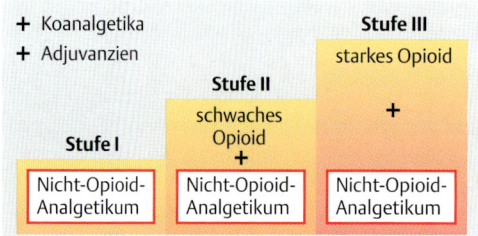

Abb. 9.10 ■ WHO Stufenplan.

besondere, in den Organismus eingreifende (invasive) Maßnahmen genutzt werden, z.B. rückenmarksnahe Opioid-Applikationen, neurolytische Nervenblockaden u.ä.

Zusammenfassung

„Schmerz ist ein Meister, der uns klein macht", dichtet Hermann Hesse 1933 „ein Feuer, das [...] uns allein macht" (Hesse, 2000), und beschreibt damit eindringlich die Wirkungen von ungestillten Schmerzen auf den ganzen Menschen. – Mit den Möglichkeiten einer modernen, ganzheitlichen Schmerztherapie ist die Schmerzbehandlung heute eigentlich ganz einfach geworden, wenn nur einige wenige, einfache Prinzipien beherzigt werden:

Folgendes sollten Sie sich merken:
- über einer Schmerzproblematik sollte die Sonne nicht untergehen, ohne dass wenigstens Linderung erreicht wurde,
- stets eine **umfassende** Schmerzdiagnostik durchführen,
- Schmerzmittel möglichst **oral** geben,
- Schmerzmittel stets **regelmäßig** und damit vorbeugend, nicht „nach Bedarf" einsetzen,
- bei mäßigen bis starken Schmerzen stets ein Opioid (insbesondere Morphin) einsetzen und es erforderlichenfalls mit einem Nicht-Opioid und einem adjuvanten Schmerzmittel kombinieren,
- beachten, dass es bei Morphin keine grundsätzliche Obergrenze der Dosis gibt,
- zu der medikamentösen Schmerztherapie stets körperlich-pflegerische, psychosoziale und spirituelle Linderungsmöglichkeiten anwenden,
- daran denken, dass das Ziel „Schmerzfreiheit" heißt und nicht nur Abschwächung des Schmerzes,
- eine Pflegekraft sollte nicht ruhen, bis das Ziel der Schmerzfreiheit erreicht ist.

„Aber ist die medikamentöse Schmerztherapie nicht in erster Linie Sache von ÄrztInnen? Was geht uns Pflegende das an?" mögen nun einige von Ihnen dagegenhalten, nachdem im letzten Kapitel so viel von medikamentöser Schmerztherapie die Rede war. Natürlich können Sie als Pflegekraft keine Schmerzmittel verordnen. Aber Sie können grundlegend wichtige Aufgaben bei jeder Schmerztherapie erfüllen und damit dem kranken Menschen entscheidenden Schutz zuteil werden lassen:

- Sie sind es, dem der kranke Mensch vielleicht als erster von seinem Schmerz berichtet. Gerade ältere Menschen haben vielfach zu viel Respekt vor ÄrztInnen, um sich bei Schmerzen an sie direkt zu wenden.
- Sie kennen den kranken Menschen meist am intimsten und können deshalb ein besonders minutiöses und umfassendes Schmerz-Assessment durchführen. Denn Sie haben den Kontakt zu allen Mit-Beteiligten: den Kranken ebenso wie deren Angehörigen und Ihren KollegInnen.
- Sie sind es auch, die als erste merken, ob die getroffenen Maßnahmen und die verordneten Medikamente wirken und hören schon früh von Nebenwirkungen oder zusätzlich aufgetretenen Beschwerden.
- Sie sind in Kontakt mit ÄrztInnen und können sich als Anwalt des kranken Menschen dafür verwenden, dass schnelle Abhilfe bei Schmerzen geschaffen wird, indem Sie die ÄrztInnen motivieren, sich des Schmerzthemas anzunehmen und darauf drängen, dass erforderlichenfalls ExpertInnen zu Rate gezogen werden.

Gute Schmerztherapie gehört zu den besonders befriedigenden Aufgaben der Palliative Care. Durch wenige andere Maßnahmen kann die Lebensqualität von kranken Menschen rascher und auch nachhaltiger verbessert werden als durch gute Schmerztherapie.

9.2 Mundschleimhautprobleme

Wahrnehmen

Der Mund ist eine der wahrnehmungsstärksten Zonen unseres Körpers. Das heißt auch, dass er sehr schmerzempfindlich ist. „Painful mouth" (schmerzender Mund) bezeichnet eindringlich das Schmerzgefühl der Kranken. Mund und Lippen sind außerdem eine Intimzone des Menschen.

Das bedeutet, dass wir die Mundpflege besonders behutsam vornehmen.

D *Mit terminaler Dehydratation (S. 180) bezeichnet man den Zustand, den Sterbende erreichen, wenn sie nicht mehr in der Lage sind, genug Flüssigkeit zu sich zu nehmen.*

Die langsame Dehydratation bewirkt in erster Linie Mundtrockenheit. Mundtrockenheit tritt aber ganz allgemein sehr häufig bei Schwerkranken und Sterbenden auf, auch dann, wenn die Flüssigkeitsbalance ausgeglichen ist (Ellershaw, 1995). Sie kann die Lebensqualität sehr reduzieren! Deshalb ist eine sorgfältige und häufige Mundpflege eine wichtige Präventivmaßnahme. Die Mundpflegemittel sollen so ausgewählt sein, dass die Kranken sie gerne mögen (**Abb.9.11**). Auch das Trinkgefäß muss den Fähigkeiten der Kranken angemessen sein (Franke, 2007).

Mundtrockenheit entsteht durch:
- eingeschränkte Flüssigkeitsaufnahme (terminale Dehydratation),
- verminderte Speichelbildung,
- starkes Verdunsten von Speichel (Mundatmung),
- Nebenwirkung von Antidepressiva, Neuroleptika, Opioiden oder anderen Medikamenten,
- Fieber,
- Sauerstoffgabe ohne Befeuchter,
- Angst (S. 101).

Mundtrockenheit führt zu reduziertem Wohlbefinden durch:
- Durstgefühl (nimmt in der Terminalphase ab),
- Appetitlosigkeit und reduziertes Geschmacksempfinden,
- Missempfindung im Mund,
- schlechtem Tolerieren der Zahnprothese,
- Schluckunfähigkeit,
- Mundgeruch,
- Beläge und Borken auf der Zunge,
- Schleimhautdefekte,
- Infektionen der Mundschleimhaut,
- Soor,
- schmerzhaftem Mund,
- Schwierigkeiten beim Sprechen.

M *Erfragen Sie die persönlichen Wünsche für die Mundhygiene und führen Sie eine regelmäßige Einschätzung und Beurteilung der Mundschleimhaut durch.*

Verstehen

Probleme im Mundbereich können lange vor der terminalen Phase das Sprechen und die Nahrungsaufnahme beeinträchtigen. Die Einschränkung der Kommunikation kann soziale Isolation bedeuten, der gezielt z.B. durch den Einsatz von Ehrenamtlichen, die den Kranken vorlesen bzw. TherapeutInnen, die mit ihnen malen oder musizieren, zu begegnen ist.

Die meisten Sterbenden können noch bis zu ihrem Tod kleine Schlucke zu sich nehmen. Durch ihre Körpersprache, wie Mund öffnen, Kopf weg drehen, Lippen fest zuhalten, zeigen sie uns, ob sie Durst haben oder nicht.

Manche Sterbende haben schlechte Erfahrungen mit einer unangenehmen Mundpflege gemacht und verweigern sie deshalb. Wir berücksichtigen die Wünsche der Kranken bei der Mundpflege, dann verschließen sie nicht den Mund, sondern verbinden mit der Mundpflege ein angenehmes Gefühl.

Über die Vorlieben und Abneigungen der Kranken geben uns Angehörige oft wichtige Informationen. Angehörige, die darunter leiden, dass die sterbende Person nichts mehr zu sich nimmt, erleben durch eine angeleitete Mundpflege, was sie noch liebevoll für sie tun können. Bei dieser Tätigkeit wird den Angehörigen auch die große Abhängigkeit des Kranken deutlich. Die Angehörigen merken, dass ihr Dasein, ihre Unterstützung wichtig ist. Sie übernehmen dann die Aufgabe oft mit einer besonderen Hingabe.

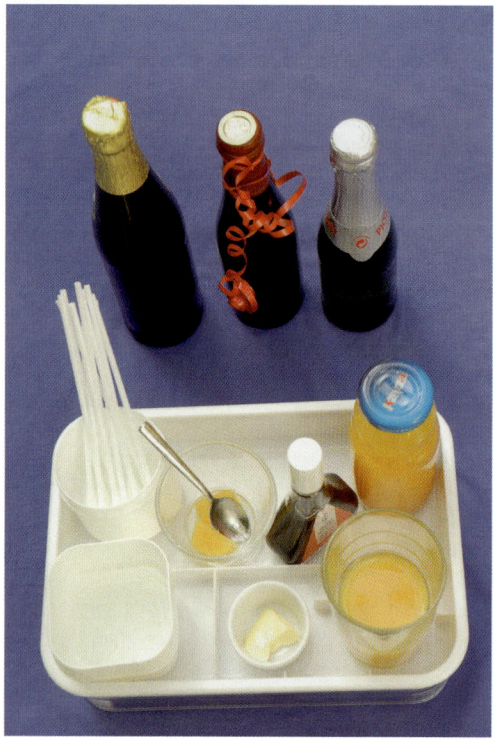

Abb. 9.11 ▪ Mundpflege mit Wunschutensilien.

Schützen

Der lindernde Effekt der Maßnahmen hält manchmal nur für eine Stunde an. Ein intensives und häufiges Anfeuchten der Mundschleimhaut und eine regelmäßige Lippenpflege sind notwendig, um ein Durstgefühl zu verhindern und Wohlbefinden zu erreichen. Es wird versucht, die physiologische Mundflora aufrechtzuerhalten, den Speichelfluss anzuregen, Infektionen vorzubeugen, Borken zu entfernen, Mundgeruch zu vermeiden und Schmerzen zu lindern.

P *Beim direkten Hantieren im Mund können Einmalhandschuhe verwendet werden. Auftretende Ekelgefühle im Team ansprechen (S. 121 „Ekel").*

P *Watteträger und Taschentücher erst mit Tee anfeuchten, bevor sie mit einem nichtflüssigen Mittel in den Mund eingebracht werden.*

Um die Inhalte zu vertiefen, können Sie sich das Video „Mundpflege" ansehen.

M *Zur Anregung der Speichelbildung und zur Geschmacksbereicherung feuchten Sie die Mundschleimhaut jede (halbe) Stunde an. Keine glyzerinhaltigen Stäbchen verwenden! Glyzerin trocknet die Mundschleimhaut aus!*

Mundtrockenheit

Folgende Angebote können bei Mundtrockenheit helfen:
- kleine Schlucke der von den Kranken gewählten Flüssigkeit (Sekt, Bier, Früchte- oder Kräutertee, Retsina, Brühe usw.),
- zuckerfreier Kaugummi (wenn möglich),
- brausehaltige Lutscher,
- kleine gefrorene Fruchtstückchen (Ananas – auch aus der Dose, Zitrone, Orange). Ananas regt durch ein Enzym besonders die Speichelproduktion an. Durch das Lutschen wird die Zunge gleichzeitig von Belägen gereinigt.
- Eisstückchen aus gefrorenen Getränken (z.B. Orangensaft, Apfelsaft, Sekt, Cola, Bier, andere Fruchtsäfte). Bei wahrnehmungsbeeinträchtigten Kranken Gefrorenes in die Mitte eines Stofftaschentuches/Kompresse eindrehen, Kranken in den Mund legen und die Enden aus dem Mund hängen lassen. Meist beginnen die Kranken zu saugen und machen damit selbstständig Mundpflege.
- besprühen von Mundschleimhaut und Zunge mit einem Zerstäuber (Lindner Sprühsysteme), der die bevorzugten Flüssigkeiten erhält. Der feine Nebel hinterlässt ein angenehm frisches und feuchtes Gefühl.
- synthetischer Speichel nach Speicheldrüsenbestrahlung bzw. -entfernung, wenn kein eigener Speichel mehr produziert werden kann: Glandosane Spray, Artisal Spray.
- Butter, Sahne oder Olivenöl halten den Mund länger feucht als Flüssigkeiten und fühlen sich angenehm an.
- Lippenpflege z.B. mit Bepanthensalbe.
- sanfte Massage im Bereich des Kiefers in Richtung Mund. Dies regt den Speichelfluss an.
- selbstständige Mundraummassage: Kranke immer wieder dazu anhalten, bewusst mit der Zunge den Mundraum entlang zu fahren, den Mund wahrzunehmen, zu schmatzen, zu kauen, zu saugen und zu gähnen.
- Zahnprothesen sauber und feucht einsetzen.
- für gute Luftfeuchtigkeit sorgen, Aromalampe mit Zitronen- oder Orangenöl (Schwenzer, 2005) (S. 74 „Ätherische Öle").

Entzündungen in Mund- und Rachenraum

Spüllösungen für den Zerstäuber:
- Teebaumöl-Mundpflegelösung: 1–2 Tropfen auf 250 ml warmes Wasser. Etwas Sahne sorgt als Emulgator für eine gute Verteilung des Öls.
- Rezeptur einer Palliativ-Mundpflegelösung. Die Lösung ist in jeder Apotheke leicht herzustellen und kann unverdünnt und verdünnt angewandt werden:
  - Propylenglycol 15 ml,
  - Bepanthenlösung 20 ml,
  - Salviathymol 4 ml,
  - Eukamillat 2 ml,
  - aufgefüllt auf 100 ml mit destilliertem Wasser (DGP, 2004g).
- Rezeptur einer Mukositis-Spüllösung: Die Lösung auf die Ulzerationen aufsprühen und nach Einwirkung zusammen mit Wasser den Mund spülen:
  - Pantocain 2 ml
  - Hydrocortinsonacetat 1 ml
  - Propylenglykol 30 ml
  - Azolonliquid 4 ml
  - Panthenol 5 % 40 ml
  - Blendamed-Fluid 8 ml
  - aufgefüllt auf 200 ml mit destilliertem Wasser (Christophorus Hospiz Verein, 2004).

Mundsprühen, Mundspülen oder Auswischen mit Tees sollte zweimal stündlich durchgeführt werden. Es ist sinnvoll, mit den Tees abzuwechseln. Das geht leichter, wenn man mehrere Zerstäuber zur Verfügung hat. Folgende Tees sind geeignet:

- **Kamillentee** wirkt entzündungshemmend und beruhigend, aber auch austrocknend. 1–2 Teelöffel Kamillenblüten mit 150 ml heißem Wasser übergießen, 10 Minuten ziehen lassen, absieben.
- **Salbeitee** wirkt entzündungshemmend und adstringierend (zusammen ziehend). Unterstützende Behandlung bei Stomatitis, Tumorwachstum und Tumorzerfall im Mund- und Rachenraum. 1–2 Teelöffel geschnittene Blätter mit 150 ml kochendem Wasser übergießen, 3 Minuten ziehen lassen und absieben.
- **Thymiantee** wirkt entzündungshemmend und durchblutungsfördernd. Unterstützende Behandlung bei Soor und Mundgeruch. 1 Teelöffel Thymian mit 150 ml kochendem Wasser übergießen, 5–10 Minuten ziehen lassen und absieben.
- **Ringelblumentee** wirkt entzündungshemmend und heilend. 1 Teelöffel Blüten mit 150 ml kochendem Wasser übergießen, 5 Minuten ziehen lassen und absieben (DGP, 2004g).

Mundgeruch

Mundgeruch verunsichert sehr und kann in die Isolation führen. Deshalb muss er wirklich effektiv behandelt werden durch:

- regelmäßige Zahnhygiene,
- Thymiantee (s.o.),
- sich auflösende Minze-Plättchen (aus Lebensmittelgeschäft),
- Betaisadona Mundantiseptikum,
- Antibiotika systemisch, z.B. Sobelin, Clont,
- Chlorophyll-Dragees (färben Zunge grünlich). Sie wirken auch bei Mundgeruch, der durch Störungen im Magen-Darm-Trakt, z.B. bei Kranken mit Ileus verursacht ist.

Borken und Mundbeläge

Je nach Vorliebe der Kranken können folgende Maßnahmen angewendet werden:

- reinigen der Schleimhaut mit leicht schäumender Lösung (Apfelschorle),
- kauen von Ananasstückchen, Salami, harter Brotrinde,

- bestreichen mit Butter, Sahne, Honig, Zucker, Öl,
- Borken lösen sich mit kohlensäurehaltigen Getränken auf (Cola, Sekt, sehr kleinen Stückchen einer Vitamin-C-Brausetablette),
- häufige Reinigung der Zunge mit einer weichen Bürste,
- Bepanthen-Lösung.

M *Vorsicht: Vitamin C brennt bei wunder Mundschleimhaut.*

Soor (Candidiasis)

Durch Störung des Immunsystems kommt es leicht zur Pilzinfektion. Eine medikamentöse Therapie muss zur sorgfältigen Mundpflege hinzukommen. Orale Antimykotika, z.B. Nystatin, Ampho-Moronal, Amphotericin. Zahnersatz gründlich reinigen und über Nacht in Ampho-Moronal einlegen.

Schmerzhafter Mund

Rhagaden und Fissuren der Mundschleimhaut treten häufig nach Bestrahlungen oder Chemotherapie auf und erschweren eine Nahrungs- und Flüssigkeitsaufnahme. Entzündungen und Tumorwachstum im Mund- und Rachenbereich führen ebenfalls zu Schmerzen. Hier kann Folgendes helfen:

- vor dem Essen: Lokalanästhetika auftragen (Mundisal-Gel, Dynexan Gel),
- vor dem Essen: anästhesierende Lutschtabletten z.B. Dolo Dobendan,
- Eislutscher mit Stiel herstellen aus einer Mischung von:
  - 100 ml Saft (Ananas, Zitrone oder Apfel),
  - 4 ml Sucralfat (Ulcogant flüssig),
  - 5 ml Xylocain viscös (Tanzler u. Mörtl, 2002, S. 99).

Zusammenfassung

Es kommt bei der Mundpflege darauf an, diese regelmäßig und in kurzen Abständen durchzuführen. Durch das Eingehen auf die Vorlieben der Kranken haben wir hier die Chance, zusätzlich Geschmackserlebnisse zu ermöglichen, mit denen positive Erinnerungen verbunden sind.

9.3 Ernährungsprobleme

Probleme mit der Ernährung belasten Angehörige und ihre Schwerkranken oft sehr. Folgendes Beispiel einer Hospizschwester zeigt einen häufig auftretenden Beratungsbedarf.

B *Beratung einer Familie zur Frage der Ernährung am Lebensende (Abb. 9.12).*
Frau Frech bittet das Hospiz um Unterstützung, weil es bei ihrer 63-jährigen Mutter, die an einer ALS (Amyotrophe Lateralsklerose) leidet, zu Ernährungsproblemen im Rahmen einer Sondenernährung gekommen ist.
Anlässlich des ersten Besuches in der Familie, bei dem sorgfältig die Vorgeschichte und alle bestehenden körperlichen und seelischen Probleme erfragt werden, zeigt sich, dass zwischen den Wünschen der Familie und den Bedürfnissen der Kranken eine deutliche Diskrepanz besteht: Während Frau Frech sich große Sorgen macht, weil ihre Mutter deutlich an Gewicht abgenommen hat und sie fürchtet, die Kranke würde verhungern, fühlt sich die Patientin durch Übelkeit und Rückfluss von Nahrung in die Speiseröhre belastet und hat den dringenden Wunsch, weniger Nahrung zu bekommen.
Bei der anschließenden Beratung werden zunächst von der Hospizschwester Vorschläge gemacht, wie durch die Veränderung der Lagerung der Kranken sowie durch Veränderungen beim Rhythmus der Nahrungsaufnahme und durch medikamentöse Maßnahmen Erleichterungen für die Kranke erreicht werden.
Im Laufe der Begleitung wird schließlich – dem dringenden Wunsch der Kranken entsprechend – die Ernährung etwas reduziert. Dadurch steigt ihr subjektives Wohlbefinden und das Gewicht bleibt – trotz reduzierter Kalorienzahl – auf gleich bleibendem Niveau.
Im Laufe der weiteren Hausbesuche treten immer häufiger psychosoziale und ethische Fragen in den Vordergrund. Dabei werden mit Frau Frech und ihrer Mutter Fragen von Patientenverfügung und Vorsorgevollmacht besprochen und der Familie empfohlen, Kontakt zu einer ALS-Selbsthilfegruppe zu knüpfen. Hierdurch fühlt sich insbesondere die Kranke entlastet, weil sie weiß, dass ihre Angehörigen auf diese Weise ein besseres Verständnis für ihre Situation entwickeln können.

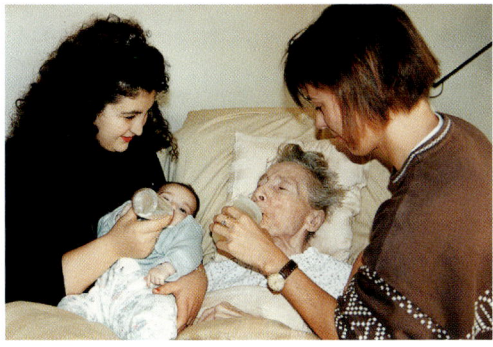

Abb. 9.12 ▪ Gemeinsamkeiten am Beginn und Ende des Lebens (Köther, 2005).

Die Wochen gehen ins Land. Die Kontakte zur Kranken konnten in der Zwischenzeit deutlich reduziert werden. Dann kommt es erneut zu Komplikationen: Die Kranke leidet unter den für die ALS typischen Atemproblemen. Wieder kann die Beratung der Hospizschwester Erleichterung verschaffen: Sie spricht mit der Familie atemerleichternde Maßnahmen durch, lässt entsprechende Veränderungen am Bett vornehmen, bespricht Möglichkeiten einer angemessenen Sauerstoffgabe und berät die Familie insbesondere dabei, einen Notfallplan aufzustellen. Dabei wird es wichtig, den Willen der Patientin zu respektieren, die keinerlei Beatmung mehr wünscht – und schon gar keine Klinikeinweisung. Eine weitere körperliche Krise, die – wie so häufig – ausgerechnet an einem Feiertag auftritt, kann die Hospizschwester in Zusammenarbeit mit dem Hausarzt klären. Das plötzlich aufgetretene Schmerzgeschehen und die Wasseransammlungen im Körper werden medikamentös behoben. Gleichzeitig wird die Versorgung durch den Pflegedienst intensiviert. Der Zustand der Kranken stabilisiert sich wieder. Zwei Tage später stirbt sie zu Hause – ohne Atemnot und ohne Schmerzen ganz friedlich (Fischle-Brendel u. a., 2005, S. 27 f.).

9.3.1 Appetitlosigkeit (Anorexie) und Kräfteverfall (Kachexie)

Schwierigkeiten bei der Nahrungsaufnahme bedeuten für viele Menschen eine starke Beeinträchtigung der Lebensqualität, Essen-Können wird mit Leben-Können gleichgesetzt. Die Einschränkung oder die Unfähigkeit zu Essen wird als „Einbruch ins Leben" registriert. Kranke betrauern oft sehr, dass sie nicht mehr mit Freude essen können. Die täglichen Mahlzeiten strukturieren den Tag. Wenn diese gewohnte Struktur überflüssig wird, bedeutet das oft auch einen Verlust an Halt.

Wahrnehmen

Appetitlosigkeit ist eine der am meisten beklagten Symptome von Kranken mit fortgeschrittenen (Tumor-)Erkrankungen und markiert oft den Beginn von verminderter Nahrungsaufnahme, Gewichtsverlust und Auszehrung und Schwäche bis zur Kachexie (Kräfteverfall). Die Kranken bringen den Kräfteverfall häufig ursächlich mit der Appetitlosigkeit und nicht mit ihrer Grunderkrankung in Verbindung. Genussvoll Essenkönnen ist meist eng mit dem eigenen Wohlbefinden verknüpft. Nicht mehr ausreichend essen zu können, bedeutet, sterben zu müssen. Nicht die Appetitlosigkeit, sondern die Erkenntnis, dass der Tod nahe ist, ist für die Betroffenen bedeutsam. Die spirituelle und psychosoziale Dimension der palliativen Pflege treten in den Vordergrund.

Der Kräfteverfall verändert das Aussehen der Kranken, sie sind durch ihre Krankheit „gezeichnet". Sie merken, dass ihre Angehörigen sie fast nicht mehr erkennen. Der Stempel der Krankheit und die fortschreitende Abhängigkeit verschlechtern die Stimmungslage und sind für alle schwer zu ertragen und zu akzeptieren.

Ursachen. Die häufige Appetitlosigkeit kann viele Ursachen haben:

■ sie kann vorübergehend sein als Folge von Medikamenten oder Bestrahlungen,
■ sie kann anhaltend sein als Folge von Müdigkeit und zunehmender Schwäche des Körpers,
■ sie kann durch Angst vor Erbrechen, vor Übelkeit oder vor Schmerzen im Mundbereich (Entzündungen, schlecht sitzendes Gebiss) und beim Schlucken ausgelöst werden,
■ sie kann ausgelöst sein durch Mundtrockenheit, Stomatitis, Geschmacksveränderungen, Schluckbeschwerden, Gastritis, Übelkeit, Völlegefühl, Obstipation, Obstruktion im Verdauungstrakt,
■ nachlassender Geruchssinn oder Gerüche durch Wunden und Inkontinenz,
■ Trauer, Sorgen, Einsamkeit, Sich-nicht-das-Essen-reichen-lassen-wollen, Depression,
■ endogene Substanzen (Kachexiemediatoren) als körpereigene Reaktion oder vom Tumor gebildet.

Ernährungsanamnese. Für die umfassende Wahrnehmung ist es notwendig, die Ursache der Appetitlosigkeit zu erkennen und eine Ernährungsanamnese durchzuführen:

■ Erfassung des Ernährungszustandes: ausreichend oder unter- bzw. mangelernährt?
■ Welche Bedeutung hat das Essen?
■ Wie viele Mahlzeiten werden gewünscht?
■ Wann werden die Mahlzeiten eingenommen?
■ Wie viel wird gegessen und getrunken?
■ Was wird gewünscht?
■ Ist Unterstützung beim Essen nötig?
■ Was hindert am Essen?
■ Ist eine fehlende Flüssigkeits- und Nahrungsaufnahme ein Problem?
■ Für wen ist eine fehlende Flüssigkeits- und Nahrungsaufnahme ein Problem?

Verstehen

Im Hospiz Stuttgart ist die Küche mit einem großen Esstisch das Zentrum des stationären Bereichs. Der Tisch wird von Ehrenamtlichen mit Blumen, Kerzen und Servietten gedeckt. Das gemeinsame Mittagessen ist ein wichtiger Treffpunkt in unserem Tagesablauf. Die kranken Gäste essen mit uns und ihren Angehörigen. Wir genießen es, dass alle an der Gemeinschaft so teilnehmen können, wie es ihren Möglichkeiten entspricht. Dies wirkt sich auf die Stimmung ausgesprochen positiv aus. Das Essen in Gesellschaft fördert den Appetit. Das gemeinsame Essen erhöht unsere Lebensqualität. Die Angehörigen, die Ehrenamtlichen und die Hauptamtlichen aus dem ganzen Haus bringen viel Abwechslung für die kranken Gäste. Diese unterhalten sich oder sie nehmen still teil. Für viele Schwerkranke ist das selbstständige Essen und Trinken bei uns am Tisch sehr wichtig. Wir haben deshalb große und dicke Servietten, die auch stark bekleckert werden dürfen. Wer Unterstützung beim Essen braucht, erhält diese in selbstverständlicher und aufmerksamer Weise.

Gemeinsames Essen ist ein zentrales Element des sozialen Lebens, deshalb leisten unsere Ehrenamtlichen den bettlägerigen kranken Gästen Gesellschaft und Hilfestellungen beim Essen, wenn keine Angehörigen da sind.

Die Kranken brauchen von den ÄrztInnen eine genaue Information über die möglichen Ursachen ihrer Appetitlosigkeit. Kranke, Pflegekräfte und ÄrztInnen müssen dann zu einer einheitlichen Zielsetzung kommen: Sollen die Appetitlosigkeit akzeptiert und die begleitenden Symptome gelindert werden oder kann/soll versucht werden, den Appetit anzuregen. An dieser Stelle ist es unbedingt notwendig, die begleitenden Angehörigen einzubeziehen. Den Kranken muss die Angst vor dem „Verhungern" und „Verdursten" genommen werden, indem ihnen ihr Krankheitsverlauf erläutert wird. Ihr Zustand darf nicht geheimnisvoll, unerklärlich und erschreckend sein.

Die kranken Gäste wählen selbst, ob, was, wann und wie viel sie essen möchten. Bei der Ernährung sind die individuellen Wünsche maßgeblich. Zusätzlich zu unserem Mittagessens-Angebot aus einer Großküche und unseren Vorräten für die anderen Mahlzeiten bringen die Angehörigen oft Lieblingsspeisen mit, wir backen Kuchen oder es backt ein kranker Gast mit unserer Unterstützung Kuchen.

Die Angehörigen brauchen Unterstützung. Ernährungsprobleme insbesondere Appetitlosigkeit sind oft besonders für die Angehörigen ein Problem. Sie sagen nicht selten zu den Sterbenden: „Du musst essen, dann geht es dir wieder besser." Nahrungsaufnahme scheint ein Garant für Gesundheit zu sein. Die Angehörigen möchten mit dem Essenreichen den Kranken etwas Gutes tun und sind nicht selten überfordert, tatenlos einer anhaltenden Appetitlosigkeit und dem zunehmenden Kräfteverfall zuschauen zu müssen. Manchmal „stopfen" Angehörige geradezu das Essen in die Sterbenden, und die Pflegenden angeln dies dann wieder aus den Backentaschen heraus. Angehörige wollen damit das Sterben aufhalten.

Hilfemöglichkeiten. Sie brauchen Unterstützung in ihren Hilfemöglichkeiten und bei der Wahrnehmung, was der/dem Sterbenden jetzt gut tun könnte. Hilfemöglichkeiten sind:

■ Angehörige ihre Schwierigkeiten berichten lassen,
■ Angehörige selbst zum Essen ermutigen, sie brauchen die Stärkung,
■ erläutern, dass Druck die Appetitlosigkeit verstärkt und dass es normal ist, dass bei einer schweren Krankheit weniger gegessen wird,
■ erklären, dass eine Nahrungszufuhr zusätzliche Probleme wie Übelkeit und Erbrechen auslösen kann,
■ Angehörigen die Angst vor dem „Verhungern" und „Verdursten" nehmen durch Hinweis auf die Erleichterung für die Kranken,
■ Angehörigen andere Zuwendungsformen vorschlagen und zeigen: Mundpflege, Körperpflege, Spaziergänge machen, Gespräche, Vorlesen, aufmerksame Berührung (S. 69).

Schützen

Kranke mit Kachexie brauchen Unterstützung bei der Auseinandersetzung mit dem veränderten Körperbild:

■ Gewichtskontrolle nur machen, wenn unbedingt nötig. Wenn der Gewichtsverlust erschreckend ist, diesen erläutern.
■ Offen sein für die Trauer über den körperlichen Zerfall.
■ Durch respektvolle und zärtliche Pflege vermitteln, dass sie einzigartig, wertvoll und liebenswert sind.
■ Nach einem Foto von früher fragen und anbieten, es aufzustellen.
■ Den Kauf passender Kleidung anregen.

Kranke mit Kachexie brauchen:

■ eine gewissenhafte Dekubitusprophylaxe mit häufiger Lagerungsänderung (S. 159 „Bewegungsprobleme"),
■ eine sorgfältige Mundpflege (S. 140 „Mundprobleme").

 Um die Inhalte zu vertiefen, können Sie sich das Video „Mundpflege" ansehen.

Menschen, die eine gewisse Menge an Kalorien zu sich nehmen, haben eine bessere Abwehr gegen Keime, ertragen die Alltagsaufgaben besser und haben eine bessere Lebensqualität. Daher ist es sinnvoll, nach Lösungen für Ernährungsprobleme zu suchen und der Kachexie vorzubeugen, wenn der Tod **nicht** unmittelbar bevorsteht.

Palliative Pflege bei Appetitlosigkeit

Die Nahrungsangebote sollten nicht das Ziel haben, schwer Kranke und Sterbende zum Essen zu überreden. Es geht darum, das Wohlbefinden mit folgenden Maßnahmen zu fördern:

■ Aperitif als Appetitanreger eine halbe Stunde vor der Mahlzeit: kleine alkoholische Getränke, Pepsinwein oder Amara-Tropfen (Weleda),
■ richtige Mahlzeiten servieren, wenn Kranke danach verlangen ohne negative Reaktion, wenn sie dann doch nichts essen können:
  – häufige, kleine Portionen hübsch präsentieren,
  – Wunschkost – Vorschläge aus abwechslungsreichem Angebot machen,
  – Wunschkost kauen, schmecken und wieder ausspucken lassen,
  – viele Kranke kommen mit Säften, Milch, (Malz-) Bier, Breien und Speiseeis gut aus und sparen dabei Kraft, die die Verdauung kosten würde,
  – Säuglingskost (nicht im Gläschen servieren!), Gemüsepüree anbieten,
  – Reisschleim bei schmerzhaftem Mund anbieten,
■ das Trinken mit einem Trinkhalm erleichtern,
■ „Astronautenkost", das ist voll resorbierbare Trinknahrung, z. B. Fresubin oder Ensure Plus Drink,
■ Würden die Kranken gerne mehr essen, mehr Hungergefühl haben? Dann können appetitsteigernde Mittel verschrieben werden: 2 mg tägl. Dexamethason und Omega-3-Fettsäuren,
■ wenn das Essen nicht schmeckt, hilft nachwürzen mit Salz, Gewürzen oder Zucker. Beim Verlust des Geschmacksempfindens können Zink-Spurenelemente eine Verbesserung bringen,

- gute Lagerung beim Essen beachten: solange wie möglich auf dem (Roll-)Stuhl, sonst sitzend im Bett. Auch die Verabreichung von Sondenkost sollte nach Möglichkeit im Sitzen stattfinden, nur in einer aufrecht sitzenden Position entsteht das Gefühl der Sättigung,
- Kranke, die nichts mehr oral zu sich nehmen können, freuen sich nicht selten sehr, wenn sie statt der industriellen Sondenkost normale Kost bekommen. Ihre Wunschkost können sie riechen, ihren Finger eintauchen und ablecken; sie können sie sehen und dann wird sie erst zur Sondierung püriert und verdünnt.
- bei störendem Geruch:
  - lüften,
  - Verbandsmaterial mit Aktivkohle wirkt geruchsbindend,
  - bei Bedarf: gründliche Körperpflege,
  - Geschmacks- und Geruchssinn anregen (S. 71),
  - Mundpflege (S. 163 „Mundschleimhautprobleme").

Medikamentöse Therapie der Appetitlosigkeit:
- kausale Therapie mit Antiemetika, Prokinetika (Paspertin, Motilium), Antacida, Laxantien, Antibiotika,
- bei Schmerzen Schmerztherapie (S. 156),
- Kortikosteroide, Gestagene, Antihistaminika, Antiemetika (Aulbert u. Zech, 2000).

9.3.2 Epigastrisches Syndrom

D *Beim epigastrischem Syndrom handelt es sich um Beschwerden im Oberbauch.*

Wahrnehmen

Kranke klagen oft über ein allgemeines Unwohlsein in der Gegend des Epigastriums. Sie haben dort ein Gefühl der Fülle und Übelkeit sowie Blähungen.
Ursachen. Die Ursachen können somatisch und psychosomatisch sein:
- Verstopfung, Aszites,
- Appetitlosigkeit, latente Ängste, latente Depressionen,
- Mangel an Bewegung, Bettlägerigkeit (Weissenberger-Leduc, 2002).

Verstehen

Hierzu gehört:
- zuhören und begleiten,
- Wunschkost gemeinsam überlegen,
- Spaziergänge, -fahrten,
- Beschäftigung,
- Gesellschaft mit Ehrenamtlichen.

Schützen

Folgende Maßnahmen können helfen:
- Überprüfen der Medikamente,
- bei Blähungen:
  - Anis-Fenchel-Kümmeltee,
  - Wärmflasche, warme Auflagen (S. 76)
  - sanfte Bauchmassage anbieten (S. 178 „Obstipation"),
  - Bauchdecke im Liegen entspannen durch Aufstellen der Beine.

9.3.3 Übelkeit (Nausea) und Erbrechen (Emesis)

Übelkeit und Erbrechen treten oft kombiniert auf, aber es gibt Übelkeit ohne Erbrechen und Erbrechen ohne Übelkeit. Unter chronischer Übelkeit leiden ca. 50–60 % aller Kranken mit fortgeschrittenem Krebsleiden. Übelkeit und Erbrechen verstärken andere Symptome wie Unruhe, Angst, Schlaflosigkeit und Schmerzen.

Wahrnehmen

Schwerkranke, die häufig unter Appetitlosigkeit leiden, werden oft noch durch Übelkeit und Erbrechen zusätzlich belastet. Übelkeit allein schon ist ein Symptom, das die Kranken als quälend, belastend und lebenseinschränkend erleben. Andauernde Übelkeit führt zum Rückzug aus Verzweiflung und zum Verzicht auf soziale Kontakte. Essengerüche verstärken meist die Übelkeit.

Häufige Begleiterscheinungen bei Übelkeit und Erbrechen sind Brechreiz, Blässe, kalter Schweiß, Durchfall, Kopfschmerzen und Tachykardie. Die Kranken fühlen sich oft sterbenselend. Übelkeit und Erbrechen erleben sie als Gradmesser ihrer unheilbaren Krankheit.

Das Erbrechen kann Erleichterung bringen, es bringt häufig aber auch das Gefühl, für die Umgebung eine Zumutung zu sein, weil das Erbrechen bei Pflegenden und Angehörigen Ekelgefühle auslösen kann. Die Kranken fühlen sich zudem oft schuldig und haben Versagensgefühle, weil sie das servierte Essen nicht bei sich behalten können.

Ursachen

Zuerst gilt es nach den Ursachen zu schauen, um möglichst eine kausale Therapie durchzuführen. Können die Ursachen nur unzureichend behandelt werden, müssen symptomorientierte Maßnahmen getroffen werden mit dem Ziel der Linderung und der Verbesserung der Lebensqualität.
Ernährungsbedingte Ursachen sind:
- nicht angepasste Ernährung,
- Sondenkost, zu schnell verabreicht oder zu viel verabreicht,
- unappetitlich präsentierte Mahlzeiten,
- Geruch bestimmter Nahrungsmittel.

Therapiebedingte Ursachen. Dies sind:
- Medikamente (prinzipiell fast jedes Medikament, besonders aber Zytostatika, Hormone, Opiate, nicht steroidale Antirheumatika, Digitalis, Antibiotika, Kalzitonin, Antiphlogistika),
- Strahlentherapie: „Strahlenkater".

Psychisch bedingte Ursachen. Dies sind:
- Angst (vor nächster Chemotherapie, vor wiederkehrenden Schmerzen, vor weiterem Krankheitsverlauf, immer mehr an Gewicht zu verlieren, vor weiteren Therapiemaßnahmen, vor unerwünschtem Besuch),
- Aufregung,
- Schmerz,
- Erschöpfung,
- Ekel,
- Lebenssituation („mir ist wirklich zum Kotzen").

Erbrechen, das Komplikationen erkennen lässt:

Tumorbedingte Ursachen. Hierzu gehören:
- Magen-Darm-Trakt: Überdehnung oder Entleerungsstörungen des Magens, Stenosen, Hepatomegalie, Kompression durch wachsende Lebermetastasen, Oberbauchtumor, Obstipation, Ileus, Aszites, Singultus, pharyngeale Candidainfektion usw.

- Zentralnervensystem: Hirnmetastasen, Hirnödem, erhöhter Hirndruck, Störungen des Vestibularapparates (Erbrechen bei Bewegung), Schluckstörungen,
- Atemwege: starker Husten, vermehrte Schleimbildung, zähes Sputum,
- Schmerz.

Metabolisch bedingte Ursachen. Hierzu gehören:
- Leber-Niereninsuffizienz,
- Elektrolytstörungen,
- Hyperkalzämie (besonders bei Tumoren epithelialen Ursprungs wie Brustkrebs oder Bronchialkarzinom),
- Hyponatriämie,
- Urämie.

Verstehen

Für die Kranken ist oft die Übelkeit wesentlich belastender als das Erbrechen. Die Umgebung nimmt aber eher das sichtbare Erbrechen zur Kenntnis. Um die Intensität der Übelkeit zu erfassen, können wie bei der Schmerzerfassung Skalen (s. **Abb.9.5**, S.155) verwendet werden, die von „keine Übelkeit" bis „könnte nicht schlimmer sein" reichen (Nagele u. Feichtner, 2005). Eine genaue Erfassung der Situation ermöglicht Rückschlüsse auf die Ursachen und lindernde Maßnahmen. Es muss gezielt danach gefragt werden.

Anamnese. Zur Anamnese von Übelkeit/Erbrechen gehört Folgendes:
- subjektive Bedeutung in Skala erfassen,
- Wann begann die Übelkeit?
- Was führte dazu? (Auslösende Faktoren, z.B. bestimmte Nahrungsmittel, Medikamente, Bewegung, Getränke, [Alkohol!]).
- Ist sie anhaltend oder intermittierend, wie häufig?
- Gibt es Begleitsymptome? (Magenschmerzen, Schluckbeschwerden, Soor, Obstipation, Darmgeräusche, druckempfindlicher Bauch; ein gesteigertes Durstgefühl weist auf evtl. Hyperkalzämie hin).

Einschätzung. Einschätzung des Erbrechens und des Erbrochenen:
- Art des Erbrechens?
- Zeitpunkt des Erbrechens: frühmorgens (Urämie) (heftiges morgendliches Erbrechen in Verbindung mit Kopfschmerzen kann ein Hinweis auf

erhöhten intrakraniellen Druck sein); nach den Mahlzeiten; spät nach den Mahlzeiten (gastrische Stase),

■ Aussehen und Menge des Erbrochenen (unverdaute, verdaute Nahrung, Schleim, Galle, helles oder dunkles Blut; Stuhlerbrechen weist auf Subileus oder Ileus)
■ Befindlichkeit nach Erbrechen?
■ Was brachte/bringt Linderung?

Information. Die Angehörigen werden durch die Symptome sehr belastet, auch sie erleben Übelkeit und Erbrechen als Gradmesser im Krankheitsverlauf. Sie haben einerseits Mitleid und empfinden gleichzeitig nicht selten Ekel, der dann Schuldgefühle auslöst. Angehörige sind oft auch enttäuscht, weil sie über die liebevoll zubereitete Nahrung Zuneigung ausdrücken und das Wohlbefinden fördern wollten und dies nun zum gegenteiligen Ergebnis führt.

Wir informieren die Kranken und ihre Angehörigen kontinuierlich über den Verlauf der Krankheit und den aktuellen Zustand. Wir besprechen mit ihnen gemeinsam die zu treffenden Maßnahmen. Dies verringert die Angst und das Gefühl des Ausgeliefertseins bei den Kranken und bei den Angehörigen.

Unterstützung und Anleitung. Die Kranken und deren Angehörige werden wie folgt unterstützt und angeleitet:

■ anleiten in adäquater Hilfe beim Erbrechen,
■ anleiten über verschiedene Lagerungsmöglichkeiten,
■ anleiten im Umgang mit dem *Sicsac*, das ist ein handlich kleiner undurchsichtiger Einmalbeutel mit einem stabilen Öffnungsring,
■ informieren über die möglichen Ursachen von Übelkeit und Erbrechen,
■ informieren über besondere diätetische Maßnahmen,
■ erklären, dass Kranke essen dürfen aber nicht müssen!
■ besprechen alternativer Möglichkeiten von Unterstützung durch die Angehörigen (Vorlesen, Hand- und Fußeinreibungen) (S. 74 und DVD),
■ Gelegenheit geben, Sorgen und Ekelgefühle zu äußern.

Bei Ernährungsproblemen kann die Einbeziehung von DiätassistentInnen sehr hilfreich sein. Schwer Erkrankte leiden häufiger unter Nahrungsmittelunverträglichkeiten. Milchzucker, Fett und Milch-

produkte oder andere Nahrungsmittel können kurz nach der Nahrungsaufnahme zu Unverträglichkeitsreaktionen wie Übelkeit, Bauchschmerzen und/ oder Durchfällen führen. Die DiätassistentInnen können mit den Kranken individuell deren Wunschkost erarbeiten und die Pflegekräfte, ÄrztInnen und Angehörigen informieren.

Schützen

Hilfestellung beim Erbrechen:
■ Dasein,
■ Lagerung sitzend oder Seitenlage,
■ Nierenschale oder *Sicsac* (Geruchsverbreitung ist geringer), Zellstoff und Abfallsack in Reichweite der Kranken,
■ beruhigende Worte sprechen und Kopf und Schulter halten,
■ anschließend: Mundpflege, Waschen und frische Wäsche geben.

Beim Erbrechen sind auch die Professionellen mit persönlichen Ekelgefühlen konfrontiert. Es ist gut, dieses Gefühl zu akzeptieren und im Team auch anzusprechen. (S. 121 „Ekel")

Therapie von Übelkeit und Erbrechen

Entspannende Maßnahmen. Hierzu gehören:
■ für Ruhe sorgen, Aufregungen und Hektik vermeiden,
■ Aufmerksamkeit und Zuwendung geben,
■ für frische Raumluft sorgen, kein Essensgeruch, Aromatherapie mit Aromalampe: Nanaminze, Lavendelöl, Zitronenöl (S. 74 „Ätherische Öle"),
■ Ablenkung durch Phantasiereisen (s. DVD), Musik, Lesen, Malen, Gespräch, TV,
■ Gesicht und Hals kalt oder warm waschen,
■ Mund ausspülen lassen,
■ Obstipation ausschließen (S. 176),
■ atemstimulierende Einreibung (S. 73),
■ Fuß- und Hand-Armmassagen (S. 74),
■ bequeme Lagerung: Kranke mit erhöhtem Hirndruck Oberkörper 30 Grad hoch lagern. Bewusstlose/somnolente Kranke seitlich lagern,
■ Akupressurpunkt bei Übelkeit, bei Erbrechen und Schluckauf (PE6) drücken. Er befindet sich auf der Innenseite des Unterarmes, zwei-drei Finger breit unterhalb des Handgelenks, zwischen beiden Sehnen (Nagele u. Feichtner, 2005) (**Abb. 9.13**),

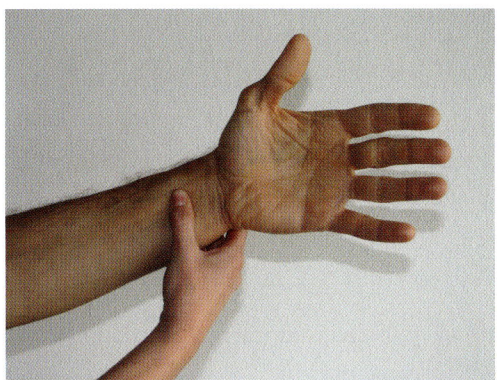

Abb. 9.13 ■ Neiguan-Punkt. Akupressurdruckpunkt bei Übelkeit und Erbrechen (auf DVD zum Ausdrucken).

- warmes Kirschkernsäckchen (S. 76) oder Wärmflasche auf den Oberbauch legen,
- zur Förderung der Darmtätigkeit Bauch im Uhrzeigersinn sanft massieren,
- warmes Bad.

Um die Inhalte zu vertiefen, können Sie sich das Video „Atemstimulierende Einreibung", „Hand-Armmassage", „Fußeinreibung" ansehen.

Diätetische Maßnahmen. Dazu zählen:
- nicht zum Essen drängen, keine Speisen im Zimmer stehen lassen,
- Wunschkost anbieten,
- süße, fette, stark riechende und gewürzte Speisen meiden,
- Knäckebrot, Toast, Zwieback und Kartoffeln werden meist gut toleriert,
- Essversuch mit sauren Speisen: Apfel, Essiggurke, saure Bonbons,
- kalte Nahrung/kalte Getränke werden häufig besser toleriert als warme,
- wenig Nahrung (2 Mundvoll pro Mahlzeit) auf großem Teller servieren,
- Medikamente oral nur in aufrechter Position mit genügend Flüssigkeit einnehmen lassen (DGP, 2004h).

Entlastende Maßnahmen. Dies sind:
- Nierenschale in Reichweite der Kranken aber nicht ins Blickfeld,
- Magensonde anbieten,
- an vorhandene PEG-Sonde (Perkutane Endoskopische Gastrostomie) einen Ablaufbeutel anschließen.

Antiemetika. Hierzu gehören:
- zentral und peripher wirkend: Metoclopramid (Paspertin),
- Zentral wirkend, besonders bei opioidbedingter Übelkeit: Haloperidol (Haldol),
- verschiedene Wirkorte, besonders bei Hirndruck: Kortikosteroide (Fortecortin).
- (Eine Übersicht über verschiedene gebräuchliche Antiemetika finden Sie in Schuler u.a., 2007).

Diagnostik. Eine genaue Diagnostik gehört zu den ärztlichen Maßnahmen, evtl. mit Überprüfung der Blutwerte: Elektrolyte, Kalzium und Harnstoff. Nach Möglichkeit wird kausal behandelt. Ist das nicht möglich, werden die Symptome mit Antiemetika behandelt. Bei einer Opioidtherapie soll anfangs prophylaktisch ein Antiemetikum gegeben werden. Es ist sicherzustellen, dass die richtige Darreichungsform für die Antiemetika gewählt wird, damit sie auch resorbiert werden können.

9.3.4 Schluckstörungen (Dysphagie)

Wahrnehmen

Schluckstörungen werden bei terminal Erkrankten in einer Häufigkeit von 12–23 % angegeben. Bei Kranken mit fortgeschrittenen HNO- und Ösophagustumoren beträgt sie 80 %. Der Schluckakt kann durch den Tumor selbst (Tumorinfiltrationen und -obstruktionen), tumorassoziiert (Infektionen, Mundtrockenheit, Angst, Schwäche) oder therapiebedingt (Operationen, Strahlen- oder medikamentöse Therapie) gestört sein.

Auch bei ALS (Amyotrophe Lateralsklerose) können Schluckstörungen auftreten (Hartenstein, 2000).

Die Kranken können nur winzige Mengen schlucken und spüren häufig beim Schluckakt Schmerzen. Dies führt zu Ängsten vor dem Schlucken und zur Angst zu ersticken (Weissenberger-Leduc, 2002). Die Schluckstörungen können mit Erbrechen, mit Zurückströmen von Speichel oder nicht verdauter Nahrung begleitet sein.

Verstehen

Zuhören, da sein und begleiten. Es ist wichtig, die Ängste und Sorgen wahrzunehmen und die Kranken und Angehörigen über die Krankheit und über Linderungsmöglichkeiten zu informieren.

Schützen

Folgende Maßnahmen können helfen:
- aufrechte Körperhaltung bei der Nahrungsaufnahme, bei der Medikamentengabe und nach den Mahlzeiten, um einen Reflux zu vermeiden,
- vor der Nahrungsaufnahme etwas zu trinken geben, evtl. mit Strohhalm oder Dysphagietasse (Franke, 2007),
- weiche, dickflüssige Nahrung geht am besten: Breie verdünnen, Säfte andicken (Dickungsmittel: Franke, 2007),
- Mundpflege (S. 163 „Mundschleimhautprobleme"),
- evtl. Strahlentherapie, um Tumormasse zu verkleinern,
- Glukokortikoid, um Tumordruck zu vermindern und zur Appetitanregung,
- Anticholinergika gegen übermäßigen Speichelfluss,
- evtl. PEG Ernährungssonde oder Bougieren nach Besprechung der Vor- und Nachteile für die Lebensqualität mit den Kranken und ihren Angehörigen.

9.3.5 ⋮ Sodbrennen

Wahrnehmen

Durch den Rückfluss von saurem Mageninhalt in die Speiseröhre wird hinter dem unteren Brustbeinbereich ein brennender Schmerz ausgelöst. Das Sodbrennen kann von Aufstoßen, Rückstau oder Schluckstörungen begleitet sein. Der Reflux löst brennende oder kratzende Schmerzen im Hals aus.

Ursachen. Folgende Ursachen sind möglich:
- Medikamentennebenwirkung,
- raumfordernde Oberbauchtumore,
- Aszites,
- Luftschlucken (bei Angst, beim Kaugummi-Kauen),
- zu viel Nahrung auf einmal,
- Alkohol, Fettiges, Gewürze wie Minze, Anis, Dill und kohlensäurehaltige Getränke lockern den Schließmuskel.

Verstehen

Die Kranken werden über mögliche Ursachen und Linderungsmöglichkeiten informiert.

Schützen

Folgende Maßnahmen sind hilfreich:
- kausale Therapie wenn möglich,
- halbsitzende Lagerung,
- Enziantee 30 Minuten vor jeder Mahlzeit trinken (nicht bei hohem Blutdruck),
- Tausendgüldenkrauttee ohne Zucker- oder Honigzusatz trinken (Weissenberger-Leduc, 2002).

9.3.6 ⋮ Schluckauf (Singultus)

Wahrnehmen

D *Beim Schluckauf handelt es sich um eine unwillkürliche, schnelle Kontraktion des Zwerchfells. Dabei kommt es zu einer Inspiration mit plötzlicher Unterbrechung durch einen Glottisschluss.*

Ein Schluckauf, der tagelang anhält ist sehr schmerzhaft und ermüdend. Die Kranken sind unfähig zu essen, zu trinken und zu kommunizieren.

Ursachen. Verschiedene Ursachen kommen infrage:
- mechanische Ursachen: Tumormasse, Aszites, Lebervergrößerung,
- neurologische Ursachen: Reizung des Nervus phrenicus und des Nervus vagus, Hirnmetastasen,
- chemische Ursachen: Urämie, Hypokalzämie, Toxine, Medikamente,
- infektiöse Ursachen: Sepsis, Herpes zoster, Influenza,
- psychologische Ursachen: Stress (Weissenberger-Leduc, 2002).

Verstehen

Schluckauf muss als sehr belastendes Symptom ernst genommen werden.

Schützen

Folgende Maßnahmen können helfen:
- kausale Therapie wenn möglich,
- verschiedene Hausmittel:
  - Zunge weit herausstrecken,
  - Kopf nach vorne beugen und Nacken strecken,
  - schnelles Trinken von zwei Gläsern kaltem Wasser,
  - essen von zwei Teelöffel Zucker,

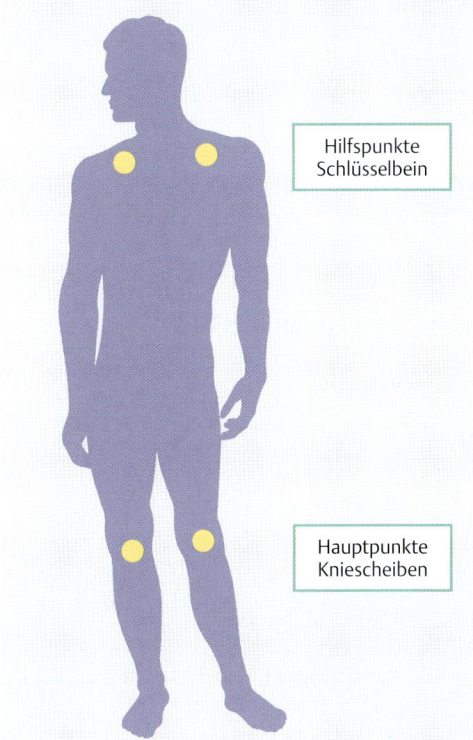

Hilfspunkte
Schlüsselbein

Hauptpunkte
Kniescheiben

Abb. 9.14 ▪ Akupressurdruckpunkte bei Schluckauf (auf DVD zum Ausdrucken).

– feuchtwarme Auflage auf den unteren Brustkorb,
– Eisbeutel auf untersten Rippenbogen,
– Tee aus Dillsamen. Ein gehäufter Teelöffel pro Tasse, mit heißem Wasser abbrühen, eine halbe Minute ziehen lassen, abseihen und ungesüßt schluckweise trinken (Mendoza u. Zoske, o. J.).
▪ Akupressurpunkte:
– bei Schluckauf: Außen unter den Kniescheiben auf den Knochen sanft kreisen und durch Drücken in die Vertiefung unterhalb der Schlüsselbeine außen stimulieren (**Abb. 9.14**).
– bei Schluckauf, Übelkeit oder Erbrechen (PE6) drücken. Er befindet sich auf der Innenseite des Unterarmes, zwei-drei Finger breit unterhalb des Handgelenks, zwischen beiden Sehnen (s. **Abb. 9.13**, S. 173).
▪ Medikamentöse Therapie:
– Neuroleptika,
– Antikonvulsiva.
▪ Homöopathische Mittel:
– Belladonna D6 (bei Begleitsymptomen: klopfende Pulse, Durst und Hautrötung),

– Hyoscyamus niger (Bilsenkraut) D4 (bei Begleitsymptomen: Angst, Blässe und Nervosität),
– Cuprum metallicum D6 (bei Begleitsymptom: nächtliche Verschlimmerung) (Gawlik, 2001).

9.3.7 Durchfall

Wahrnehmen

Ursachen. Verschiedene Ursachen kommen infrage:
▪ die paradoxe Diarrhö bei Kotstauung: bei gestautem Kot geht dünner Stuhl ab,
▪ Medikamentennebenwirkungen (Chemotherapie, Antibiotika, Überdosierung von Abführmitteln),
▪ Verdauungsschwäche (Störung der Resorption vom Darmlumen in die Blut- und Lymphbahn),
▪ Folgen von Bestrahlungen im Bereich des Magen-Darm-Traktes,
▪ Magen-Darm-Tumore, Blasen-Darm-Fistel,
▪ Magen-Darm-Infektionen,
▪ eine Unterfunktion der Bauchspeicheldrüse führt zur mangelnden Fettverdauung, dies macht den Stuhl flüssig,
▪ enterale Sondenernährung: schlecht liegende Sonde, zu kalte oder zu schnell verabreichte Sondenernährung, Unverträglichkeit der Sondennahrung.

Durchfallanamnese. Folgendes muss erfasst werden:
▪ Beginn und Häufigkeit der Stuhlgänge (Welche Medikamente werden eingenommen?)
▪ Beschaffenheit und Beimengungen,
▪ Auskultation der Darmgeräusche (Subileuszustand?),
▪ Auswirkungen auf Allgemeinzustand: Kreislauf, Dehydratation, Elektrolytverlust,
▪ Auswirkungen auf die Lebensqualität (Bauchschmerzen, Schwäche, zeitliche und soziale Einschränkungen, Appetitlosigkeit) (Weissenberger-Leduc, 2002).

Verstehen

Siehe unten „Obstipation – Verstehen".

Schützen

Nach Möglichkeit kausale Therapie, sonst lindernde Maßnahmen ergreifen:
- bei manuellem Tastbefund von Kotsteinen (eingedickter Kot) im Dickdarm:
  - medikamentöse Abführmaßnahme, z.B. mit Movicol,
  - manuelle Ausräumung von Kotsteinen. Sie kann sehr schmerzhaft sein. Vor der Ausräumung ein Lokalanästhetikum (z.B. Lidocain Gel) anwenden oder Kranke/n sedieren. (Vorgehen bei der Ausräumung s. Beyer u.a. 2004, S.294).
- nach jedem Stuhlgang sorgfältige Intimpflege und den Analbereich mit wasserabweisender zinkhaltiger Salbe abdecken,
- geruchsbindende, hautschonende und saugfähige Einlagen verwenden,
- für gute Luft sorgen,
- Bei Bauchschmerzen:
  - Wärmflasche,
  - feuchtwarme Bauchauflagen (S.76),
  - Lavendelöl-Kompressen (S.78 „Ölkompressen"),
  - eine Knierolle entspannt die Bauchmuskulatur.

Diät. Hierzu gehört:
- kleine leichte Mahlzeiten, keine Milchprodukte und keine scharfen Speisen,
- bei manuellem Tastbefund von Kotsteinen (eingedickter Kot) im Dickdarm:
  - viel Flüssigkeit: Bouillon, Tee, Reisschleimsuppe,
  - geriebener Apfel,
  - gekochte und pürierte Karotten,
  - Bitterschokolade.

Medikamentöse Therapie. Hierzu gehört:
- Loperamid HCL, Codeinphosphat, Morphin,
- Bei Fettstühlen als Ursache des Durchfalls: Pankreas-Enzyme zur Behandlung von Fettstühlen. Nachteil: Häufig Übelkeit und Erbrechen und schwer zu reinigende Wäsche (Weissenberger-Leduc, 2002, S.85 f.).
- Homöopathisches Mittel: Okoubaka in einer Potenz von C12.

9.3.8 Obstipation

Wahrnehmen

Obstipation ist sehr häufig bei schwer kranken Menschen. Regelmäßiger Stuhlgang ist wesentlich für das Wohlbefinden, deshalb ist es wichtig, Obstipation wirksam zu verhindern. Die normale Stuhlfrequenz beträgt 1–3-mal pro Tag bis zu 2-mal pro Woche. Unter Obstipation versteht man nicht nur Stuhlverhalt sondern auch verzögerte Entleerung von hartem Stuhl und Schmerzen bei der Defäkation.

Ursachen. Obstipation durch:
- organische Ursachen: Tumoren, Divertikulitis, Megakolon, endokrine, metabolische oder neurologische Störungen, Entzündungen im Analbereich, rekto-anale Erkrankungen,
- situative Ursachen:
  - Bettlägerigkeit, Lähmungen, Bewegungsmangel,
  - Schwäche; es fehlt die Kraft, um auf die Toilette zu gehen,
  - es ist niemand da, wenn Stuhldrang verspürt wird,
  - Scham bei der Benutzung der Bettschüssel,
  - Angst vor schmerzhafter Stuhlentleerung: Fissuren im Analbereich, Hämorrhoiden,
  - Inkontinenzprodukte, z.B. Einlagen oder Windeln fördern die Entstehung einer Obstipation und sollten deshalb nicht unnötig verwendet werden. Die Inkontinenzprodukte erleichtern andererseits aber auch den Kranken das Leben, da sie den Transfer auf das WC nicht auf sich nehmen müssen. Kranke nehmen jedoch auch Inkontinenzprodukte, weil sie nicht zur Last fallen wollen. Dies zeigt, wie notwendig offene Gespräche sind.
- ernährungsbedingte Ursachen: Geringe Nahrungsaufnahme, geringe Flüssigkeitsaufnahme, sowie ballaststoffarme Kost bewirken, dass der Stuhl hart wird,
- medikamentöse Ursachen: z.B. Nebenwirkung von Opioiden, trizyklischen Antidepressiva, Phenothiazinen oder Kalziumantagonisten (Husebø u. Klaschik, 2000).

Obstipationsanamnese. Schamabwehrendes Verhalten bei allen Beteiligten kann zur Vernachlässigung der Symptomkontrolle führen, was das Problem nur verschlimmert. Der Peinlichkeit können Pflegende am besten begegnen, wenn sie ganz selbstverständlich und klar die Obstipation ansprechen. Dies ermöglicht den Kranken darüber auch so zu sprechen und die notwendigen Maßnahmen zu diskutieren.

Zur Anamnese gehört (DGP, 2004e):
▪ Dauer der Obstipation,
▪ bisherige Stuhlgewohnheiten (Frequenz, Konsistenz und Menge),
▪ bisherige verdauungsfördernde Maßnahmen/ Medikamente,
▪ Erfragen der Ernährungsgewohnheiten,
▪ Wie äußert sich die Obstipation:
  – Schmerzen im Bauch oder beim Stuhlgang,
  – Völlegefühl,
  – Gefühl unvollständiger Entleerung,
  – der absteigende Dickdarm ist zu tasten,
  – aufgeblähter Unterleib,
  – viele und laute Darmgeräusche,
  – Unruhe, Unwohlsein,
  – Evtl. Harnretention.
▪ Verwirrtheit, Unruhe und Nahrungsverweigerung können vor allem bei Kranken, die sich nicht mehr äußern können, auf Probleme mit der Darmentleerung hinweisen.

Rektale Untersuchung. Bei manifester Obstipation wird durch eine rektale Untersuchung geklärt, ob im Enddarm eine Obstruktion vorliegt, die manuell ausgeräumt werden kann. Bei Rektaltumoren muss die rektale Untersuchung durch ÄrztInnen erfolgen. Ist das Rektum leer, muss ein Ileus (durch klinische Untersuchung, Ultraschall, Röntgen-Aufnahme) ausgeschlossen werden.

Verstehen

In der Pflege bei Durchfall, Obstipation und Obstruktion werden häufig Tabugrenzen für Kranke überschritten. Körperfunktionen und Handlungen, die sonst im Bereich der Intimsphäre stattfinden, werden nun von anderen Personen beobachtet, besprochen und unterstützt. Die Beobachtung beim Versuch der Stuhlentleerung durch andere Kranke und Pflegende und die Geräusch- und Geruchsentwicklung beim Stuhlgang ist den meisten Menschen sehr peinlich. Für die Kranken und die Pflegenden ergeben sich sehr intime, von Scham-, Ekel- und Peinlichkeitsgefühlen begleitete Pflegesituationen, denen durch eine respektvolle Haltung und durch die Vorbereitung für eine ungestörte Durchführung zu begegnen ist.

Das Angewiesensein auf Hilfe in diesem Bereich maximiert das Abhängigkeitsgefühl. Eine gedankliche Fixierung auf die Stuhlproblematik kann die Folge sein, die durch das Nachfragen nach dem Stuhlgang noch unterstützt wird. Die Kranken fühlen sich verantwortlich für den „Erfolg" der unternommenen Maßnahmen. Meist sind die Kranken sehr motiviert, möglichst selbstständig und normal auf die Toilette zu gehen. Aber je weiter die Krankheit fortschreitet, desto mehr müssen die Kranken Hilfe auch in diesem Bereich annehmen. Um zufriedenstellende und individuelle Vorgehensweisen zu erreichen, sind viele Gespräche nötig. Die Kranken wollen ungestört bei der Darmentleerung sein und nicht ständig danach gefragt werden. Sie haben häufig ihre Rituale, die sie möglichst lange beibehalten wollen: schwarzer Kaffee, Zigarette vor dem Aufstehen, Glas mit lauwarmem Wasser, die Zeitung oder eine bestimmte Uhrzeit.

Obstipation verstärkt die Sorge der Angehörigen. Sie sehen in der geringen Nahrungszufuhr und Körperbewegung die Ursache. Auch für sie ist das Thema schambesetzt. Wenn allerdings diese Schamgrenze überwunden ist, kann die Verstopfung beim Kranken zum quälenden Hauptthema werden. Durch eine konkrete Anleitung der Angehörigen in der verantwortlichen Laxanzienüberwachung, beim Verabreichen von Wickeln und Auflagen und evtl. Klistieren kann eine fürsorgliche Zuwendung für die Kranken unterstützt werden. Die Angehörigen sollten die Bedeutung der Obstipation für die Kranken verstehen. Auch die Angehörigen sollten sich mit ihren Sorgen, ihren Ekel- und Hilflosigkeitsgefühlen verstanden fühlen und die Möglichkeit haben, dies zu äußern.

Schützen

Folgende Maßnahmen sind hilfreich:
▪ auf regelmäßigen Stuhlgang achten: 2–3-mal pro Woche,
▪ verstopfende Medikamente, wenn möglich, weglassen,
▪ bei Stuhldrang sofort reagieren, nicht vertagen,
▪ Bauchpresse durch Aufstellen der Füße unterstützen,
▪ ist die Benutzung der Toilette nicht mehr möglich, lieber einen Toilettenstuhl als die Bettpfanne verwenden,
▪ respektieren der Schamgefühle und Wunsch nach Privatsphäre unterstützen.

Diät. Hierzu gehört:
- erhöhen der Trinkmenge, wenn möglich,
- viel Saft, (Fruchtsäfte, Sauerkrautsaft), Kompott, Apfelschnitze, Suppen,
- ballaststoffreich essen: eingeweichtes Müsli, eingelegte Dörrpflaumen,
- Zusatznahrungen wie Fortimel und Biosorb sind mit Ballaststoffen angereichert erhältlich und schmecken gekühlt erfrischend. Bei ballaststoffreicher Ernährung muss auch auf ausreichende Flüssigkeit geachtet werden, sonst kommt es wieder zur Obstipation.
- Feigensirup aus der Apotheke morgens nüchtern,
- ein Glas lauwarmes Wasser morgens auf nüchternen Magen,
- 1–2 Esslöffel Milchzucker in Wasser über den Tag verteilt trinken,
- keine blähenden und stopfenden Lebensmittel.

Analpflege. Bei Fissuren und Hämorrhoiden:
- Reinigung nach jedem Stuhlgang mit weichen feuchten Toilettentüchern,
- bei Schmerzen vor und nach jedem Stuhlgang Salbenflecke mit Lokalanästhetika auflegen. Sind diese Salbenflecke gekühlt, sind sie noch angenehmer und wirken etwas stärker.
- unterlegen eines Luftringes bei normaler Sitzposition.

Applikationsformen zum Abführen. Welche ist individuell am wenigsten belastend?
- Reicht es aus, wenn nur das Rektum entleert wird (rektale Suppositorien, Miniklistiere) oder soll der ganze Verdauungstrakt (orale Laxanzien) aktiviert werden?
- Einläufe können dann sinnvoll sein, wenn orale Laxanzien nicht ausreichen und das Rektum mit Stuhl gefüllt ist oder die Kranken unter starken Blähungen leiden.

Bei starken Blähungen hilft das Setzen eines Darmrohrs für 20–30 Minuten und warme Wickel mit ätherischem Öl, z.B. Kreuzkümmelöl oder eine Melissenöl-Kompresse (S. 78 „Ölkompresse").

Einläufe/Spüllösungen. Hebe-Senk- oder hoher Einlauf mit:
- Milch und Honig (0,5 l warme Milch und 2 Esslöffel Honig),
- 20 ml Glycerin auf 1 l warmes Wasser (DGP, 2004e).

Wickel und Auflagen. Es eignen sich:
- Kirschkernsäckchen (S. 76),
- Feucht-heiße Bauchauflage (S. 76).

Bei Obstipation und Blähungen kann die Wirkung der Auflage mit Schafgarbenkraut oder Kamillenblüten unterstützt werden. Herstellung der Wickellösung: 2 Esslöffel Schafgarbenkraut oder Kamillenblüten mit 250 ml heißem Wasser übergießen, zudecken, nach 5 Minuten abseihen und weitere 250 ml heißes Wasser zugießen (Sonn, 2004).

Massagen. Hilfreich sind:
- zur Förderung der Darmtätigkeit Bauch im Uhrzeigersinn sanft massieren. Evtl. mit Citrus aurantium var. amara (Bitterorange) (Price u. Price 2003, S. 293). Herstellung der Trägerlotion S. 72 „Ätherische Öle"),
- Fußreflexzonenmassage,
- Zwerchfellatmung,
- soviel Bewegung wie möglich.

Manuelle Ausräumung. Vor der rektalen Untersuchung und manuellen Ausräumung sollte ein Lokalanästhetikum (Lidocain Gel) benützt werden. (Vorgehen bei der Ausräumung s. Beyer u. a. 2004, S. 294).

Medikamentöse Therapie. Hier hat sich – nach Ausschluss einer gastrointestinalen Obstruktion – ein Stufenplan in der Praxis bewährt:
- **Stufe 1:** stimulierendes Laxans (propulsiv) z.B. mit Bisacodyl (Dulcolax),
- **Stufe 2:** stimulierendes Laxans + osmotisch wirksames Laxans, z.B. mit Lactulose (Bifiteral) oder mit Macrogol (Movicol),
- **Stufe 3:** stimulierendes Laxans + osmotisch wirksames Laxans + Gleitmittel, z.B. Paraffin (Obstinol) (Schubert u. a., 2007).

9.3.9 Obstruktion/Ileus

D *Bei der gastrointestinalen Obstruktion oder beim Ileus ist die Bewegung des Darminhaltes nach distal behindert. Die Passagebehinderung kann teilweise oder komplett, von Dauer oder intermittierend sein.*

Wahrnehmen

Ursachen. Ursachen der Passagebehinderung im Magen-Darm-Trakt können sein:
- Obstipation (s. o.),
- paralytischer Ileus (Darmlähmung),

- mechanischer Ileus: Verschluss des Darmlumens durch intramurale und extramurale Kompression.

Symptome. Dies können sein:
- Obstruktion am Magenausgang: Erbrechen meist unverdauter Speisen.
- Obstruktion des Dünndarms: kolikartige Schmerzen im Epigastrium und paraumbilikal, Erbrechen, Blähungen. Leichtere Formen von Durst, Mundtrockenheit und Dehydratation.
- Obstruktion des Dickdarms: (Kot-)Erbrechen, Schmerzen paraumbilikal und im Unterbauch, aufgetriebenes Abdomen. Es besteht noch genug Kontakt mit der Darmschleimhaut, um Durst und Dehydratation zu vermeiden.

Abgehende Winde können einen Hinweis darauf geben, ob die Obstruktion komplett oder nur partiell ist. Die Obstruktionen können akut auftreten, sich langsam entwickeln oder intermittierend bestehen. Es kann dann auch ohne Therapie zu spontanen Rückbildungen kommen.

Verstehen

Kranke fühlen sich oft elend und sind ängstlich. Es ist wichtig, sie zu begleiten, ihnen zuzuhören und ihre Situation zu erläutern.

Angehörigenschulung: Information darüber, was der Ileus für die Kranken bedeutet. Angehörige in Mundpflege (S. 163) einbeziehen. Siehe auch S. 177 „Obstipation/Verstehen".

Schützen

Alle Prokinetika und Laxanzien werden abgesetzt. Kriterien zum operativen Vorgehen sind:
- eine einzelne Obstruktion,
- relativ gute körperliche Verfassung,
- fehlen größerer Tumormassen im Bauchraum,
- deutliche Überblähung von Darmschlingen weist eher auf eine Engstelle hin,
- dringender Wunsch der Kranken, operiert zu werden (Hartenstein, 2000).

Bei weit fortgeschrittenen Tumorerkrankungen wie ausgeprägter Peritonealkarzinose und großen Tumorkonglomeraten ist häufig eine entlastende Operation durch ein Stoma nicht mehr möglich oder wird von den Kranken abgelehnt.

Die Kranken mit Darmverschluss können auch ohne Operation noch mehrere Tage bis Wochen mit einer recht guten Lebensqualität leben! Für eine Symptomkontrolle zur Erhaltung der Lebensqualität ist es wichtig, ob es sich um eine komplette oder partielle Obstruktion handelt: Bei der **inkompletten Obstruktion** ist es wichtig, die richtige Balance zwischen laxativen Maßnahmen, darmrelaxierenden Medikamenten und ausreichender Schmerztherapie zu finden. Bei einer **irreversiblen kompletten Obstruktion** zielen alle Maßnahmen auf eine gute Symptomkontrolle. Eine arzneimittelbedingte Verstärkung der Ileussymptomatik kann zur Vermeidung von Darmspasmen in Kauf genommen werden (Husebø u. Klaschik, 2000).

Folgende Maßnahmen können hilfreich sein:
- Vermeidung von Durst- und Hungergefühl:
  - Lutschen von Eisstückchen hilft bei Durstgefühl.
  - Wenn Übelkeit und Erbrechen gut kontrolliert sind und die Obstruktion weit distal liegt, Kranke ermutigen zu essen und zu trinken. Dann ist eine ausreichende Hydratation kein Problem. Beim Stillstand des Erbrechens über 3 Tage kann eine Therapieumstellung auf orale Medikamente erfolgen.
  - Können Übelkeit und Erbrechen bei proximal liegender Obstruktion nicht gut reduziert werden, ist eine Magensonde oder PEG-Sonde oder eine intravenöse Hydratation indiziert.
- Das Legen einer Magensonde oder PEG zur Ableitung der Sekrete mit den Kranken besprechen:
  - um den Magen-Darmtrakt zu entlasten, z. B. bei beginnendem Kot-Erbrechen,
  - um häufiges, starkes Erbrechen zu lindern. Übrigens bevorzugen viele Kranke das spontane Erbrechen ein- bis zweimal täglich gegenüber der Dauerbelastung mit einer Magensonde. Die Kranken können noch kleine Mengen essen und trinken und dies ist ihnen für ihre Freude am Leben oft sehr wichtig (Weissenberger-Leduc, 2002).
- Mundpflege (S. 163 „Mundschleimhautprobleme").

Medikamentöse Therapie. Zur medikamentösen Therapie des kompletten Darmverschlusses werden Medikamente gegen das Erbrechen, gegen die Darmsekretion und zur Schmerzstillung nach Bedarf kombiniert. Bei den meisten Betroffenen wird dazu ein parenteraler Zugangsweg (subkutan) gewählt. Morphin, Haloperidol, Cyclizin und Octreoid können dazu in derselben Mischinfusion (z. B. über eine Pumpe) eingesetzt werden (Ripamonti u. Mercadante, 2004). Über die ärztliche Vorgehensweise informieren Husebø u. Klaschik (2006, S. 288 ff.).

Liegt die Obstruktion weit distal und können Übelkeit und Erbrechen gut kontrolliert werden, können die Kranken fast nach Belieben essen und trinken. Bei proximalen Obstruktionen, bei denen die Symptomkontrolle nicht optimal gelingt, kann zum behutsamen Flüssigkeitsausgleich eine parenterale Infusion eingesetzt werden. Eine parenterale Ernährung bringt in diesen Fällen meistens keinen Zugewinn an Lebensqualität (Ripamonti und Mercadante, 2004, S. 504).

9.3.10 Terminale Dehydratation/ Exsikkose

B *Herr Beermann wusste, was er wollte. Genauer: Er schien es noch zu wissen, als er die alte Villa mit den sanft knarrenden Dielenböden und duftigen orangenen Vorhängen betrat, in der das stationäre Hospiz untergebracht ist. Der 70-Jährige hatte wegen seines Prostatakrebses bereits eine Operation und mehrere Chemotherapien hinter sich; jetzt reichte es ihm. Die Knochenmetastasen machten ihm teuflische Schmerzen, die bisherige Schmerzmedikation reichte hinten und vorne nicht. Entsprechend schlecht gelaunt saß er beim Aufnahmegespräch.*

„Wenn ich nichts mehr selbst regeln kann, dann will ich getötet werden, gebt mir eine Tablette", forderte Herr Beermann. „Wir töten hier niemanden, aber lassen Sie uns doch den Weg gemeinsam gehen", wurde ihm geantwortet. Das befriedigte ihn natürlich nicht. Sympathisch war der Mann – einst ein hoher Regierungsbeamter – anfangs überhaupt nicht. Herr Beermann hatte so was Herrisches. Dass über ihn verfügt werden könnte: unvorstellbar! Wie wenn eine Sekretärin ihm hätte sagen dürfen, wo's langgeht.

Doch je schwächer der Mann wurde, desto mehr schwand sein Verlangen nach Sterbehilfe. Wie wenn es Klick gemacht hätte in seinem Kopf, meint der Hospizleiter. Herr Beermann begriff: Er musste gar nicht mehr der Boss sein und alles selbst regeln, damit man ihn und seine Wünsche respektierte. Selbst als er später eine Windel brauchte, verlor er dadurch nicht an Kontrolle über die Situation und an Würde. Die Windel wurde gewechselt, so oft oder so selten, wie er wollte. „Es hat mich sehr berührt, dass er das Versorgtwerden genießen konnte", erinnert sich der Hospizleiter. Er hatte was von einer schnurrenden Katze. Nachdem er sich ein Leben lang geschunden hatte. Bestimmen ist ja auch eine Schinderei. Auch den Angehörigen kam Herr Beermann, dem man früher eigentlich nie was hatte recht machen können, wie verwandelt vor: Als gehe es ihm zum ersten Mal in seinem Leben richtig gut.

Wegen der Krebsabsiedlungen im Gehirn konnte sich Herr Beermann da schon nicht mehr verständlich äußern. Die Phasen des Dämmerns wurden immer länger. Essen mochte er nicht mehr. Anfangs bot man ihm flüssige Nahrung an, gab das dann auf. Eine Ernährungssonde legte man nicht. „Wir tun nichts, was das Sterben beschleunigt, aber auch nichts, was es verzögert. Wir mischen uns nicht ein ins Sterben. Dadurch wird es ruhiger."

Aber darf man jemanden verhungern und verdursten lassen? Ja, sagt die Hospizbewegung, wenn der Kranke zu wachen Zeiten nicht ausdrücklich etwas anderes angeordnet hat und jetzt im Sterben liegt. So sind die Menschen früher immer gestorben, so sterben sie auch noch heute zu Hause. Sie dämmern allmählich weg, da könne man doch nicht gewaltsam Essen und Trinken zuführen! Zumal zwei Liter Flüssigkeit den Kreislauf eines Sterbenden stark belasten.

„Das langsame Austrocknen bei Schwerkranken ist durchaus nicht unangenehm", sagt der Palliativmediziner. „Man kraucht ja nicht unter sengender Sonne durch die Wüste, sondern liegt gut gepflegt im Bett." Unangenehm sind nur trockene Schleimhäute. Deswegen befeuchtet man die Mundhöhle mit angenehmen Getränken, und seien es Bier oder Weinschorle. Und wenn der Patient dann anfängt an der Watte zu saugen, weiß man, er hat gerade Durst, dann kriegt er mehr Flüssigkeit. Er wird nicht „aufgefüllt", sondern kriegt genau die Menge, die das Sterben erleichtert.

Basispflege heißt das. Dazu gehört, wie es die Bundesärztekammer in ihren Grundsätzen zur ärztlichen Sterbebegleitung salomonisch formuliert hat, das Stillen von Hunger- und Durstgefühlen, nicht aber die zwangsweise hochkalorische Ernährung und das Auffüllen mit zwei Liter Wasser. Schließlich hat jeder das Recht, natürlich zu sterben. Doch bei einer Befragung in Rheinland-Pfalz hielt nur ein Drittel der Ärzte die Einstellung der künstlichen Flüssigkeitszufuhr bei Sterbenden für erlaubt.

Herr Beermann hat vier Wochen im Hospiz gelebt. Manchmal saugte er noch an dem feuchten Wattebausch, dann vertiefte sich die Bewusstlosigkeit. Irgendwann hörte er auf zu atmen (Holch, 2003).

Wahrnehmen

Dehydratation wird durch einen Verlust von Flüssigkeit (Erbrechen, Durchfall, Schwitzen, Tachypnoe, Sekretablauf) und/oder verminderte Flüssigkeitsaufnahme verursacht. Die Dehydratation zeigt sich in:

- vorausgegangener Gewichtsabnahme,
- schlaffer, faltiger Haut, die am Knochen liegt,
- trockenen Schleimhäuten.

Weitere Ursachen für die terminale Dehydratation:

- Angst,
- Medikamentennebenwirkungen,
- Soor.

Es ist wichtig, zwischen akuter Dehydratation durch Durchfall, Blutung und anhaltendem Erbrechen und langsamer Dehydratation in der Terminalphase zu unterscheiden. Manche der Probleme relativieren sich bei der terminalen Dehydratation, da die Sterbenden sie meist nicht als störend erleben.

Bei Menschen in der letzten Lebensphase kann es beide konträren Wünsche geben:

- Wunsch nach Essen und Trinken,
- Wunsch, nicht mehr zu essen und zu trinken.

Ihre Wünsche sind zu respektieren. Der Wunsch eines sterbenden Menschen, nichts mehr zu sich nehmen zu wollen, erscheint für viele Menschen in unserer Kultur unakzeptabel. Bislang werden Sterbende häufig noch gequält mit künstlicher Rehydratation. „Man will nichts unversucht lassen" und übersieht, dass der Rückzug aus den Lebensaktivitäten ein natürlicher Vorgang ist. Die aktive Flüssigkeitsgabe in der Terminalphase kann eine unphysiologische Antwort auf einen grundsätzlich sinnvollen Vorgang sein.

Verstehen

Es sind aus palliativer Sicht zunächst grundsätzlich **drei Ursachen** für die Austrocknung zu unterscheiden (Klie u. Student, 2006, S. 44 ff.):

1. Willentliche Verweigerung ausreichender Flüssigkeitsmengen durch die Patientin bzw. den Patienten am Lebensende im Rahmen einer tödlichen Krankheit. In früheren Zeiten gehörte dieses Verhalten geradezu zum üblichen Sterberitual und war Teil der „Kunst des Sterbens".
2. Nicht ausdrücklich beabsichtigte Verminderung der Flüssigkeitsaufnahme durch zunehmende Bewusstseinstrübung des terminal kranken Menschen. Bei der langsam abnehmenden Flüssigkeits- und Nahrungszufuhr bei eintrübenden Kranken in der letzten Lebensphase handelt es sich um einen sehr natürlichen Vorgang (sofern er nicht durch Beruhigungsmittel betäubt worden ist). Nach und nach werden sämtliche Körperfunktionen eingestellt und damit benötigen die Betroffenen auch immer weniger Flüssigkeit und Nahrung. Wenn die Kranken nicht ausdrücklich etwas anderes zu Zeiten wachen Verstandes angeordnet haben, ist davon auszugehen, dass das Unterlassen jeder forcierten Flüssigkeitszufuhr jetzt ihrem Willen und Interesse entspricht.
3. Unfähigkeit der sterbenden Patientin bzw. des sterbenden Patienten, Flüssigkeit zu sich zu nehmen, aufgrund eines obstruktiven Prozesses im Mund-, Rachen- oder Speiseröhrenbereiches. Diese Situation tritt ja i.d.R. nicht plötzlich ein, sondern hat eine gewisse Vorlaufphase. Bei allen Kranken, bei denen eine entsprechende Verschlusserkrankung zu befürchten ist, muss dies rechtzeitig angesprochen und in seinen Folgerungen mit ihnen eingehend diskutiert werden. Dabei spielt das Gespräch über das bevorstehende Sterben eine wesentliche Rolle.

– Die auf dieser Basis gefällte Entscheidung der Kranken muss in jedem Falle respektiert werden (s. S. 241).

Ausdrücklich unberücksichtigt bleibt an dieser Stelle die Frage der Unterbrechung der Infusionstherapie bei intensivmedizinisch behandelten Kranken, die (z.B. durch ein Koma) weder zur willentlichen Flüssigkeitsaufnahme noch zu Meinungsäußerungen zu dieser Frage in der Lage sind. Ebenso die Frage der PEG-Sonde bei einem chronisch kranken Menschen (S. 226 „Ethik").

Die Vor- und Nachteile einer Rehydratation müssen also sorgfältig durchdacht werden. Die Entscheidung gegen eine Korrektur einer gestörten Flüssigkeitsbilanz muss mit den Kranken, ihren Angehörigen und dem Fachpersonal sorgfältig erörtert werden, sodass alle Beteiligten die Entscheidung mittragen können.

Die Frage, ob Sterbende künstlich hydriert werden sollen, stellt sich heute so häufig, weil die Menschen meist in Krankenhäusern bzw. Pflegeeinrichtungen sterben statt zu Hause. In den Institutionen ist man gewöhnt, die verfügbare Technologie einzusetzen, obwohl kein Wirksamkeits- und Unbedenklichkeitsnachweis für die Substitution von Flüssigkeit erbracht ist. ÄrztInnen wird jedoch das Recht zugebilligt, bei Sterbenden auf lebensverlängernde Maßnahmen zu verzichten und früher eingeleitete Maßnahmen abzubrechen, falls urteilsfähige Kranke dies verlangen. Natürlich kann auch eine einmal begonnene parenterale oder Sonden-Ernährung wieder beendet werden, wenn die Kranken dies wünschen. Eine vorsorglich gelegte PEG-Sonde oder ein zentraler Venenzugang zur Medikamentengabe *muss* nicht zur Ernährung und Hydratation benutzt werden (Weissenberger-Leduc, 2002, S. 76).

Für Angehörige ist die Beendigung der Flüssigkeitsaufnahme eine große emotionale Belastung. Ihre Fürsorge auf dieser Ebene greift nicht mehr. Sie brauchen ZuhörerInnen bei diesem Schritt auf dem Weg zum Abschied, und sie brauchen evtl. Unterstützung beim Finden von anderen Zuwendungsmöglichkeiten wie Mundpflege, Hand-Arm- oder Fußeinreibung, Vorlesen, Singen.

Schützen

Kranke leiden oft an Mundtrockenheit, doch Durst und Mundtrockenheit sind nicht dasselbe. Die meisten Sterbenden können noch kleine Schlucke zu sich nehmen oder nuckeln an Kompressen, wenn sie durstig sind. Infusionen verbessern nicht unbedingt die Mundtrockenheit. Wichtig ist:

- sorgfältige und sehr häufige Mundpflege (S. 163 „Mundschleimhautprobleme") zur Behandlung von Mundtrockenheit und von Durstgefühl,
- kleine Schlucke Flüssigkeit anbieten und die Körpersprache der Sterbenden beachten: Mund öffnen, Lippen fest zu halten, Kopf wegdrehen,
- Absetzen von Diuretika,
- gute Titrierung der Schmerztherapie,
- Pflege der Augen-, Nasen- und Genitalschleimhäute mit Salben,
- Luftbefeuchtung mit Kaltverneblern,
- Behandlung von Angst (S. 101), Soor (S. 166) und Beachtung von Medikamentennebenwirkungen.

 Um die Inhalte zu vertiefen, können Sie sich das Video „Mundpflege" ansehen.

Vorteile einer allmählichen Dehydratation für die Sterbenden, die sich dies in der letzten Lebensphase wünschen:

- Verminderung der Magensaftproduktion führt zu weniger Erbrechen,
- verminderte Schleimproduktion in den Atemwegen führt zu weniger Hustenreiz. Die Belastung durch das Absaugen der Atemwege wird seltener. Die Gefahr eines Lungenödems mit unangenehmer Atemnot verringert sich.
- verminderte Flüssigkeitsansammlung in den Beinen, weniger Aszites und weniger Tumorödeme führen zu allgemeiner Linderung der Beschwerden,

- verminderte Urinproduktion führt dazu, dass eine Einlage reicht und dass die Anstrengungen für Toilettengang, Bettschüssel oder störende Dauerkatheter nicht mehr nötig sind,
- Schläfrigkeit, weniger Unruhe,
- vermehrte Endorphinproduktion führt zur natürlichen Analgesie und zu einem Gefühl des Wohlbefindens.

Mögliche Probleme einer allmählichen Dehydration sind:

- erhöhte Dekubitusgefahr,
- Muskelkrämpfe durch Störungen des Elektrolythaushaltes,
- Medikamentenakkumulation durch Niereninsuffizienz,
- Obstipation und evtl. zäher, trockener Schleim,
- Bewusstseinsstörung, Lethargie und Schwäche,
- Rastlosigkeit und Verwirrtheit,
- erhöhte Unsicherheit von Angehörigen und im Team,
- manchmal Fieber.

Bei Medikamentenakkumulationen, Muskelkrämpfen, Verwirrtheit und Unruhe kann eine subkutane Flüssigkeitssubstitution (500 ml physiologische NaCl-Lösung über 24 Stunden) versucht werden, um danach erneut zu beurteilen, ob dies zu einer Verbesserung des Befindens geführt hat.

9.4 ⋮ Bewegungs- und Wahrnehmungsprobleme, Lagerung

Bewegung gehört zum Lebensrhythmus. Einschränkungen in der Bewegung haben gravierende Folgen für die kognitiven, emotionalen und sozialen Fähigkeiten. Körperliche Aktivität, auch wenn sie ohne große Kraftanstrengung durchgeführt oder passiv erlebt wird, wirkt sich auf das Wohlbefinden der Kranken und die Erhaltung von sensomotorischen und kognitiven Befähigungen aus. Durch Basale Stimulation und ausgewählte Lagerungen können Pflegende entscheidend die Lebensqualität der schwer kranken und sterbenden Menschen erhöhen.

Wahrnehmen

In der letzten Lebensphase begrenzt sich der Lebensraum der Kranken zunehmend auf das Bett. Ihr Bett nicht mehr selbstständig verlassen zu können, bedeutet einen weiteren, oft sehr schmerzvollen Schritt in die Abhängigkeit von Angehörigen und Pflegenden. Von vielen lieb gewordenen Kleinigkeiten des Alltags, vom Aufenthalt in der Natur, vom Freunde besuchen können oder vom gemeinsamen Essen am Tisch müssen sich die Kranken endgültig verabschieden. Das subjektive Leiden an der Krankheit nimmt stark zu.

Das Bett wird manchmal als letzter privater Raum noch richtig „eingerichtet". Hier haben manche

Kranke ihren Überblick, der ihnen Orientierung ist – dies gilt es zu respektieren.

Die körperliche Bewegung ist eng mit dem Gefühl, lebendig zu sein, verbunden. Folgende Übung macht die Bedeutung der Bewegung für die Sinneswahrnehmung deutlich.

> **P** **Übung:** *Legen Sie einer Person, die die Augen geschlossen hält, einen Gegenstand in die Hand und lassen diesen beschreiben. Anfangs können die Wärme und die Konturen wahrgenommen und beschrieben werden. Durch die Bewegungslosigkeit des Gegenstands gehen jedoch die Sinneseindrücke sehr schnell verloren, man spürt den Gegenstand nicht oder kaum mehr.*

Diese undifferenzierte Wahrnehmung ist in allen Sinnesbereichen möglich. Wir gewöhnen uns z.B. an Ventilatorgeräusche oder an einen unangenehmen Geruch. Veränderung und Bewegung sind die Grundlage für die Wahrnehmung von Informationen. Ein Mensch, der sich nicht bewegt, nimmt seinen Körper und seine Umgebung nur schlecht wahr, ihm fehlen Sinneseindrücke. Die bettlägerigen Kranken verlieren also nicht nur zunehmend ihre aktive Bewegungsmöglichkeit sondern auch ihr Körpergefühl. Dies kann in kürzester Zeit zu Verwirrung und zu einem Gefühl der Verlorenheit führen (Zagermann, 2005). Der Verlust des Körpergefühls zeigt sich im Verhalten der Kranken. Bestimmte Gebärden von Sterbenden wie das „Nesteln" an der Bettdecke oder unruhig suchende Hände zeigen, dass sie versuchen, ihre Wahrnehmung zu verbessern (**Abb. 9.15**).

Viele Kranke möchten maximale Ruhe, Umlagerungen werden als irritierend oder bedrohlich erlebt und können eine starke Unruhe auslösen. Es kann aber auch Phasen mit einem erhöhten Bewegungsdrang und ständigen Aufstehversuchen geben. Manche Sterbende suchen Kälte, decken sich auf und versuchen sich zu Entkleiden. Andere Sterbende möchten nicht, dass Decke, Knuddel- und

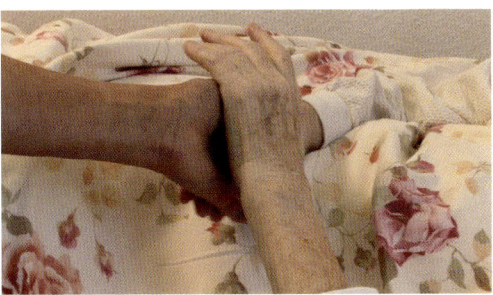

Abb. 9.15 ▪ „Suchende Hände".

Lagerungskissen entfernt werden; sie brauchen sie als schützende Hülle.

Eine Wahrnehmungsstörung führt ebenfalls zu einer Beeinträchtigung der Kommunikation. Bewegung – Wahrnehmung – Kommunikation werden in der Basalen Stimulation als ineinandergreifende Faktoren des menschlichen Daseins gesehen: Wenn alle Sinne im Gleichklang stimuliert werden, kann Wohlbefinden entstehen. Dazu gehört, dass wir hören, riechen, schmecken, sehen und fühlen können, dass wir uns selbst und unser Gegenüber wahrnehmen und miteinander kommunizieren können.

Insgesamt nimmt das Interesse der Sterbenden an der Umwelt im Laufe des Sterbeprozesses ab, das Wahrnehmungsempfinden der Haut, des Tastsinns und des Gehörs funktionieren jedoch. Über unsere Haut registrieren wir Wärme, Kälte, Druck und Schmerz. Berührungen wecken vielfältige und tiefe Gefühle. Die Sterbenden sind „verändert wach". Die Sinnvermittlung und Sinnvergewisserung für die Sterbenden und die Angehörigen unterstützen Pflegende, indem sie auf Veränderungen aufmerksam machen, die Kommunikation anpassen, ihre Sinnlichkeit der Sinnlichkeit der Sterbenden annähern (Rest, 1989, S. 138 f.).

Mit der Basalen Stimulation (s. u.) können wir taktile Abwehr und Verlassenheitsgefühle reduzieren und den Kranken helfen, ihr Körpergefühl zu erhalten.

Verstehen

Pflegestandards zur Dekubitus- und Kontrakturenprophylaxe müssen in der Palliative Care anders bewertet werden (Augustyn u. Kern, 2006).

Die Kontrakturenprophylaxe, z.B. Bewegungsübungen und Mobilisationen sollten im Hinblick auf die Lebensqualität der schwer kranken und sterbenden Menschen nach ihren Wünschen durchgeführt werden.

Schwere Erkrankungen, die die Kranken zur Immobilität zwingen, führen leicht zu einem Dekubitus. Der lang anhaltende Druck verhindert eine gute Durchblutung und es kommt zum Gewebedefekt. Die Dekubitusprophylaxe und Dekubitusbehandlung ist auch in der Palliative Care eine wichtige Aufgabe. Doch manche Kranke möchten im Rollstuhl sitzen und mit ihren Angehörigen das Krankenzimmer verlassen, obwohl ein Dekubitus dagegen spricht. Andere Kranke lehnen ein regelmäßiges Umlagern zur Dekubitusprophylaxe ab, weil es ihnen zu anstrengend ist.

In der bedürfnisorientierten Palliativpflege besprechen wir die Risiken des Prophylaxeverzichts mit den Kranken. Es ist ihre Entscheidung! Nur die Kranken können ihre Lebensqualität beurteilen. Das entspricht der radikalen individuellen Krankenorientierung und nicht einem Pflegequalitätsmangel. In der Palliative Care müssen wir durch diese Priorisierung manche standardisierten Wege verlassen. Dies ist keine Vernachlässigung, sondern ein respektvolles Ernstnehmen der kranken Menschen und verantwortliches Handeln. Die individuell getroffene Entscheidung, Prophylaxen der Lebensqualität unterzuordnen, muss im Team gemeinsam getragen, mit den Angehörigen besprochen und dokumentiert werden.

In der häuslichen Pflege werden die Angehörigen durch die zunehmende Immobilität der Kranken wesentlich mehr belastet: nächtliches Umlagern und die vollständige Pflege im Bett führen schnell zur Überforderung. Sie brauchen professionelle Unterstützung! Die Pflege von bettlägerigen Kranken erfordert viel körperliche Nähe und sie macht die Rolle der helfenden und hilfsbedürftigen Person überaus deutlich. Diese Abhängigkeiten und Verpflichtungsgefühle sind für beide Seiten oft nicht leicht auszuhalten. Hier sind die Pflegenden wichtige ZuhörerInnen für die Betroffenen.

Wenn Kranke nicht mehr sprechen können, können die Angehörigen uns durch biografische Informationen wichtige Hinweise z. B. auf die bevorzugte Liegeposition bzw. Blickrichtung usw. geben.

Schützen

Umlagerungen sind nicht immer unangenehm. Sie erhöhen durch eine Symptomorientierung das Wohlbefinden z. B. bei Atemstörungen und Schmerzen. Durch eine atemunterstützende Seitenlagerung erleichtern wir den Sekretabfluss und erreichen eine deutlich hörbare Befreiung der Atemwege (S. 187 „Atemprobleme").

Basal stimulierende palliative Pflege

Berührung und Umlagerung – auch das passive Bewegen – helfen den Kranken, ihre Wahrnehmungsfähigkeit zu erhalten. Mit der basal stimulierenden Pflege können wir sterbenden Menschen ein Gefühl der Sicherheit und des Wohlbefindens vermitteln.

Eine basale Berührung beginnt mit der Initialberührung meist an der Schulter, nie im Gesicht! Die Berührungen sollen ruhig, mit **flächig** aufgelegten Händen deutlich beginnen. Wir arbeiten mit vorüberziehend konstantem Druck. Oberflächlich streifende Berührungen, punktuelle, abgehackte oder zerstreute Berührungen sollen vermieden werden: Sie lösen taktile Abwehr aus. Wenn die kranke Person eindeutige Informationen über sich selbst bekommen soll, ist es sinnvoll, bei den Ausstreichungen einen Waschhandschuh oder Socken zu verwenden, dann kann sich die Person ganz auf ihren Körper konzentrieren. Die Berührungen enden durch einen behutsamen, sanften Druck einer Hand nach der anderen. Nehmen wir beide Hände gleichzeitig weg, ruft das ein Verlassenheitsgefühl aus, weil die Berührten sich nicht darauf einstellen können (S. 72 „Basale Stimulation").

Stimulierende Ganzkörperwahrnehmung

B *Eine Ergotherapeutin berichtet: „Frau Wichmann ist 92 Jahre alt. Sie leidet an ihrem 3. Apoplex mit Hemiparese rechts und hat leichte Wortfindungsstörungen. Sie hat 3 Söhne, die sich über die Pflege und Unterbringung der Mutter uneins sind. Frau Wichmann macht bei meinem ersten Besuch einen sehr abwesenden Eindruck, sie benützt oft das Wort „egal, egal". Seit ihrem kürzlichen Einzug ins Pflegeheim liegt sie regungslos im Bett und lässt alles passiv mit sich geschehen. Ich stelle mich vor, kaum Reaktion. Ich bitte darum, sie berühren zu dürfen und streiche nach ihrem Kopfnicken, Schulter, Arme, Hände, Beine, Füße aus. Dabei beobachte ich die Bewohnerin genau. Sie hat eine schmerzempfindliche Hand, ich kann spüren, ab wann die Berührung unangenehm für sie wird. Ansonsten sagt sie des Öfteren „gut, gut". Da es ein sehr heißer Tag ist, biete ich ihr an, mit einem kühlen Waschlappen ihre Stirn und ihr Gesicht zu waschen. Wieder ein „gut, gut".*
Zweiter Besuch: Sie erkennt mich, lächelt, ich gehe in gleicher Weise vor, streiche aus und mobilisiere sie. Sie ist wacher, und ich erkläre ihr meine Aufgabe und frage sie, ob sie bereit ist, mitzumachen. Sie ist einverstanden.
Dritter Besuch: Gleiche Vorgehensweise und Bewegungsanbahnungsübungen. Sie ist motiviert, sagt, das Streicheln gefalle ihr am besten. Anschließend erzähle ich ihr, was in der Gruppe gemacht wird. Nun spricht sie in ganzen Sätzen und erzählt ihrerseits, dass sie eine leidenschaftliche Bastlerin war. Seither ist sie sehr offen und kooperativ." (Zeitel, 2005, S. 6 f.)

Diese stimulierende Körperwahrnehmung tut mehrmals täglich gut! Sie erleichtert die Mobilisation.

Vorgehensweise. Man verfährt wie folgt:
- mit der Hand Initialbegrüßung an einer Schulter,
- an Mittelscheitel beginnen und an den Körperseiten parallel entlang streichen: Haare, Wange, Schulter, Arme, Hüfte, Beine außen, Füße,

- über 3 Kontakthalteschritte wieder nach oben greifen. Diese Abfolge wird insgesamt dreimal durchgeführt,
- Abschied (wie Initialbegrüßung) an einer Schulter durchführen.

Varianten. Diese sind:
- Die Körpergrenzen können auch beim Sitzen der Kranken bewusst gemacht werden. Die Kranken erleben dies als sehr angenehm.
- Die Pflegekraft unterstützt die Kranken dabei, sich selbst zu berühren. Sich selbst zu berühren hat noch eine intensivere Wirkung als das passive Berührtwerden. Die Pflegekraft führt die Hand der/des Kranken auf die jeweils gegenüberliegende Seite über Haare, Wange, Schulter und Arme (evtl. im Sitzen auch Hüfte, Beine und Füße). So wird es den Kranken ermöglicht, sich auf beiden Seiten zu berühren und wahrzunehmen.
- Benötigen die Kranken dabei eine intensivere Unterstützung, dann kann die gleiche Übung auch mit einem Socken/trockenen Waschlappen gemacht werden. Die Hand der Pflegekraft liegt mit und auf der Hand des/der Kranken im Socken und führt diese.

M *Beachte:*
- *die Kranken spüren nur das, was wir ihnen zeigen, wo wir sie berühren,*
- *auf Lockerheit des eigenen Körpers achten, d.h. der eigene Körper sollte mit in Bewegung sein,*
- *eine gute Berührungsqualität schließt die Wahrnehmung der Menschen vor **und** hinter den Händen ein.*

Beruhigende Ganzkörperwahrnehmung
Siehe S. 73 „Allgemeine Palliative Pflege".

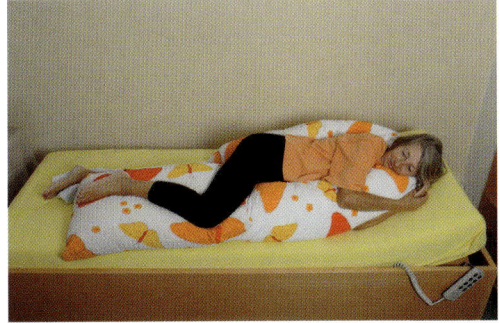
Abb. 9.16 ▪ Auch eine seitliche Nestlagerung ist angenehm.

 Um die Inhalte zu vertiefen, können Sie sich das Video „Basale Stimulation: Beruhigende Ganzkörperwahrnehmung" ansehen.

Indikation: Unruhe, Einschlafstörungen, Schmerzen.

Nestlagerung/Umgrenzende Lagerung
Das Ankuscheln an einen anderen Menschen gehört zu unseren beruhigendsten Urerfahrungen als Säugling. Wir wurden in den Armen hin und her gewiegt, nahmen vertraute Gerüche und Geräusche wahr und fühlten uns so geborgen. Dies greift die Basale Stimulation auf. Bei schwer kranken und sterbenden Menschen ist Berührung und Körpernähe oft die einzige Kommunikationsmöglichkeit, um sie noch zu erreichen.

Es kommt immer wieder vor, dass BewohnerInnen in Pflegeheimen sich nachts zu anderen Bewohnerinnen ins Bett legen und Geborgenheit suchen. Eine Pflegende beschreibt folgende Situation mit einer sterbenden Bewohnerin, zu der sie schon eine gute Beziehung aufgebaut hatte.

B *„Einige Tage bevor sie starb, wollte sie anscheinend, dass ich mich zu ihr ins Bett legte. Sie zog mich zu sich ins Bett und klammerte sich dabei fest an mich. Sie hielt mich sehr fest, und als ich mich noch immer nicht rührte, wurde sie ganz unruhig. Schließlich legte ich mich zu ihr – sie kuschelte sich ganz fest in meinen Arm – roch an mir und wurde sofort ruhiger. Nach ein paar Minuten schlief sie ganz tief ein, mit roten Backen und einem sehr zufriedenen Gesicht. Sie lag völlig entspannt neben mir, nicht mehr zusammengerollt, sondern mit ausgestreckten Beinen und geradem Rücken. Ich legte mich noch öfters zu ihr, um ihr so meine Nähe, nach der sie sich sichtlich sehnte, zu vermitteln"* (Gutenthaler, 2003, S. 172).

Diese Nähe ist sicherlich von Pflegenden nicht grundsätzlich zu erwarten, aber es ist wichtig, dass wir sie in Erwägung ziehen und im Team besprechen. Wir können, wenn wir den Eindruck haben, dass die Kranken diese Nähe brauchen, auch Angehörige, die sich in der „professionellen Umgebung" nicht trauen, ermutigen, sich ins Bett zu ihren Kranken zu legen.

Die umgrenzende Lagerung in einem Nest mit Kissen- und Deckenrollen ist eine wichtige Ersatzlösung. Die Nestlagerung unterstützt das Gefühl für die eigenen Körpergrenzen. Ängstliche Kranke empfinden diese geborgene Lagerung als sehr angenehm. Zusammengerollte Decken (oder eine Stillkissenrolle) unter Kopf und Schulter legen, zusammengerollte Decken oder Kissen seitlich an den Körper drücken, die Arme seitlich auflegen und gegen die Füße ein festeres Kissen oder die Unterschenkel in Kissenschiffchen legen.

Um die Inhalte zu vertiefen, können Sie sich das Video „Nestlagerung" ansehen.

Bei der Nestlagerung in Seitenlage wird ein Bein unter und ein Bein über eine zusammengerollte Decke vor dem Kranken gelegt. Kopf und Rücken werden ebenfalls von Decken umgrenzt (**Abb.9.16**).

Manche Schwerkranke und Sterbende mögen es auch, wenn sie mit ihrer Decke richtig fest eingehüllt werden, indem die Pflegekraft mit ihren Händen auf der Decke seitlich am Körper einwickelnd entlangstreicht – dies gibt den Kranken Halt und Ruhe.

Das Lagerungsmaterial sollte beim Kontakt mit dem Körper der Kranken keine Falten aufweisen. Die Dekubitusgefahr ist bei der Nestlagerung wesentlich höher als bei anderen Lagerungen. Auch die Ohren sind durch die zusammengerollten Decken dekubitusgefährdet. Das bedeutet, dass sehr sorgfältig gelagert und aufmerksam beobachtet werden muss.

Sicherheitsvermittelndes Umlagern

Damit die Kranken das Umlagern nicht bedrohlich erleben, sie keine Abwehr entwickeln und besser mithelfen können, wurde das sicherheitsvermittelnde Umlagern entwickelt:

- Initialbegrüßung an Schulter,
- Bettdecke stückchenweise langsam mit Druck am Körper entlang abrollen und dann die Rolle an die rechte Bettseite zur Seite der Pflegekraft legen. Dies gibt dem/der Kranken einen Halt und vermindert seine/ihre Angst.
- rechten Krankenarm mit beiden Händen ausstreichen und nach oben oder unten oder außen legen,
- linken Krankenarm mit beiden Händen ausstreichen und linke Krankenhand auf gegenüberliegende Krankenschulter legen,
- linkes Krankenbein mit beiden Händen ausstreichen und es – den Fuß auf dem Laken stehend – hoch ziehen,
- rechten Arm der Pflegekraft auf Oberschenkel und linke Hand auf Schulter der/des Kranken und nach rechts drehen.

Schonendes Umlagern zur Erhaltung des Körpergefühls

Für Sterbende ist das Umlagern häufig zu anstrengend und belastend. Auch kleine Lageveränderungen mit dem Umlegen von Kissen unterhalb der Matratze, kleine Kissen nur unter einen Körperteil legen und später wieder entfernen und an anderer Stelle platzieren, unterstützen die Körperwahrnehmung. Wir können auch die Hände der Kranken auf ihren Bauch legen, so unterstützt die eigene Atmung der Kranken ihre Körperorientierung.

Vestibuläre und vibratorische Stimulation

Die vestibuläre Stimulation verhilft zur Raum- und Körperwahrnehmung. Der Lage- und Bewegungssinn verhilft zur räumlichen Orientierung und die durch einen Lagerungswechsel ausgelösten Reize unterstützen die Körperwahrnehmung. Das Umsetzen in Rollstuhl oder Sessel, verschiedene Lagerungsebenen im Bett, das Aufstellen der Füße im Bett, das Sitzen am Bettrand mit Schemelunterstützung, das kurzzeitig unterstützte Stehen vermitteln über das Körpergefühl ein Sicherheitsgefühl.

Die vibratorische Stimulation erhöht das Wohlbefinden. Kranke wiegend umarmen und zusätzlich „wohlwollend in sie hinein murmeln" erinnert sie an das Sicherheit gebende „biologische Echo" aus Säuglingstagen und wird von den Kranken sehr genossen. Pflegende, die diese Nähe nicht aufbauen können, können Angehörige dazu ermutigen. Rhythmisch wiederholtes Singen eines Wiegenliedes (evtl. auch nur der ersten Zeile von z.B. „Schlaf Kindlein schlaf") beruhigt Sterbende und Begleitende.

In dem Kapitel Stimulation des Sehsinns gehen wir auf die Bedeutung der visuellen Stimulation ein (S. 70).

In dem Kapitel „Kinästhetik" wird erläutert, wie Pflegende die Bewegungssignale der Kranken besser wahrnehmen können (S. 79). Die kinästhetische Atemunterstützung wird unten beschrieben (S. 190).

9.5 ⋮ Atemprobleme

Healing Touch versucht, durch sanfte Berührungen mit den Händen das menschliche Energiesystem zu harmonisieren. In den Vereinigten Staaten wird Healing Touch an zahlreichen Hochschulen für Pflegekräfte gelehrt. Das Beispiel einer Krankenschwester, die in Palliative Care und in Healing Touch weitergebildet ist, zeigt eine wohltuende Alternative zum Absaugen. Unser Eindruck ist, dass die ruhige Art der menschlichen Berührung die heilsame Wirkung zeigte (vgl. Nelson, 1996).

B *Beruhigung durch Healing Touch (HT) bei der Angst vor einem Erstickungstod.*

„Als ich am Freitag zum Spätdienst erschien, war soeben der behandelnde Arzt eingetroffen, der zu dem stark verschleimten, sterbenden Herrn Brenner gerufen worden war. Ich begleitete ihn. Gegen die Angstzustände des Bewohners spritzte er Valium und gegen die Ödeme in den Beinen ein Diuretikum. Um der Verschleimung zu begegnen, ordnete er „immer gut absaugen" an. Etwas anderes bliebe eben nicht. Flüssigkeit sollte weiterhin langsam durch die Sonde laufen.

Mit einem mitleidigen Blick zu Herrn Brenner und einem hoffnungsvollen zu mir, dass wir so das Leiden in den Griff bekämen, verschwand er sehr eilig wieder. Entsprechend verlaufen oft die Kurzvisiten in den Pflegeheimen.

Für Herrn Brenner waren diese Anordnungen unzufriedenstellend. Das Valium wirkte nicht. Der Bewohner saß bei hochgestelltem Kopfteil in seinem Bett. Der Kopf lag leicht zur Seite geneigt, kleine Schweißperlen standen auf der Stirn der gelblichen Haut. Die Beine waren z. T. bläulich marmoriert. Die milchigen Augen schauten ängstlich in eine Richtung aus dem Fenster. Aus dem hageren Gesicht, dessen spitze Nase zeigte, dass Herr Brenner sein Ziel bald erreichen würde, sprach trotz der Sedierung weiterhin Angst. Die Atmung war sehr kurzatmig und oberflächlich. Herr Brenner machte einerseits den Eindruck, sich schon weit aus diesem Leben entfernt zu haben, auf der anderen Seite hörte er noch gut und reagierte auf Ansprache.

Sobald aber die Verschleimung zunahm, traten die Augen mehr hervor und sowie man der Anordnung des Absaugens folgte, war er wieder ganz wach. Der Körper bäumte sich auf und die Angst der drohenden Erstickungsgefahr wurde durch den sich immer wieder aufbäumenden Thorax sowie das sich bläulich verfärbende Gesicht deutlich. Erschöpft glitt er hinterher wieder in sein Kissen. Die Verschleimung trat immer häufiger auf. Er blieb nur mehr oder minder verschleimt. Deshalb konnte die Pflegekraft das Zimmer eigentlich nicht verlassen.

Ich fragte Herrn Brenner nach dem Absaugen, ob ich eine beruhigende, erleichternde Energiebehandlung bei ihm durchführen dürfe und erklärte ihm, dass ich mit den Händen in seinem Energiefeld arbeiten würde und dies seinen Zustand erleichtern könne. Ein leichtes zustimmendes Nicken des Kopfes gab mir die Erlaubnis.

Während der ganzen Behandlung, den sanften Berührungen, blieb die zunehmende Verschleimung aus, sodass man diese nicht durch Absaugen unterbrechen musste. Vorher hatte man schon nach fünf Minuten den Eindruck gewonnen, bald wieder absaugen zu müssen. Die Atmung wurde ein wenig tiefer und der Gesichtsausdruck friedlicher. Herr Brenner suchte meine Augen und sandte mit seinen Augen Zustimmung aus. Nach der Behandlung waren die Augen fast geschlossen und Herr Brenner machte den Eindruck, eingeschlafen zu sein. Diese Anwendung dauerte zwanzig Minuten. Danach konnte ich den Raum mit gutem Gewissen verlassen.*

In regelmäßigen Abständen schaute ich während des Nachmittags immer wieder in das Zimmer von Herrn Brenner. Als ich meine Hand in die seine legte, um ihm zu zeigen, dass ich da bin, spürte ich ein leichtes Drücken seiner Hand. Nie mehr musste man bei ihm Schleim absaugen. Man hatte den Eindruck, dass er über seine Beschwerden langsam hinwegatmete, oberflächlich und relativ ruhig. Auch ohne HT-Behandlung hatte ich schon manchmal in der Finalphase bei Sterbenden, die im Atmungstrakt erkrankt waren, eine entsprechende Atmung beobachtet. Drei Stunden später war Herr Brenner gestorben. Sein Kopf lag mit einem friedlichen Gesicht auf dem Kissen." (Kraume, 2004)

9.5.1 ⋮ Atemnot (Dyspnoe)

D *Bei der Dyspnoe oder Atemnot handelt es sich um das subjektive Gefühl, nicht genügend Luft zu bekommen, mit und ohne objektivierbaren Ursachen.*

Wahrnehmen

Atemnot ist sehr häufig ein Aufnahmegrund für die stationäre Palliativ-Versorgung. Die Angehörigen bekommen durch die „Symptomansteckung" Angst und sind durch die nächtlichen Verschlimmerungen ohne Beratung von Palliative Care-Fachkräften schnell überfordert.

Atemnot ist ein Symptom, dessen Schwere nur die Kranken selbst beurteilen können. Wie bei den Schmerzangaben dürfen Atemnotäußerungen der Kranken nicht in Frage gestellt werden. Nicht das, was wir messen oder sehen zählt, Atemnot gibt es, auch wenn die Atmung für uns normal erscheint.

Atemnot wird bei erhöhter Atemarbeit mit unzureichender Atemreserve empfunden. Die Atemnot zeichnet sich aus durch Lufthunger, Kurzatmigkeit und Beklemmungsgefühle (Nagele u. Feichtner, 2005). Die Atemnot kann sich sehr schnell oder auch allmählich entwickeln. Sie löst bewusste oder auch unbewusst bleibende Angst vor dem Ersticken aus, die wiederum die Atemnot erhöht. Eine hilflose Umgebung führt zu dem Gefühl des vollständigen Ausgeliefertseins und verstärkt die Angst. Häufig löst die Atemnot starke Todesangst und Unruhe (S. 101 „Angst") aus. Die Atemnot kann anhaltend bestehen, durch Attacken verstärkt werden oder anfallsweise auftreten. Körperliche Belastungen (Toilettengang) und psychische Belastungen („dicke Luft" durch streitende Angehörige) werden leicht zum Auslöser einer Atemnotattacke.

In der palliativen Situation kann auf eine ausgedehnte Diagnostik meist verzichtet werden, da sich keine sinnvolle therapeutische Konsequenz daraus ergibt.

Diagnostische Maßnahmen dürfen eine symptomorientierte Therapie keinesfalls verzögern, der Teufelskreis Atemnot – Angst – mehr Atemnot – mehr Angst muss schnellstmöglich unterbrochen werden (Roller, 2001).

Organische Ursachen der Atemnot

Pulmonale Ursachen. Dies sind:
- bronchiale tumoröse Obstruktion,
- Atelektase,
- Pleuraerguss,
- Lymphangiosis carcinomatosa,
- Lungenembolie,
- Pneumothorax,
- Brustwandinfiltration,
- Pneumonie,
- chronisch-obstruktive Lungenerkrankung,
- Lungenfibrose (nach Bestrahlung).

Kardiale Ursachen. Dies sind:
- Linksherzinsuffizienz,
- Perikarderguss,
- Perikardinfiltration,
- obere Einflussstauung.

Neuromuskuläre Ursachen. Dies sind:
- Amyotrophe Lateralsklerose,
- muskuläre Schwäche bei Kachexie.

Andere Ursachen. Hierzu zählen:
- Anämie,
- Aszites,
- Hepatomegalie,
- Obstruktion der oberen Luftwege,
- Fieber (Binsack, 2000, S. 601).

Alleinsein, Erregung, Angst, Dunkelheit, Enge können als psychosoziale Ursachen Atemnot verstärken oder sogar erst auslösen.
Eine zentrale Atemstörung (Hirndruck) führt meist nicht zu dem subjektiven Gefühl der Atemnot, sondern zu objektiver Atemdepression, Eintrübung und Atemlähmung.

Kriterien zur Beurteilung von Dyspnoe

Zu den Kriterien zählen:
- Atemfrequenz und Atemtiefe,
- Atemgeräusche,
- Hautfarbe,
- Bewusstseinslage,
- Gesichtsausdruck (Angst, Stress),
- Beginn und Dauer der Atemnot (DGP, 2006).

Atemmuster

Nicht jedes veränderte Atemmuster wird von den Kranken als Atemnot empfunden, z.B. die vertiefte Atmung bei Azidose oder die Tachypnoe bei Fieber. Auch das sich verändernde Atemmuster vor dem Tod zeigt nicht die belastende Angstbeteiligung der Atemnot. Durch die Schädigung des Atemzentrums tritt Stunden bis Minuten vor dem Tod die Cheyne-Stokes-Atmung auf. Diese Atmung wechselt rhythmisch zu- und abnehmend ihre Frequenz und Tiefe mit dazwischen liegenden Atempausen. Sie geht oft der Schnappatmung voraus, die kurz vor dem Tod einsetzen kann. Dann liegen zwischen langen Atempausen einzelne schnappende Atemzüge.

Kohlendioxid-Narkose

Bei einer zunehmenden Ateminsuffizienz (z.B. bei der Amyotrophen Lateralsklerose) tritt häufig ein Kohlendioxidüberschuss (Hyperkapnie) im Blut auf. Dadurch werden die Kranken immer schläfriger und schließlich bewusstlos, sie gleiten in die sog. Kohlendioxid-Narkose. Der Tod passiert dann häufig im Schlaf, da hier die Atmung zusätzlich gedämpft ist. Erst in diesem Zustand reicht der Sauerstoff nicht mehr zum Leben aus und es tritt ein ruhiges Sterben im Schlaf ein. Die Sterbenden erleben den zum Tod führenden Sauerstoffmangel nicht bewusst. Eine Behandlung ist nicht erforderlich, sofern die/der Kranke nicht etwas anderes wünscht.

Verstehen

In ruhigen Gesprächen kann herausgefunden werden, durch welche Situationen (z.B. Besuch, Transfers, Umlagerungen) die Atemnot verstärkt wird. Die Atemnot hat meist auch eine psychische Seite, die es zu berücksichtigen gilt. Der Leidensdruck der Kranken erhöht sich, weil sie oft über keine Reserven für die verbale Kommunikation verfügen. Den Sterbenden muss deutlich werden, dass heute niemand mehr qualvoll ersticken muss! Es muss betont werden, dass durch Bedarfsmedikamente am Bett rasche Hilfe möglich ist. Auch wenn die Medikamente nicht notwendig werden, das Wissen darum beruhigt.

Bei Erkrankungen mit Lungenbeteiligung und drohender Atemnot sollte mit den Kranken und ihren Angehörigen rechtzeitig über die Therapieoptionen gesprochen werden. Vor allem die Frage der Intubation bzw. Tracheotomie und Beatmung sollte vor einer Atemnotsituation besprochen worden sein.

Dyspnoe überträgt sich auf das soziale Umfeld. Wir atmen automatisch schneller, wenn wir uns bei Kranken mit Atemnot befinden. Der Anblick der schwer, schnell und manchmal laut atmenden, angstgezeichneten Kranken ist für die Angehörigen erschreckend. Sie möchten sofort helfen und übernehmen unbewusst den schnellen Atemrhythmus und die damit verbundenen Angstgefühle. Sie sind bald überfordert und brauchen die Unterstützung der Professionellen. Angehörige müssen ihre Eindrücke schildern dürfen und Pflegende müssen sie über die Atemnot und die Hilfsmöglichkeiten informieren.

Pflegende müssen sich die „Ansteckungsgefahr" bewusst machen. Nur so können sie die Übernahme des schnellen Atemrhythmus und die Entwicklung von Angst vermeiden, die die Dyspnoe der Kranken wiederum verschlimmern würde. Durch eine professionelle Haltung können sie beruhigend auf die Kranken und die Angehörigen wirken. Um zu dieser Ruhe ausstrahlenden Haltung zu gelangen, müssen Pflegende ihre eigenen Ängste und Verhaltensstrategien reflektieren, bewusst ihren eigenen Atemrhythmus beibehalten, die Dyspnoe der Kranken und die Anspannung der Angehörigen ernst nehmen und die Hilfsmöglichkeiten kennen (Sorge in Metz u.a., 2002).

Die Hinzuziehung von Atem-, Psycho-, Kunst- oder MusiktherapeutInnen zur komplementären Behandlung der Atemnot bewährt sich. Bewusstlose Menschen und Menschen mit Demenz sprechen besonders auf die nonverbalen Methoden der Musik- und Atemtherapie an (S. 58).

Minimale Dehnbewegungen, passive wie aktive, können den Atem anregen. Nach einigen Anleitungen führen manche Kranken die Dehnbewegungen ohne AtemtherapeutIn in Eigeninitiative durch und lindern so ihre Atemnot und steigern ihr Wohlbefinden.

Schützen

Die Atemnot führt dazu, dass die Kranken schneller atmen. Der Sauerstoffaustausch geschieht jedoch in den kleinsten Verästelungen der Lunge, d.h. die schnelle oberflächliche Luftbewegung in der Luftröhre ist für den Sauerstoffaustausch unbrauchbar. Obwohl die Kranken ganz schnell atmen, steigt die Luftnot, das Blut wird unzureichend mit Sauerstoff aufgefüllt. Mit den folgenden Maßnahmen soll ein tiefes, langsames Durchatmen ermöglicht werden.

Teufelskreis von Atemnot – Angst – mehr Atemnot – mehr Angst unterbrechen

Folgende Maßnahmen helfen dabei:
- Pflegende achten auf eigenen Atem und versuchen tief und entspannt zu atmen. Sie achten auf guten Bodenkontakt, bewegen sich langsam und sprechen ruhig. Sie verteilen Aufgaben an andere Anwesende, z.B. Fenster öffnen, Getränk holen usw. Pflegende sollten versuchen, die Aufmerksamkeit auf andere Dinge zu lenken (Herz, 2006).
- Atemwege frei halten,
- Atemarbeit erleichtern durch Unterstützung der Atembewegung.

Unterstützung der Atembewegung

Aufmerksames Berühren – Übungen für Atemnotattacken

Manche berührungsängstliche Kranke können sich gut auf „verordnetes Berühren" einlassen und erleben dies dann zur eigenen Überraschung als angenehm entspannend und sind froh, wenn der Atem wieder fließen kann.

Bei Atemnotattacken können Pflegende so Linderungen bewirken:
- Pflegehände rechts und links an die Beckenschaufeln legen und Kranke/n bitten, die Hände zu erspüren. Dies kann durch ganz langsame, kreisende Bewegungen der Hände unterstützt werden.
- Pflegende nehmen die Fersen der Kranken in ihre Handflächen, sie bieten sie als Nest an und bitten die Kranken, durch die Fersen in die Hände der Pflegenden auszuatmen.

Folgende Berührungsübungen können sehr hilfreich sein:
- Hände der/s Kranken auf den Unterbauch legen und Atembewegung bewusst erspüren lassen,

■ Hände der/s Kranken auf den Unterbauch legen und Einatmung spüren und auf ein langes Huuuuuu mit spitzen Lippen fließend (nicht pressend) ausatmen lassen,

■ Hände der/s Kranken auf den Unterbauch legen und bei jedem Atemzug sich auf das Wort „Ruhe" konzentrieren.

Sind diese Übungen eingeübt, können sie bei einer Atemnotattacke von den Kranken selbst angewendet werden (Eisele u. a., o. J.).

Kinästhetische Unterstützung der Atmung

Um die Ein- und Ausatmung zu erleichtern, ist es wichtig, dass wir die Muskulatur von Gewicht entlasten. Die an der Atmung beteiligte Muskulatur befindet sich hauptsächlich im Bauchraum (z. B. Zwerchfell), im Brustkorb-, Schulter- und Halsbereich. Auch der Rücken- und Beckenbereich und die Muskulatur in den Extremitäten sind spürbar beteiligt. Eine angespannte Muskulatur behindert die Atembewegung und verbraucht mehr Sauerstoff. Mit dem kinästhetischen Konzept wird die Bewegungsfähigkeit (S. 79) so weit wie möglich erhalten. Um die Atmung zu unterstützen, fragt man sich selbst und die Kranken:

■ Können alle Massen Gewicht an Unterstützungsflächen abgeben? Wir unterstützen mit kleinen Kissen oder gefalteten Handtüchern und fragen wieder.

■ Sind alle Zwischenräume frei für Bewegungen und für eine Gewichtsverlagerung von einer Masse auf eine nächste Masse? Auch hier unterstützen wir mit kleinen Schritten die Bewegungsfähigkeit (Herz, 2005).

Atemerleichternde Oberkörperhochlagerung

Spezielle Lagerung zum freien und entspannten Atmen: Die Kranken so abstützen, dass sie bequem mit Armunterstützung in einem Sessel sitzen können. Im Bett die Kranken mit erhöhtem Oberkörper, Unterstützung der Arme mit Luftballons oder Kissen und der Knie mit Knierollen so lagern, dass Gewicht abgegeben werden kann (**Abb. 9.17**). Nicht zu viele Lagerungshilfen verwenden, sie können einengend wirken. Kinästhetische Konzepte beachten (S. 79)!

Ruhige, sichere, weite und angenehme Atmosphäre schaffen

Hierzu gehören folgende Maßnahmen:

■ Kranken Gewissheit geben, dass sie nicht alleine gelassen werden,

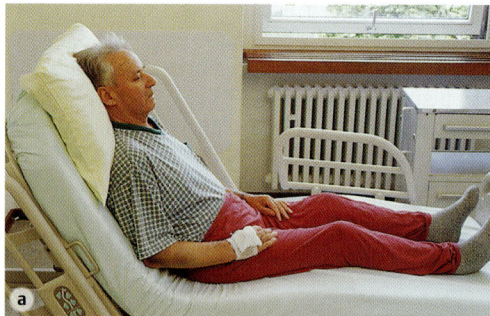
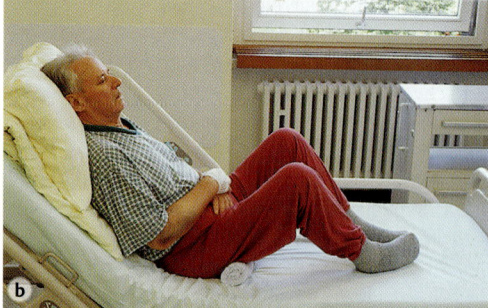
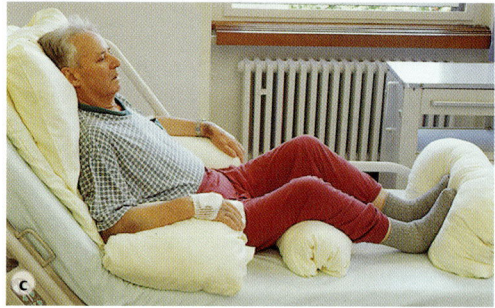

Abb. 9.17 ▪ **a** Oberkörperhochlagerung, **b** mit „Rutschbremse", **c** Unterstützung der Arme bei erschwerter Atmung (Kellnhauser u. a., 2004).

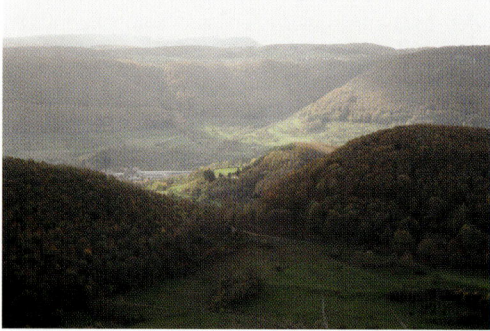

Abb. 9.18 ▪ „Raum geben" – z. B. durch Aufhängen eines Naturbildes.

- Pflegehandlungen und Transfers umsichtig planen und koordinieren,
- den Kranken Verschnaufpausen bei anstrengenden Aufgaben geben,
- Luftbefeuchtung, Mund- und Lippenpflege, nach Wunsch Aromalampe mit ätherischen Ölen, z.B. Orange, Zitroneneukalyptus, Lavendel oder Melisse (S. 74 „Aromalampe"),
- Ventilator gibt mit dem Luftzug das Gefühl, genug Luft zu bekommen,
- frische Luft, Fenster öffnen, Vorhänge zurück ziehen, den Blick ins Freie ermöglichen, Raum nicht überheizen,
- Raum geben: leichte Bettdecken, leichte Kleidung, großes, helles Krankenzimmer mit wenig Möbeln, Blickrichtung zum Fenster, Aufhängen eines Naturbildes zum Verweilen (**Abb. 9.18**), Pflegende/Angehörige/diverse Pflegeutensilien dürfen nicht zu dicht „auf den Leib rücken".

 Sie können das Naturbild auch für die Kranken ausdrucken. Es befindet sich auf der DVD.

Entspannung

Zur Entspannung eignet sich Folgendes:
- Entspannende Ganzkörperwahrnehmung/-waschung (S. 73),
- Fußmassage: Die Kranken lassen sich des Engegefühls wegen häufig nicht so gerne berühren. Die Füße sind aber vom Brustkorb weit genug entfernt, sodass die Kranken die Fußmassage genießen können (S. 76),
- Entspannungsgeschichten mit autogenen Trainingselementen (S. 79 zum Vorlesen),
- Atemstimulierende Einreibung (ASE): Die ASE erfolgt auf dem Rücken, sie verhilft Kranken zu einer gleichmäßigen, ruhigen und tiefen Atmung und wird meist als sehr wohltuend und entspannend erlebt. (S. 73) Die beruhigende Wirkung kann mit einem Zusatz von Lavendel (S. 74 „Ätherische Öle") unterstützt werden.

 Um die Inhalte zu vertiefen, können Sie sich die Videos „Basale Stimulation: Beruhigende Ganzkörperwahrnehmung", „Fußeinreibung" und „Atemstimulierende Einreibung (ASE)" ansehen.

Um die Entspannungsgeschichten anzuwenden, können Sie diese auch von der DVD abspielen.

Medikamentöse Therapie der Dyspnoe

Bevor eine palliative Therapie der Atemnot eingeleitet wird, müssen reversible Ursachen ausgeschlossen bzw. therapiert werden. Palliative Strahlen-, Laser-, Hormon- und Chemotherapie oder Punktionen können manchmal sinnvoll sein.

Manche Kranke erleben, bevor sie das Bewusstsein verlieren, die Atemnot und die Erstickungsangst sehr ausgeprägt. Dies kann und muss durch Medikamente, die auf das Atemzentrum beruhigend wirken und die meist auch gleichzeitig die Angst reduzieren, gelindert werden. Meist werden eine Dauermedikation **sowie** schnell wirkende Präparate für die Atemnotattacken benötigt:

- Zur Dauertherapie sind Opioide Mittel der ersten Wahl. Morphin ist hier das am häufigsten verwendete Präparat. Bekam der kranke Mensch bisher noch kein Morphin, beginnt man mit einer niedrigen Dosis (2,5 mg), die dann in Schritten gesteigert wird, bis eine befriedigende Erleichterung erreicht wurde (analog dem Vorgehen bei Schmerzen, S. 160 „Morphintherapie") Bekommt der kranke Mensch bereits Morphin gegen Schmerzen, so sollte die bisherige Morphindosis um 50 % erhöht werden (Husebø u. Klaschik, 2006, S. 278).
- Bei deutlicher Angstkomponente sind ergänzend auch Benzodiazepine nützliche Mittel. Sie erzeugen allerdings oftmals eine vermehrte, störende Schleimproduktion.
- Steroide sind das Mittel der Wahl bei Lymphangiosis carcinomatosa und Erkrankungen mit starker entzündlicher bzw. ödematöser Komponente.
- Für Atemnotattacken: Tavor expidet, es löst sich auf der Zunge auf und ist schnell wirksam (Eisele u. a., o. J.).

Sauerstoffgabe

Die Dyspnoe entsteht fast bei allen Kranken durch die Kombination von zwei Faktoren: erhöhte Kohlendioxidwerte im arteriellen Blut und Angst. Erhöhtes Kohlendioxid verursacht eine raschere, oberflächlichere Atmung mit dem Ziel, das erhöhte Kohlendioxid abzuatmen. D. h., es liegt hier kein Sauerstoffmangel vor.

Bei ALS (Amyotrophe Lateralsklerose) ist eine Sauerstoffgabe kontraindiziert, die Kranken leiden aufgrund der respiratorischen Insuffizienz an einem Kohlendioxidanstieg und nicht an Sauerstoffmangel. Durch die Sauerstoffgabe besteht die Gefahr des verminderten Atemantriebs.

Bei Sauerstoffmangel (Zyanose) bringt Sauerstoffgabe Linderung der Atemnot. Das subjektive Befinden der Kranken, ob die Sauerstoffgabe hilft oder nicht hilft, ist letztlich ausschlaggebend.

Die Sauerstoffgabe sollte also nicht reflexartig bei Atemnot eingesetzt werden. Meist ist eine intermittierende Gabe z.B. vor einer Mobilisation ausreichend. Nachteile der Sauerstoffgabe

- psychische Abhängigkeit vom Schlauch,
- gestörte Kommunikation durch die Sauerstoffmaske,
- austrocknende Schleimhäute,
- keine Anpassung an niedrigen Sauerstoff-Partialdruck im Blut (Eisele u.a., o.J.).

Ein kleiner Ventilator kann in vielen Fällen helfen, ohne Sauerstoffgabe auszukommen. Damit bleiben die Kranken unabhängig, und sie können das Gerät gezielt einsetzen.

9.5.2 ⋮ **Husten (Tussis)**

 Husten ist ein willkürlicher und unwillkürlicher Schutzreflex des Respirationstraktes.

Wahrnehmen

Husten kann die Lebensqualität erheblich beeinträchtigen. In der Palliative Care begegnen uns als die häufigsten Ursachen Tumore, Infektionen und Strahlenfibrosen im Respirationstrakt sowie Erkrankungen des Herzens.

Bluthusten (Hämoptoe) tritt auf bei Blutungen aus Tumoren im Bereich der Atemwege, bei Gerinnungsstörungen, bei Entzündungen im Bereich der Atemwege sowie bei Lungenembolie und Tuberkulose.

Verstehen

Den Kranken und den Angehörigen muss die Hustenursache erklärt werden, wenn sie bekannt ist. Angehörige können Husten als Aggressionen gegen sich erleben, so als würde die kranke Person mit dem Husten etwas sagen wollen und/oder sich die Angehörigen vom Leib halten wollen. Es ist gut, wenn die Angehörigen dieses Gefühl dann ansprechen und ihre Beziehung bereinigen können.

Bluthusten löst Ängste bei Kranken und Angehörigen aus (S.101 „Ängste"). Die Bedeutung des Bluthustens muss ihnen erklärt werden.

Schützen

Folgende Maßnahmen können hilfreich sein:
- frische Luft,
- Staub vermeiden,
- Inhalation nach Verordnung,
- Luftbefeuchtung z.B. mit Meersalz,
- Ölkompressen auf die Brust (S.79) mit ätherischem Öl: Lavendel, Melisse oder Thymian sind oft sehr geschätzt,
- für die Einreibungen (S.73) von Brust und Hals verwendet man 50 ml Trägeröl (z.B. Aprikosenkernöl) und acht Tropfen ätherisches Öl: z.B. Eukalyptusöl verströmt ein angenehmes Aroma, stärkt die Infektabwehr und wirkt mukolytisch (Sonn, 2004),
- Atemtherapie (S.59),
- Atemunterstützende bequeme Lagerung (S.190),
- Oberkörperhochlagerung (S.190) bei refluxbedingtem Husten,
- kleine Schlucke gezuckerten Wassers (1 Teelöffel auf 100 ml) lindern die vom Husten ausgelöste Pharynxreizung,
- Nahrungs- und Medikamentenaufnahme in aufrechter Stellung.

Bei produktivem Husten:
- ausreichende Flüssigkeitszufuhr,
- Alanttee (Inula helenium) soll schleimlösend und auswurffördernd wirken,
- Physiotherapie,
- Scopolamin zur Sekretreduktion, wenn (ALS-)Kranke zu schwach zum Abhusten sind,
- evtl. Antibiotika.

Bei unproduktivem Husten:
- Antitussiva (sedative Hustensäfte mit Kodein),
- Morphin wirkt auch antitussiv, evtl. hilft eine Erhöhung des Morphins auch gegen den Husten,
- Kortikosteroide können hustenlindernd wirken,
- Inhalation mit Lokalanästhetika.

9.5.3 Rasselatmung

B *Beispiel einer ambulanten Palliative Care-Fachkraft.*
Herr Martin, ein 85-jähriger Patient mit der bekannten Diagnose Plasmozytom, erlitt einen Schlaganfall. Ehefrau und Patient hatten vor dem Ereignis vereinbart, dass Herr Martin nicht mehr ins Krankenhaus gebracht werden soll. Auch der Hausarzt war damit einverstanden und es wurden keine weiteren medikamentösen Maßnahmen getroffen. Zur Unterstützung wurde am selben Nachmittag noch der ambulante Pflegedienst ins Haus geholt. Herr Martin hatte hohes Fieber und rasselnde Atmung. Er war nicht mehr ansprechbar und bewegte sich auch nicht. Nachdem die Körperpflege bei Herrn Martin verrichtet war, erwähnte Frau Martin gegenüber der Schwester, dass sie die ganze Nacht am Bett ihres Mannes aufbleiben wolle, sich aber Sorgen mache wegen seiner „komischen Atmung" und dass sie Angst hätte, er könne in ihrer Anwesenheit ersticken. Die Schwester erklärte ihr, dass dies eine besondere Form der Atmung sei, die meist am Lebensende die Patienten begleite und nur wenig zu beeinflussen sei, da der Schleim nicht mehr abgehustet werden könne. Die Schwester lagerte den Patienten auf die Seite und zeigte der Ehefrau, wie sie bei der Mundpflege vorgehen solle. Danach wurde die Tochter des Ehepaars gebeten, die Nacht über ebenfalls da zu sein. Herr Martin verstarb in derselben Nacht. Die Tochter erzählte am nächsten Tag, dass es schon schwer gewesen sei, dem Vater zuzuhören, wie er geschnauft hätte, aber da sie den Grund gewusst hätte, sei es gegangen (Sailer, 2004).

Wahrnehmen

Die Rasselatmung, auch als „Todesrasseln" bezeichnet, tritt in der Sterbephase häufig auf. Die bewusstseinsgetrübten oder bewusstlosen Kranken sind nicht mehr in der Lage, Speichel oder Schleim

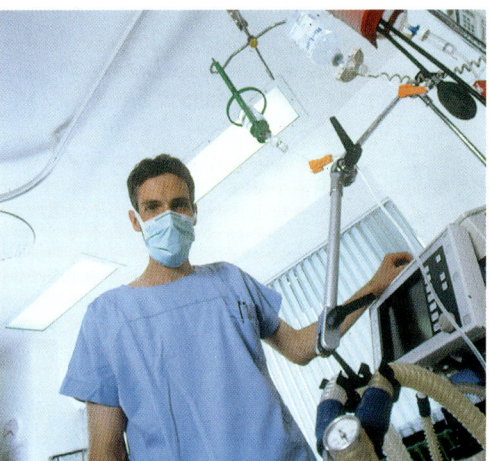

Abb. 9.19 ▪ Sicht der Kranken bei der Information über das bevorstehende Absaugen (Kellnhauser u. a., 2004).

reflektorisch zu schlucken oder auszuhusten. Die Sekrete sammeln sich in der Trachea und im Mund-/Rachenraum an und führen zu einer geräuschvollen Respiration. Das Rasseln wird von der leichten Obstruktion in den Atemwegen verursacht.

M *Die Kranken leiden dabei normalerweise nicht unter Atemnot.* *Darauf weist der meist völlig entspannte Gesichtsausdruck hin. Aber die Angehörigen leiden. Sie verbinden mit der Rasselatmung Atemnot und Ersticken.*

Verstehen

Über die Rasselatmung müssen vor allem die Angehörigen und evtl. BettnachbarInnen wiederholt informiert werden. Sie müssen über den möglichen Leidensunterschied Bescheid wissen. Mehr Verständnis reduziert ihre Angst und Hilflosigkeit. Der Hinweis, dass die Einatmung frei ist und nur bei der Ausatmung Geräusche erzeugt werden, überzeugt. Angehörige brauchen Pausen, auch Atempausen. Sie sollten auf ihren eigenen Atemrhythmus achten und diesen beibehalten. Wir können sie durch Zuhören, Fördern ihres Wohlbefindens mit Essen und Trinken weiter unterstützen.

Schützen

Folgendes sollte beachtet werden:
▪ bei einer Rasselatmung Kranke in leicht erhöhte Seitenlagerung bringen, damit das Sekret besser ablaufen kann,
▪ Infusionen überdenken und ggf. absetzen,
▪ medikamentöse Therapie bei der Rasselatmung (z. B. Scopolamin) dient i. d. R. nicht den Kranken sondern höchstens den Angehörigen,
▪ mit dem **Absaugen von Sekret** kann ein rasselndes Atemgeräusch vorübergehend verschwinden. Wenn der Schleim kontinuierlich produziert wird, ist der Nutzen des Absaugens sehr begrenzt: wiederholtes Absaugen führt durch Reizung der Schleimhäute zur vermehrten Schleimbildung. Für die Kranken ist das Absaugen eine große Belastung, es verursacht Schmerzen, Würgereize und Angst (**Abb. 9.19**). Bei den nicht ansprechbaren Kranken müssen wir die nonverbalen Abwehrreaktionen beachten. Ein Einsatz von Absauggeräten sollte also äußerst zurückhaltend geschehen. Ist der Schleim in der Mundhöhle, kann er ohne größere Belastung für die Kranken abgesaugt werden. (s. Beispiel S. 187 „Atemprobleme").

9.6 ⋮ Hautprobleme

9.6.1 ⋮ Exulzerierende Wunden

Die Geschwüre bildenden Wunden treten besonders bei HNO-Tumoren, Hautmetastasen, geschwürig zerfallenden Tumoren und Dekubital-Ulzera auf und gehen mit Sekundärinfektionen, Blutungen oder Sepsis einher.

Wahrnehmen

Ulzerierende Wunden sind für die Kranken und die Begleitenden eine große Belastung; sie zeigen ihnen den Krankheitsfortschritt. Die zerfallenden Geschwüre sind unästhetisch und haben oft einen üblen Geruch, der als ekelerregend (S. 121 „Ekel") empfunden wird.

Die Kranken trauern um ihr verlorenes Körperbild, sie sind sehr verletzlich und beobachten genau, wie ihre Umgebung auf sie reagiert. Der exulzerierende Tumor macht die Krankheit ständig präsent, die Kranken können eine Abneigung gegenüber ihrem Körper entwickeln. Sie schämen sich und möchten der Umgebung nicht zur Last fallen und suchen deshalb häufig die Isolation. Da die Kranken die Sekretbildung aus stark nässenden Wunden nicht beeinflussen können und sie die Wäsche nicht beschmutzen wollen, kommt es nicht selten zur Immobilität.

Die Wundanamnese (Aussehen, Geruch) und die Wunddokumentation sind sorgfältig durchzuführen, um wirksame Maßnahmen erkennen zu können.

Verstehen

Folgendes sollte beachtet werden:
■ Die Kranken haben meist Verständnis für den distanzierten Umgang der Mitmenschen mit ihnen, sie sind sich derer Gefühle meist bewusst. Deshalb sollten Pflegende nicht über die Situation hinweg gehen, sondern das Thema ansprechen und den Kranken Gelegenheit geben, über ihre Empfindungen zu sprechen.
■ Kranke und Angehörige über Wunde und Wundbehandlung informieren.
■ Aggression, Depression, Rückzug, Verzweiflung oder Scham als Trauerreaktionen erkennen, ernst nehmen und Raum zum Ausdruck der Gefühle geben.

Die Ressourcen der Kranken einbeziehen, um das Gefühl des Ausgeliefertseins zu reduzieren. Erleichternde Maßnahmen mit den Kranken gemeinsam suchen:
■ Verbandswechsel möglichst wenig belastend gestalten: Zeitpunkt, Häufigkeit (möglichst nur einmal täglich), Dauer und Art des Verbandwechsels,
■ kosmetisch akzeptable Verbände zur Geruchseindämmung verwenden,
■ Mobilitätserleichterung, zur Erleichterung von sozialen Kontakten und zur Hebung des Selbstwertgefühls.

Ulzerierende Tumore sind für alle Beteiligten eine große Belastung:
■ Angehörige wenn möglich in die Pflege einbeziehen, aber Belastungsgrenze erkennen und respektieren,
■ Angehörigen Gelegenheit geben, ihre Hilflosigkeit, Ängste und Ekelgefühle zu äußern (S. 121, 124),
■ Wissen um die Möglichkeit einer chirurgischen Versorgung, der Hinzuziehung von StomatherapeutInnen oder anderer WundspezialistInnen. (Müller u. a., o. J., S. 166),
■ ein Dekubitus ist bei Kranken mit sehr weit fortgeschrittener Tumorerkrankung nicht zwangsläufig ein Pflegefehler (Augustyn u. Kern, 2006) (S. 183).

Schützen

Palliative Wundversorgung. Ist es abzusehen, dass eine Wunde nicht mehr heilt, beeinträchtigen Maßnahmen zur Heilung (z. B. ständiges Umlagern, häufige therapeutische Wundbehandlungen, offene Wundbehandlungen) die Lebensqualität der Kranken völlig unnötig. Ihre kostbare Lebenszeit und Lebensenergie brauchen die Kranken u. a. für ihre Angehörigen oder für Ausfahrten mit dem Rollstuhl. Bei der palliativen Wundversorgung stehen die Schmerzreduktion, die Geruchseindämmung und ein ästhetischer Verband zur Verbesserung der Lebensqualität im Vordergrund.

Schmerztherapie bei Bedarf. Hierzu gehört:
■ Evtl. schnell wirkendes Schmerzmittel vor Wundversorgung verabreichen,
■ Naturjoghurt oder Honig auf tiefe saubere Wunden täglich gestrichen, kann die Schorfbildung fördern und brennende lokale Schmerzen lindern (Weissenberger-Leduc, 2002).

Sezernierende, fistelnde Wunde. Sie wird wie folgt versorgt:
- stark saugfähiges Verbandmaterial verwenden,
- Sekret nach Möglichkeit nicht verteilen, da es das Gewebe schädigen kann,
- Zinkpaste auf Wundränder, Panthenolsalbe oder Hautschutzplatten aus der Stomaversorgung auf die umgebende Haut aufbringen.

Nekrotische Wunden. Je nach Heilungsaussicht:
- bei Heilungsaussicht: Nekrosen abtragen lassen,
- palliativ: Nekrose mit trockenem Verband möglichst trocknen lassen (DGP, 2004b).

Infizierte Wunde mit Geruchsbelästigung. Die Wundbehandlung umfasst:
1. Reinigen der Wunde: Regelmäßige behutsame Reinigung durch das Spülen und eventuellen Abtupfen der Wunde mit körperwarmem NaCl 0,9 % (eventuell Baden oder Duschen).
2. Behandlung der Infektion und Geruchsbeseitigung. Lokale Antibiotikabehandlung führt über eine Keimreduktion zur Geruchseindämmung:
   - Metronidazol-Injektionslösung in eine kleine Sprayflasche füllen. Damit können schwer zugängliche Wunden, Höhlen, Fisteln, Öffnungen besprüht werden.
   - Metronidazol-Injektionslösung kann über einen Ultraschallvernebler inhaliert werden. So kann der Geruch von Tumoren im HNO-Bereich und in der Lunge reduziert werden.
   - Metronidazol-Tabletten können in Stomabeutel gegeben werden.
   - Metronidazol-Ovula für zerfallende Vaginaltumoren.
   - Systemische Gabe von Metronidazol.
   - Wenn Kranke Metronidazol nicht vertragen, kann auf trockenen sauberen Wunden mit Aluminium- und Magnesiumhydroxyd oder Clindamycin (Sobelin) der Geruch reduziert werden (Weissenberger-Leduc, 2002).
3. Abdecken der Wunde und Geruchseindämmung:
   - Auflegen wirkstofffreier Wundgaze, um ein Verkleben des Verbandsmaterials mit der Wunde zu verhindern.
   - Evtl. Kompresse mit 2,5 % wässrigen Chlorophyll-Lösung tränken und auf Wunde legen. Dies wirkt stark desodorierend und desinfizierend.
   - Abdecken mit saugfähigem Verbandsmaterial, z. B. zermörserte Kohletabletten in saugfähige Kompresse geben und auf die Wunde legen. Kohle absorbiert viel Flüssigkeit und Gerüche.
   - Wundrand mit Zinkpaste abdecken und Haushaltsfolie geruchsdicht auf Zinkpaste über das Verbandsmaterial legen.
   - Darüber individuell zurechtgeschnittene Einmalunterlage (Moltex) mit Netzpflaster befestigen.
   - Bei Bedarf Nilodor-Tropfen (künstlicher Geruchsbinder) auf den Verband geben.
   - Raum lüften.
   - Auslegen von frischen Orangen- oder Zitronenscheiben, Kräuterduftkissen (Kern u. Nauck, 2000; DGP, 2004b).

Blutende Wunden. Blutende Wunden lösen Ängste aus. Die verlorene Blutmenge wird meist stark überschätzt. Prophylaktische Maßnahmen:
- verkleben der Verbände mit der Wunde vermeiden,
- verklebte Verbände durch Auflegen von mit Salbeitee getränkten Kompressen ablösen,
- bei gefäßnahen Wunden und drohender Gefäßruptur mit Blutung rechnen und da sein:
  - Kranke und Angehörige gründlich informieren und die zu treffenden Notfallmaßnahmen besprechen,
  - Notfallmedikation (z. B. Diazepam-Supp., das den Kranken die Angst nehmen kann) im Krankenzimmer bereit legen (selten erforderlich, da bei starken Blutungen das Bewusstsein rasch schwinden kann),
  - sollte Atemnot auftreten, ggf. Morphin bereithalten,
  - dunkelfarbene Tücher zum Aufsaugen des Blutes bereit legen (Feichtner, 2007a).

Diese Maßnahmen sind auch bei einer Ösophagusvarizenblutung angezeigt.

Blutstillende Wirkung:
- komprimieren der blutenden Wunde,
- Vasokonstriktion durch Adrenalin (1 : 1000 verdünnt) entweder direkt auftragen oder entsprechend getränkte Gaze oder Kompresse auf oberflächliche Kapillarblutungen legen. Die Wirkung lässt allerdings meist wieder rasch nach.
- Blutstillung bei rezidivierenden Tumorblutungen, wie sie häufig beim Verbandwechsel vorkommen, mit Hämostyptika (z. B. Kaltostat),
- Silbernitrat-Sticks,
- bei vaginaler Blutung Eiswasserspülung und Tamponade probieren (Feichtner, 2007a).

9.6.2 : Juckreiz (Pruritus)

Pruritus ist eine unangenehme Missempfindung, die meist mit Kratzen beantwortet wird, wodurch Hautläsionen entstehen, die sich wiederum entzünden können. Der Juckreiz kann entsetzlich quälend sein, sodass die Lebensqualität sehr stark beeinträchtigt ist.

Wahrnehmen

Der Juckreiz verstärkt andere Symptome wie Unruhe, Schlaflosigkeit oder Angst und diese wiederum verstärken den Juckreiz. Die Kranken können sich manchmal kaum mehr auf etwas anderes konzentrieren.

Ursachen. Häufige Ursachen des Juckreizes sind:
- Hauttrockenheit (wenig Flüssigkeitsaufnahme, Bettlägerigkeit, häufiges Waschen ohne Rückfettung, Anwendung von Seifen oder alkoholischen Lösungen, beheizte Räume),
- Kontaktallergien (Duftstoffe, Salbenbestandteile, Desinfektionsmittel, Latex, Metalle),
- Medikamente und Infusionen (jedes Medikament kann zu einer Sensibilisierung führen),
- Stoffwechselstörungen (Diabetes mellitus, Urämie, Cholestase, Schilddrüsenerkrankungen, Hyperkalzämie, Eisenmangel),
- maligne Erkrankungen (Leukämien, kutane Lymphome, Morbus Hodgkin, neuroendokrine Tumore),
- spezielle dermatologische Krankheitsbilder (Intertrigo, Mykosen, atopisches Ekzem, Skabies),
- psychischer Stress (Unruhe, Angst, Langeweile, Depression).

M *Der Juckreiz wird nachts, bei Wärme und im Kontakt mit alkoholhaltigen Lösungen schlimmer.*

Verstehen

Der Juckreiz muss sehr ernst genommen werden. Eine Anamnese des Juckreizes kann helfen, die vielfältigen Ursachen einzugrenzen:
- Wann und in welchem Zusammenhang tritt der Juckreiz auf?
- Wie oft, wie lange und wie stark tritt er auf?
- Wie sieht die Haut aktuell aus?
- Gab es früher schon Hautprobleme und was hat da Linderung verschafft?

Psychischen Stress durch aktives Zuhören (S. 51) und Ablenkung lindern.

Der Juckreiz führt zur anhaltenden Körperanspannung und das permanente Kratzen führt zu ständiger Unruhe. Die Kratzimpulse und die Unruhe übertragen sich auf die Begleitpersonen, die das Leiden bald nicht mehr ertragen können und ärgerlich werden. Die durch das Kratzen entstehenden Hautläsionen führen zu Blutspuren auf dem Körper und in der Wäsche, sodass der Anblick derart ekelerregend (S. 121 „Ekel") sein kann, dass ein Widerwillen gegen Berührung entsteht.

Die „Ansteckung" des Juckreizes gilt es bewusst zu machen. Den Pflegenden muss Gelegenheit gegeben werden, im Team ihr Ergehen mitzuteilen und sich mental abzugrenzen. Es kann hilfreich sein, wenn sie ihre eigene Haut besonders liebevoll pflegen. Die Angehörigen müssen verständnisvoll begleitet werden und ihre ablehnenden Gefühle äußern dürfen. Wir informieren die Angehörigen über das Symptom und beziehen sie in die Behandlung des Juckreizes mit ein.

Schützen

Die gänzliche Beseitigung des Juckreizes ist bei den Palliativkranken meist nicht möglich. Umso mehr gilt es, die Linderungsmöglichkeiten herauszufinden. Da es um eine rasche und möglichst effektive Behandlung des belastenden Symptoms geht und bei Palliativkranken der Juckreiz häufig multifaktoriell bedingt ist, ist ein polypragmatischer Ansatz sinnvoll (Volkenandt, 2001).

Provokationsfaktoren möglichst ausschalten. Bei Allergieverdacht die Auslöser suchen: Überprüfung der Medikamente, Salben, Körperpflegemittel, Waschmittel und Weichspüler.

Vermeiden. Dazu gehören:
- unnötige Medikamente,
- lange heiße Bäder,
- schwere Decken und enge Kleidungsstücke,
- schwitzen,
- Einreibungen mit Alkohol (Franzbranntwein),
- duftstoffhaltige Cremes, Seifen und Shampoos,
- Haarspray,
- Parfums,
- Schmuck,
- direkter Hautkontakt mit Wolle.

Allgemeine Maßnahmen. Dies sind:
- Rehydratation so weit wie möglich,
- kratzen vermeiden, stattdessen leichtes Drücken der Haut,
- Fingernägel kürzen, Baumwollhandschuhe für die Nacht anbieten,
- Baumwollkleidung bevorzugen,
- kühlender Luftstrom auf betroffene Stelle,
- milde Kühlkompressen lindern kurzfristig brennenden Schmerz und nehmen den Juckreiz,
- Luftbefeuchtung (Weissenberger-Leduc, 2002).

Hautpflege. Hierzu gehört:
- Kühlendes Waschen:
- Obstessig ins Waschwasser,
- Waschwasser aus Stiefmütterchentee gegen Juckreiz (Mauelshagen, 2006),
- bei trockener Haut: rückfettende und lindernde Waschzusätze, z.B. Olivenöl, Sahne mit Honig, Töpferbad, Balneo Hermal BAD F, Oregano-Öl,
- bei nässender Haut: Eichenrindentee als Badezusatz.

Nach dem Waschen/Duschen/Bad Haut trocken tupfen.
Zwischendurch bei Bedarf:
- rückfettende, feuchtigkeitsspendende Cremes dünn auftragen: Harnstoffsalbe, Linola-Fett-Salbe, reines Mandelöl, Jojobaöl plus ätherisches Zitronenöl,
- kühlende Verbände mit Essigwasser, Retterspitz oder Schwarztee,
- Haut mit einer Mischung aus 200 ml Wasser + 2 EL Apfelessig besprühen,
- kalte starke Schwarzteekompressen,
- kalter Schlafanzug, kaltes Tuch aus Tiefkühltruhe,
- Salzbad: 10–30 g Kochsalz auf 1 l Wasser, 10 Minuten bei 30–35 °C und anschließend UV-Lichttherapie,
- Rezept für Juckreiz stillendes Hautpflegeöl (DGP, 2004f): In 70 ml Johanniskrautöl plus 30 ml Jojobaöl Folgendes geben:
  - 2 Tropfen Melisse 100 %,
  - 1 Tropfen Rose,
  - 7 Tropfen Lavendel,
  - 5 Tropfen Teebaum,
  - 3 Tropfen Römische Kamille.

Medikamentöse Therapie. Kurzfristige topische Steroidtherapie mit einem Okklusivverband mittels einer Folie aus Polyethylen vervielfacht die Wirkung des Präparates (Feichtner, 2007b):

- Lorazepam (Tavor) zur Sedierung bringt manchmal Erleichterung,
- orale Antihistaminika (z.B. Dimentiden),
- bei cholestatischem Juckreiz: die Antidepressiva Mirtazapin oder Ondansetron; evtl auch das sog. Austauscherharz der Gallensäuren: Quantalan Pulver,
- Neuroleptika (wie Levopromazin, Hydroxyzin oder Promethazin) bei hartnäckigem nächtlichem Juckreiz.

9.6.3　Lymphödem

 Ein Lymphödem entsteht durch die Behinderung des Lymphabflusses.

Der Rückstau ist die Folge von Entzündungen, Tumoren, Bestrahlungen oder operativen Eingriffen. Die Ansammlung der Gewebeflüssigkeit betrifft meist die Extremitäten oder den Genitalbereich, seltener den Kopf. Im Rahmen von Tumorerkrankungen ist es ein häufiges Symptom.

Wahrnehmen

Ein Lymphödem kann Spannungsschmerzen und Bewegungseinschränkungen bewirken. Die gestaute Lymphe kann zu einer Entzündungsreaktion im Gewebe und in der Folge zu Verhärtungen führen. Zusätzlich ist die gespannte Haut anfällig für Verletzungen, die sich leicht infizieren.

Ein stark verändertes Körperbild ist nicht leicht anzunehmen. Besonders Lymphödeme im Gesicht wirken auf die Umgebung erschreckend, die Kranken erleiden einen „Gesichtsverlust". Sie suchen den Rückzug und sind isoliert. Die Lebensqualität kann durch ein Lymphödem sehr beeinträchtigt sein.

Verstehen

Anamnese. Hierzu gehört:
- Einschätzung und Lokalisation des Lymphödems,
- erstmaliges Auftreten,
- bisherige Behandlung und Entlastungsmöglichkeiten,
- Erfahrungen der/s Kranken.

Pflegende wissen um den Leidensdruck der Kranken und der Angehörigen. Sie sind offen für Fragen und lassen die Betroffenen ihre Verzweiflung ausdrücken. Die Angehörigen brauchen Raum und Zeit, um sich über ihren Schrecken und ihre ablehnenden Gefühle zu äußern. Auch die Auswirkungen des Symptoms auf den Kranken werden mit den Angehörigen besprochen.

Die Hinzuziehung von LymphdrainagetherapeutInnen für eine Komplexe Physikalische Entstauungstherapie (KPE) kann sinnvoll sein. (KPE-TherapeutInnen-Liste: URL: www.dglymph.de)

Die Kranken und Angehörigen werden über die Möglichkeit und Grenzen der Behandlung informiert und in diese integriert. Angehörige geraten in der Zusammenarbeit leicht unter Erfolgsdruck. Sie stehen zwischen den Hinweisen der Professionellen und dem Ruhebedürfnis der Kranken. Eine gute Mitarbeit der Kranken ist wichtig, aber nicht immer haben sie bei einer fortgeschrittenen Erkrankung psychisch und physisch die Kraft. Die Kranken entscheiden selbst, ob ihnen die Ruhe wichtiger ist als die Verminderung des Spannungsgefühls (DGP, 2004d).

Pflegende sollten die Kranken zur KPE ermutigen aber nicht drängen. Ihre wertschätzende Zuwendung ist wichtig für die Selbstannahme der Kranken und hat Vorbildfunktion für die Angehörigen.

Informationen für Betroffene: Deutsches Krebsforschungszentrum Heidelberg (URL: www.krebs-informationsdienst.de).

Um die Inhalte zu vertiefen, können Sie sich das Video „Lymphdrainage durch eine Lymphdrainagetherapeutin" ansehen.

Schützen

Prävention. Lymphödeme sollten möglichst verhindert werden, da eine kausale Therapie i.d.R. nicht mehr möglich ist:

■ Bei Lymphödemen der oberen Extremitäten den betroffenen Arm schonen:
- häufig hoch lagern, beim Schlafen den Arm möglichst über den Kopf legen,
- keine Blutdruckmessung und keine Spritzen,
- keine Armbanduhr,
- Hitzequellen vermeiden.

■ Bei Lymphödem an unteren Extremitäten:
- bequemes und nicht einschneidendes Schuhwerk,
- kein langes Stehen oder Sitzen.

■ Für alle Extremitäten gilt:
- Überanstrengung und Ermüdung vermeiden,
- Überwärmung und Unterkühlung vermeiden,
- gute Hautpflege,
- Hautverletzungen auch bei Insektenstichen: gut reinigen und desinfizieren. Auf Infektion achten.

Physiotherapeutische Maßnahmen. Komplexe physikalische Entstauungstherapie. Diese Lymphdrainage beinhaltet folgende Behandlungselemente:

■ manuelle Lymphdrainage,
■ Kompression mittels Bandagen oder Strümpfen nach der manuellen Lymphdrainage zur Vermeidung einer erneuten Flüssigkeitsansammlung im behandelten Gebiet,
■ entstauende Bewegungsübungen,
■ Hautpflege.

Bei konsequenter Behandlung können bemerkenswerte Ergebnisse erzielt werden. Die Reduktion des Spannungsschmerzes ist jedoch oftmals nur von begrenzter Dauer.

Pflegerische Maßnahmen. Dies sind:

1. Sorgfältige Haut- und Nagelpflege: Wenn der Lymphabfluss angeregt werden soll und die Haut leicht gespannt ist: 100 ml Jojobaöl + je 16 Tropfen Cistrose, Immortelle und Minze (DGP, 2004d). Bei der Nagelpflege darf die Haut nicht verletzt werden.
2. Lagerung:
- häufige Hochlagerung der betroffenen Extremität,
- bei Kopflymphödem Oberkörperhochlagerung.
3. Kompression erst nach manueller Drainage:
- Kompression mit Stützstrümpfen mit niedrigem Kompressionsdruck (10–30 mm/Hg),
- Kompression mit Stützstrümpfen mit hohem Kompressionsdruck (55 mm/Hg) bei leichtem Lymphödem (DGP, 2004d),
- Kompressionsbandagen und Binden (Kellnhauser u.a., 2004, S. 755 f.).
4. Basale Stimulation (S. 72).

Medikamentöse Maßnahmen. Dazu gehören:

■ Kortikosteroide,
■ systemische Therapie bei bakteriellen Infektionen,
■ lokale Therapie bei Pilzinfektionen.

9.7　Wie und woran wir sterben – spezielle Aspekte der palliativen Pflege

Was Sie in diesem Kapitel erfahren können

In diesem Kapitel geht es insbesondere um den Rahmen, in dem sich Palliative Care und Hospizarbeit vollziehen. Sie erfahren dabei etwas über die typischen Sterbeorte in Deutschland und über die häufigsten Krankheitsgruppen, die heute dem Tod von Menschen vorangehen. Dabei werden Sie lesen, weshalb die deutsche Hospizbewegung bislang immer noch in erster Linie Menschen mit Krebs betreut und wie das Palliative Care-Angebot auch auf nicht-onkologische Erkrankungen (NOE) ausgeweitet werden kann. Dies erscheint deshalb besonders wichtig, weil zwei Drittel aller Menschen in den westlichen Industriestaaten an den Folgen von NOE sterben und diese Menschen in besonderer Weise der typischen Klientel der ambulanten und stationären Altenhilfe darstellen.

Menschen mit NOE werden oftmals deswegen in die Hospizpflege nicht einbezogen, weil den Helfenden eine Aussage über die Lebensprognose zu unsicher erscheint. Deshalb geben wir Ihnen einen kurzen, orientierenden Überblick über die großen Gruppen nicht-onkologischer Erkrankungen und zeigen dabei erstmals in Deutschland, wie Pflegekräfte mithilfe relativ einfacher Parameter zu einer Prognose-Einschätzung kommen können.

Das Spektrum der Krankheiten, die zum Tode führen, hat sich im 20. Jahrhundert stärker gewandelt als zu jedem Zeitpunkt in der Geschichte zuvor. Noch in den vorherigen Jahrhunderten bestimmten akute Todesursachen (insbesondere Unfälle und Infektionen) das Bild des Sterbens. Um 1900 starben noch etwa ebenso viel Menschen an chronischen (46%) wie an akuten (41%) Krankheiten. Noch immer bestimmten damals also insbesondere Infektionskrankheiten und Unfallfolgen weitgehend das Krankheitenspektrum. Aber schon in der Mitte des 20. Jahrhunderts sahen die Dinge dann ganz anders aus: 1955 starben nur noch 9,8% der Menschen an akuten aber 81,4% an chronischen Erkrankungen (Geisler, 1992). Dies ist in erster Linie ein **Erfolg besserer sozialer Lebensbedingungen** wie besserer Ernährung, besserer hygienischer Verhältnisse, günstigerer Arbeitsbedingungen usw. (Waller, 2002). In der Bevölkerung werden die höheren Lebenserwartungen allerdings (fälschlicher Weise) den z. T. spektakulären Fortschritten der Medizin im 20. Jahrhundert zugerechnet. Dies gilt aber nur für wenige medizinische Gebiete wie der Chirurgie, der Augenheilkunde und der Zahnmedizin (McKeown, 1982).

Die Medizin hat allerdings einen wesentlichen Einfluss auf die **Krankheitsverläufe** genommen. Durch kurative Maßnahmen wird der Verlauf vieler Krankheiten verändert und verzögert. Das Sterben wird in Einzelfällen womöglich hinausgeschoben. Dies ist allerdings nicht automatisch mit einem Gewinn an Lebensqualität verbunden, was auf die Bedeutung angemessener ethischer Entscheidungsfindung schon zu einem relativ frühen Zeitpunkt einer Erkrankung hinweist (S. 251). In der Palliative Care geht es nicht darum, „dem Leben mehr Tage, sondern den Tagen mehr Leben" zu geben, wie Cicely Saunders (1993) es einmal formuliert hat.

9.7.1　Wo wir sterben

Der Glaube an die „Allmacht" der Medizin hat aber nicht zuletzt dazu geführt, dass sich der Sterbeort weg von dem eigenen Zuhause (wo um 1900 noch rund 80% aller Menschen starben) hin zum **Krankenhaus** verlagert hat, wo heute etwa die Hälfte aller Menschen (zwischen 50 und 58%) ihr Leben beendet. Das Krankenhaus ist darauf aber i. d. R. nicht wirklich eingerichtet. Sein gesellschaftlicher

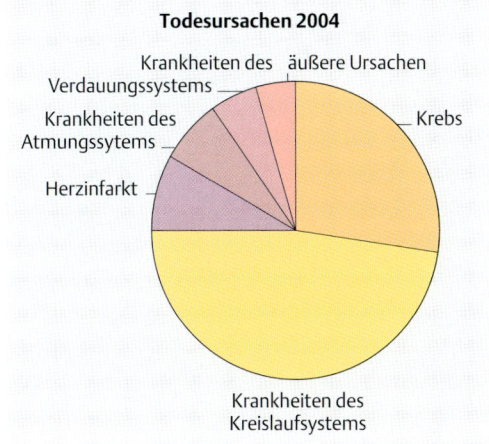

Abb. 9.20 ▪ Todesursachen (Quelle: Statistisches Bundesamt, 2004).

Auftrag lautet, Menschen wieder gesund zu machen. Deshalb wird der Tod dort auch heute noch vielfach als „Unfall" oder „Panne" erlebt – eine Tendenz, die durch die Einführung der **DRG** eher noch verstärkt wird. (DRG ist die Abkürzung für „Diagnosis Related Groups"; zu Deutsch: Diagnosebezogene Fallgruppen; PatientInnen werden nach dem pro Krankheit zu erwartenden Fallaufwand klassifiziert; das Krankenhaus erhält dafür nur noch eine pauschale Vergütung.)

Ganz andere Ursachen hat die Tatsache, dass in Deutschland das **Pflegeheim** zum „Sterbeort Nr. 2" geworden ist, wo etwa 18–30 % der Menschen sterben. Dies liegt einerseits an der seit den späten 70er Jahren gestiegenen Angebotslage mit einer deutlichen Zunahme von Pflegeheimplätzen andererseits an der zunehmenden Lebensspanne. Hier finden etwas mehr Frauen als Männer Aufnahme, weil Frauen ihre Männer häufiger überleben und dann ohne ausreichende Versorgung zu Hause nicht mehr zurechtkommen, aber auch weil die Wahrscheinlichkeit, pflegebedürftig zu werden, mit dem Alter steigt (Streckeisen, 2001; Göckenjan u. Dreßke, 2002; Friedrich, 2006).

An den Wünschen der sterbenskranken Menschen hat sich jedoch offenbar nichts geändert: Noch immer wünschen sich – wie Umfragen zeigen – etwa 80–91 % der Befragten ein Sterben zu Hause (Friedrich, 2006). Die Diskrepanz zwischen erwünschtem und tatsächlichem Sterbeort erschwert bisweilen das Sterben nicht unerheblich. Solch ein „Sterben in der Fremde" erzeugt Spannungen und Ängste, die sich verstärkend auf die Beschwerden der Betroffenen und ihre Angehörigen auswirken (S. 156 „psychosoziale Schmerztherapie").

M *Es gehört zu den wichtigen Aufgaben von Palliative Care, das Sterben zuhause auf jede nur erdenkliche Weise zu fördern.*

9.7.2 Woran wir sterben

Krebs

Denken wir in der Hospizarbeit an die Ursachen des Sterbens, fallen uns in erster Linie die Krebserkrankungen ein. Schon in den Zeiten der Entstehung von St. Christophers beherrschte diese Krankheit (neben einzelnen Fällen von Lähmungserkrankungen) das Bild der Kranken in jenem ersten Hospiz neuer Art. Die **Abb. 9.20** verdeutlicht allerdings, dass Krebserkrankungen nur knapp ein Drittel aller Todesursachen ausmachen.

Weshalb die Krebserkrankungen die Hospizarbeit so stark prägen, hat mehrere Ursachen: Einmal erklärt sich dies aus dem Krankheitsverlauf. **Abb. 9.21a** zeigt schematisch den typischen Verlauf der letzten Lebensphase von Menschen mit onkologischen Erkrankungen (OE). Sie zeigt, dass der Verlauf der Erkrankung ab einem bestimmten Punkt relativ gut vorhersagbar wird. Eine erfahrene Pflegekraft wird deshalb überwiegend auf intuitivem Wege eine richtige (zeitliche) Prognose stellen können. Das macht persönliche (für Kranke und Angehörige) wie medizinisch-pflegerische Planungen

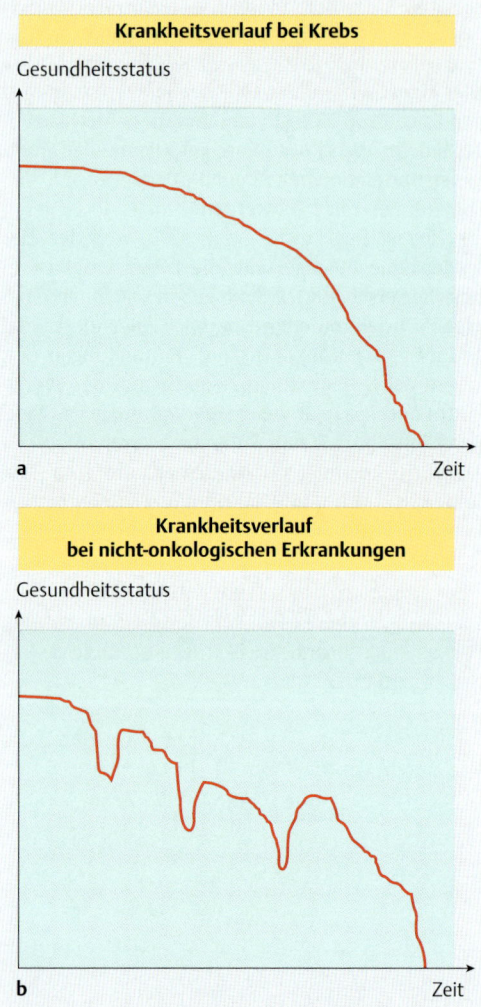

Abb. 9.21 ▪ Typische terminale Krankheitsverläufe **a** bei Krebs **b** bei nicht-onkologischen Erkrankungen (Skizze: y-Achse: Gesundheitsstatus; x-Achse: Zeit).

(für die beruflich Helfenden) einfacher und lässt vor allem Abschätzungen zu, ab wann ein Kranker in ein Hospizangebot (sei es ambulant oder stationär) aufgenommen werden kann (Glare u. Christakis, 2004).

Ein weiterer Grund für die Präferenz von Menschen mit Krebs im Hospizbereich liegt in der britischen Finanzierung der Hospizarbeit. Dort werden die meisten Hospize von den Krebsgesellschaften finanziell unterstützt, und natürlich sollten dann in die entsprechenden Einrichtungen auch vor allem Menschen mit dieser Erkrankung aufgenommen werden. – Für Deutschland gelten diese Vorgaben zwar nicht, dennoch wurde das „Onkologie-Modell" von der deutschen Hospizbewegung relativ unkritisch übernommen. Dies zeigt sich u. a. darin, dass in den meisten stationären Hospizen hierzulande fast alle (über 90 %) der betreuten Kranken an Krebs leiden. Im ambulanten Hospizsektor sieht es ähnlich aus, sofern der Dienst nicht überwiegend im Pflegeheim tätig ist. – Dass es auch anders geht, zeigen die USA.

Nicht-onkologische Erkrankungen (NOE)

Abb. 9.21b zeigt schematisch den Verlauf der größeren Gruppe von tödlichen Erkrankungen, nämlich den der nicht-onkologischen Erkrankungen (NOE). Es handelt sich dabei in erster Linie um **Herz-Kreislauferkrankungen** sowie **Leber-, Nieren-, Lungen-, Autoimmun-** und **Stoffwechselerkrankungen** und nicht zuletzt **AIDS**, **Demenz** und fortschreitende Lähmungserkrankungen wie die **ALS** (Amyotrophe Lateralsklerose). Dies sind (abgesehen von AIDS) überwiegend Alterserkrankungen. Die Kenntnis dieses Bereichs der palliativen Pflege ist also ganz besonders für Pflegekräfte im Bereich der ambulanten und stationären Altenhilfe von Bedeutung.

Bei den NOE ist der Verlauf vor allem durch **Diskontinuität** gekennzeichnet. Im Verlauf der Krankheit kommt es immer wieder zu schweren gesundheitlichen Einbrüchen, die den kranken Menschen oftmals sogar in die Nähe des Todes bringen. Vielfach erholen sich die Kranken dann aber nach einiger Zeit wieder und es wird ein ähnlicher oder leicht verschlechterter Gesundheitszustand wie vor dem „Einbruch" beobachtet. Der Tod tritt dann schließlich sozusagen im Verlauf des letzten Krankheits-Einbruchs ein.

9.7.3　Wann wir sterben

„Wie lange habe ich noch?" fragen viele todkranke Menschen besorgt die Helfenden. Hierauf eine seriöse Antwort zu geben ist schwer möglich, sofern die Krankheit nicht schon sehr weit fortgeschritten ist. Aber auch dann sind Vorhersagen mit großen Unsicherheiten behaftet. Zurückhaltung ist also grundsätzlich geboten. Für die Kranken und ihre Angehörigen ist es aber wichtig, dass sie in die Lage kommen, ihre Planungen für den allerletzten Lebensabschnitt rechtzeitig vorzunehmen und nicht vom Tod „überfallen" zu werden. Deshalb ist die Frage der Einschätzung der noch verbleibenden letzten Monate und Wochen bedeutsam.

Sie ist aber auch für die Frage wichtig, ob ein Mensch Aufnahme in einen Hospizdienst finden kann und soll. Gerade im Bereich der NOE bestehen hier große Unsicherheiten. Entsprechende Prognosekriterien auch in Deutschland zu kennen, ist deshalb von Bedeutung, weil auf diese Weise mehr Schwerstkranke in die Hospizbetreuung einbezogen werden könnten. Denn Hospizangebote fühlen sich i. d. R. nur für die letzten Lebenswochen und -monate zuständig (**Abb. 1.6**, S. 11). Dies scheitert heute bisweilen noch an der Unsicherheit bei der prognostischen Einschätzung. Wären Pflegende und ÄrztInnen hier sicherer, würden weit mehr kranke Menschen in den Genuss eines Hospizangebotes kommen und ihnen und ihren Familien damit eine Wohltat erwiesen, wie wir dies in Stuttgart zeigen konnten (Fischle-Brendel u. a., 2005).

Denn trotz des bei NOE oftmals so diskontinuierlichen Krankheitsverlaufes sind heute auch hier gute prognostische Auskünfte möglich. Dies ist nicht zuletzt ein Verdienst der nordamerikanischen Hospizbewegung, bei der NOE eine weit größere Rolle als in Großbritannien spielen (NHPCO, 1996).

Wir führen diese von der National Hospice and Palliative Care Organization (NHPCO) angegebenen Prognosekriterien aber auch deswegen an, weil damit für Pflegende erkennbar wird, wie schwerwiegende chronische Krankheiten in der Endphase verlaufen und welche Herausforderungen sich hieraus ergeben.

Einschätzung der Prognose bei nicht-onkologischen Erkrankungen (NOE)

Allgemeine Prognose-Kriterien
Durch sorgsame Aufarbeitung der wissenschaftlichen Literatur hat die bereits erwähnte nordamerikanische Forschergruppe der NHPCO (National

Eine relativ kurze Lebensspanne ist bei Kranken mit einer unheilbar zum Tode führenden Krankheit, die nicht mehr kurativ behandelt werden soll, dann zu erwarten, wenn die Krankheit rasch fortschreitet. Dies wird daran erkennbar, dass:

- in den letzten 6 Monaten wiederholte Krankenhausaufnahmen oder Besuche der Notaufnahme nötig wurden
und
- Pflegende aufgrund ihrer Befunde das rasche Fortschreiten der Krankheit dadurch dokumentieren, dass:
entweder eine Verschlechterung des funktionellen Status auf der Karnofsky-Skala (s. **Abb. 9.24**) in jünster Zeit auf einen Wert von 50 % oder weniger eingetreten ist
oder dadurch, dass der kranke Mensch neuerdings bei **mindestens 3** der folgenden 6 Aktivitäten des täglichen Lebens (ATLs) Hilfe braucht:

> **a** Baden
> **b** Anziehen
> **c** Essensaufnahme
> **d** Bewegung von einem Ort zum anderen
> **e** Fähigkeit, ohne Hilfe zur Toilette zu gehen
> **f** Fähigkeit, Stuhlgang und Urinieren zu beherrschen (es besteht also Urin- und Stuhlinkontinenz)

Ein zusätzlicher Hinweis auf die geringe Lebenserwartung kann sich aus der **Verschlechterung des Ernährungszustandes** ergeben, wenn der Ernährungsstatus bei Menschen mit tödlicher Krankheit derart beeinträchtigt ist, dass:

1. in den letzten 6 Monaten ein Gewichtsverlust von mehr als 10 % eingetreten ist
und
2. das Serum-Albumin unter 2,5 g/dl gesunken ist

Abb. 9.22 ▪ Prognosekriterien zur Abschätzung einer Lebenserwartung von nur noch wenigen Monaten (NHPCO 1996).

Hospice and Palliative Care Organization) entsprechende **Prognose-Marker** entwickelt; bei deren Vorhandensein kann mit hoher Wahrscheinlichkeit davon ausgegangen werden, dass der Tod der Erkrankten innerhalb von ca. 6 Monaten eintreten wird. **Abb. 9.22** gibt Modelle an, die für eine solche Einschätzung ganz allgemein genutzt werden können.

Besonders nützlich für diese Einschätzungen haben sich Skalen erwiesen, die eine rasche Einschätzung der augenblicklichen Gesundheit eines kranken Menschen ermöglichen. Erfahrene Pflegekräfte können die erforderlichen Daten bei einem Hausbesuch leicht erheben. Im Hospizbereich hat sich besonders die von den amerikanischen Ärzten David Karnofsky und Joseph Burchenal (1949) entwickelte Skala, die so genannte Karnofsky-Skala (oder auch Karnofsky-Index genannt) bewährt:

Spezielle Prognose-Kriterien

Eine Erweiterung der vorgenannten allgemeinen Prognosekriterien stellen spezifische Marker dar, die für verschiedene Organe oder Organsysteme **zusätzliche**, spezifische Daten einbeziehen und auf diese Weise eine noch feinere Prognose-Bestimmung ermöglichen.

Im Folgenden sind wesentliche Beispiele genannt. Wir folgen auch hier wieder der Forschergruppe der NHPCO (1996).

Herzerkrankungen

Die Herzerkrankungen umfassen verschiedene Erkrankungstypen, z. B. die angeborenen Herzfehler, Herzentzündungen, Herzinfarkt, koronare Herzerkrankung usw. Die gemeinsame „Endstrecke" dieser Erkrankungen, der wir in der Palliative Care begegnen, sieht dann allerdings relativ gleich aus. Letztlich handelt es sich dabei um eine Herzmuskelschwäche (Herzinsuffizienz), die zur Folge hat, dass das Blut nicht mehr ausreichend durch den Körperkreislauf gepumpt werden kann bzw. nicht mehr ausreichend zum Herzen zurückfließt. Hieraus ergeben sich die Kriterien für die Prognose-Einschätzung.

	Skalenwert in %	Beschränkung der Befähigungen
kann normale Aktivitäten bewältigen, kann arbeiten, keine besondere Pflege nötig	100	Normalzustand, keine Beschwerden, keine Hinweise auf eine Krankheit
	90	kann normale Aktivitäten bewältigen; es bestehen unbedeutende Befunde oder Symptome einer Krankheit
	80	normale Leistungsfähigkeit mit Anstrengung; es bestehen Befunde und Symptome einer Krankheit
kann nicht arbeiten; kann aber zu Hause leben	70	eingeschränkte Leistungsfähigkeit; kann sich aber alleine versorgen; kann aber nicht alles tun; etwas Hilfe ist notwendig; Aktivitäten sind begrenzt
	60	braucht gelegentlich fremde Hilfe; persönliche Pflege ist im Wesentlichen ohne Hilfe möglich
	50	braucht beträchtliche pflegerische Hilfe und häufige medizinische Behandlungen; nicht dauernd bettlägerig
kann nicht mehr für sich selbst sorgen	40	behindert; braucht besondere Pflege, braucht Krankenhaus oder gleichwertige Hilfe und Pflege; Krankheit schnell fortschreitend
	30	schwer behindert; bettlägerig; stationäre Aufnahme notwendig, obwohl der Tod nicht in unmittelbarer Nähe ist
	20	schwer krank, Krankenhausaufnahme notwendig, aktive unterstützende Behandlung erforderlich
	10	sterbend, schnell fortschreitender Krankheitsverlauf
	0	tot

Abb. 9.23 ▪ Karnofsky-Fähigkeiten-Skala, Definitionen in % (MacDonald, 1993, S.109; Übers. d. Verf.).

Nur noch eine relativ kurze Überlebenszeit ist bei jenen Kranken zu erwarten, die die folgenden beiden Kriterien erfüllen:

1. Symptome einer wiederkehrenden Herzinsuffizienz im Ruhezustand **und**
2. Symptome der ausgeprägten Herzinsuffizienz, die fortbestehen, obgleich der kranke Mensch schon eine optimale Behandlung mit Diuretika und Vasodilatoren (vorzugsweise mit ACE-Hemmern) erhalten hat.

Bei Kranken mit schwerer, fortbestehender Herzinsuffizienz – trotz optimaler Behandlung – vermindern folgende Faktoren die Überlebenschancen **zusätzlich**:

- es bestehen symptomatische supraventrikuläre und ventrikuläre Arrhythmien, die resistent gegenüber antiarythmischen Therapien sind,
- Herzstillstand und Wiederbelebung in der Vorgeschichte,
- unerklärte Synkopen in der Vorgeschichte,
- kardiogene Hirnembolien,
- gleichzeitige HIV-Erkrankung.

Demenz

D *Die Demenz wird als „erworbene, krankheitsbedingte globale Störung aller höheren Hirn-Funktionen" definiert, die nicht durch andere psychische Erkrankungen (z.B. Depression oder Delir) bedingt ist und meistens chronisch verläuft.*

Im Vordergrund steht die Beeinträchtigung der Gedächtnisfunktionen, wobei die Fähigkeit verloren geht, Neues hinzuzulernen oder im Langzeitgedächtnis abgespeicherte Informationen abzurufen. Hinzukommt der Abbau der intellektuellen Leistungen mit einer zunehmenden Unfähigkeit, abstrakt zu denken. Begleitet wird dies von deutlichen Veränderungen der Persönlichkeit, bei der der Verlust über die Kontrolle emotionaler Äußerungen im Vordergrund steht. Erfahrungen aus der Gefühlswelt von Kindheit und Jugend bleiben jedoch bis zuletzt erhalten, ebenso wie ein gutes Gefühl für Rhythmen und Melodien. Subjektiv fühlen sich die Kranken, sobald sie tief in der Demenz leben, fit und gesund. – Die Betreuung sollte an diese Veränderungen sensibel angepasst werden. Sie stellt für die Helfenden eine große Herausforderung dar (Wojnar, 2006).

Der Verlauf einer Demenz variiert bei den Betroffenen stark von Person zu Person. Eine Demenz ist zwar eine lebensverkürzende Erkrankung, es ist jedoch nach wie vor weitgehend unklar, welche Ursachen schließlich wirklich zum Tode führen. Insbesondere ist festzuhalten, dass selbst Menschen mit einer sehr weit fortgeschrittenen Demenz noch lange leben können, wenn sie sorgsam gepflegt werden. Häufig tritt der Tod durch eine **zusätzliche** tödliche Erkrankung ein (Volicer u. a., 1993).

Um eine verkürzte Überlebenszeit von nur noch sechs Monaten oder weniger diagnostizieren zu können, sollten **alle** der folgenden fünf Punkte erfüllt sein:
1. Die kranke Person kann nicht mehr ohne Hilfe gehen. Dies ist ein besonders wichtiger Faktor, denn Untersuchungen zeigen, dass Kranke, die noch ohne Hilfe gehen können, i. d. R. nicht binnen sechs Monaten sterben, auch wenn sie alle anderen unten genannten Faktoren erfüllen (z. B. Luchins u. a., 1997).
2. Kann sich nicht ohne Hilfe anziehen.
3. Kann nicht mehr alleine richtig baden.
4. Es besteht seit einigen Wochen Urin- und Stuhlinkontinenz.
5. Kann nicht mehr reden oder klar kommunizieren (Reduktion des Wortschatzes auf sechs oder weniger Wörter im Laufe eines Tages).

Hinweise auf eine nur noch kurze Lebensspanne ergeben sich außerdem, wenn in den vergangenen Jahren zusätzlich medizinische Komplikationen eingetreten sind. Hierbei handelt es sich insbesondere um zusätzliche Erkrankungen, die schwer genug sind, um

behandelt werden zu müssen (unabhängig von der Frage, ob sie wirklich behandelt wurden oder nicht):
- Aspirationspneumonie,
- Pyelonephritis oder andere Harnwegsinfekte,
- Septikämie,
- Dekubitus Stadium 3–4,
- wiederkehrendes Fieber trotz Antibiotikagabe,
- schwerwiegende Ernährungsprobleme.

HIV-Erkrankung

Um die in den 1980er-Jahren erstmals beschriebene HIV-Infektion und das daraus resultierende Vollbild AIDS, ist es in der Öffentlichkeit stiller geworden. Manchmal entsteht fast der Eindruck, als sei die Krankheit seltener, bedeutungsloser oder gar harmloser geworden. Ein gefährlicher Irrtum. Denn nichts davon ist zutreffend. Diese Infektionskrankheit, die vorwiegend über den Austausch von Körperflüssigkeiten (in erster Linie beim Geschlechtsverkehr aber auch durch i. v. Drogenkonsum) übertragen wird, ist weltweit (und neuerdings auch wieder in der Bundesrepublik) weiter auf dem Vormarsch. Da die in Deutschland Hauptbetroffenen (homosexuelle Männer und drogenabhängige Menschen) immer noch erheblich geächtet werden, ist AIDS nicht einfach eine Infektionskrankheit wie die eigentlich noch gefährlichere Hepatitis. Menschen mit HIV und AIDS sind immer in besonderer Weise von Ausgrenzungen bedroht – auch in der Pflege.

Durch die neuen antiretroviralen Therapien hat sich das Gesicht der Krankheit AIDS deutlich verändert. Bedeutete früher die HIV-Infektion fast regelmäßig, dass die erkrankten Menschen innerhalb einer relativ kurzen Zeit zu Tode kamen, erinnert diese Krankheit in ihrem Verlauf heute eher an eine der vielen chronischen Erkrankungen. Dennoch sollte nicht vergessen werden, dass sie letztlich immer einen tödlichen Verlauf nimmt – auch heute noch.

Die Einschätzung der Prognose von Menschen mit AIDS ist ganz wesentlich von den benutzten Medikamenten und deren Verträglichkeit für die Einzelnen abhängig. Zusätzlich muss bedacht werden, dass die meisten Erkrankten relativ junge Menschen sind, die eine stärkere Widerstandsfähigkeit gegen Krankheiten besitzen. Auch heute noch sterben die meisten Menschen mit einer AIDS-Erkrankung an **opportunistischen Infektionen** (d. h. Infektionen mit Erregern, die nur bei Menschen mit Immunschwäche zu einer Erkrankung führen wie Zytomegalie, Toxoplasmose oder Soor des Magen-Darm-Traktes), **unbehandelbarer Schwäche** oder **bösartigen Tumoren**.

Für die Aufnahme von Kranken in einen Hospizdienst bedeutet dies, dass bei ihnen dann ein Endstadium ihrer Krankheit (6-Monats-Prognose) angenommen werden kann, wenn die Möglichkeiten einer kurativen Therapie erfolglos ausgeschöpft wurden oder aber von den Kranken abgelehnt werden. Der Rückblick auf das letzte halbe Jahr der Erkrankung lässt dann Rückschlüsse auf den zu vermutenden weiteren Verlauf zu. Die folgenden Angaben zur Prognose gehen davon aus, dass der kranke Mensch keine antivirale Therapie mehr erhält.

Ein entscheidendes Prognosekriterium ist dann die Belastung mit Viren (**viral load**). Gemessen werden dabei die RNA-Kopien des Virus pro Milliliter Blut. Die Lebensprognose ist möglicherweise auf weniger als sechs Monate beschränkt, wenn die Virus-Last 100 000 Kopien/ml überschreitet.

Bei Menschen mit niedrigerer Viruslast kann die Überlebenschance weniger als sechs Monate betragen, wenn sie:
- die antiretrovirale Therapie ablehnen,
- ihr Gesundheitsstatus deutlich abnimmt (vgl. Karnofsky-Skala, S. 203),
- die unten aufgelisteten Komplikationen eintreten.

Die im Folgenden aufgezählten opportunistischen Krankheiten stellen lebensbedrohliche Komplikationen dar, die alle eine Prognose von weniger als sechs Monaten besitzen (durchschnittliche Überlebenszeiten in Klammern). Dies kann sich allerdings ändern, wenn der Kranke noch einer intensiven Behandlung zustimmt:
- ZNS-Lymphome (2,5 Monate),
- Progressive multifokale Leukenzephalopathie, d.h. eine Erkrankung des Zentralen Nervensystems durch ein Polyomavirus (4 Monate),
- Kryptosporidiose, eine parasitäre, fäkal-oral übertragene Darmerkrankung (5 Monate),
- Gewichtsabnahme um 33 % des Körpergewichts (unter 6 Monaten),
- unbehandelte Bakteriämie mit Mycobacterium avium complex, die zu den häufigsten bakteriellen Infektionen bei Menschen mit AIDS zählen (unter 6 Monaten),
- viszerales, therapieresistentes Kaposi-Sarkom (in der Hälfte der Fälle unter 6 Monaten),
- Nierenversagen, sofern eine Dialyse abgelehnt wird oder ohne Erfolg bleibt (unter 6 Monaten),
- fortgeschrittene AIDS-Demenz (6 Monate),
- Toxoplasmose (6 Monate).

Die folgenden Faktoren können die Überlebenschancen weiter signifikant reduzieren:
- seit einem Jahr bestehender hartnäckiger Durchfall (unabhängig von der Ursache),
- Serum-Eiweiß ständig unter 2,5 g/dl,
- Drogen-Gebrauch,
- Alter über 50 Jahre,
- Ablehnung aller HIV-spezifischen Therapien,
- in Ruhe erkennbare Herzinsuffizienz.

Lebererkrankungen

Die im Folgenden genannten Kriterien beziehen sich auf die Überlebenserwartung bei **fortgeschrittener Leberzirrhose**, die durch Alkohol, Hepatitis oder unbekannte Ursachen ausgelöst wurde. Für die Aufnahme in die Hospizbetreuung sollte der Endzustand einer Zirrhose erreicht worden sein. Dabei ist allerdings zu beachten, dass Kranke, die ganz frisch dekompensiert sind, sich unter angemessener Therapie sehr gut erholen können. Deshalb beziehen sich die folgenden Angaben auf Menschen in der Endphase eines schon lange bestehenden Krankheitsprozesses. (Sie sollten außerdem natürlich nicht für eine Transplantation vorgesehen sein.)

Laborwerte, die eine schwere Leber-Fehlfunktion anzeigen sind:
- verlängerte Prothrombinzeit (Quick) von 5 Sekunden über der Kontrolle und **zusätzlich**
- ein Serum-Eiweiß (Plasmaprotein) unter 2,5 g/dl.

Im Folgenden sind **klinische Zeichen** genannt, die ein Endstadium einer Lebererkrankung anzeigen. Es sollte jeweils mindestens eine der folgenden Erscheinungen gegeben sein:
- Aszites, der nicht auf Natrium-Einschränkungen und Diuretika anspricht,
- spontane bakterielle Peritonitis,
- hepatorenales Syndrom,
- Leberenzephalitis, die nicht auf Eiweißeinschränkungen, Laktulose oder Neomycin anspricht,
- wiederholte Ösophagus-Varizen-Blutungen. (Um eine deutlich verringerte Lebensprognose stellen zu können, müssen die Kranken bereits eine zweite Blutung gehabt haben.)

Nierenerkrankungen

Bei den lebensbedrohlichen Nierenerkrankungen ist zunächst zwischen Menschen mit **chronischem** Nierenversagen und solchen mit **akutem** Nierenversagen zu unterscheiden.

Chronisches Nierenversagen. Das chronische Nierenversagen wird heute üblicherweise durch Maßnahmen der Dialyse oder durch Nierentransplantation behandelt. Für die Hospiz-Pflege kommen am ehesten Menschen infrage, die aus unterschiedlichen Gründen keine Dialyse mehr erhalten (wollen) oder die eine Beendigung ihrer Dialyse um ein oder zwei Wochen überlebt haben.

Hinsichtlich der Aufnahmekriterien in die Hospizpflege gelten im Wesentlichen die Parameter, die auch eine Indikation zur Dialyse darstellen. Neben den üblichen Laborparametern, die zur Diagnose eines kritischen Nierenversagen genutzt werden, sind hier klinische Befunde und Symptome beim Nierenversagen für die Pflegekraft besonders wichtig, wie:

- klinische Symptome einer Urämie (z. B. Verwirrtheit, unbehandelbare Übelkeit und Erbrechen, allgemeiner Pruritus oder Unruhe, insbesondere „restless legs"),
- Oligurie,
- hepatorenales Syndrom.

Akutes Nierenversagen. Akutes Nierenversagen tritt z. B. im Rahmen einer schwerwiegenden Erkrankung auf und lässt dann ein frühes Sterben der Kranken vermuten. Solche schwerwiegenden Erkrankungen sind insbesondere dann anzunehmen, wenn die Kranken künstlich beatmet werden, eine Krebserkrankung anderer Organe besteht, eine chronische Lungenerkrankung besteht, eine fortgeschrittene Herz- oder Lebererkrankung, eine Sepsis aufgetreten ist, die Erkrankung im Rahmen einer Immunsuppression auftritt, das Alter der Betroffenen über 75 Jahren liegt usw.

Schlaganfall und Koma

Wenn Menschen an ihr Lebensende denken, sind es gerade der Schlaganfall und das Koma, die vielen Menschen Sorgen bereiten, weil sie sich hierbei in besonderer Weise ausgeliefert fühlen (S. 230). Unter dem Aspekt der Hospizpflege ist zunächst die Frage zu klären, ob die kranken Menschen nach einem solchen Ereignis noch eine längere Lebenschance besitzen oder damit zu rechnen ist, dass sich ihr Zustand kontinuierlich verschlechtert. Es gilt also auch hier, sorgsam auf den Verlauf zu achten und kleine Verbesserungen ebenso wie Verschlechterungen ernst zu nehmen und in die Einschätzung einzubeziehen.

Akute Phase. Nach einem Schlaganfall durch HirnMassenblutung oder Unterbrechung der Blutzufuhr gelten in der akuten Phase die folgenden Faktoren als deutliches Zeichen für eine verringerte Lebenschance:

- Fortbestehen des Komas oder Wachkomas über einen Zeitraum von mehr als drei Tagen,
- insbesondere bei einem Schlaganfall durch verminderte Sauerstoffversorgung des Gehirns gelten ein Koma oder schwere Bewusstseinsstörungen (begleitet von Myoklonien) für einen Zeitraum von mehr als drei Tagen als prognostisch besonders ungünstig,
- besteht am dritten Krankheitstag **einer** der folgenden Befunde, so ist mit dem Tod innerhalb von zwei Monaten in 97 % der Fälle zu rechnen:
- abnorme Hirnstammreaktionen,
- fehlende sprachliche Reaktionen,
- keine erkennbare Reaktion auf Schmerzen,
- Alter über 70 Jahre.

Chronische Phase. Folgende Faktoren gelten als prognostisch ungünstiges Zeichen nach einem Schlaganfall:

- Alter über 70 Jahren,
- schlechter Allgemeinzustand (Karnofsky-Wert unter 50 %, S. 203)
- Demenz infolge eines Schlaganfalls mit terminalen Symptomen, wie sie unter dem Stichwort Demenz (S. 203) genannt wurden,
- schlechter Ernährungszustand (wie oben unter den allgemeinen Prognose-Kriterien in **Abb. 9.22**),
- auch die weiteren Komplikationen, die die Prognose weiter einschränken können, entsprechen den Komplikationen, wie sie oben bei der Demenz genannt wurden (Aspirationspneumonie, Pyelonephritis, Sepsis, Dekubitus Stadium 3–4, rezidivierendes Fieber trotz Antibiotika).

Amyotrophe Lateralsklerose (ALS)

Die ALS ist eine fortschreitende, lebensverkürzende Erkrankung des zentralen und peripheren Nervensystems. Sie betrifft die motorischen Neurone des Gehirns und des Rückenmarks. Durch deren Ausfall kommt es zu Lähmungserscheinungen der Muskulatur. Sie beginnt meist zwischen dem 50. und 70. Lebensjahr. Männer erkranken etwas häufiger als Frauen. Die Ursache der Erkrankung bleibt in 90 % der Fälle ungeklärt. Eine effektive Behandlungsmöglichkeit besteht zurzeit nicht (Dengler u. a., 1999).

M *Die ALS betrifft ausschließlich das motorische Nervensystem. Deshalb sind die sensorischen Fähigkeiten (Empfindung für Berührung, Schmerz und Temperatur ebenso wie das Sehen, Hören, Riechen und Schmecken) sowie die Funktionen von Blase und Mastdarm nicht eingeschränkt. I. d. R. bleiben auch die geistigen Fähigkeiten völlig normal (DGM, 2003).*

Die Krankheit kann unterschiedlich rasch voranschreiten. Etwa 75 % der Kranken sterben innerhalb von ein bis fünf Jahren seit Beginn der ersten Symptome. In Einzelfällen kann sie den Kranken jedoch ein weitaus längeres Leben ermöglichen. Mithilfe von künstlicher Beatmung und Magensonde lebt ein kleiner Prozentsatz der Kranken länger als fünf Jahre nach Erkrankungsbeginn.

Die Lähmungen können in unterschiedlichen Körperregionen beginnen. Besonders gefürchtet ist der Beginn im Schlundbereich, weil es hierbei sehr früh zu Lähmungen des Sprechvermögens und des Schluckens kommt. – Unabhängig von dem Ausbreitungsmuster ist im Endzustand der Erkrankung meistens die beeinträchtigte Fähigkeit zu atmen und zu schlucken der lebensbegrenzende Faktor.

Das Fortschreiten der Erkrankung kann langsam oder schnell sein. Im Allgemeinen scheint die Krankheit bei jedem einzelnen Erkrankten linear fortzuschreiten: Das Nachlassen der Kräfte ist deshalb bei jedem einzelnen Erkrankten jeweils ziemlich konstant und damit auch voraussehbar.

Folgende drei Faktoren sind für die Sechs-Monats-Prognose entscheidend:
1. Schnelles Fortschreiten der ALS und eine kritische Beeinträchtigung der Atmungskapazität **oder**
2. Schnelles Fortschreiten der ALS und eine kritische Beeinträchtigung der Nahrungsaufnahme (bei Ablehnung einer Magensonde) **oder**
3. Schnelles Fortschreiten der ALS und lebensbedrohliche Komplikationen.

Erläuterungen: Unter „schnellem Fortschreiten" versteht man, dass der größte Teil der Behinderung der Kranken in den letzten 12 Monaten aufgetreten ist: z. B. der Übergang vom selbstständigen **Laufen** zur Benutzung eines Rollstuhls oder gar Bettlägerigkeit; der Übergang von normaler zu fast nicht mehr verständlicher oder unverständlicher **Sprache**; der Übergang von einer normalen **Ernährung** zu passierter Kost; der Übergang von voller Selbstständigkeit zu Hilfsbedürftigkeit in allen **ATL** (Aktivitäten des täglichen Lebens).

Von „kritischer Beeinträchtigung der Atmungskapazität" spricht man dann, wenn die Vitalkapazität

weniger als 30 % der Norm beträgt, eine signifikante Atemnot in Ruhe besteht, zusätzlicher Sauerstoff in Ruhe benötigt wird u. ä.

Von „lebensbedrohlichen Komplikationen" spricht man, wenn zusätzlich Komplikationen auftreten, wie wir sie bereits bei der Demenz und dem Schlaganfall kennengelernt haben (nämlich wiederholte Aspirationspneumonie, multiple Dekubiti Stadium 3–4, Harnwegsinfektionen, Sepsis, wiederholtes Fieber trotz Behandlung mit Antibiotika).

Lungenerkrankungen

Im Bereich der Palliative Care haben wir es hierbei mit dem Endzustand unterschiedlicher Störungen der Lungenfunktion zu tun. Die Prognose des Endstadiums einer Lungenkrankheit zu stellen, gilt als extrem schwierig. Es werden große Schwankungen in der Überlebenszeit beschrieben. Selbst dann, wenn Kranke bereits intubiert sind und wegen ihrer Lungeninsuffizienz beatmet werden, kann nicht ohne weiteres darauf geschlossen werden, dass sie nur noch sechs Monate leben werden. Deshalb kann hier nur der Hinweis gegeben werden, dass die Endstrecke der unterschiedlichen Lungenkrankheiten außerordentlich ähnlich ist: Meist bestehen eine progressive Hypoxämie, ein Cor Pulmonale und wiederholte Infektionen. Bei der genauen Einschätzung ist das klinische Urteil erfahrener FachärztInnen erforderlich.

Abschließende Überlegungen

Zum Schluss sei noch einmal daran erinnert, dass die oben geschilderten Hinweise zur Lebensprognose schwer kranker Menschen in der Palliative Care ganz allgemein deshalb wichtig sind, weil sie den Betroffenen bei ihrer Lebensplanung helfen können. Speziell für die Hospizbetreuung sind sie deshalb hilfreich, weil auf diese Weise der richtige Zeitpunkt gefunden werden kann, um die Kranken in eine stationäre oder ambulante Hospizbetreuung aufnehmen zu können. u. ä.

Bei der Lektüre wird deutlich, dass die NOE in der letzten Lebensphase untereinander viele Ähnlichkeiten aufweisen. Es erklärt, weshalb Palliative Care eigentlich eine „Querschnitts-Kompetenz" darstellt. Die grundlegenden Hilfen, die sie anbietet und die im Teil II (S. 35 ff.) des Buches dargestellt werden, haben für viele der Kranken – unabhängig von der Krankheitsursache – hohe Bedeutung.

Schließlich sei aber auch noch einmal daran erinnert, dass bei einer ganzheitlichen Palliative Care die Unterstützung lange vor Einsetzen der Terminalphase einsetzen sollte und deshalb die Frage „wie weit ist der oder die Kranke" nur eine untergeordnete Rolle spielt. Wenn wir in der Pflege die Grundzüge palliativen Vorgehens beachten, können wir den betroffenen Menschen von Anbeginn ihrer schweren Erkrankung an (**Abb. 1.8** S. 11) ein hohes Maß an Komfort und Lebensqualität bis zum Ende sichern.

Weiterführende Literatur

Schmerzen

Aulitzky, Walter; Schlunk, Thomas; Stumm, Rolf; Seiter, Hubert; Wohland-Braun, Birgit: Schmerztherapie bei unheilbar Kranken – zu Hause. Palliative Praxis 1 DVD-Video & Broschüre. STUMM-FILM Dr. Rolf Stumm Medien GmbH, Ludwigsburg 2006. (3 Video-Module und Broschüre)

Christophorus Hospiz Verein e. V. (Hrsg.): Konzept zur Schmerzbehandlung. Reihe Palliativmedizin/Palliativpflege, Broschüre für Fachkräfte, Patienten und Angehörige, München 2004. Zu beziehen über Christophorus Hospiz Verein e. V., Effnerstraße 83, 81925 München; Internet: www.chv.org

Deutsche Krebshilfe e. V. (Hrsg.): Krebsschmerzen wirksam bekämpfen. Ein Ratgeber für Betroffene, Angehörige und Interessierte. Bonn 2007 (kostenlos im Internet unter: http://www.krebshilfe.de/fileadmin/Inhalte/Downloads/PDFs/Blaue_Ratgeber/050_schmerzen.pdf)

Husebø, Stein: Was bei Schmerzen hilft. Ein Ratgeber. Herder, Freiburg 1999

Juchli, Liliane: Wohin mit meinem Schmerz? Hilfe und Selbsthilfe bei seelischem und körperlichem Leiden. Herder, Freiburg 1999

Klaschik, Eberhard; Nauck, Friedemann: Medikamentöse Schmerzbehandlung bei Tumorpatienten. Ein Leitfaden für Patienten und Angehörige. Malteserkrankenhaus und Universität Bonn, Bonn 2002 (Broschüre kann kostenlos angefordert werden bei Mundipharma GmbH, 65549 Limburg/Lahn)

Ernährungsproblem

Christophorus Hospiz Verein e. V. (Hrsg.): Gastrointestinale Probleme bei Schwerstkranken und Sterbenden. Reihe Palliativmedizin/Palliativpflege, Broschüre für Fachkräfte, Patienten und Angehörige. Zu beziehen über Christophorus Hospiz Verein e. V., Effnerstraße 83, 81925 München; Internet: www.chv.org

Christophorus Hospiz Verein e. V. (Hrsg.): Ernährung – um jeden Preis? Fragen zur Ernährung in der letzten Lebensphase. Reihe Palliativmedizin/Palliativpflege, Broschüre für Fachkräfte, Patienten und Angehörige. Zu beziehen über Christophorus Hospiz Verein e. V., Effnerstraße 83, 81925 München; Internet: www.chv.org

DGP Sektion Pflege Stand 10/2004: Pflegeleitlinie Ernährung. URL: www.dgpalliativmedizin.de (06.06.2006)

Klie, Thomas; Student, Johann-Christoph: Die Patientenverfügung – was Sie tun können, um richtig vorzusorgen. 9. neu bearbeitete und aktualisierte Aufl. Herder, Freiburg 2006

Kostrzewa, Stephan; Kutzner, Marion: Was wir noch tun können! Basale Stimulation in der Sterbebegleitung. Hans Huber, Bern 2002

Nagele, Susanne; Feichtner, Angelika: Lehrbuch der Palliativpflege Facultas, Wien 2005

Plandor, Bettina: Appetitlosigkeit – Anorexie. In: Metz, Christian; Wild, Monika; Heller, Andreas (Hrsg.): Balsam für Leib und Seele. Lambertus, Freiburg im Breisgau 2002

Schubert, Barbara; Schuler, Ulrich: Obstipation und Diarrhoe. In: Knipping, Cornelia (Hrsg.): Lehrbuch Palliative Care. Hans Huber, Bern 2007, S. 279–288

Schuler, Ulrich; Schubert, Barbara: Übelkeit und Erbrechen. In: Knipping, Cornelia (Hrsg.): Lehrbuch Palliative Care. Hans Huber, Bern 2007, S. 272–278

Bewegungs- und Wahrnehmungsprobleme, Lagerung

DGP Sektion Pflege Stand 10/2004: Pflegeleitlinie Lagerung in der letzten Lebensphase. URL: www.dgpalliativmedizin.de (06.06.2006)

Köther, Ilka (Hrsg.): Thiemes Altenpflege. Thieme, Stuttgart 2005

Kostrzewa, Stephan; Kutzner, Marion: Was wir noch tun können! Basale Stimulation in der Sterbebegleitung. Hans Huber, Bern 2002

Förster, Marianne u. a.: ATL Sich bewegen. In: Kellnhauser, Edith u. a.: Thiemes Pflege. Professionalität erleben. Thieme, Stuttgart 2004, S. 184–209

Atemprobleme

Albrecht, Elisabeth: Organversagen. In: Student, Johann-Christoph (Hrsg.): Sterben, Tod und Trauer – Handbuch für Begleitende. 2. Aufl., Herder, Freiburg 2006, S. 153–158

Christophorus Hospiz Verein e. V. (Hrsg.): Atemnot bei Schwerstkranken und Sterbenden. Reihe Palliativmedizin/Palliativpflege, Broschüre für Fachkräfte, Patienten und Angehörige. Zu beziehen über Christophorus Hospiz Verein e. V., Effnerstraße 83, 81925 München; Internet: www.chv.org

DGP Sektion Pflege Stand 02/2006: Pflegeleitlinie Dyspnoe. URL: www.dgpalliativmedizin.de (10.05.2006)

Gnamm, Else u. a.: Pflege und Begleitung alter Menschen mit Erkrankungen des Atemsystems. In: Köther, Ilka (Hrsg.): Thiemes Altenpflege. Thieme, Stuttgart 2005, S. 314–338

Juchli, Liliane: Wohin mit meinem Schmerz? Hilfe und Selbsthilfe bei seelischem und körperlichem Leiden. Herder, Freiburg im Breisgau 1999

McCaffery, Margo; Beebe, Alexandra; Latham, Jane: Schmerz – ein Handbuch für die Pflegepraxis. Ullstein-Mosby, Berlin–Wiesbaden 1997

Nelson, Dawn: Die Kraft der heilsamen Berührung. Alte Menschen, Kranke und Sterbende liebevoll umsorgen. Kösel, München 1996

Sayre-Adams, Jean; Wright, Steve: Therapeutische Berührung in Theorie und Praxis. Ullstein Mosby, Berlin–Wiesbaden 199

Sitzmann, Franz: Atmen. In: Kellnhauser, Edith u.a.: Thiemes Pflege. Professionalität erleben. Thieme, Stuttgart 2004, S. 328–362

Exulzerierende Wunden

Kern, Martina: Zieldefinition in der Behandlung exulzerierender Wunden unter palliativen Gesichtspunkten. In: Metz, Christian; Wild, Monika; Heller, Andreas (Hrsg.): Balsam für Leib und Seele. Lambertus, Freiburg im Breisgau 2002, S. 140–148

Nagele, Susanne; Feichtner, Angelika: Lehrbuch der Palliativpflege Facultas, Wien 2005

Juckreiz und Lymphödem

Albrecht, Gisela: Dermatologische Symptome. In: Aulbert, Eberhard; Zech, Detlef (Hrsg.): Lehrbuch der Palliativmedizin. Schattauer, Stuttgart 2000, S. 637–649

Krebsinformationsdienst Deutsches Krebsforschungszentrum Heidelberg 10/2003: Lymphödeme – ein dickes Problem. URL: www.krebsinformationsdienst.de (08.06.2006)

Wie und woran wir sterben

Addington, Julia, M.; Higginson, Irene, J. (Hrsg.): Palliative Care for Non-Cancer-Patients. Oxford University Press, Oxford u. New York 2001

Dengler, Reinhard; Ludolph, Elmar; Zierz, Stephan: Amyotrophe Lateralsklerose. 2. Aufl. Thieme, Stuttgart 1999

Deutsche AIDS-Hilfe e.V. (Hrsg.): HIV und AIDS. Ein Leitfaden für Ärzte, Apotheker, Helfer und Betroffene. 5. Aufl. Springer, Berlin 2003

Gerlach, Ulrich; Wagner, Hermann; Wirth, Wilhelm: Innere Medizin für Pflegeberufe. 6. völlig überarbeitete Aufl. Thieme, Stuttgart 2006

Kitwood, Tom: Demenz. Der person-zentrierte Ansatz im Umgang mit verwirrten Menschen. 4. Aufl. Huber, Bern 2005

Nuland, Sherwin B.: Wie wir sterben. Ein Ende in Würde? Droemer Knaur, München 1996

Steinbach, Anita; Donis, Johann: Langzeitbetreuung Wachkoma. Eine Herausforderung für Betreuende und Angehörige. Springer, Wien 2004

Student, Johann-Christoph (Hrsg.): Sterben, Tod und Trauer – Handbuch für Begleitende. 2. Aufl., Herder, Freiburg 2006

Tönnies, Inga: Abschied zu Lebzeiten. Wie Angehörige mit Demenzkranken leben. 2. Aufl. Psychiatrie-Verlag, Bonn 2004

Trilling, Angelika; Bruce, Errollyn; Hodgson, Sarah; Schweitzer, Pam: Erinnerungen pflegen. Unterstützung und Entlastung für Pflegende und Menschen mit Demenz. Vincentz, Hannover 2001

10 ┊ Spirituelle Dimension

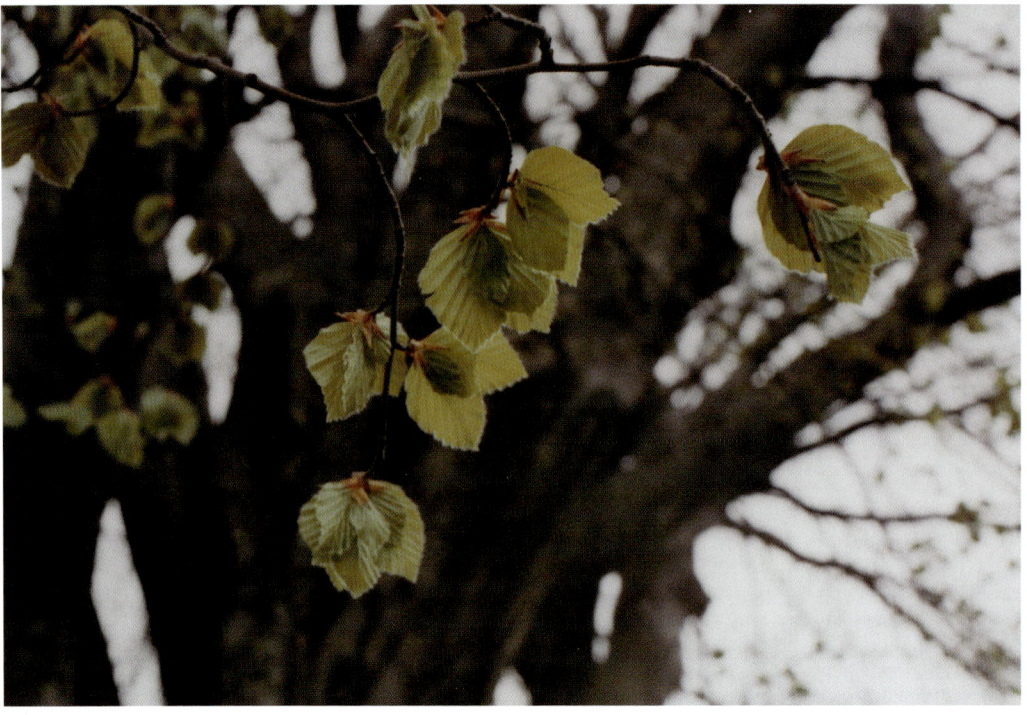

„Nie bin ich einsam im Schatten
der Berge,
nie allein in der Wüstenebene.
Der Stimme des Felsens lausche ich,
dem Rufen der Erde,
dem Flüstern der Sterne in der Nacht.

Fragt man mich, was sie sagen,
keine Antwort weiß ich.
Wie soll ich
ihr Schweigen weitersagen?"

(Indianische Weisheit)
(Entnommen aus: Wolfgang Poeplan,
In die Mitte der Welt führt deine Spur, S. 52.
© Christopherus-Verlag,
Freiburg im Breisgau, 1985)

 Fallbeispiel   *Definition*   *Merke*   *Praxistipp*   DVD

10.1 ⋮ Spiritualität

Wahrnehmen

„Was ist der Sinn des Lebens?" „Wozu bin ich eigentlich auf dieser Welt?" „Was ist meine Aufgabe im Leben?" Diese und ähnliche Fragen brechen bei den meisten Menschen zum ersten Mal in der Pubertät auf. Es sind Fragen, die über unsere eigene Person hinausweisen, die die Grenzen unserer Person überschreiten. Es sind damit spirituelle Fragen.

Aber auch das haben viele von uns in der Pubertät zum ersten Mal mit überwältigender Wucht erlebt: Das Gefühl der ersten großen Liebe. Oder: Eine Nacht unter sternenklarem Himmel, der uns selbst so winzig erscheinen ließ – als ein Hinweis darauf, dass es etwas Größeres über uns gibt? Oder: Ein einsamer Spaziergang am Meer, der uns Weite spüren ließ und uns das Gefühl gab, Teil eines Ganzen zu sein. In all dem zeigt sich ein inneres Wissen um das, was über uns hinausweist. Und es zeigt, zu welch tiefen spirituellen Gefühlen oder Ahnungen wir fähig sind.

Aber da gibt es auch die andere Seite: Die tiefe Verzweiflung, die uns ergriffen hat, als unsere erste Liebe zerbrach. Der damit verbundene Wunsch, am liebsten tot sein zu wollen. Die große Verwirrung, die uns befiel, als wir zum ersten Mal Eigenarten an uns entdeckten, wir für verwerflich, „sündig" hielten. Auch das sind Hinweise auf spirituelle Regungen in uns.

In unserer Alltagssprache wird der Begriff der Spiritualität häufig gleichbedeutend mit Religiosität benutzt. Dabei wird leicht vergessen, dass Spiritualität eigentlich der weitere Begriff ist. Auch Men-

schen, die keiner bestimmten Religion angehören, besitzen Spiritualität. Religion dagegen ist etwas, das von einer Gemeinschaft Gleichgesinnter getragen wird. Spiritualität zeigt sich vielfach bereits in ganz grundlegenden, sehr tiefen Gefühlen von Freude, Verwirrung, Hoffnung, Verständnis oder Ehrfurcht. Spiritualität in diesem Sinne ist dann sozusagen der Energiestrom, der unser Leben vorantreibt (Airey u. a., 2002).

Die spirituellen Bedürfnisse von Menschen wahrzunehmen bedeutet, sie als Person ernst zu nehmen. Das ist nicht dasselbe wie die Wahrnehmung ihrer Religion. Denn letztere kann für Menschen wichtig sein – oder eben auch nicht. Spiritualität meint einen breiteren Ansatz als Religion. Spiritualität ist etwas, was das innere Sein eines jeden Menschen unterstützt und ihm dabei hilft, die Widrigkeiten des Lebens zu bewältigen (Marshall u. Tibbs, 2006).

Manches davon ist im Laufe unseres Lebens verflacht oder gar ganz aus unserer bewussten Wahrnehmung verschwunden. Manche von uns haben es fast verlernt, sich von einem sonnigen Frühlingsmorgen beglücken zu lassen. Viele von uns hat der Alltag mit all seinen Herausforderungen so gefangen genommen, dass wir „gar nicht mehr über uns selbst hinausdenken" können oder wollen. Bei manchen Menschen ist dieses spirituelle Leben oder Erleben so weit verschwunden, dass sie erst wieder durch schwere Lebenskrisen dorthin zurückgeführt werden. „Not lehrt beten", sagt der Volksmund. Schwere Lebenskrisen sind immer auch schwere spirituelle Krisen. Dies zeigt sich gerade in der „letzten Lebenskrise", dann wenn der Tod plötzlich im Raum steht, wir an der Grenze unseres Lebens angekommen sind. „Soll das jetzt alles gewesen sein?" „Habe ich mein Leben überhaupt gelebt?" „Warum gerade ich?" „Womit habe ich das verdient". Alles zutiefst spirituelle Fragen und zugleich mögliche Wurzel spiritueller Schmerzen, denen wir gerade bei sterbenden Menschen oftmals begegnen (Kearney u. Mount, 2000).

B *Christa Müller, eine Frau Mitte 30, leidet an einem unheilbar fortschreitenden Hirntumor. Sie erträgt die Krankheit mit einer bemerkenswerten Gelassenheit und Ruhe. Als sie schließlich für ihren Alltag mehr Hilfe braucht, als ihr zuhause oder einem Pflegeheim angeboten werden kann, wird sie in den stationären Bereich eines Hospizes aufgenommen. Immer wieder auftretende zusätzliche Beschwerden kann sie mithilfe der Pflegenden und ihrer Angehörigen gut bewältigen.*

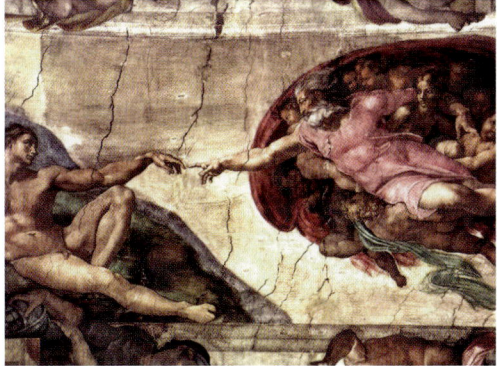

Abb. 10.1 ▪ Michelangelo: Die Erschaffung Adams (Fresko in der Sixtinischen Kapelle im Vatikan).

Als sie schließlich aufgrund des Tumorwachstums erblindet, ist es, als sei hierdurch eine Grenze ihrer Tragfähigkeit überschritten worden. Eine schwer wiegende Veränderung ihres gesamten Befindens tritt ein. Sie reagiert deprimiert, nimmt zusätzliche neurologische Ausfälle verstärkt war und klagt schließlich über schwere Schmerzzustände. Diese Schmerzen treten attackenweise auf und sind trotz aller Bemühungen medikamentös nicht wirklich zu beheben. Die kranke Frau wirkt in einer Weise gequält, die auch für die Mitarbeitenden kaum auszuhalten ist.

In den Gesprächen, die sie zwischen den heftigen Schmerzattacken mit Pflegenden und Ehrenamtlichen führt, klagt sie ihre spirituelle Not: Die Religiosität ihrer Familie vermag sie nicht zu teilen und sie fühlt sich zutiefst von dem Gedanken belastet, dass „nichts mehr von mir bleibt". Viele der Helfenden können der Versuchung nicht widerstehen, ihr gewissermaßen mit ihren eigenen spirituellen oder religiösen Überzeugungen „auszuhelfen". Manchmal gewinnt man fast den Eindruck, dass einiges von dem, was ihr da vorgetragen wird, sie tröstet. Aber immer wieder zeigt sich dann nur allzu rasch, dass nichts von diesen Angeboten sie wirklich zu tragen vermag. „Wenn doch bloß etwas von mir übrig bleiben würde", klagt die Kranke.

Dieser immer wieder vorgetragene Wunsch bringt schließlich eine der Helfenden auf eine Idee: Eines Morgens bringt sie ihr von zuhause einen Klumpen Ton mit. „Drücke mir deine Hand darin ab, damit ich etwas habe, wodurch ich mich an dich erinnern kann", bittet sie Christa Müller. Die kranke Frau umfasst den angebotenen Tonklumpen und gibt ihn so verformt der Helfenden. Da geschieht das Wunder: Von Stund an werden die Schmerzattacken seltener und verschwinden schließlich unter der angebotenen Medikation völlig.

Christa Müller stellt auf diese Weise noch zahlreiche Handabdrücke für Angehörige, Freunde und Mitarbeitende her. Sie spürt, dass über diesen Ton mit dem Abdruck ihrer Hand etwas von ihr bleiben wird – in einem ganz materiellen Sinne ebenso wie in einem emotionalen und spirituellen. Heute befindet sich einer dieser Handabdrücke im städtischen Museum des Ortes. Die Museumsleitung hatte darum gebeten, einen Gegenstand, der etwas vom Leben und Sterben im Hospiz darstellt, in ihre Sammlung aufnehmen zu dürfen. Was Wunder, dass den Mitarbeitenden sogleich der Handabdruck von Christa Müller einfiel. Etwas von ihr wird bleiben.

Wenn wir Menschen dem Sterben, dem Tod und der Trauer begegnen, so führt dies fast „automatisch" zur Frage nach dem, was über uns hinausreicht – also zur Anfrage an unsere eigene Spiritualität. Der Tod macht jedem Menschen Angst – auch wenn viele von uns das im Alltag gar nicht mehr wahrnehmen. Die Hoffnung auf ein „Danach", auf eine wie auch immer geartete Form der Unsterblichkeit, wie sie sich in den meisten Religionen findet, ist offenbar der Weg, wie unsere Seele die Angst vor dem Tod bewältigen kann, wie schon der Sozialpsychologe Becker (1976) vermutete und wie zahlreiche neuere Forschungsergebnisse es nahe legen (Ochsmann, 1993). Dabei gibt es diese Hoffnung auf Unsterblichkeit auch außerhalb konventioneller Religiosität: Indem wir einer weltlichen Gemeinschaft angehören, indem wir an großen Werken beteiligt sind, von denen wir hoffen, dass sie weiter bestehen werden – auch damit erwerben wir ein Gefühl der Unsterblichkeit.

Die Angst vor dem Tod ebenso wie die spirituelle Suche nach dem, was über den Tod hinausreicht, das einigt die Sterbenden, ihre Angehörigen und die Helfenden. Pflegende haben hier keine gesichertere Position, kein größeres Wissen als die Betroffenen. Vielleicht wird an keiner Stelle der Begleitung schwerstkranker Menschen deutlicher, dass sich dieser Weg nur gemeinsam, nur gleichberechtigt und in großer Demut gehen lässt. Wir sollten uns als Helfende unsere eigene spirituelle Haltung bewusst machen, sonst können wir Sterbende nicht begleiten. Und wir müssen uns (einmal wieder) deutlich machen, wo der Unterschied zwischen unserer eigenen Spiritualität liegt und der der anderen, die wir begleiten.

10.1.1 Religiöse Bedürfnisse wahrnehmen

In Deutschland haben wir noch immer damit zu rechnen, dass die meisten Menschen, denen wir im Sterben und in der Trauer begegnen, einer der großen Religionsgemeinschaften angehören. Aber nicht alle Kranken, die bei „Religionszugehörigkeit" z.B. muslimisch, jüdisch, katholisch oder evangelisch angeben, sind auch wirklich gläubig. Oft handelt es sich um eine Gemeinschaftszugehörigkeit und um Lebensstile aufgrund der eigenen Wurzeln. Diese Lebensstile können aber sehr wichtig sein, wenn es z.B. um das Essen oder um den Umgang mit Toten geht. Auch die Untergruppen der gleichen Glaubensrichtungen können sich in ihren theologischen Überzeugungen und Verhaltensregeln durchaus unterscheiden (Neuberger, 1995). D.h., es ist wichtig, dass Pflegende sich für die jeweiligen kulturellen und religiösen Bedürfnisse der Kranken interessieren und diese so weit wie möglich berücksichtigen. Meist sind die Kranken und Angehörigen froh, dass sich jemand hierfür interessiert und es können sich intensive Gespräche über die Unsterblichkeit der Seele und Jenseitsvorstellungen entwickeln.

Mögliche Anzeichen für religiöse Bedürfnisse der Kranken sind z.B.: Sie möchten gerne ein religiöses Ritual vollziehen oder die Regeln einer bestimmten Religion einhalten oder sie haben den Wunsch, Frieden mit der Welt zu machen und möchten sich aussöhnen mit Menschen, die sie glauben, gekränkt zu haben. Gedanken und Handlungen, die innerhalb eines religiösen Rahmens als „schlecht" gelten, können jetzt sehr belasten. Beten, Beichte, Absolution und andere Menschen um Vergebung bitten sind wichtige Hilfen für die Sterbenden und oft auch für die Angehörigen. Das, was ans Tageslicht kommt, kann sehr schwerwiegend sein. Je nach Situation begleiten wir eine Familie bei solch einer Aussprache. Die Kranken empfinden dann Erleichterung. In manchen Fällen bieten wir eine kontinuierliche ehrenamtliche Begleitung an oder auch professionellen Beistand (der Religion entsprechende SeelsorgerInnen oder PsychologInnen) an. Die religiöse Spiritualität der Einzelnen wird respektiert.

10.1.2 Den Wert erkennen, der jedem Menschen innewohnt

Unsere eigene spirituelle Haltung in der Sterbebegleitung zeigt sich darin, dass wir jedem Menschen einen tiefen Wert zuerkennen, das Göttliche in ihm sehen. Dann sehen und schätzen wir den unbedingten, nicht an Leistungen geknüpften Wert ihres/seines eigenen Seins. Das bedeutet, einem Geschöpf seine Würde zu geben.

Ein Beispiel aus dem Behindertenbereich macht dies deutlich. Eine Krankengymnastin, die mit geistig und körperlich behinderten Menschen arbeitet, äußerte sich so: „Am Anfang sah ich nur die Behinderung, doch mit der Zeit sah ich den individuellen Menschen dahinter und ich mochte die jeweiligen Menschen mit ihrer Eigenart."

Susanne Lambeck konnte anhand verschiedener Untersuchungen zeigen, dass die Ursache für die Belastung der Familien mit behinderten Kindern nicht beim behinderten Kind, sondern in den gesellschaftlichen Strukturen zu suchen sind, die behinderte Menschen und die, die mit ihnen zusammenleben, benachteiligen. Im Gegensatz dazu steht die Erfahrung, dass das alltägliche Zusammenleben mit Menschen mit Behinderungen bereichern kann. Betroffene Familien und andere Begleitende, die diese Menschen schützen, lernen den Wert kennen, der Menschen mit Behinderungen innewohnt – jenseits aller materiellen Werte (Lambeck, 1992).

Bei der Bejahung eines solchen Wertes wird alles für sich selbst wertgeschätzt und nicht des materiellen Gewinnes wegen, der damit erwirtschaftet werden kann. In einer Gesellschaft, in der alle Menschen und Dinge an sich einen Wert besitzen, müssen wir unseren Wert nicht verdienen. Kein Mensch, kein Ding kann mehr davon haben als ein anderer (Starhawk, 1991). Dies gilt auch für alte Menschen, für Menschen im Wachkoma, Menschen mit Demenz und natürlich für Sterbende.

10.1.3 Gefühle annehmen und wertschätzen

Umfassend wahrzunehmen bedeutet auch, Gefühle wertzuschätzen, bei sich selbst und bei Anderen. Die Lebendigkeit der Gefühlswelt erleben wir gerade bei Kindern. Nicht umsonst wird die Kindheit als eine besonders intensive Zeit erlebt. Die Lebendigkeit von Kindern fasziniert viele Erwachsene. Die kindliche Gefühlsintensität kann Erwachsene anstecken.

Kleinkinder fordern das Ernst nehmen ihrer Gefühle ein: Sie brüllen ihren Kummer oft lauthals heraus, ohne Rücksicht auf Nachbarschaft oder Gäste. Wir sollten Gefühle nicht beurteilen und eingrenzen. Ihre Anwesenheit gilt es zu respektieren. Wird der kindliche Kummer von der Mutter anerkannt, sind Kinder diesen oft verblüffend schnell los und schreiten zu neuen Taten. Diese Beobachtung, dass das Zulassen und das Annehmen des Gefühls uns die Augen für den nächsten Schritt öffnet, ermutigt vielleicht, darüber nachzudenken, wie fragwürdig das Zurückhalten von Gefühlen sein kann.

Wenn wir akzeptieren, dass widersprüchliche Gefühle die Regel sind, können wir Gefühle leichter wertschätzen. Starhawk (1991, S. 163) meint dazu: „Um uns gegenseitig wertschätzen zu können, müssen wir unsere Gefühle gegenseitig bejahen, die schönen wie auch die hässlichen. Unsere Gedanken mögen verwirrt sein, unsere Analysen unvollständig, unsere Schlussfolgerungen fehlerhaft, unsere Überlegungen falsch, doch unsere Gefühle haben immer Gültigkeit. Wenn du etwas fühlst, dann ist das Gefühl real. Wir können unsere Gefühle gegenseitig anerkennen, auch wenn wir mit den Voraussetzungen, auf denen sie beruhen, oder den Handlungen, die darin ihren Ursprung haben, nicht ganz einverstanden sein mögen."

Zu Recht fordert deshalb die amerikanische Vereinigung der Pflegehochschulen, dass Pflegende in der Sterbebegleitung insbesondere die Kompetenz entwickeln müssen, die **Unterschiede** wahrzunehmen: Nämlich unterscheiden zu lernen, zwischen der eigenen Haltung, den eigenen Gefühlen und den eigenen Werten auf der einen Seite und der spirituellen und kulturellen Vielfalt, die wir auf der ande-

ren Seite bei Einzelnen und ganzen Bevölkerungsgruppen vorfinden (AACN, 2007).

Verstehen

Der bevorstehende Tod fordert Sterbende und Angehörige dazu heraus, Farbe zu bekennen und sich auf
das zu besinnen, was wirklich standhält. Sehr viele
Menschen finden heute keinen echten Rückhalt
mehr in ihrer herkömmlichen Religion. Was zählt,
ist die Erfahrung, die die Menschen in der Krise mit
sich selbst machen. Die Krise kann zu Gott führen,
zumindest zu einer spirituellen Öffnung auf eine
andere Wirklichkeit hin. Menschen können neue
Maßstäbe für die noch verbleibende Lebenszeit
gewinnen, für ihre Beziehungen zu anderen Menschen, für das eigentlich Wichtige. Sie können aber
auch in tiefe Verzweiflung und Hoffnungslosigkeit
stürzen.

Als Begleitende müssen wir keineswegs fertige
Antworten für die Kranken und Angehörigen parat
haben. Wir sollten jedoch fähig sein, sie in ihren Fragen und in der Suche nach dem Sinn ihres Lebens zu
begleiten. Dabei gilt es vor allem zuzuhören, sodass
die Betroffenen ihre eigenen Gedanken ordnen können und ihren Kummer benennen lernen und so
nicht in Sprachlosigkeit verharren müssen.

Die Kranken deuten ihr Leben, Sterben und ihre
eigene Existenz selbst. Sie zeigen dies in Andeu-
tungen und Gesten sowie in der Art, wie sie etwas
betonen oder beiläufig sagen. Viele kleine, scheinbar alltägliche Aussagen enthalten eine spirituelle
Bedeutung. Dinge, Personen, Ereignisse des Lebens
transportieren für die Kranken einen Sinn. Oftmals
sind dies alltägliche, scheinbar banale Dinge: Das
Foto eines Enkelkindes oder einer Landschaft können wichtige Werte für die Kranken darstellen. Sie
gilt es zu würdigen und sie sollen von den Begleitenden nicht in ein eigenes oder fremdes Wertesystem
gepresst werden.

Wenn Pflegende sich für Berichte der Kranken
über Enkel, Garten, Beruf oder Sport interessieren,
dann sind die Kranken nicht nur PatientInnen, sondern darüber hinaus Menschen, die etwas erlebt
und geleistet haben. Durch das Aufgreifen, Zuhören, Zusammenfassen würdigen die Pflegenden
dieses Leben. Durch ihr anteilnehmendes Interesse
vermitteln sie den Kranken, dass sie sie als Person
wertschätzen.

Werden wir als Helfende nach eigenen Einstellungen gefragt, ist es gut, wenn wir offen unseren

momentanen Stand beschreiben können. Dies sollte
mit aller Vorsicht geschehen und keinesfalls so, als
wollten wir damit eine Lösung anbieten. Als Begleitende müssen wir uns klar darüber sein, dass wir
von den Sterbenden bereits „überholt" worden sind;
sie gehen uns voraus. Wir haben nicht ihren Erfah-
rungsweg. Wenn wir Sterbende begleiten und nicht
fliehen müssen vor diesem existenziellen Geschehen, bewirken wir genug. Befinden sich Kranke
in einer Krise, ist oft ihr Bedürfnis zu sprechen
groß. Wenn wir dann **aktiv zuhören,** (S. 51), können
Kranke eher ihre Geschichte in Ruhe und Gelassenheit zu Ende bringen.

10.1.4 Nahtod-Erfahrungen

Bisweilen berichten Sterbenskranke über Erfahrungen, die uns auf den ersten Blick befremdlich
erscheinen.

B *Drei Tage vor ihrem Tod erzählte Ingeborg Rau der
Schwester, die sie morgens wusch, von einem seltsamen
Traum: „Es war mir, als schwebte ich im Traum unter der Zimmerdecke. Ich konnte mich selbst von oben sehen, wie ich da in
meinem Bett lag und gestorben war." Dabei klang Ingeborg Rau
ganz entspannt, fast heiter. Die Erinnerung an den Traum schien
sie nicht zu beunruhigen. Am übernächsten Tag war sie tatsächlich gestorben. „Ganz friedlich", berichtete die sie betreuende
Schwester.*

B *Einen scheinbar ganz anderen Traum berichtete Susanne Wagner: „Es war ein wundervolles Erlebnis. Mir war
zuerst, als würde ich durch einen langen engen Gang gepresst
und plötzlich wurde alles ganz weit und hell um mich. Ich sah ein
Licht, das heller als die Sonne war aber es blendete mich überhaupt nicht. In der Wärme dieses Lichtes spürte ich eine unglaub-
liche Liebe und Zufriedenheit. Es war, als sei ich etwas Göttlichem
begegnet." Nach dem Traum wirkte Susanne Wagner sehr zufrieden, beruhigt. Die Beschwerden, die sie noch vor kurzem geplagt
hatten, schienen völlig verschwunden zu sein. Drei Tage später
schlief sie sehr friedlich in eine andere Welt hinüber.*

Ähnliche Erfahrungen scheinen bei sterbenskranken
Menschen nicht selten zu sein. Nur wenige sprechen darüber und wenn, dann oftmals in Form eines
Traumes. Wenn sie uns davon berichten, so ist dies
stets ein Zeichen großen Vertrauens. Beim Zuhören
können wir spüren, dass da mehr war als ein Traum.
Aber die Berichtenden wünschen sich keine Deutungen. Sie möchten einfach etwas sehr Schönes oder
Angenehmes, manchmal auch Erstaunliches und ein
wenig Irritierendes mit uns teilen. Und wünschen
sich, dass wir anteilnehmend zuhören, mehr nicht.

Solche und ähnliche Erfahrungen werden als
Nahtod-Erlebnisse oder auch **Nahtod-Erfahrun-**

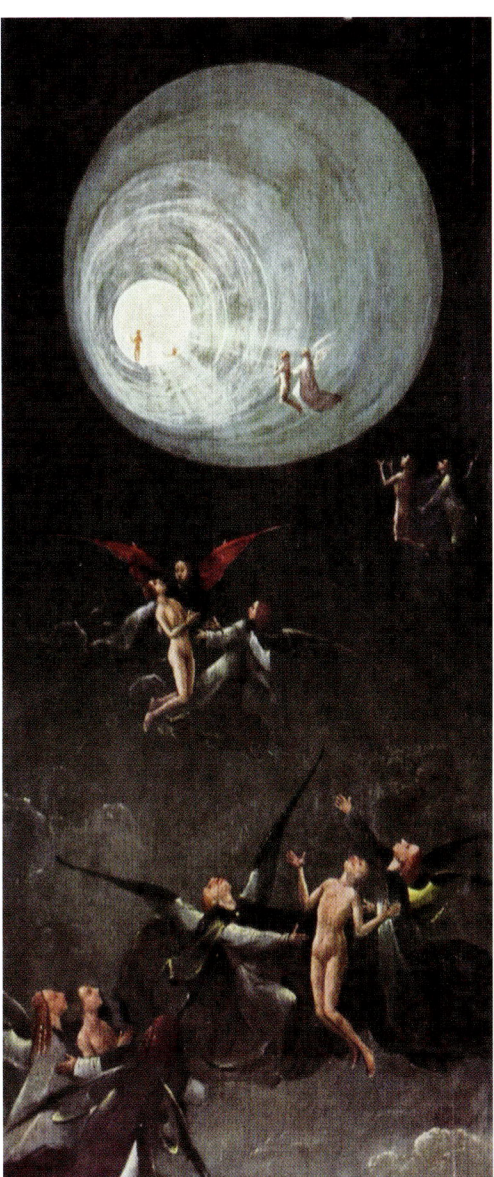

Abb. 10.2 ▪ Hieronymus Bosch: Der Flug zum Himmel (Quelle: 10.000 Meisterwerke der Malerei. DIRECTMEDIA Publishing GmbH, 2002).

gen bezeichnet. Allerdings treten sie auch bei Menschen, die mitten im Leben stehen bisweilen auf und sind dann häufig verbunden mit schweren körperlichen oder seelischen Krisensituationen. Die Menschen gehen aus dieser Erfahrung oftmals mit einer großen neuen Stärke hervor. Bisweilen entdecken sie auch eine ganz neue Spiritualität in sich. – Bei sterbenskranken Menschen treten solche Erscheinungen manchmal wenige Tage vor dem Tod auf. Die meisten Sterbenskranken sprechen nicht darüber. Wir merken es nicht selten daran, dass sie – ohne dass wir dies von außen zu erklären vermögen – plötzlich viel entspannter, gelassener, ja geradezu mit einem gewissen Optimismus ihrem Lebensende entgegengehen. Meist schwindet ihre Angst vor dem Tod ganz oder wird doch wesentlich geringer. Häufig verschwinden gleichzeitig auch körperliche Beschwerden oder sie werden nicht mehr so belastend erlebt. Sie scheinen uns als Begleitende nun gar nicht mehr zu benötigen. Sie haben ihren Weg gefunden.

Die ersten Berichte über solche Nahtod-Erfahrungen sind uns schon aus alten Zeiten überliefert. Häufig stehen sie im Zusammenhang mit religiösen Erleuchtungen. Die **Abb. 10.2** zeigt ein Gemälde von Hieronymus Bosch, das möglicherweise auf eine solche Vision zurückgeht. Als im Rahmen der Beschäftigung mit Sterben, Tod und Trauer – insbesondere unter dem Einfluss von Elisabeth Kübler-Ross – in der zweiten Hälfte des 20. Jahrhunderts erste Berichte über Nahtod-Erfahrungen an die Öffentlichkeit gelangten, wurden sie mit großer Skepsis, ja Ablehnung aufgenommen (Moody, 1977; Kübler-Ross, 2005). Das änderte sich erst allmählich in dem Maße, in dem seriöse psychologische Forschung sich des Themas annahm und die Realität solcher Phänomene bestätigte (Ring, 1988). Fünf bis acht Prozent der Bevölkerung berichten über solche Erfahrungen, wie entsprechende Befragungen zeigen. Die Deutung ist natürlich nach wie vor offen (Schröter-Kuhnhardt, 2006). Aber diese braucht uns in der Sterbebegleitung ja auch gar nicht zu interessieren. Entscheidend ist, wie die betroffenen Menschen selbst ihr Erlebnis deuten (z. B. als Hinweis auf ein Leben danach) und in die letzte Lebenszeit zu integrieren suchen.

Schützen

10.1.5 Religiöse Bräuche im Umgang mit Sterbenden

Die Todesnähe ist für viele, aber keineswegs für alle Menschen der Moment, um über religiöse Themen zu sprechen und die entsprechenden Gebräuche wahrzunehmen. Die Bereitschaft Pflegender, etwas über den religiösen und kulturellen Hintergrund der Kranken zu erfahren, ist für die Beziehung zu den Kranken und ihren Angehörigen außerordentlich hilfreich. Fragen wir nach den Ritualen und Überzeugungen, erleichtert dies die Betroffenen, weil sie nicht mehr befürchten müssen, mit ihren Eigenheiten als „seltsam" abgelehnt zu werden.

Religiöse Rituale haben bei sterbenden Menschen eine große Bedeutung. Wenn wir die Bedeutung religiöser Rituale nachzuempfinden versuchen, schätzen dies die Betroffenen sehr. Die Krankensalbung hat für Menschen mit katholischem Glauben eine große wohltuende Wirkung, wie das Abendmahl für Menschen mit evangelischem Glauben. Haben die Betroffenen konkrete Glaubensfragen, bieten wir ihnen den Besuch einer Seelsorgerin oder eines Seelsorgers an. Wir singen Lieder oder beten mit den Betroffenen, wenn wir merken, dass es ihnen gut tut und wir selbst uns dazu in der Lage fühlen. Bekannte Gebete und Lieder helfen ihnen dann vielleicht, im eigenen Glauben Geborgenheit zu spüren. Es folgen einige Hinweise für verschiedene Religionen (Neuberger, 1995).

Römisch-katholische Kirche. Die Bibel und das katholische Gesang- und Gebetbuch, insbesondere das Gotteslob, Nr. 77 ff. sind für die Gläubigen wichtig. Nach dem Tod wird durch die Auferstehung der Mensch in einen heilen, unverweslichen Menschen verwandelt. Durch die Krankensalbung für ernstlich Erkrankte wird eine geistige innere Erneuerung erhofft (Wessel, 2006).

Protestantische Kirche. Die Bibel und das evangelische Gesangbuch sind für die Gläubigen wichtig. Nach dem Tod wird Gott die Gläubigen auferwecken und zur Vollendung führen. Durch das Abendmahl können Sterbende ein Geleit bekommen.

Orthodoxe Kirche. Dazu gehören die russisch-, griechisch-, serbisch-, syrisch-, orientalisch- und koptisch-orthodoxen Kirchen. Die kirchliche Lehre gründet auf der Bibel und auf Traditionen. Ikonen sind verehrte Verkörperungen der irdischen Welt. Sie spenden Trost. Sterbende dieser Glaubensgemeinschaften möchten evtl. beichten, die Krankensalbung und die Kommunion empfangen.

Zeugen Jehovas. Die Hoffnung auf Auferstehung ist die tragende Kraft in der Sterbestunde. Besuche von Geistlichen anderer Religionsgemeinschaften werden nicht gewünscht. Die Unversehrtheit des Körpers nach dem Tode wird gefordert.

Christengemeinschaft. Das Neue Testament, das Glaubensbekenntnis und das Vater Unser ist für diese Gläubigen wichtig. Der Tod bedeutet für ihren individuellen Geist eine Zeit der Vorbereitung auf ein Leben nach einer Wiedergeburt. Beichtgespräch, Kommunion und Letzte Ölung bereiten den Tod vor. Eine Aussegnung und Bestattungsfeier leiten die Seele aus dem Körper in die Geisteswelt.

Judentum. In der Thora ist der Gesetzestext der Juden niedergeschrieben. Juden glauben an Gott als Schöpfer, den sie als Heilsbringer erwarten. Den Todkranken darf die Wahrheit über ihren Zustand nicht verheimlicht werden. Man darf sie nicht der Vorbereitung auf den Tod berauben. Krankenbesuche sind ein Ausdruck der Nächstenliebe und sind eine „heilige" Pflicht. Unterstützung bei der Einhaltung des Sabbats und der Speisegesetze wird hoch geschätzt. Das religiöse Judentum ist sehr vielgestaltig, deshalb sollte nach den Vorschriften jeweils gefragt werden (Wyler, 2006).

Islam. Es gibt wie im Christentum auch viele unterschiedliche Glaubensrichtungen: z.B. Schiiten, Sunniten und Aleviten. Die Seele wird durch den Tod vom Körper getrennt und kommt vor das jüngste Gericht. Pflichtgebete zeigen dem Schöpfer die Ergebenheit des Kranken. Krankenbesuche sind „heilige" Pflicht und ehren den Kranken. Die Aleviten lehnen im Unterschied zu den anderen Glaubensrichtungen Schweinefleisch und Alkohol nicht ab, sie essen aber keine Hasen und Kaninchen. Die Aleviten bezeichnen das Herz des Menschen als ein „Gotteshaus" (Bilgin, 2006).

Buddhismus und Hinduismus. Die Todesvorstellung ist geprägt vom Glauben an die Wiedergeburt, die jedoch nicht als befreiend erlebt wird, da sich das irdische Leid dadurch vervielfältigen kann. Der Tod ist also keine Befreiung vom Leiden. Allein das heilsame Tun, das immer uneigennützig sein muss, führt zur Befreiung. In der Meditation sollen sich die Meditierenden der eigenen Sterblichkeit bewusst werden und sich in das Sterben einüben. BuddhistInnen möchten frühzeitig über den bevorstehenden Tod unterrichtet werden, damit sie sich vorbereiten können (Regel u. Freund, 2006; Dehn, 2006).

10.1.6 Heilsame Kräfte der Seele wecken

„Nicht der Tod ist die größte Tragödie unseres Lebens" schreibt der prominente amerikanische Journalist Norman Cousins (1979). „Die größte Tragödie ist vielmehr die Entfremdung: Das Sterben in einer fremden und sterilen Umgebung, getrennt von dem, was uns spirituell nährt und was dadurch entsteht, dass wir nach einer liebevollen Hand greifen können; ein Sterben getrennt von der Möglichkeit, noch einmal die Dinge zu erfahren, die unser Leben, lebenswert machen – getrennt von der Hoffnung."

Wenn wir die spirituellen Nöte sterbenskranker Menschen lindern wollen, müssen wir vor allem Bescheidenheit lernen. Wir müssen uns bewusst machen, dass wir selbst immer mitbetroffen sind. Aus dieser Rolle heraus können wir im Grunde genommen nichts **für** den kranken Menschen machen, sondern ihn nur dabei unterstützen, die Verbindung zu seinen eigenen spirituellen Wurzeln wieder zu entdecken – aber auch zu akzeptieren, dass dies nicht immer gelingt.

Manchmal hilft es dem sterbenskranken Menschen, wenn wir ihn ermutigen, sich mit jenen Aspekten seines Lebens zu verbinden, die ihm in der Vergangenheit Unterstützung und seinem Leben Sinn gegeben haben. „Tiefenarbeit" nennt dies der irische Palliativmediziner Michael Kearney (1997). Oft sind dies ganz einfache Dinge. Wir können den kranken Menschen z.B. ermutigen, angenehme Erinnerungen aus der Vergangenheit mitzuteilen. Wir können ihn dabei unterstützen, Zeit mit Menschen zu verbringen, die ihn lieben. Eine wesentliche Bedeutung hat es für manche Kranken dann, wenn sie sich z.B. im Krankenhaus oder einem stationären Hospiz befinden, noch einmal nach Hause zurückkehren zu dürfen. Von den eigenen vier Wänden geht bisweilen eine ganz besondere Kraft aus. Ist solch eine Heimkehr nicht möglich, sollten wenigstens Gegenstände oder Fotos von zuhause mitgebracht werden, die für den kranken Menschen einen besonderen Wert haben.

Bisweilen aber ist die Verbindung zur eigenen Seele für den sterbenskranken Menschen derart verstellt, dass diese einfachen Wege der Unterstützung nicht ausreichen. Dann müssen vielleicht professionelle HelferInnen hinzugezogen werden, die über spezielle Methoden verfügen, um eine andere Sprache zu finden, die die Seele zu verstehen vermag. Hier können sich z.B. Kunsttherapie, Musiktherapie, Traumarbeit, Körperarbeit, Meditationsübungen o.Ä. als hilfreich erweisen (Kearney u. Mount, 2000).

Zu der Bescheidenheit, die wir angesichts spiritueller Nöte sterbenskranker Menschen lernen müssen, gehört es aber auch, auszuhalten, dass Kranke keineswegs immer eine Möglichkeit finden, den Zugang zu den Tiefen ihrer eigenen Seele herzustellen. Zu viel an schmerzhaften Erfahrungen, ungelösten Konflikten, aufgestautem Zorn hat sich hier bisweilen angesammelt. Für manche Kranke besteht dann der einzige Weg, die für sie unerträgliche Situation zu lösen darin, dass sie in die Verwirrtheit gehen (S. 107 „Verwirrtheit"). Von uns als Helfenden ist dann in erster Linie gefordert, diesen Zustand gemeinsam mit dem kranken Menschen auszuhalten. Und manchmal können wir dann entdecken, dass sich gerade in dieser Art der Verwirrung ein besonderer Zugang zu seiner oder ihrer Spiritualität öffnet.

10.2 Palliative Pflege der Verstorbenen

„Der Beginn und das Ende des Lebens sind Schlüsselpunkte der menschlichen Existenz, für viele heilige Augenblicke."

(Husebø u. Klaschik, 2000)

Folgendes Beispiel zeigt, wie individuell die palliative Pflege einer Verstorbenen sein kann. Eine Palliative Care-Studentin unserer Akademie berichtet von einer Begleitung einer Familie im ambulanten Hospizdienst.

B *Über die Hausärztin wird der ambulante Hospizdienst angefragt, Familie Jelinski zu begleiten. Die Ehefrau und Mutter, 46 Jahre alt, ist an Krebs erkrankt und seit zwei Tagen aus dem Krankenhaus entlassen. Der Zustand ist schlecht. Die Anfrage ging an die stellvertretende Leitung des ambulanten Hospizdienstes, die auch sofort einen Besuch macht und mich von der Familie aus anrief mit der Bitte, ein Steckbecken von der Sozialstation mitzubringen. Bisher wurde die Patientin von ihrem Mann auf die Toilette getragen; dazu ist sie jetzt zu schwach. Das ist kein Problem und ich gehe hin. Mitten im Wohnzimmer ist eine Schlafcouch zum Doppelbett ausgezogen und als Krankenlager gerichtet. Frau Jelinski ist nicht ansprechbar, liegt tief im Koma mit den für ein Leberkoma typischen tiefen Atemzügen. Sie hat einen starken Ikterus.*
Der Ehemann und zwei Töchter (19 und 15 Jahre) sind da. Die Familie stammt aus Bulgarien, die Töchter sind in Deutschland aufgewachsen.
Sie sagen mir, dass immer jemand von ihnen bei der Mutter ist. Ich setze mich an das Bett und sie erzählen ausführlich aus dem Leben und von der Krankheit der Mutter:
Vor zwei Jahren erkrankte sie an Brustkrebs; sie wurde operiert, erholte sich gut und begann neu zu leben. Sie begann eine Ausbildung und startete buchstäblich noch einmal richtig durch. Dann kam der Rückfall: Metastasen in der Leber. Während sie erzählen – auch viel Privates aus der Familie, Beziehungen zur Verwandtschaft in Bulgarien – massiert die ältere Tochter die Füße von Frau Jelinski mit einer Hautlotion. „Da entspannt sie sich immer so schön, das tut ihr gut."
Ich bin tief beeindruckt von der Qualität der Pflege und Zuwendung und der Sprachfähigkeit der Töchter.
Sie würden ihr gern die Haare waschen, wissen nicht, wie das im Bett gehen könnte. Ich verspreche, ein entsprechendes Waschbecken mitzubringen und wir nehmen uns das für den nächsten Tag vor. Ansonsten sagen sie klar, dass sie uns nicht brauchen, sondern nur eine Anlaufadresse im Hintergrund haben möchten. Ich gebe ihnen meine Telefonnummer, auch die Handynummer und biete an, dass sie wirklich jederzeit anrufen können, auch nachts.
Am nächsten Morgen um 6 Uhr ruft die Tochter an: Seit drei Stunden atme die Mutter so komisch. Sie möchten nichts falsch machen, ob ich nicht mal schauen könnte? So schnell wie möglich gehe ich hin. Die Familie wohnt oben in einem großen Haus, bei meiner Ankunft sitzen die jungen Frauen in dem kalten Eingangsbereich, haben ihre Winterjacken über die Schlafanzüge gezogen und warten auf mich. Sie sind völlig verstört. Gerade eben ist die Mutter gestorben.
Wir gehen hinauf. Alle sind vollkommen aufgelöst. Der Ehemann läuft laut weinend durch die Wohnung, dann fällt er mir schluchzend um den Hals, auch die Mädchen sind ganz außer sich.
Nach einiger Zeit beruhigen sie sich und möchten wissen, was jetzt zu tun ist. Der Arzt muss gerufen werden. Sie zögern. Ich frage, ob ich es für sie tun soll und sie stimmen erleichtert zu. Dann erkläre ich, dass sie die Verstorbene schön waschen und anziehen könnten, wenn sie das möchten. Gleich bringt die jüngere Tochter ein Kleid, das noch ganz neu ist: Sie hat es sich nähen lassen für eine Kommunion, die im Mai stattfinden wird. Ob ich es für geeignet halte? Ich fragte meine Kollegin, ob sie der Familie helfen kann, sie konnte sich spontan Zeit nehmen.
Um die Mittagszeit gehe ich wieder hin. Die ältere Tochter öffnet. Sie trägt eine enge schwarze Hose und einen bunten Pulli.

„Es geht uns besser," sagt sie, „wir haben sie schön gemacht. Sie sieht ganz friedlich aus." Oben verschlägt es mir den Atem: Frau Jelinski liegt in der Mitte der Couch, aufgebahrt wie eine Königin, sie ist gewaschen, eingecremt, sogar etwas geschminkt, sie trägt ihr schönes Kleid und mithilfe meiner Kollegin haben sie ihr noch die Haare gewaschen. Um sie herum findet das Leben statt: Verwandte sind angekommen, ein Kind ist dabei und läuft durch die Zimmer, Hund und Katze streichen herum. Das Wohnzimmer ist aufgeräumt, Blumen stehen da. Es wird geredet, geweint, die Beerdigung geplant, über den Blumenschmuck nachgedacht, gelacht, erinnert und wieder etwas geweint. Jemand bringt Kaffee und belegte Brote. Ich höre zu, gebe auf Nachfrage Informationen zum Bestattungsinstitut.
Mit einem Mal in dem Trubel hält die große Tochter inne, als wolle sie sich hineinhorchen. „Ich fühle mich gut," sagt sie staunend, „ich bin traurig, aber ich fühle mich gut." (Gockeler, 2005)

Dieses Beispiel zeigt, was uns wichtig ist. Die Betroffenen weisen den Weg und werden von uns begleitet.

Wahrnehmen

Eine besondere Sensibilität und Achtung ist nach dem Sterben der Kranken erforderlich. Die Würde, die den Schwerkranken galt, setzt sich im respektvollen Kontakt mit den Toten fort. Die persönliche Beziehung lebt in der Beachtung der letzten Wünsche der Verstorbenen fort. Die Situation ist individuell geprägt durch die Biografie (Religion, Lebensweise, Wertesysteme) der Kranken und ihrer Angehörigen. Der Umgang mit dem Tod ist für viele Menschen durch seine unausweichliche Realität sehr bedrohlich. Auch wenn wir den Tod erwartet haben, können unsere Sinne, unser Verstand es oft kaum fassen, dass der Mensch, der vor wenigen Minuten noch lebendig war, jetzt tot ist. Die Spannung zwischen dem Nicht-Wahrhaben-Wollen und der Realisierung des Todes gilt es auszuhalten und zu durchleben.

Merkmale, die uns den Todeseintritt zeigen:
- die Atmung steht still,
- der Körper bewegt sich nicht mehr,
- die Augen sind blicklos,
- alle Reflexe fehlen,
- der Puls ist still,
- der Körper kühlt aus,
- der Körper wird nach 2–12 Stunden steif; die Starre löst sich nach ein bis sechs Tagen wieder,
- die Haut wirkt wächsern, grauweiß-gelblich,
- rotviolette Hautveränderungen (Totenflecken) werden sichtbar, sie entstehen durch ein Absinken des Blutes an die tiefsten Körperstellen.

Wir lassen den Verstorbenen eine erste Todesruhe von einer halben bis zu zwei Stunden, damit sich die Seele in Ruhe vom Körper lösen kann (Herz, 2002c). Dazu ist es ein oft geübter Brauch, das Fenster weit zu öffnen. Angehörige können die anderen Familienmitglieder und Freunde benachrichtigen und erst einmal durchatmen.

Gönnen wir uns ein Innehalten und Ruhe, spüren wir, wie sich um die Verstorbenen eine andere Dimension entfaltet, an der wir teilnehmen können. Beim Anblick der/des Toten spüren wir, dass das Wesen eines Menschen nicht an den toten Körper gebunden ist. Oft ist die Präsenz der Verstorbenen im Raum noch wahrnehmbar. Die Atmosphäre im Raum verändert sich. Neben dem Schmerz über den Tod ist gleichzeitig eine Leichtigkeit und Ehrfurcht zu spüren. Diesen Augenblick sollten wir wahrnehmen. In der Stille, in dem Übergang liegt etwas Heiliges, die Tür zum Jenseitigen ist geöffnet.

Wir spüren dann auch intuitiv, wann es Zeit ist – evtl. mit den Angehörigen – die Augen zu schließen, umzulagern, zu waschen, zu salben oder zu ölen, in die letzte Kleidung zu hüllen und die Umgebung zu schmücken.

Angehörige haben oft dringend den Wunsch und gleichzeitig eine Scheu, Kontakt zur/m Verstorbenen aufzunehmen. Pflegende sollten die Angehörigen mit ruhigen Worten ermutigen, dass sie die/den Verstorbenen streicheln, umarmen und küssen können. Der sinnliche Kontakt hilft, die Realität des Todes zu begreifen (s. S. 132). Die Verstorbenen sehen noch so aus, wie sie waren, aber sie sind schon so anders, fühlen sich anders an und riechen anders.

Hilfreiche Angebote. Dies sind:
- Möchten die Angehörigen mit der/dem Verstorbenen jetzt allein sein? Was wäre jetzt hilfreich? Gibt es Wünsche? Angehörige ermutigen, auf ihr inneres Gefühl zu achten.
- Möchten Sie gemeinsam mit der Pflegekraft die/den Verstorbenen versorgen?
- Gibt es Wünsche von ihr/ihm für diese Situation?
- Haben die Angehörigen Fragen zum Sterbeverlauf?
- Wie geht es jetzt weiter? Fragen zu den weiteren Abwicklungen konkret beantworten.

10.2.1 Zeit zum Abschied nehmen

Das Sterben ist etwas sehr privates und die Betroffenen sind die Hauptpersonen! Wir sollten die Angehörigen ermutigen, auch die Kinder Abschied nehmen zu lassen. Die Einzigartigkeit und Individualität der Situation sollen Angehörige leben dürfen. Auch das Einmalige, das von Verstorbenen ausgehen kann, geht nur in Ruhe. Wichtig ist eine Atmosphäre, in der allen Gefühlen ohne Wertung Raum gegeben werden darf. Die Verstorbenen werden beim Abschied bewusst in die Mitte genommen; Angehörige, das Team und je nach Fähigkeit auch MitbewohnerInnen/MitpatientInnen reflektieren die vergangene Zeit. So wird den MitbewohnerInnen/MitpatientInnen und dem Team ein bewusster Abschied und den Angehörigen der Beginn bzw. die Fortsetzung der Trauer ermöglicht.

Sobald jemand von außen informiert wird, tickt die „Behördenuhr". Wie lange die Verstorbenen zu Hause oder an einem anderen Sterbeort aufgebahrt werden dürfen, variiert von Bundesland zu Bundesland. In Baden-Württemberg dürfen z.B. Verstorbene 36 Stunden ohne und 3 Tage mit Sondergenehmigung des örtlichen Ordnungsamtes am Sterbeort bleiben. Kann von Verstorbenen einige Tage lang Abschied genommen werden, dann ist häufig eine Wandlung im Gesicht zu sehen. Spuren von Qual verschwinden zu einem ruhigen gelassenen Gesichtsausdruck. Der Tod als Feind? Die körperliche Hülle spricht eine andere Sprache, rückt den Verstorbenen weiter weg, und der Tod ist real.

Verstehen

10.2.2 Überbringen der Todesnachricht

Beim telefonischen Überbringen der Todesnachricht ist es wichtig, dass die/der ÜberbringerIn sich nach der Situation des/r Angehörigen erkundigt: Sitzmöglichkeit, Aufsuchen einer ruhigen Umgebung und evtl. Erkundigen nach einer/m weiteren GesprächspartnerIn.

Müssen Pflegende den Angehörigen die Todesnachricht überbringen, ist es sinnvoll, dass die Angehörigen diese Tatsache selbst aussprechen. Dies ist möglich, wenn die Pflegekraft fragend feststellt: „Sie wissen, warum ich Sie jetzt anrufe?"

Es wurde festgestellt, dass den ÜberbringerInnen schlechter Nachrichten aus psychodynamischen Gründen eine (Mit-)Schuld am Tod gegeben wird.

Dies kann die weitere (Trauer-)Begleitung erschweren. Deshalb sind wir dazu übergegangen, dass wir die Angehörigen, das, was sie sowieso schon erwarten, selbst ausdrücken lassen. Sie sagen es in der ihnen angemessenen Form und in ihrer Ahnung zeigt sich auch ihre Nähe zur verstorbenen Person. Wir geben dann ausführlich Antworten auf die Fragen der Betroffenen, die von ihnen so gestellt werden, wie sie die neue Realität verkraften können.

Wenn Schwerkranke im Hospiz gestorben sind, werden die in die Begleitung eingebundenen Personen (Pflegekräfte, Ehrenamtliche und andere Fachkräfte) informiert, um auf Wunsch eine individuelle Verabschiedung zu ermöglichen oder an der gemeinsamen Abschiedsfeier (S. 85 „Rituale") teilzunehmen.

Bürokratische Aufgaben bei einem Todesfall

Die Richtlinien unterscheiden sich je nach den gesetzlichen Bestimmungen des jeweiligen Bundeslandes. Deshalb ist es wichtig, dass sie vor Ort niedergeschrieben vorliegen.

Der Todeszeitpunkt sollte notiert werden. War der Tod absehbar, ist es nicht eilig, eine/n Ärztin/Arzt zu informieren. Ist der Tod nachts eingetreten, kann man bis zum nächsten Morgen warten. Die Ärztin/Der Arzt stellt dann den Totenschein mit der Todesursache und dem Todeszeitpunkt aus. Es ist nicht erforderlich, sofort eine/n BestatterIn zu benachrichtigen. Die Verstorbenen sollten nicht sofort abgeholt werden. Die Angehörigen brauchen Zeit, um Abschied zu nehmen und das geschieht am leichtesten in einem vertrauten Raum. Die Möglichkeit, Tote aus dem Krankenhaus durch ein Bestattungsinstitut nach Hause bringen zu lassen und von dort aus ohne Zwischenstation die Bestattung vorzunehmen, wird relativ selten in Betracht gezogen, ist aber möglich.

Informationen über die bürokratischen Aufgaben für die Angehörigen sind wichtig, weil die Angehörigen damit oft überfordert sind. Eine schriftliche Übersicht sollte mit den Angehörigen durchgesprochen und ausgehändigt werden.

Schützen

10.2.3 Versorgung der Verstorbenen

Der letzte Anblick der Verstorbenen prägt sich Angehörigen tief ein. Dieses Bild ist meist lange abrufbar. Unwürdige Bilder belasten die Trauernden über viele Jahre. Dies zeigt die Bedeutung, die die Versorgung der Verstorbenen auch für die Angehörigen hat. In der Zeit zwischen dem Tod und dem Bestatten werden wichtige Trittsteine auf dem Weg der Trauer gelegt (Nagele u. Feichtner, 2005).

Es gibt keine allgemeingültige Regel, die besagt, ob, wann und wie Verstorbene gewaschen werden sollen. Es gibt Unterschiede bei den religiösen Vorschriften (S. 216). Wir richten uns nach den Wünschen der Verstorbenen und den Angehörigen. Wir möchten der Seele Zeit und Ruhe lassen, um sich aus dem Körper zu lösen und haben deshalb keine Hektik. Der Prozess des Sterbens ist nicht abgeschlossen mit dem Todesmoment des letzten Atemzugs, den wir wahrnehmen können. Es dauert, bis die Körperwärme aus dem Körper geht. Das Leben weicht langsam.

Heilige Schriften sprechen in allen Kulturen vom Körper als „dem Tempel der Seele oder dem Tempel der Gottheit". In diesem Bewusstsein können wir den toten Körper ehrend pflegen. Wir sind so behutsam, als ob wir eine/n Schlafende/n waschen. Das Leiden, die Krankheit ist beendet und wird abgewaschen. Das Waschen und Ölen ist ein wichtiges, für viele ein heiliges Ritual. Dazu sollten/brauchen keine Handschuhe angezogen werden, denn die Verstorbenen sind im Regelfall nicht infektiös. Für die Aufnahme von Ausscheidungen und Körperflüssigkeiten sollten Pflegende wie sonst auch mit Handschuhen arbeiten. Die Verstorbenen können jedoch ohne Handschuhe berührt werden, eine „Vergiftungsgefahr" durch Eiweißfäulnisprodukte besteht nicht.

Die körperliche Versorgung sollte zu zweit erfolgen. Sind die Angehörigen dazu bereit, kann dies auch eine Pflegekraft mit einer/einem Angehörigen übernehmen. Die Angehörigen sollten ihre Vorstellungen zum Ausdruck bringen können. Für sie kann das letzte Umsorgen ein behutsamer und zärtlicher Abschied bedeuten. Das Waschen des Gesichtes ist Angehörigen oft am ehesten möglich. Dabei können sie spüren, ob ihnen weitere Berührungen möglich sind. Die Waschung lässt letzte Zärtlichkeit zu und indem sie sich mit den Toten befassen, lernen sie den Tod begreifen. Im Verlauf der Totenwaschung verändern sich die Angehörigen, sie werden gelöster und teilen ihre Gefühle und Gedanken mit. Die Erfahrung, sich dieser angstbesetzten Situation gestellt zu haben, den Verstorbenen diesen letzten Liebesdienst getan zu haben, gibt ihnen ein gutes Gefühl.

Die Tätigkeiten werden in Gedanken an die Person verrichtet:

- Die Augen werden behutsam geschlossen. Bleiben sie nicht zu, werden sie einige Zeit mit feuchten Wattepads beschwert.
- Lagerungshilfsmittel und Kissen werden entfernt.
- Verstorbene werden auf dem Rücken flach gelagert. Dabei kann Luft aus den Lungen entweichen. Dies kann einen seufzerähnlichen Laut verursachen. Darüber müssen die Angehörigen vorher informiert werden.
- Alle Zugänge werden entfernt, mit Ausnahme der PEG-Sonde und des Stomabeutels, der erneuert werden sollte. Diese Zugänge werden belassen, da sonst evtl. Magen-Darminhalte austreten.
- Schmuck wird (mit Zeugen) entfernt und dem persönlich bekannten Angehörigen gegeben.
- Zahnprothesen werden belassen bzw. nach Möglichkeit eingesetzt. Ist dies nicht möglich, kann stattdessen Watte genommen werden.
- Eine sanfte Teil- oder Ganzwaschung mit warmem Wasser und Lieblingsseife vornehmen. Im Anschluss liebevoll mit Salbe oder Öl einreiben. Persönliche, gewünschte Kleidung (sonst Flügelhemd) anziehen.
- Lagerung auf einem Laken.
- Die Haare werden gekämmt. Männer evtl. rasiert.
- Körperöffnungen werden mit saugfähigen Unterlagen versorgt wegen möglicher Flüssigkeitsaustritte. Manche Körperfunktionen, z.B. Entleerung von Blase und Darm geschehen auch noch mehrere Stunden nach dem Todeseintritt ohne Kontrolle des Körpers.
- Ein kleines Polster wird unter den Nacken gelegt, so kommt es zu keiner Blaufärbung des Gesichts.
- Der Mund wird mithilfe eines kleinen gerollten Handtuchs unter dem Kinn geschlossen.
- In der Klinik oder im Pflegeheim wird eine Identifikationskarte (Name, Geburts- und Sterbedatum, Station) am Fuß befestigt.
- Der/Die Verstorbene wird mit einem Laken bis über die Brust zugedeckt.
- Die Hände des/der Verstorbenen werden übereinander oder neben den Körper gelegt.
- Pflegehilfsmittel und Medikamente werden weggeräumt.

- Eine Kerze wird angezündet und frische Blumen auf den toten Körper oder in die Hände gelegt.
- Fenster wird geöffnet, Heizung ausgestellt und in Klinik oder Pflegeheim ein Hinweisschild „Bitte zuerst im Schwesternzimmer melden!" an die Zimmertüre außen angebracht.
- Beim Einsargen bleibt man dabei; evtl. möchten die Angehörigen noch etwas mit in den Sarg legen?
- Wenn die Angehörigen es wünschen, können die Verstorbenen (Erwachsene durch ein Bestatterauto) vom Krankenhaus oder Pflegeheim nach Hause transportiert und daheim aufgebahrt werden.

Versorgung von Verstorbenen mit muslimischem Glauben

Es ist wichtig, die Angehörigen zu fragen, wie die Versorgung aus ihrer Glaubenszugehörigkeit zu erfolgen hat! Zusätzlich zu der oben genannten Versorgung ist Folgendes evtl. zu berücksichtigen:

- verstorbene MuslimInnen werden von ihren Angehörigen versorgt. Ein männlicher Verstorbener wird von zwei Männern versorgt, eine verstorbene Frau von zwei Frauen.
- Tote dürfen nur von MuslimInnen berührt werden. Andersgläubige Pflegende müssen also Handschuhe tragen, wenn sie an den Verstorbenen noch etwas verrichten.
- Die Angehörigen schließen den Verstorbenen unmittelbar nach Todeseintritt die Augen.
- Während der rituellen Waschung (dreimal mit fließendem Wasser) rezitieren die Angehörigen Suren aus dem Koran, sie singen und weinen.
- Sie bringen in Körperöffnungen und unter die Achselhöhlen eine Kampferlösung ein und salben die Toten mit Ölen.
- Der Kopf wird zur rechten Schulter gedreht, sodass die Verstorbenen mit dem Gesicht Richtung Mekka bestattet werden können.
- Die Verstorbenen werden in ein weißes ungenähtes Tuch eingehüllt und auf die rechte Seite in den Sarg gelegt.
- Die Hände werden bei Männern über dem Bauch, bei Frauen über der Brust zusammengelegt.
- Die Bestattung findet innerhalb von 24 Stunden statt.
- Autopsien und Feuerbestattungen sind im Islam verboten (Neuberger, 1995).

*Versorgung von Verstorbenen
mit jüdischem Glauben*

Zusätzlich zu der oben genannten Versorgung ist Folgendes evtl. zu berücksichtigen:

- Verstorbene werden auf den Fußboden mit den Füßen zur Türe gelegt.
- Sie werden nicht alleine gelassen (Begleitung aus der Gemeinde).
- Verstorbene werden von gleichgeschlechtlichen Angehörigen zweimal gewaschen: eine hygienische Waschung und eine spirituelle Reinigung.
- Schlichte weiße Kleider sind als Sterbekleider vorgeschrieben.
- Die Beerdigung soll möglichst innerhalb von wenigen Stunden geschehen (Neuberger, 1995).

10.2.4 Bewusst Abschied nehmen

Die Beziehung zum/zur Verstorbenen setzt sich auch nach dem Eintreten des Todes fort. Wir reden mit ihr/ihm respektvoll weiter und nehmen so Abschied. Die palliative Pflege von Verstorbenen hilft den Trauernden beim Abschied. Sie hilft ihnen, die Tatsache des Todes zu begreifen. Das Sehen und Berühren des Körpers, dessen Hautfarbe sich ändert und der sich allmählich kalt anfühlt, macht für die Hinterbliebenen den Tod real. Dies ist bei plötzlichen Todesfällen oft ein wichtiger Weg in die Trauer (s. S. 132).

Das Sterben eines Menschen beinhaltet für die Angehörigen auch die Chance einer Weiterentwicklung. Wird der Tod nicht mehr ausgeklammert oder verdrängt, wird es möglich, zur Wahrnehmung der Endlichkeit, der Einmaligkeit und Würde von Menschenleben zu gelangen. Sterben und Tod als Lebenswirklichkeit zu begreifen, ermöglicht uns eine vertiefte Spiritualität im Leben.

Auch Pflegende brauchen die Möglichkeit, bewussten Abschied zu nehmen, um sich wirklich gut auf die weiteren Pflegebeziehungen (S. 22 „Basiskonzept") einlassen zu können. Trauer und Tränenspuren deuten nicht auf mangelnde psychische Belastbarkeit, sondern zeugen von Menschlichkeit im Pflegeberuf. Dies wird von den Angehörigen auch so empfunden.

Um die eigene Trauer zum Ausdruck bringen zu können, überlegt und praktiziert ein multiprofessionelles Team eigene Abschiedsrituale. Mit diesen Ritualen sollten alle einverstanden sein. MitbewohnerInnen werden informiert und je nach Beziehung zur verstorbenen Person und eigenem Wunsch in die Abschiedsrituale einbezogen. Solche Rituale (s. S. 82 „Rituale") können sein:

- gemeinsames Gebet bei Verstorbenen,
- ein inneres Zwiegespräch mit der/dem Verstorbenen,
- ein Besprechen und Erinnern der gemeinsam erlebten Zeit,
- ein bestimmtes Kerzenlicht anzünden, das solange leuchtet, bis die Verstorbenen nicht mehr im Haus sind,
- Trauerecken: Ein Platz, an dem mit Fotos, Blumen, Traueranzeigen, Kerzen, Gedenkbüchern an die Verstorbenen erinnert wird. Hier können MitbewohnerInnen und MitarbeiterInnen nachdenken, Erinnerungen pflegen, ihre Trauer ausdrücken (**Abb. 10.3**).

Totenwache. In vielen Kulturen werden die Toten weder Tag noch Nacht allein gelassen. Der sich langsam lösenden Seele wird Zeit gegeben. Für diese Übergangsphase braucht man ein Gespür. Es gibt viele rituelle Gestaltungsmöglichkeiten (S. 82 „Rituale").

Dazu gehört das Schmücken des/r Verstorbenen, des Raumes, Kerzen, Duft, Musik, Texte lesen, sprechen, hören, beten. Wir können Dankbarkeit und Verbundenheit über die Rituale ausdrücken. Entscheidend ist, dass wir das mit Aufrichtigkeit und Wärme tun, es kommt nicht auf perfekte Rituale an.

Traueranamnese der Angehörigen. Ist ein erschwerter Trauerprozess zu erwarten? Besteht ein soziales Netz? Ist die Versorgung von Kindern gut geregelt? Gab es in kurzer Zeit mehrere Verluste? Wir machen auf Einzelgespräche und Trauergruppen aufmerksam und begleiten die Angehörigen bei Bedarf mit Ehrenamtlichen weiter (S. 136).

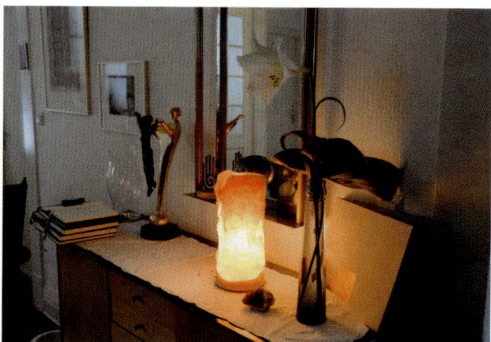

Abb. 10.3 ■ Trauer- und Gedenkschrank im Eingangsbereich im Hospiz.

Weiterführende Literatur

Spiritualität

Moody, Raymond A.: Leben nach dem Tod. 35. Aufl. Rowohlt, Reinbek 1977

Nagele, Susanne; Feichtner, Angelika: Lehrbuch der Palliativpflege Facultas, Wien 2005

Neuberger, Julia: Die Pflege Sterbender unterschiedlicher Glaubensrichtungen. Ullstein Mosby, Berlin 1995

Olbrich, Christa: Spiritualität in der Bedeutung für die Pflege. Im Zentrum steht das Verständnis von Helfen. Pflege & Gesellschaft, Zeitschrift für Pflegewissenschaft, 1 (2006) 31–41

Student, Johann-Christoph (Hrsg.): Sterben, Tod und Trauer – Handbuch für Begleitende. 2. Aufl., Herder, Freiburg 2006

Tanzler, Michaela: Wenn der Tod eingetreten ist… Die Aufgaben der Pflege. In: Pleschberger, Sabine; Heimerl, Katharina; Wild, Monika (Hrsg.): Palliativpflege. Grundlagen für Praxis und Unterricht. 2. Aufl., Facultas, Wien 2005, S. 201–210

Tausch-Flammer, Daniela; Bickel, Lis: Wenn ein Mensch gestorben ist – wie gehen wir mit dem Toten um? Herder, Freiburg 1995

Thomas, Carmen: Berührungsängste? Vom Umgang mit der Leiche. Verlagsgesellschaft, Köln 1994

Palliative Pflege der Verstorbenen

DGP Sektion Pflege Stand 10/2004: Pflegeleitlinie Umgang mit der Situation nach dem Versterben eines Patienten. URL: www.dgpalliativmedizin.de (06.06. 2006)

Kellnhauser, Edith u. a.: Thiemes Pflege. Professionalität erleben. Thieme, Stuttgart 2004

Köther, Ilka (Hrsg.): Thiemes Altenpflege. Thieme, Stuttgart 2005

Neuberger, Julia: Die Pflege Sterbender unterschiedlicher Glaubensrichtungen. Ullstein Mosby, Berlin 1995

Thomas, Carmen: Berührungsängste? Vom Umgang mit der Leiche. Verlagsgesellschaft, Köln 1994

IV

IV Moral, Ethik und Recht in der Palliative Care

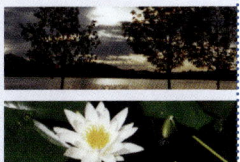

11   Moral, Ethik und Recht

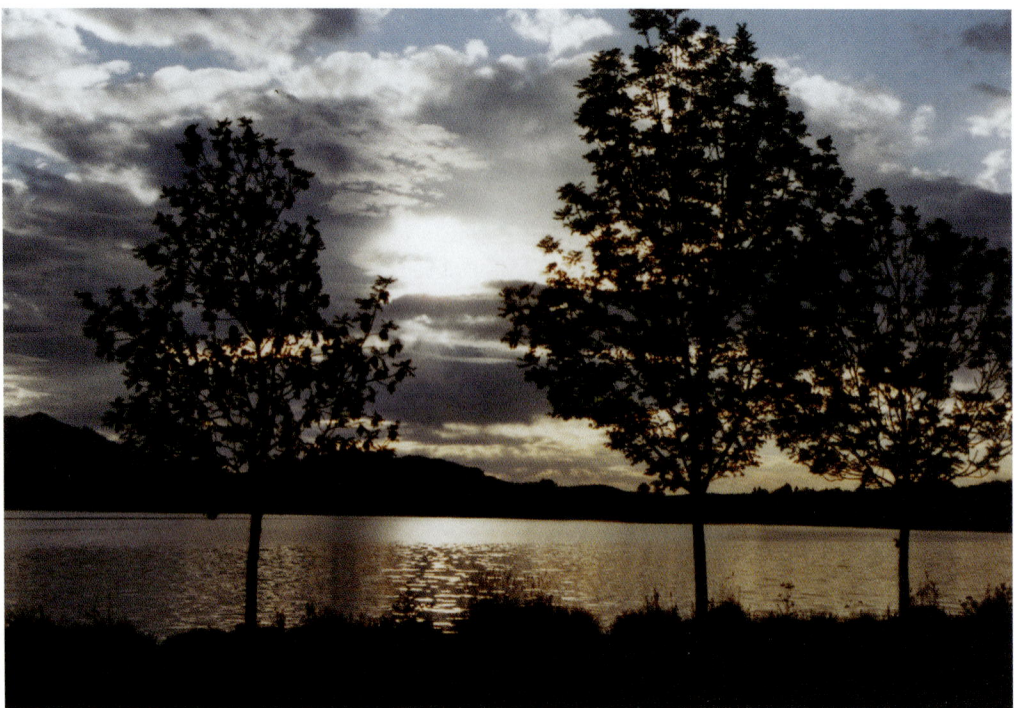

„Tue, was in deiner Macht steht,
akzeptiere,
was nicht in deiner Macht steht,
und lerne den Unterschied
zwischen beiden zu erkennen."

(Mark Aurel,
Philosoph und Römischer Kaiser,
121–180 n. Chr.)

Was Sie in diesem Kapitel erfahren können

In diesem Kapitel werden viele, z.T. beunruhigende Fragen gestellt. Das ist typisch für ethische Auseinandersetzungen. So fragen wir nach den Wünschen sterbender Menschen und den verschiedenen Entscheidungsnotwendigkeiten und -möglichkeiten am Lebensende. Vor allem aber geht es um die Frage, wie und von wem entschieden wird, wenn der kranke Mensch dies nicht mehr selbst kann. Und schließlich wird gefragt, **was** überhaupt entschieden werden darf und was nicht.

B *Fallbeispiel* D *Definition* M *Merke* P *Praxistipp*   *DVD*

B Es ist Sommerfest im Hospiz, herrliches Wetter mit strahlend blauem Himmel, angenehm warm. Mitarbeitende und ihre Angehörigen treffen sich im kleinen Park des Hospizes. Es wird gegrillt, leckere Salate befinden sich auf einem langen Buffet, an anderer Stelle gibt es reichliche Kuchenauswahl, die von den haupt- und ehrenamtlich Mitarbeitenden gestiftet worden ist.

Mit dabei sind auch drei der schwer kranken Menschen des stationären Bereiches, die sich für einige Zeit unter die Festgäste mischen. Unter ihnen ist auch Frau Fischer. Sie leidet an einer ALS (Amyotrophen Lateralsklerose, S. 206) einer fortschreitenden Lähmungserkrankung, die die gesamte willkürliche Muskulatur erfasst und bei Frau Fischer schon seit langem alle sprachlichen Äußerungen unterbindet. Sie befindet sich in halb liegender Position in einem Spezialrollstuhl. Auch ihre beiden erwachsenen Kinder und die Enkel sind heute zum Fest gekommen. Mithilfe von Sprechtafeln bemühen sie sich, Frau Fischers Wünsche zu entdecken. „Willst Du wieder ins Haus?" fragen sie besorgt. Eine energische Geste bedeutet ihnen „Nein!". Mühsam versucht Frau Fischer etwas von dem Kuchen zu schlucken, benetzt die Zunge mit Kaffee, genießt es, mitten im Leben zu sein.

Nach etwa einer Stunde wird sie plötzlich blass, „klagt" über Unwohlsein. Die Krankenschwester, die sie betreut, fährt mit ihr und der Familie in ihr Zimmer. Dort angekommen reagiert Frau Fischer kaum noch. Der Hausarzt, der auch zum Sommerfest gekommen war, kommt herbei. „Tun Sie doch etwas", flehen Sohn und Tochter. Der Arzt weiß, dass Frau Fischer im Sterben liegt, einem ganz sanften Sterben. Dennoch fühlt er sachte den Puls, misst behutsam und ruhig den Blutdruck, schüttelt schließlich den Kopf, wendet sich dann der Familie zu: „Ihre Mutter stirbt",

erklärt er sanft. – Obgleich sie seit langem wissen, dass der Tod jederzeit eintreten kann, sind die Kinder erschrocken, verstört, greifen weinend nach der sterbenden Frau, nehmen sie in den Arm, wirken hilflos. Die Krankenschwester lässt ihnen Zeit, den ersten Schmerz auszudrücken. Sie wird die nächsten Stunden ganz alleine für sie da sein, wird dann die tote Mutter gemeinsam mit ihnen versorgen – und ihnen viel Zeit geben. Sie tut mit ihnen damit die ersten Schritte in die Trauer. – Die Enkel befinden sich indessen in der Obhut einer erfahrenen Freiwilligen Begleiterin, die ihnen erklärt, was für sie so schwer zu verstehen ist.

Vielleicht ist Frau Fischer an einem Herzinfarkt verstorben. Wir wissen es nicht. Eine Diagnostik hat nicht stattgefunden. Therapeutische Interventionen sind – wie mit Frau Fischer und ihren Angehörigen wiederholt abgesprochen – nicht erfolgt.

Diese Geschichte, die auf den ersten Blick einfach nur wie ein ideales Sterben unter dem Vorzeichen von Palliative Care wirkt, lässt durchaus auch Fragen zu. Z. B.: War es richtig und legitim, keine Diagnostik und keine wiederbelebenden Maßnahmen mehr zu machen? Wessen Wünsche wurden hier erfüllt? Wurden die Bedürfnisse der Angehörigen angemessen berücksichtigt? Wie eindeutig und verbindlich waren die Entscheidungen, die Frau Fischer getroffen hatte? Und überhaupt: Wer hat hier welche Entscheidungen aus welchem Grund getroffen?

11.1 Worum geht es bei Moral, Ethik und Recht?

Mit diesem Kapitel begeben wir uns auf ein Gebiet, auf dem die Sicherheit, die andere Kapitel dieses Buches vermitteln, nicht gegeben ist. Zugleich geht es dabei um Fragen, die im Alltag der Begleitung und Betreuung von Menschen eine besonders große Rolle spielen. Die drei Begriffe Ethik, Moral und Recht stehen durchaus in einer engen Beziehung zueinander und zeigen viele inhaltliche Überschneidungen. Zudem werden im Alltag die Begriffe Ethik und Moral oftmals nur wenig getrennt.

D **Moral:** Unter Moral verstehen wir die Summe aller Normen, Werte und Verhaltensregeln, die innerhalb einer Gruppe von Menschen Geltung haben (Monteverde, 2007).

Ethik dagegen ist ein Teilgebiet der Wissenschaft, genau gesagt der Philosophie. Ethik denkt darüber nach, was richtig oder falsch, was gut oder schlecht ist. Dabei geht es in der Ethik nicht um Meinungen und Vermutungen, sondern um den Versuch, mit logischen Argumenten die Hintergründe für das zu erhellen, was uns dazu bringt, etwas als richtig

oder falsch in Bezug auf menschliches Handeln zu bezeichnen (Loewy u. Springer-Loewy, 2005). Etwas verkürzt könnten wir Folgendes sagen.

D **Ethik:** Ethik ist die Theorie der Moral. Sie nennt Gründe für das Gute oder für ein gutes und gelingendes Leben. Ethische Reflexion bedeutet, offen zu legen, was meine Beweggründe, was meine Bezugsgrößen sind, um zu einer bestimmten moralischen Haltung zu stehen (Student, 2007).

Beim Recht scheinen die Dinge klarer zu sein, eindeutiger – jedenfalls auf den ersten Blick.

D **Recht:** Recht transportiert gewissermaßen „geronnene Wertentscheidungen" einer Gesellschaft, die sich durchsetzen konnten. Im Recht werden also innerhalb der Gesellschaft getroffene Wertentscheidungen festgehalten. Recht dient außerdem dazu, Entscheidungen zu legitimieren – und zwar mit rechtlich vorgeschriebenen Verfahren. Und schließlich dient Recht auch dazu, dem einzelnen Menschen zu seinem Recht zu verhelfen, ihn als Subjekt ernst zu nehmen, seine Selbstbestimmung zu schützen (Klie, 2007).

Tatsächlich stehen Recht, Ethik und Moral in vielfältiger Weise in Wechselbeziehungen: So greift das Recht nicht nur moralische Vorstellungen einer Gesellschaft und ihre ethischen Begründungen auf, sondern hat selbst auch Auswirkungen auf die moralische Entwicklung einer Gesellschaft (Klie, 2007). Andererseits ist die Tatsache, dass eine Handlung legal und rechtlich abgesichert ist, nicht zugleich auch ein Beweis dafür, dass sich diese Handlungsweise auch mit guten moralischen Gründen rechtfertigen ließe (Monteverde, 2007, S. 532).

Während in früherer Zeit Moralvorstellungen und ethische Konzepte eine hohe Verbindlichkeit innerhalb einer Gesellschaft hatten, müssen wir heute mit einer großen Vielfalt z.T. widersprüchlicher Vorstellungen leben. Es ist jede/r Einzelne aufgerufen, immer wieder von Neuem für sich selbst Entscheidungen zu treffen und zu überprüfen – aber auch zugleich die Wertvorstellungen anderer zu respektieren oder kritisch zu überdenken. Das macht die Dinge kompliziert und schwierig. Und es beunruhigt. Hier finden wir keine glatten, einfachen, klaren Lösungen. Wir finden stattdessen **Fragen**, auf die wir persönlich Antworten zu geben haben. Denn die Tatsache, dass ethische Entscheidungen stets auch von Beunruhigung und Verunsicherung geprägt sind, entbindet uns gerade in der Palliative Care natürlich in keiner Weise davon, immer wieder sowohl Position zu beziehen als auch die eigene Position zu überdenken. Nur so sichern wir den kranken Menschen und auch uns selbst die Würde.

11.2 Wie möchten Menschen sterben?

Jedes Sterben eines Menschen konfrontiert uns mit der Frage, wie wir selbst sterben möchten. Denn, wie schon wiederholt in diesem Buch erwähnt: Beim Sterben sind wir alle mit betroffen. Das Sterben eines anderen Menschen zu erleben, bedeutet zugleich, auch an das eigene Sterben erinnert zu werden. Deshalb gehört es zu den wichtigen Aufgaben in der Palliative Care, dass die Helfenden sich immer und immer wieder deutlich machen, was ihre eigenen Wünsche und Bedürfnisse in dieser Lebenssituation sind. Die eigenen Vorstellungen der Helfenden müssen stets gut von den Wünschen und Bedürfnissen der kranken Menschen unterschieden werden.

Viele der Wünsche todkranker Menschen lassen sich in gewisser Weise vorhersagen. Wir sollten deshalb auf sie vorbereitet sein. Diese Wünsche lassen sich in vier Gruppen gliedern (Student u. Zippel, 1987), die wiederum den vier Dimensionen des Lebens zugeordnet werden können: der sozialen, der körperlichen, der psychischen und der spirituellen (**Abb. 11.1**):

1. Der vordringlichste und wichtigste Wunsch sterbender Menschen – er berührt die soziale Dimension menschlicher Existenz – lautet: **„Ich möchte nicht alleine sterben“**. Das bedeutet, im Sterben umgeben zu sein von denen, die einem nahe stehen. Verbunden ist dies oft mit der Hoffnung, in vertrauter Umgebung – am liebsten zu Hause – sterben zu dürfen.
2. Der zweithäufigste Wunsch bezieht sich auf die körperliche Dimension und lautet: **„Ich möchte ohne Schmerzen sterben“**. Dies schließt die Hoffnung ein, ohne körperliche Belastungen aber auch ohne Entstellungen und geistige Störungen sterben zu dürfen.
3. Die dritte Gruppe der Wünsche bezieht sich auf die psychische Dimension und könnte so formuliert werden: **„Ich möchte für mich wesentliche Dinge noch zu Ende bringen dürfen“**. – Es ist der Wunsch, Zeit und Raum genug zu haben, um letzte Dinge („unerledigte Geschäfte" wie Elisabeth Kübler-Ross sie nennt) noch regeln zu können, Beziehungen zu klären und dann schließlich loslassen zu können. In der Sterbebegleitung erleben wir nicht selten, dass ein Mensch „einfach nicht sterben kann", bis dieser letzte Knoten endlich gelöst wurde.

1. **Soziale Dimension:**
   „Ich möchte nicht alleine sterben.“

2. **Körperliche Dimension:**
   „Ich möchte ohne Schmerzen sterben.“

3. **Psychische Dimension:**
   „Ich möchte Dinge noch zu Ende bringen dürfen.“

4. **Spirituelle Dimension:**
   „Ich brauche Menschen, die es aushalten, wenn ich jetzt alles infrage stelle.“

Abb. 11.1 ▪ Die vier Wünsche sterbender Menschen.

4. Schließlich die spirituelle Dimension der Wünsche. Es ist die Hoffnung, dem Sinn des Lebens und dem Sinn des Sterbens fragend nachzugehen – und sich auch der Frage nach dem Danach stellen zu dürfen. Formuliert wird dieser Wunsch unter Umständen so: **„Ich brauche Menschen, die es mit mir aushalten, wenn ich jetzt alles infrage stelle"**. Dieser Wunsch richtet sich an Menschen, die dieses „Sich-Infrage-Stellen" aushalten können, ohne voreilige Antworten geben zu müssen oder davon zu laufen. Gerade hier geht es darum, sorgsam zuzuhören und herauszufinden, was dem Betroffenen gerade jetzt noch wichtig ist.

Es liegt nahe, dass sich all dies am ehesten in der vertrauten Umgebung daheim realisieren lässt. Deshalb legt alle Hospizarbeit auch ihren Schwerpunkt auf solche Betreuungsangebote, die dem **Sterben zu Hause** dienen. Aber dennoch haben wir offen dafür zu sein, dass es Menschen gibt, die sich das alles ganz anders wünschen. Nicht wir haben zu entscheiden, sondern die kranken Menschen!

11.3 Wer bestimmt, was geschieht?

Natürlich geben wir auf die Frage, wer zu bestimmen hat, was am Lebensende geschehen sollte, sofort die Antwort: „Der kranke Mensch". Das ist zwar richtig. Aber das Alltagshandeln in Klinik, Pflegeheim aber auch dem Zuhause des Kranken sieht oftmals anders aus. Denn wenn der oder die Kranke einfach nur „stur" erscheint, selbstschädigende Handlungen begeht oder plant, aus medizinisch-pflegerischer Sicht Unsinniges vorhat – was soll dann gelten? Oder wie ist es, wenn sich (wie in unserer Eingangsgeschichte angedeutet) ein Konflikt zwischen berechtigten Wünschen und Bedürfnissen Angehöriger einerseits und denen des kranken Menschen andererseits auftut? Und was gilt, wenn wir Handlungsweisen des kranken Menschen als Übergriff (z. B. als emotionale Überforderung) erleben, gegen den wir uns zur Wehr setzen?

All diese Fragen sind nicht pauschal und schon gar nicht „einfach" zu beantworten. Manchmal kann ein Perspektivwechsel hilfreich sein. Einen solchen Perspektivwechsel stellen die „Menschenrechte Sterbender" dar (**Abb. 11.2**). Sie entstanden

- **Ich habe das Recht**, bis zu meinem Tode wie ein lebendiges menschliches Wesen behandelt zu werden.
- **Ich habe das Recht**, stets noch hoffen zu dürfen - worauf immer sich diese Hoffnung auch richten mag.
- **Ich habe ein Recht darauf**, von Menschen umsorgt zu werden, die sich eine hoffnungsvolle Einstellung zu bewahren vermögen - worauf immer sich diese Hoffnung auch richten mag.
- **Ich habe das Recht**, Gefühle und Emotionen angesichts meines nahen Todes auf die mir eigene Art und Weise ausdrücken zu dürfen.
- **Ich habe das Recht**, kontinuierlich medizinisch und pflegerisch versorgt zu werden, auch wenn das Ziel „Heilung" gegen das Ziel „Wohlbefinden" ausgetauscht werden muss.
- **Ich habe das Recht**, nicht alleine zu sterben.
- **Ich habe das Recht**, schmerzfrei zu sein.
- **Ich habe das Recht**, meine Fragen ehrlich beantwortet zu bekommen.
- **Ich habe das Recht**, nicht getäuscht zu werden.
- **Ich habe das Recht**, von meiner Familie und für meine Familie Hilfe zu bekommen, damit ich meinen Tod annehmen kann.
- **Ich habe das Recht**, in Frieden und Würde zu sterben.
- **Ich habe das Recht**, meine Individualität zu bewahren und meiner Entscheidungen wegen auch dann nicht verurteilt zu werden, wenn diese im Widerspruch zu den Einstellungen anderer stehen.
- **Ich habe das Recht**, offen und ausführlich über meine religiösen und/oder spirituellen Erfahrungen zu sprechen, unabhängig davon, was dies für andere bedeutet.
- **Ich habe das Recht** zu erwarten, dass die Unverletzlichkeit des menschlichen Körpers nach dem Tode respektiert wird.
- **Ich habe das Recht**, von fürsorglichen, empfindsamen und klugen Menschen umsorgt zu werden, die sich bemühen, meine Bedürfnisse zu verstehen und die fähig sind, innere Befriedigung daraus zu gewinnen, dass sie mir helfen, meinem Tode entgegenzusehen.

Abb. 11.2 ▪ Deklaration der Menschenrechte Sterbender (Barbus, 1975; Übers. d. Verf.).

bereits 1975 – also kurz nach Beginn der nordamerikanischen Hospizbewegung und zwar bei einem Workshop zum Thema „Die sterbenskranken PatientInnen und die Helfenden", den damals die amerikanische Pflegewissenschaftlerin Amelia Barbus in Lansing/Michigan (USA) leitete (Barbus, 1975). Diese Deklaration wurde in verschiedenen Varianten seither immer wieder aufgegriffen (Franey, 1996; Kessler, 1997). Stanley und Zoloth-Dorfman (2001) empfehlen sogar, dass alle Pflegenden, die für Menschen am Lebensende tätig sind, sie als „Checkliste" für ihre Arbeit nutzen. Die „Menschenrechte Sterbender" können also als entscheidende

Richtschnur beim angemessenen Umgang mit sterbenskranken Menschen und ihren Angehörigen eingesetzt werden. Sie verdeutlichen zugleich, dass gute Sterbebegleitung nicht eine **Zusatzleistung** in der Pflege ist, sondern dass Sterbenskranke einen **Anspruch** auf diese sorgsame Art der umfassenden Begleitung haben. Dies gipfelt in dem Recht des kranken Menschen, **von fürsorglichen, empfindsamen und klugen Menschen umsorgt zu werden, die sich bemühen, seine Bedürfnisse zu verstehen und die fähig sind, innere Befriedigung daraus zu gewinnen, dass sie ihm helfen, dem Tode entgegenzusehen.**

11.4 : Vorsorgen, wenn der kranke Mensch nicht mehr bestimmen kann?

Zu den großen Ängsten von Menschen, die an ihr eigenes Sterben denken, gehört die Sorge davor, anderen hilflos ausgeliefert zu sein. Es ist die Angst davor, dass sie daran gehindert werden könnten, ihren eigenen Weg in dieser Zeit zu finden. In dem Ruf nach gesetzlichen Regelungen in diesem Feld steckt ein guter Teil Misstrauen gegenüber uns HelferInnen. Wer die Alltagsrealität sterbenskranker Menschen in Pflegeheimen und Krankenhäusern kennt, wird zugeben müssen, dass dieses Misstrauen nicht völlig unberechtigt ist. Ob allerdings die Versuche, die letzte Lebensphase zu verrechtlichen, wirklich eine Garantie für ein würdiges Lebensende darstellen, das steht auf einem anderen Blatt.

11.4.1 : Vorausverfügungen

Zu dem bewährten Instrumentarium der Sicherung des eigenen Willens im Falle einer Einschränkung des Bewusstseins gehören die rechtlichen Vorausverfügungen: Dabei geht es vor allem um die Patientenverfügung, die Vorsorgevollmacht und die Betreuungsverfügung.

Patientenverfügung

D *Unter einer **Patientenverfügung** versteht man einen Schriftsatz, in dem ein Mensch für den Fall, dass er sich selbst nicht mehr zu äußern vermag (im gesetzlichen Sinne nicht mehr einwilligungsfähig ist), festlegt, was dann zu geschehen hat. Meist sind diese Patientenverfügungen ausgesprochen defensiv formuliert. D. h., in ihnen findet sich nicht eine Beschreibung dessen, was der betroffene Mensch sich wünscht, sondern es wird darin beschrieben, was sie oder er **nicht** möchte.*
Im Jahr 2009 verabschiedete der Deutsche Bundestag ein Gesetz, das den Umgang mit Patientenverfügungen im Rahmen des Betreuungsrechtes gesetzlich regelt (Näheres hierzu findet sich auf S. 237).

Grundsätzlich sind Patientenverfügungen ein durchaus nützliches Instrument zur Sicherung des eigenen Lebensendes, wenn dabei folgende **vier Schritte** gegangen werden (Klie u. Student, 2006).
1. Schritt: *Nachdenken über Wünsche und Bedürfnisse am Lebensende – nicht einmal, sondern immer wieder.*

Es ist wichtig und entscheidend, für das eigene Lebensende Wünsche zu formulieren. D. h., dass die verfügende Person sich vor allem der Frage stellen muss „Wie möchte ich sterben?" Hierzu kann es hilfreich sein, sich der eigenen Wertvorstellungen im Leben und damit auch für das Sterben bewusst zu werden – ein längerer aber besonders wertvoller Prozess des Nachdenkens.
2. Schritt: *Wünsche und Bedürfnisse für das Lebensende mit den Menschen, die dem Verfügenden nahe stehen, eingehend besprechen – nicht einmal, sondern immer wieder.*

Die Vorüberlegungen im stillen Kämmerlein sind zwar ein wichtiger Schritt, sie nützen aber im entscheidenden Moment gar nichts, wenn die Wünsche nicht mit anderen geteilt wurden.

Voraussetzung dafür, dass diese Wünsche in Erfüllung gehen, ist, dass sie rechtzeitig geäußert werden, also mit Menschen, die einem nahestehen, darüber Gespräche geführt werden. Es mag schwer sein, hier den ersten Schritt zu tun. Wer ihn aber wagt, wird mit vielen Anderen die Erfahrung teilen, dass das Gespräch über letzte Dinge eine ganz besondere Form der Nähe, ja Intimität schafft. – Wenn diese Wünsche erfüllt sind, ist der größte Teil der Belastungen im Sterben bereits gemildert.

Das Patientenverfügungsgesetz sieht vor, dass sich Patientenverfügungen immer auf konkrete Situationen beziehen müssen. Das bedeutet, dass bei ihrer Formulierung an ganz bestimmte Krankheitssituationen zu denken ist. Deshalb ist es wichtig, über dieses Thema auch mit dem Arzt bzw. der Ärztin des Vertrauens zu sprechen und die eigenen Wünsche entsprechend zu präzisieren.

3. Schritt: *Das Ergebnis dieser Gespräche schriftlich dokumentieren (diese schriftliche Festlegung nennen wir dann eine Patientenverfügung).*

Erst wenn ein Mensch so weit gekommen ist, dass er seine Wünsche mit anderen diskutiert hat, ist der richtige Zeitpunkt gekommen, den nächsten Schritt zu tun und diese Wünsche auch in schriftlicher Form zu dokumentieren. Dabei kommt es nicht darauf an „schön" zu formulieren. Es kommt vielmehr darauf an, dass andere in diesem Text den schreibenden Menschen wiedererkennen. Dieses Papier lässt sich dann mit Recht als Patientenverfügung bezeichnen, denn es spiegelt die eigenen Überlegungen wider und ist bereichert durch die Gedanken jener Menschen, die dem Verfügenden nahe stehen. Diese sollten dann auch wissen, wo die Patientenverfügung zu finden ist.

4. Schritt: *Einen Menschen des Vertrauens dazu ermächtigen an Stelle des Verfügenden zu sprechen.*

Hierzu bedarf es eines weiteren rechtlichen Dokumentes, nämlich einer (evtl. notariell beglaubigten) Vorsorgevollmacht.

Vorsorgevollmacht

Wenn ein Mensch sich nicht mehr ausreichend äußern kann, braucht es andere, die für ihn sprechen. Diese müssen seine Lebensgewohnheiten und natürlich vor allem seine Wünsche, Einstellungen und Wertvorstellungen für die letzte Lebensphase gut kennen. Die Patientenverfügung ist für sie dann eine entscheidende Richtschnur. Aber mehr noch nützt ihr Einfühlungsvermögen in die Situation des kranken Menschen, ihre Bereitschaft, sich mit dessen Wünschen loyal zu identifizieren. Um diese Menschen mit der Macht auszustatten, den Willen der kranken Person gegenüber anderen durchzusetzen, muss ihnen in gesunden Zeiten eine Vorsorgevollmacht ausgestellt worden sein (ggf. unter Zuziehung eines Notars).

Die oder der Bevollmächtigte ist es, den die Vollmacht in den Stand setzt, jetzt, wo der kranke Mensch selbst zu schwach oder zu wenig bewusst ist, um sich selbst zu äußern, an seiner Stelle zu sprechen. Dieser bevollmächtigte Mensch tritt rechtlich damit an die Stelle der oder des Kranken. Seine Anordnungen und Maßgaben gegenüber Pflegenden und ÄrztInnen haben das gleiche Gewicht wie die eigene Stimme des Kranken. Pflegekräfte oder ÄrztInnen, die gegen solche Anordnungen von Bevollmächtigten verstoßen, riskieren es, wegen Körperverletzung zur Rechenschaft gezogen zu werden. Die Vorsorgevollmacht ist also ein sehr mächtiges Rechtsinstrument in der Hand der Bevollmächtigten.

Betreuungsverfügung

Wer einem anderen Menschen nicht ganz so viel Macht einräumen möchte, der ist gut beraten, eine Betreuungsverfügung auszustellen. Mit ihr wird festgelegt, wer (sobald die Entscheidungsmöglichkeiten des Verfügenden wesentlich eingeschränkt sind) vom Gericht als BetreuerIn eingesetzt werden soll. Das Gericht überwacht BetreuerInnen, aber unterstützt sie auch in ihrer Arbeit. Als Nachteil der Betreuungsverfügung erweist es sich bisweilen, dass sie nicht sofort umgesetzt werden kann, sondern dass erst ein u. U. längerer Rechtsweg eingeschlagen werden muss, bis die Bestellung als BetreuerIn erfolgt ist. (Näheres findet sich auf S. 233, „Betreuungsrecht".)

M *Für die Betreuungsverfügung wie auch die Vorsorgevollmacht gilt: Soll jemand eine Betreuung bekommen und wird dazu ein gerichtliches Verfahren eingeleitet, sind die Personen, die von einer Vorsorgevollmacht oder Betreuungsverfügung wissen, verpflichtet, dies dem Gericht mitzuteilen (§ 1901 c BGB).*

12 ⋮ Wenn andere bestimmen müssen

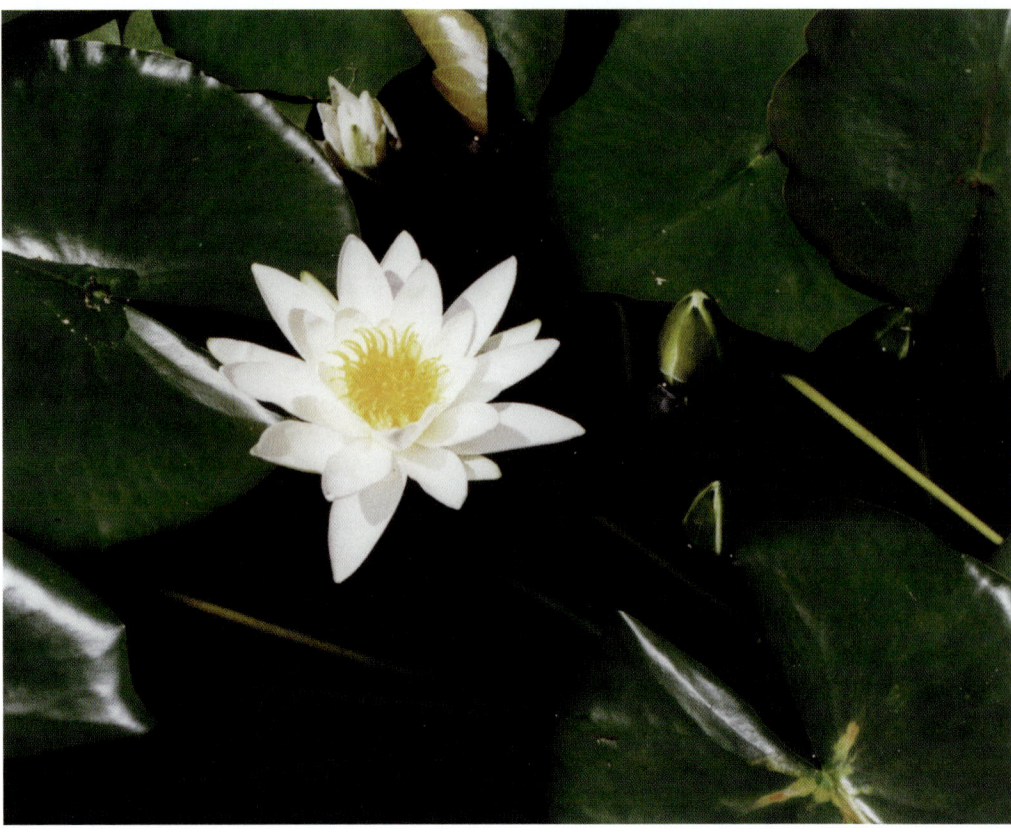

Nach den Erfahrungen in Staaten, in denen schon längere Zeit Patientenverfügungen gesetzlich verankert sind, ist auch in Deutschland nicht damit zu rechnen, dass die Mehrzahl der Menschen ein solches Dokument aufsetzt. Es wird also voraussichtlich auch in Deutschland dabei bleiben, dass eine große Zahl von Menschen keinerlei Vorausverfügungen besitzt. Wenn diese Menschen in eine Situation geraten, in der sie nicht mehr in der Lage sind, selbst zu bestimmen, dann müssen dies andere an ihrer Stelle tun.

12.1 ⋮ Das Recht auf gesetzliche Betreuung

Häufig vermuten Angehörige (insbesondere Lebens-partnerInnen und Kinder), dass sie für den kranken Menschen entscheiden sollen und dürfen, sobald dieser sich nicht mehr äußern kann. So aber ist es nicht. Streng genommen dürfen Angehörige ohne ausdrückliche Zustimmung des kranken Menschen nicht einmal über persönliche Angelegenheiten wie Schwere der Krankheit und geplante Behandlungs-maßnahmen informiert werden.

Dies ist nur dann möglich, wenn diese Angehörigen eine wirksame Vorsorgevollmacht besitzen. Andern-falls sehen unsere Gesetze vor, dass in einem solchen Falle rechtliche BetreuerInnen eingesetzt werden, die die Rechte der Kranken wahrnehmen. Als BetreuerIn können dann auch Angehörige eingesetzt werden. Dies geschieht allerdings nicht automatisch, sondern muss angeregt werden (s. u.). Gerade die besonders Fürsorglichen unter den Pflegekräften argumentie-ren an dieser Stelle bisweilen: „Wir kennen sie oder ihn doch am besten." „Wir sind doch so einfühlsam und sensibel im Umgang mit den Kranken, dass sie bei uns in besten Händen sind und eine rechtliche Betreuung sich erübrigt." Sie vergessen dabei, dass eine Betreuung stets zum Wohle des betroffenen Menschen beiträgt und letztlich die Pflegenden ent-lastet. Ihnen ist außerdem entgegenzuhalten, dass die Inanspruchnahme von Rechten auch zu den Elemen-ten gehört, mit denen wir einem Menschen signali-sieren, dass wir ihn ernst nehmen und seine Würde achten. Deshalb halten wir es auch und gerade in Hospizen und auf Palliativstationen für wichtig, dass dort den gesetzlichen Möglichkeiten Raum gegeben wird und der kranke Mensch sich auf diese Weise in die Gesellschaft einbezogen fühlen darf. Auch das bedeutet, ihm seine Würde zu lassen.

Das deutsche Betreuungsrecht

Das deutsche Betreuungsrecht, wie es sich vor allem in den §§ 1896–1908 i des Bürgerlichen Gesetzbu-ches (BGB) findet, gilt weltweit als vorbildlich. Unter Betreuung versteht man dabei eine gesetzliche Ver-tretung für eine volljährige Person. (Dies ist nicht zu verwechseln mit dem, was unsere Alltagssprache unter einer Betreuung versteht, nämlich Einkaufen, Pflegen, Putzen usw.).

Eine **rechtliche Betreuung** wird zum **Wohle** der Betroffenen und zur Wahrung ihrer Rechte einge-richtet und von dem zuständigen Betreuungsge-richt (bis September 2009 hieß es Vormundschafts-gericht) kontrolliert. Interessen anderer spielen dabei keine Rolle. Eingerichtet werden Betreuungen immer dann, wenn sie erforderlich sind, unabhängig von der Frage, ob die Betroffenen sich in einer Insti-tution oder zu Hause aufhalten. Allerdings geschieht dies nicht automatisch, sondern eine Betreuung wird immer nur auf Antrag der Betroffenen oder auf Anregung irgendeiner Person, die einen Bedarf erkennt, eingerichtet (s. u.)

Eine Betreuung wird grundsätzlich nur für diejeni-gen Lebensbereiche eingerichtet, für die die Ver-tretung der Betroffenen auch wirklich erforderlich ist. Die drei großen Aufgabenbereiche sind:

1. **Aufenthaltsbestimmungsrecht**: Die Betreuer-Innen können Aufgaben regeln, die mit dem Aufenthalt der Betroffenen verbunden sind (z. B. Wohnungsangelegenheiten, Wohnsitz, Übersied-lung in ein Pflegeheim, aber auch Entscheidung über freiheitsentziehende Maßnahmen; letzte-res müssen sie sich allerdings stets gerichtlich genehmigen lassen).

2. **Gesundheitssorge**: Mit der Gesundheitssorge wird die komplette medizinische Versorgung und Vorsorge für jegliche Erkrankung erfasst (Jurge-leit, 2006, S. 197). Dabei hat der/die BetreuerIn auch zu überprüfen, ob eine wirksame Patienten-verfügung (siehe S. 230) vorliegt und dafür zu sor-gen, dass die dort geäußerten Wünsche umge-setzt werden.

3. **Vermögenssorge**: Im Bereich der Vermögens-sorge ist es Aufgabe der gesetzlichen BetreuerIn-nen, die finanziellen Interessen der Betroffenen wahrzunehmen.

Die BetreuerInnen können also nur in einem genau festgelegten Umfang für die betroffenen Menschen handeln. Wille und Wohl der Betroffenen stehen dabei stets an erster Stelle. Die BetreuerInnen haben hier die Rolle der gesetzlichen Vertretung, vergleich-bar der Rolle von Eltern ihrem minderjährigen Kind gegenüber. So gilt den BetreuerInnen gegenüber z. B. auch nicht die ärztliche Schweigepflicht. Im Gegen-teil: Sie müssen in alle wichtigen Entscheidungen einbezogen werden.

Wann soll eine Betreuung eingerichtet werden?

Damit eine Betreuung eingerichtet werden kann, muss bei dem betroffenen Menschen eine psychi-sche Krankheit oder eine geistige, psychische oder körperliche Behinderung vorliegen. Außerdem ist erforderlich, dass der betroffene Mensch aufgrund seiner Krankheit oder Behinderung nicht in der Lage ist, seine eigenen Angelegenheiten ganz oder teilweise selbstständig zu erledigen. Hinzu muss schließlich noch kommen, dass andere Hilfen nicht ausreichend sind, um diese Schwierigkeiten auszugleichen.

B *Frau Fichtner leidet an einer mittelgradigen Demenz. Schon zu Beginn ihrer Erkrankung ist sie in eine betreute Seniorenwohnung gezogen. Mit Unterstützung ihrer Tochter fand sie sich hier gut zurecht und konnte weitgehend selbstbestimmt ihren Alltag regeln. Im Laufe der Zeit nahm ihre körperliche Mobilität immer mehr ab. Die körperlichen Einschränkungen nahmen nach einem Sturz noch zu. Der Pflegedienst, der Frau Fichtner regelmäßig besuchte, stellte Zeichen für einen beginnenden Dekubitus fest. Er gelangte immer mehr zu der Auffassung, dass die erforderliche Prophylaxe im Rahmen der derzeitigen Versorgung im Betreuten Wohnen nicht geleistet werden könne. Deshalb empfahl er die Übersiedlung in das dem Betreuten Wohnen angeschlossene Pflegeheim.*

Frau Fichtners Tochter hatte solch einem Ortswechsel gegenüber erhebliche Bedenken. Sie fürchtete vor allem eine Zunahme der Verwirrung bei ihrer Mutter. Nach langen Gesprächen mit der Mutter kamen die beiden Frauen trotzdem überein, dass es offenbar keine bessere Lösung gäbe, als die Übersiedlung in das Pflegeheim anzustreben. Frau Fichtners Tochter bereitete dies dadurch gut vor, dass sie mit der Mutter regelmäßig das Pflegeheim besuchte, und die alte Frau daran gewöhnte, dass dies ihre neue Heimat werden würde. Durch die Verbindung der neuen Umgebung mit einer vertrauten Person, erschien Frau Fichtner die neue Umgebung weniger bedrohlich und befremdlich.

Für die Aufnahme in das Pflegeheim mussten die entsprechenden Verträge mit der Einrichtung abgeschlossen werden bzw. Verträge mit dem Betreuten Wohnen gekündigt werden. Da Frau Fichtner hierzu rechtskräftig nicht mehr in der Lage war (aufgrund ihrer demenziellen Erkrankung), beantragte ihre Tochter die Einrichtung einer Betreuung beim zuständigen Amtsgericht. Sie schlug vor, sie selbst als Betreuerin einzusetzen. Dies schien auch dem Wunsch Frau Fichtners zu entsprechen, die großes Vertrauen in ihre Tochter hatte.

Das Betreuungsgericht richtete eine Betreuung für Vermögenssachen, die Vertretung gegenüber Behörden und Institutionen sowie für den Bereich Aufenthaltsbestimmung ein. So konnte Frau Fichtners Tochter als Betreuerin für ihre Mutter den Vertrag mit dem Heim in Vertretung unterschreiben. Dies entsprach letztendlich auch dem Wohl und dem Willen Frau Fichtners. Dem Umzug ins Heim stand nun formal nichts mehr im Wege.

Wie wird eine Betreuung eingerichtet?

Bei Kranken, die von einer Institution oder einem Dienst gepflegt werden, muss also grundsätzlich immer gefragt werden, ob bei ihnen eine Betreuung besteht oder erforderlich ist. Falls sie notwendig erscheint, sollte bei dem zuständigen Amtsge-richt (Betreuungsgericht) die Betreuung schriftlich angeregt werden. Dies kann jede beliebige Person veranlassen. Das Amtsgericht entscheidet dann, ob ein entsprechendes Verfahren eingeleitet wird. Hierum muss sich die oder der AntragstellerIn nicht mehr kümmern. Ein solches Betreuungsverfahren kann relativ lange Zeit in Anspruch nehmen. Aber es gehört unseres Erachtens zu der Art von Respekt, die einem kranken Menschen im Bereich der Palliative Care entgegengebracht werden sollte, dass wir ihm die Möglichkeit einräumen, seine Rechte wahrzunehmen – auch dann, wenn das zuständige Gericht nicht in der Lage ist, diesem Begehren zeitnah nachzukommen und der Kranke womöglich vor Einrichtung der Betreuung verstirbt.

Auswahl der BetreuerInnen

Als Betreuerin oder Betreuer kann jede geeignete Person bestimmt werden (§ 1897 ff. BGB). Natürlich kann dies auch jemand aus dem Angehörigenkreis sein. Allerdings sollte bedacht werden, dass dies nicht immer günstig ist, weil Angehörige natürlich selbst in das Geschehen sehr eingewoben sind und nicht genügend Distanz zur Situation aufbringen. – Nicht zulässig ist, dass die Betreuung von einer Person übernommen wird, die der Einrichtung angehört, in der die betreute Person lebt oder dass es sich um eine andere Person handelt, von der die Betroffenen abhängig sind. Deshalb sind z. B. Pflegende oder auch Ehrenamtliche des Heimes, in dem der kranke Mensch lebt, regelmäßig nicht geeignet.

Bei der Auswahl der Betreuerin/des Betreuers kommt dem Vorschlag der/s Betroffenen eine ausschlaggebende Bedeutung zu. Die vorgeschlagene Person ist als BetreuerIn zu bestellen, wenn dies dem Wohl des kranken Menschen nicht zuwiderläuft und die benannte Person bereit ist, die Betreuung zu übernehmen. – Damit nicht willkürlich Betreuungen eingerichtet werden, sichern Verfahrensvorschriften den Ablauf des Verfahrens.

Aufgaben der Betreuung

Die BetreuerInnen vertreten die kranken Menschen gerichtlich und außergerichtlich (§ 1902 BGB). Sie haben – wie schon mehrfach betont – stets zum Wohle der betroffenen Menschen zu handeln. Dabei müssen ggf. die Patientenverfügungen beachtet und die dort geäußerten Wünsche umgesetzt werden. Dies gilt insbesondere für den medizinischen Bereich. Außerdem sind die mutmaßlichen Wünsche des Betroffenen zu berücksichtigen (siehe S. 241). Grundsätzlich sind diesen Wünschen jedoch immer dort Grenzen gesetzt, wo sie dem Wohle der Kranken widersprechen. Den Wünschen wird also zum Beispiel dann nicht nachgegeben, wenn es damit zu einer Selbstbeschädigung der Kranken käme (§ 1901 BGB).

Dieser Grundsatz des Lebensschutzes gilt jedoch seit dem 2009 eingeführten Patientenverfügungsgesetz nicht mehr uneingeschränkt. Liegt eine Patientenverfügung vor, die auf die aktuelle Situation zutrifft, aber dennoch zu einer Schädigung des kranken Menschen führen kann, muss der in der Patientenverfügung festgelegte Wunsch bindend befolgt werden: Legt also ein Mensch fest, dass bei ihm bestimmte erleichternde Unterstützungsmaßnahmen wie Sauerstoffgabe oder die Behandlung mit Antibiotika nicht durchgeführt werden sollen, so muss diesem Wunsch gefolgt werden, auch wenn diese Maßnahmen eine Erleichterung für den kranken Menschen bedeuten würden. Die Betreuerin bzw. der Betreuer ist verpflichtet, diesen Wunsch durchzusetzen. An dieser Stelle geht es also nicht mehr in erster Linie um das **Wohl** des Menschen, sondern um dessen **Willen**.

Die Einwilligung in medizinische Behandlungen, wenn eine Patientenverfügung fehlt

In unserem Zusammenhang sind Fragen der medizinischen Behandlung besonders wichtig. Grundsätzlich bedarf jede medizinische Maßnahme, die keine Notbehandlung darstellt, der Einwilligung der Betroffenen oder ihrer gesetzlichen VertreterInnen. Die Fähigkeit der Betroffenen, in eine beabsichtigte Maßnahme einzuwilligen, hängt nicht von der Einrichtung des Aufgabenkreises „Gesundheitssorge", sondern von der „natürlichen Einsichts- und Steuerungsfähigkeit" ab. Einwilligungsunfähig ist i.d.R. „wer Art, Bedeutung und Tragweite bzw. Folgen der Maßnahme nicht verstehen, bzw. seinen Willen nicht danach bestimmen kann" (Jürgens, 2005, S. 351). Wenn deutlich ist, dass die Betroffenen nicht in der Lage sind, selbst einzuwilligen, müssen die BetreuerInnen prüfen, ob es eine Patientenverfügung gibt. Falls diese vorliegt, muss in einem nächsten Schritt gemeinsam mit dem Arzt diskutiert werden, ob diese auf die aktuelle Behandlungssituation zutrifft. Die Patientenverfügung würde dann rechtlich eine Einwilligung des Betroffenen darstellen – wenn sie auf die aktuelle Situation vollständig zutrifft: Die BetreuerInnen hätten dann diese Ein-

willigung nur noch nachzuvollziehen. Dabei gibt es drei verschiedene Möglichkeiten:

(1) Es gibt eine Patientenverfügung der/des Betreuten, die auf die aktuelle Behandlungssituation zutrifft. Damit liegt bereits eine Einwilligung oder Nicht-Einwilligung vor. Der/die BetreuerIn hat nun dafür zu sorgen, dass der dort geäußerte Wille umgesetzt wird.

(2) Es ist eine Patientenverfügung vorhanden, die aber nicht auf die aktuelle Behandlungssituation zutrifft. Damit liegt keine Einwilligung des betroffenen Menschen vor. Die/der BetreuerIn soll dann jedoch diese Patientenverfügung als Grundlage verwenden, um den **mutmaßlichen Willen** (siehe S. 241) des kranken Menschen zu erkunden. Sie oder er muss dann auf dieser Grundlage stellvertretend einer medizinischen Maßnahme zustimmen oder diese ablehnen.

(3) Es ist keine Patientenverfügung vorhanden. Dann ist die Situation ähnlich wie unter (2) beschrieben: Hier ist der/die BetreuerIn gefragt, zu erkunden, was sich der Betroffene wünscht (mutmaßlicher Wille). Dabei hat sie/er konkrete Anhaltspunkte zu berücksichtigen. Auch in diesem Fall hat der/die BetreuerIn als StellvertreterIn über die medizinische Behandlung zu entscheiden. (Für Bevollmächtigte gilt dasselbe.)

B *Frau Krieger leidet an einem langsam wachsenden, inoperablen Hirntumor. Sie kann aber weiterhin zuhause leben, da ihr Mann sie rührend versorgt und die Ausfälle, die der Tumor bedingt, weitgehend kompensieren kann. Neben einigen Unsicherheiten beim Gehen, kommt es bei Frau Krieger immer wieder zu phasenweisen Bewusstseinsstörungen. In diesen Phasen, in denen sie „alles vergisst", ist sie darauf angewiesen, dass ihr Mann für sie wieder die Beziehung zur Realität herstellt. Der Hausarzt hat deshalb dazu geraten, für Frau Krieger eine Betreuung einzurichten. Als gesetzlicher Betreuer wird wunschgemäß ihr Mann vom Betreuungsgericht eingesetzt.*
Jetzt ist Frau Krieger, als sie nachts zur Toilette wollte, so unglücklich gestürzt, dass sie sich eine Fraktur des Oberschenkelhalses zuzog. Sie wird in die Klinik eingeliefert und der behandelnde Arzt rät dringend zu einer Operation, bei der ein künstliches Hüftgelenk eingesetzt werden soll. Nach seiner Auffassung sei die Beschädigung auf diese Weise am besten zu heilen.
Frau Krieger wirkt nach dem Sturz irritiert. Zum einen erschrecken sie der Schmerz in der Hüfte und die eingeschränkte Gehfähigkeit; zum anderen verwirrt sie die fremde Umgebung, in der ihr Mann ihre einzige Stütze ist. Auf den behandelnden Chirurgen wirkt Frau Krieger deutlich verwirrt. In der Hektik des Alltags dieser Klinik findet er nicht genügend Zeit, um sich intensiver mit Frau Krieger zu befassen. Er glaubt deshalb nicht, dass Frau Krieger wirklich die Tragweite der jetzt zu fällenden Entscheidung ausreichend erkennt. Durch die Zustimmung des gesetzlichen Betreuers zur Operation möchte er sich absichern. Nur wenn Herr Krieger in seiner Eigenschaft als Betreuer der Operation zustimmt, sei er zur Behandlung bereit.

Auch Herrn Krieger fällt es nicht leicht, den Erklärungen des Chirurgen zu folgen. Aber er ist hartnäckig und lässt sich nicht so leicht einschüchtern, fragt intensiv nach. Schließlich gelangt er zu dem Eindruck, alles verstanden zu haben. In aller Ruhe bespricht er sich mit seiner Frau. Dass deswegen die Operation um einen Tag verschoben werden muss, nimmt er in Kauf. Ihm ist es wichtig, dass seine Frau alles so gut versteht, wie dies nur möglich ist und er wirklich von ihr auch eine Zustimmung erhält, die ihn sicher sein lässt, dass sie die Operation will; auch wenn sie die Tragweite der Entscheidung möglicherweise nicht in vollem Umfang überschauen kann.

Weil es sich bei dem Eingriff, so wie er den Chirurgen verstanden hat, um eine riskante Angelegenheit handelt, ruft Herr Krieger auch noch das Betreuungsgericht an, um dessen Zustimmung zu erfragen. – Erst als er auch von dort „grünes Licht" – eine schriftliche Genehmigung – erhält, stimmt er gegenüber dem Chirurgen in seiner Rolle als gesetzlicher Vertreter mit dem Aufgabenkreis Gesundheitssorge der Operation zu.

Die BetreuerInnen werden also immer nur dann aktiv, wenn die kranke Person ihre Angelegenheiten nicht selbst regeln kann. Wenn z.B. Kranke die Reichweite ihrer Entscheidung verstehen können, brauchen BetreuerInnen nicht tätig zu werden.

B Herr Bernhard lebt seit Jahren in einem Pflegeheim. Er ist alleinstehend. Die Demenz, die langsam fortschreitet, war seinerzeit der Hauptgrund für die Aufnahme ins Heim. Auf Anregung des Heimes war vor einiger Zeit eine gesetzliche Betreuung eingerichtet worden.
Auf der Station, auf der Herr Bernhard lebt, geht eine Erkältungskrankheit um. Auch er bekommt schließlich einen grippalen Infekt, an dem ihn besonders der heftige Schnupfen beeinträchtigt. In der Vergangenheit hat ihm der Hausarzt in solchen Fällen immer ein Schnupfenmittel verordnet. So geht er auch diesmal vor. Dabei geht er zu Recht davon aus, dass Herr Bernhard – trotz seiner leichten Demenz – die nötige Einsichts- und Steuerungsfähigkeit besitzt, um zu verstehen, welche Wirkungen und Nebenwirkungen das Medikament hat. Damit hat er sicherlich Recht. Folglich kann Herr Bernhard selbst in die Einnahme des Schnupfensprays einwilligen. Dennoch informiert die leitende Stationsschwester, die eine gute Beziehung zu Herrn Bernhards gesetzlichem Betreuer hat, diesen, damit er über das Ergehen von Herrn Bernhard auf dem Laufenden ist.

Stehen Entscheidungen im Interesse eines kranken Menschen an, so sollten die hierfür erforderlichen vorbereitenden Gespräche stets **mit allen Betroffenen gemeinsam** geführt werden. Solche gemeinsamen Gespräche von rechtlicher BetreuerIn, kranker Person, Pflegenden, Angehörigen und ggf. Ärztin/Arzt (wenn es sich um eine medizinische Maßnahme handelt) sind gleichzeitig typisch für den Respekt, den wir in der Palliative Care den Betroffenen gegenüber aufbringen. Diese Regel sollte auch dann eingehalten werden, wenn der kranke Mensch nicht mehr bei Bewusstsein ist. Wir wissen ja heute, dass auch

bewusstlose Menschen weitaus mehr wahrnehmen, als wir an ihren äußeren Reaktionen ablesen können (Student u. Student, 2007). In der Regel ist es auch hilfreich, Angehörige in das Gespräch einzubeziehen, wenn die Betroffenen damit einverstanden sind. Dies ist deshalb sinnvoll, weil Angehörige die Kranken besser kennen als fremde BetreuerInnen. Außerdem müssen sie mit der Entscheidung weiterleben. Deshalb ist es gut, wenn sie die getroffenen Entscheidungen und ihre Gründe verstehen. Es muss allerdings auch respektiert werden, wenn Betroffene die Angehörigen nicht dabei haben möchten.

Genehmigung des Betreuungsgerichts bei gefährlichen medizinischen Behandlungen

Es gibt Entscheidungen, die die BetreuerInnen nicht treffen können, ohne sie vom zuständigen Betreuungsgericht genehmigen zu lassen (§§ 1904 bis 1908 BGB). Dies gilt für die Einwilligung in besonders gefährliche Heilbehandlungen oder deren Ablehnung (§ 1904 BGB), also z.B. solche Behandlungsmaßnahmen, die mit Gefahr für das Leben eines kranken Menschen verbunden sind. Dabei geht es für das Gericht nicht darum zu prüfen, ob die Maßnahme medizinisch sinnvoll ist (das wird vorausgesetzt), sondern ob sie dem Willen der/des PatientIn entspricht. Die Genehmigung ist dann zu erteilen, wenn sie dem Willen des kranken Menschen entspricht. Es spielt dabei keine Rolle, ob es sich um die Durchführung oder den Abbruch einer Heilbehandlung handelt (vgl. Jurgeleit, 2010, S. 430 ff.).

Es gibt allerdings nach der neuen Gesetzgebung Ausnahmen von dieser Regel. Wenn sich der/die gesetzliche BetreuerIn und der/die behandelnde Arzt/Ärztin einig sind, dass die Maßnahme dem Patientenwillen entspricht (§ 1904, Abs. 4 BGB), weil die Patientenverfügung auf diese Situation zutrifft (§ 1901a BGB) und der betroffene Mensch somit bereits selbst in diese gefährliche Maßnahme eingewilligt oder dieser widersprochen hat, muss das Gericht **nicht** angerufen werden (§ 1904, Abs. 4).

Auch hier gilt dasselbe für die Bevollmächtigten.

Gerichtliche Genehmigung freiheitsentziehender Maßnahmen

Auch **freiheitsentziehende Maßnahmen** (§ 1906 BGB) müssen vom Betreuungsgericht genehmigt werden. Hierzu rechnet man z.B. das Anbringen von Bettgittern oder das Verabreichen von Medikamenten, die in erster Linie zur Mobilitätseinschränkung

(Sedierung) des kranken Menschen dienen. Solche Maßnahmen müssen die BetreuerInnen zuvor vom Gericht genehmigen lassen. Sie dürfen selbstverständlich nur dann angesetzt werden, wenn sie dem Wohl des Kranken dienen. Zuvor muss außerdem geprüft werden, ob nicht andere, weniger stark eingreifende Maßnahmen ausreichen, um das Wohl der Betroffenen zu schützen. Wenn z. B. ein kranker und verwirrter Mensch immer wieder sein Bett verlässt und dabei zu stürzen droht, kann die weniger einschränkende Maßnahme darin bestehen, eine Matratze vors Bett zu legen o. Ä., um auf das Bettgitter zu verzichten.

B *Der Witwer Hanno Petersen leidet an einem Prostatakarzinom. Nachdem die Krankheit unheilbar fortgeschritten ist und insbesondere Hirnmetastasen aufgetreten sind, hat der Pflegebedarf derart zugenommen, dass weder zu Hause noch in einem Pflegeheim eine ausreichende Versorgung möglich erscheint. Herr Petersen wurde deshalb in den stationären Bereich eines Hospizes aufgenommen.*
Beim Aufnahmegespräch kommt das Gespräch auf den Hospiz-Vertrag. Dabei drückt Herr Petersen der Krankenschwester gegenüber seine Sorge aus: „Ach all dieser Schriftkram. Irgendwie durchschau ich das alles nicht mehr so richtig." Aufgrund ihrer Erfahrung mit derartigen Erkrankungen vermuten die MitarbeiterInnen des Hospizes, dass die Hirnmetastasen dazu geführt haben, dass die Gedächtnis- und Wahrnehmungsleistungen bei Herrn Petersen es ihm zunehmend schwer machen, seine eigenen Angelegenheiten selbst zu regeln. Eine Vertrauensperson, der er eine Vorsorgevollmacht erteilen könnte, gibt es nicht. Die Hospizschwestern regen deshalb – in Absprache mit ihm – beim zuständigen Amtsgericht eine Betreuung an. Daraufhin wird eine Betreuung für die Aufgabenkreise Gesundheitssorge und Aufenthaltsbestimmung eingerichtet und eine Berufsbetreuerin bestimmt.

Dass diese Entscheidung richtig war, zeigte sich einige Wochen nach seiner Aufnahme auf die Hospiz-Station. Schon am Anfang seines Aufenthaltes durchlebte Herr Petersen wiederholt Phasen, in denen er außerordentlich unruhig war, von Zimmer zu Zimmer irrte und auch schon einmal die Station verlassen hatte. Zum Glück hatte ihn eine Freiwillige Begleiterin noch angetroffen, ehe er – ohne auf den Verkehr zu achten – die belebte Straße vor dem Hospiz betrat. Die MitarbeiterInnen machen sich verständliche Sorgen darum, dass sich Herr Petersen erheblich gefährden könnte, wenn er unachtsam auf die viel befahrene Straße hinaustreten würde. Sie bringen deshalb an der Zugangstüren zum stationären Hospiz ein Glöckchen an, das immer dann klingelt, wenn jemand die Tür auf oder zumacht. So können sie auch hören, wenn Herr Petersen sich an der Tür zu schaffen macht.
Das geht eine Zeit lang recht gut, bis die Unruhe immer stärker wird und Herr Petersen immer drängender die Station zu verlassen sucht. All die sanften Methoden, die angewandt wurden, um seine Unruhe zu bewältigen, führen schließlich nicht zum Ziel, eine sichere Umgebung für ihn zu schaffen. Deshalb empfiehlt der behandelnde Arzt, bei Herrn Petersen wenigstens für eine Zeit ein starkes Beruhigungsmittel zu geben, das seine körperliche Aktivität soweit dämpfen würde, dass ein Fortlaufen nicht mehr zu erwarten sei. Die Alternative wäre gewesen, ihn in eine geschlossene Einrichtung zu verlegen.
Auch die gesetzliche Betreuerin von Herrn Petersen erkennt die Eigengefährdung ihres Mandanten und versteht, dass die Sedierung, die ausschließlich der Bewegungseinschränkung ihres Mandanten dienen soll, eine sinnvolle Maßnahme ist. Sie wendet sich daraufhin an das zuständige Betreuungsgericht, um sich von dort diese freiheitsbeschränkende Maßnahme genehmigen zu lassen. Das Gericht erteilt der Betreuerin die Genehmigung, in diese Maßnahme einzuwilligen. Diese ist erleichtert und willigt in die medikamentösen Maßnahmen des Hausarztes ein. Sie findet es gut, dass die Genehmigung zunächst nur für drei Wochen ausgesprochen wird, damit sich danach alle noch einmal zusammensetzen können, um zu prüfen, ob die Sedierung weiterhin notwendig sein wird.

12.2 Der neue Stellenwert der Patientenverfügung

Im September 2009 trat in Deutschland erstmals ein **Patientenverfügungsgesetz** in Kraft. Damit wurde der Patientenverfügung (vgl. S. 230) ein neuer Stellenwert zugesprochen: Sie wurde in das Betreuungsrecht aufgenommen; damit wurde der Umgang mit Patientenverfügungen gesetzlich geregelt. Mit dieser Maßnahme wird beabsichtigt, die Selbstbestimmung der betroffenen Menschen auch dann zu stärken, wenn sie nicht mehr in der Lage sind, sich selbst zu äußern. Dies ist ein Gedanke, der auch der Palliative Care zugrunde liegt. Inwieweit kann dieser Anspruch durch das neue Gesetz tatsächlich im Sinne der Palliative Care eingelöst werden?

12.2.1 Reichweite und Geltung der Patientenverfügung

Eine Patientenverfügung ist im Idealfall eine unmittelbare Verlängerung der geäußerten Wünsche und Bedürfnisse eines schwer kranken Menschen in einen Zustand hinein, in dem bewusste Äußerungsmöglichkeiten verloren gegangen sind oder er nicht mehr in der Lage ist, in eine medizinische Maßnahme einzuwilligen bzw. deren Unterlassung zu bestimmen. Das bedeutet, dass dieser Mensch nicht mehr in der Lage ist, Art, Bedeutung und Tragweite der Maßnahme zu erfassen und dementsprechend seinen Willen zu äußern. Bei einem einfachen Eingriff ist dabei die Einwilligungsfähigkeit eher zu bejahen. Man kann dann leichter unterstellen, dass der in seinem Bewusstsein eingeschränkte Mensch dann noch in der Lage ist, den Sachverhalt zu durchschauen. Anders verhält es sich bei komplizierten oder vorbeugenden Eingriffen, die nicht auf eine konkret wahrgenommene gesundheitliche Beeinträchtigung zielen. Hier ist der bewusstseinsgetrübte Mensch womöglich nicht mehr in der Lage, den komplexen Überlegungen zu folgen (Jurgeleit, 2010, S. 378 f.).

Reichweite einer Patientenverfügung

In welchen Fällen sollen Patientenverfügungen Geltung haben? Meist ging man bisher davon aus, dass solche Vorausverfügungen ausschließlich für den Fall einer unheilbaren, unmittelbar zum Tode führenden Krankheit von Bedeutung seien. Diese Auffassung hat sich durch das neue Patientenverfügungs-Gesetz gründlich geändert. Eine Patientenverfügung, so stellt es das neue Gesetz klar (§ 1901 a, Abs. 3), gilt nicht mehr allein für tödliche Erkrankungen, sondern für jedes Lebensstadium. Vorausverfügungen sind also auch für Krankheiten möglich, die keineswegs unmittelbar oder innerhalb kürzerer Zeit zum Tode führen. Von der Enquete-Kommission des Deutschen Bundestages, die wesentliche Vorüberlegungen zu einem solchen Gesetz angestellt hatte, war noch argumentiert worden, dass es nur dann möglich sei, auf lebensverlängernde Maßnahmen (wie z. B. das Legen einer Magensonde, die Gabe von Antibiotika, die Beatmung, die Gabe von Herz und Kreislauf stärkenden Mitteln usw.) zu verzichten, wenn ohnehin ein irreversibler Verlauf der Grunderkrankung anzunehmen sei. Die Begrenzung auf diese Möglichkeit alleine wurde von der deutschen Gesetzgebung jetzt jedoch nicht vorgenommen. Dies unterscheidet übrigens das deutsche Patientenverfügungs-Gesetz von analogen Gesetzen dieser Art in anderen Staaten (z. B. den USA).

Wann wird eine Patientenverfügung wirksam?

Die Patientenverfügung bekommt erst dann Geltung, wenn der betroffene Mensch nicht mehr einwilligungsfähig ist. Dies ist der Zeitpunkt, zu dem entweder eine Vorsorgevollmacht zum Tragen kommt oder eine Betreuung für den Bereich der Gesundheitssorge (vgl. S. 233) eingerichtet werden muss, sofern eine medizinische Behandlung oder deren Abbruch geplant ist. Sofern eine Patientenverfügung eine Bestimmung enthält, welche auf die konkrete Situation, d. h. auf eine konkrete, medizinisch indizierte Behandlungsmaßnahme, zutrifft, ist die darin getroffene Entscheidung grundsätzlich bindend. Denn der kranke Mensch hat mit der Patientenverfügung bereits eine entsprechende Entscheidung verbindlich gefällt (Jurgeleit, 2010, S. 380).

Gleichsetzung der Patientenverfügung mit dem aktuellen Willen

Das bedeutet: Der in der Patientenverfügung festgelegte Wille wird mit dem Willen des kranken Menschen gleichgesetzt, der nicht mehr in der Lage ist, selber in eine Maßnahme einzuwilligen. Arzt/Ärztin und BetreuerIn haben diesen Willen umzusetzen – auch wenn sie mutmaßen, dass der aktuelle Wille sich verändert haben könnte (Jurgeleit, 2010, S. 381). Damit wird beabsichtigt, dass die Entscheidung, die eine Person einmal getroffen hat, nicht mehr infrage gestellt wird. Dies wird als Stärkung des Selbstbestimmungsrechts gewertet. Allerdings ist an dieser Stelle aus palliativer Sicht kritisch zu fragen, ob man tatsächlich dem kranken Menschen gerecht wird, wenn man ihn auf etwas festlegt, was er in einer möglicherweise völlig anderen, nämlich gesunden Situation, entschieden hat (vgl. die Diskussion hierzu auf S. 242 ff.).

Widerruf einer Patientenverfügung

Grundsätzlich kann eine Patientenverfügung jederzeit formlos widerrufen werden (§ 1901 Abs. 1, S. 3). Dies ist mündlich oder auch durch nonverbale Gesten (schlüssiges Verhalten) möglich und hängt nicht davon ab, ob die betroffene Person geschäfts- oder einwilligungsfähig ist. Dabei wird ein schriftlicher Widerruf empfohlen, weil andernfalls die Nachweisbarkeit erschwert, wenn nicht gar unmöglich gemacht wird (Jurgeleit, 2010, S. 280). Diese Empfehlung dient vor allem der Rechtssicherheit der behandelnden Ärztin/des behandelnden Arztes und der verantwortlichen BetreuerIn. Damit wird es für schwer kranke Menschen, die nicht mehr in der Lage sind, sich schriftlich zu äußern, allerdings sehr schwer, ihren in gesunden Tagen geäußerten Wunsch zu widerrufen, falls sich dieser verändert haben sollte.

Wie wird eine Patientenverfügung wirksam?

Damit eine Patientenverfügung wirksam werden kann, muss natürlich gewährleistet sein, dass die Personen, die für den kranken Menschen verantwortlich sind, überhaupt wissen, dass es eine Patientenverfügung gibt. Deshalb ist es wichtig, Vertrauenspersonen (z.B. Bevollmächtigte, ÄrztInnen des Vertrauens) in gesunden Zeiten über das Vorliegen einer Patientenverfügung zu informieren und diese so aufzubewahren, dass sie leicht zugänglich ist. Die Bundesnotarkammer hat zu diesem Zweck übrigens ein zentrales Register eingerichtet (Zentrales Vorsorgeregister). Sie führt das Zentrale Vorsorgeregister im gesetzlichen Auftrag unter der Rechtsaufsicht des Bundesministeriums der Justiz.

Damit soll eine Vorsorgeurkunde im Betreuungsfall leichter gefunden werden. (Adresse siehe im Anhang unter **Nützliche Adressen** auf S. 258)

Wie wird vorgegangen, wenn eine Patientenverfügung vorliegt und ein Betreuer/ eine Betreuerin bestellt ist? (§ 1901 b)

Mit dem Patientenverfügungsgesetz erhalten besonders die ÄrztInnen und die gesetzlichen BetreuerInnen eine besondere Rolle und: Sie erhalten sehr viel Macht!

Die Aufgabe der behandelnden ÄrztInnen ist es, zu überprüfen, welche ärztlichen Maßnahmen aufgrund des Gesamtzustandes und der Prognose

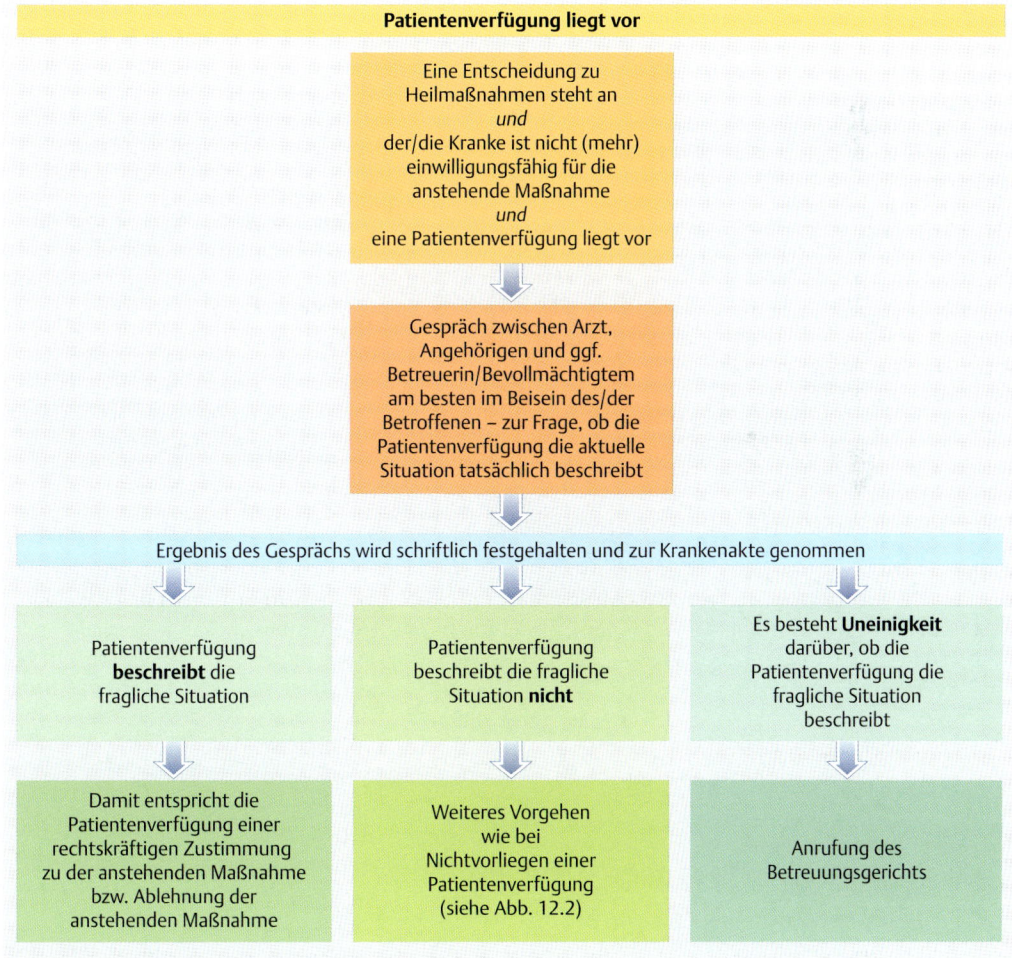

Patientenverfügung liegt vor

Eine Entscheidung zu Heilmaßnahmen steht an
und
der/die Kranke ist nicht (mehr) einwilligungsfähig für die anstehende Maßnahme
und
eine Patientenverfügung liegt vor

Gespräch zwischen Arzt, Angehörigen und ggf. Betreuerin/Bevollmächtigtem am besten im Beisein des/der Betroffenen – zur Frage, ob die Patientenverfügung die aktuelle Situation tatsächlich beschreibt

Ergebnis des Gesprächs wird schriftlich festgehalten und zur Krankenakte genommen

Patientenverfügung **beschreibt** die fragliche Situation	Patientenverfügung beschreibt die fragliche Situation **nicht**	Es besteht **Uneinigkeit** darüber, ob die Patientenverfügung die fragliche Situation beschreibt
Damit entspricht die Patientenverfügung einer rechtskräftigen Zustimmung zu der anstehenden Maßnahme bzw. Ablehnung der anstehenden Maßnahme	Weiteres Vorgehen wie bei Nichtvorliegen einer Patientenverfügung (siehe Abb. 12.2)	Anrufung des Betreuungsgerichts

Abb. 12.1 ▪ Vorgehen, wenn eine Patientenverfügung vorliegt.

des kranken und nicht mehr einwilligungsfähigen Menschen angezeigt sind. Wenn ein/e BetreuerIn bestellt ist, müssen die ÄrztInnen die geplante Maßnahme mit dieser/diesem besprechen. Dabei sollen die Wünsche des kranken Menschen berücksichtigt werden. Dabei wird im Gesetz in erster Linie an die Patientenverfügung gedacht. Zudem sind weitere Personen (Angehörige, enge Bezugspersonen) anzuhören, die dem betroffenen Menschen nahestehen – sofern dies die Zeit zulässt und dies nicht dem Wunsch des kranken Menschen widerspricht.

Idealerweise sollte das Gespräch auch hier mit **allen** Beteiligten gemeinsam geführt werden, auch wenn dies gesetzlich so nicht vorgeschrieben wird. Dies zeigt auch den Respekt von uns Fachleuten dem kranken Menschen gegenüber, um den es schließlich geht.

Aufgabe der gesetzlich Betreuenden ist es, zu überprüfen, ob eine Patientenverfügung vorliegt. Im Dialog soll geklärt werden, ob die geplante ärztliche Maßnahme in der Patientenverfügung erfasst bzw. dort geregelt ist oder dem mutmaßlichen Willen des kranken Menschen entspricht (s. **Abb.12.1**).

Ist die gesetzlich betreuende Person der Meinung, dass die Patientenverfügung auf die aktuelle Behandlungssituation zutrifft, so muss sie nun dafür sorgen, dass dieser Wille auch umgesetzt wird. Kommt sie zu dem Ergebnis, dass eine geplante ärztliche Behandlung (oder deren Abbruch) nicht mit der Patientenverfügung erfasst ist, muss sie selbst über die Einwilligung entscheiden. Dabei hat sie die feststellbaren Behandlungswünsche und den mutmaßlichen Willen zu berücksichtigen (Jurgeleit, 2010, S. 384 f.). Für die Bevollmächtigten gilt das gleiche.

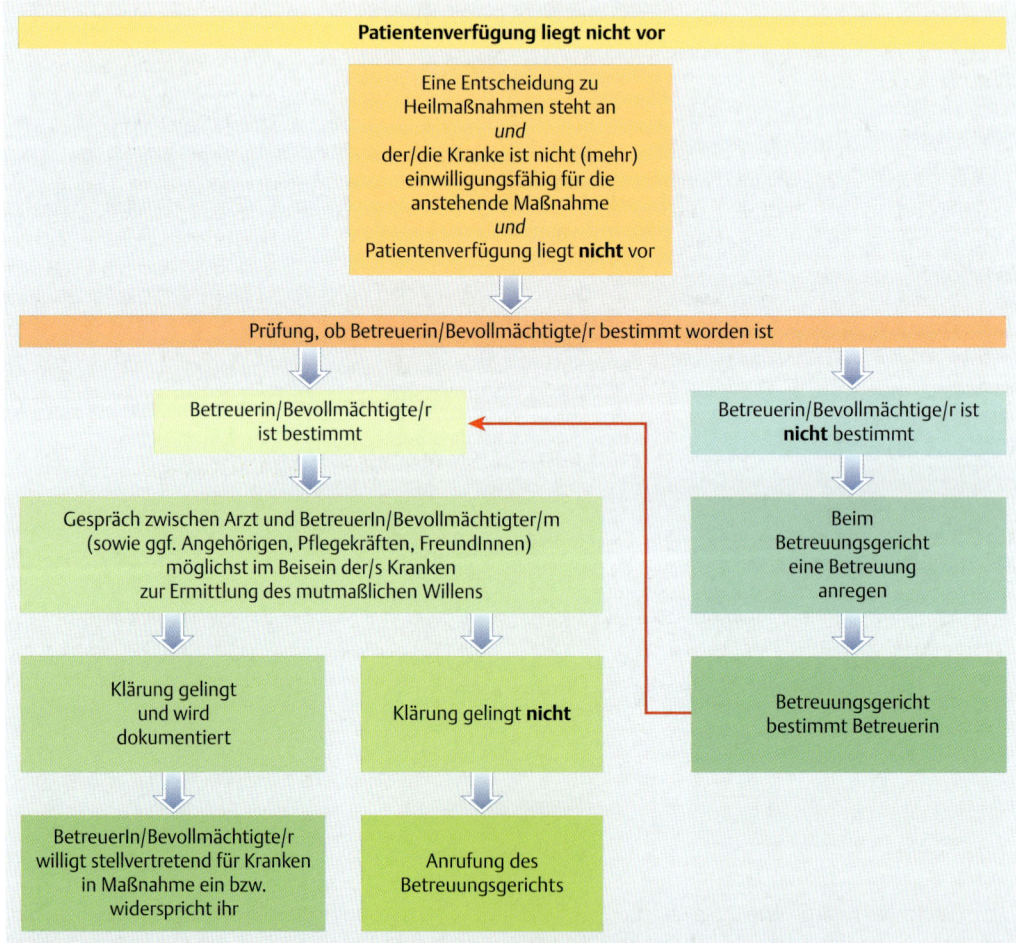

Abb.12.2 ▪ Vorgehen, wenn eine Patientenverfügung nicht vorliegt (Ermittlung des mutmaßlichen Willens).

Am Ende des Gedankenaustausches sollte feststehen, welche ärztlichen Maßnahmen stattfinden (oder unterbleiben) sollen, weil sie entweder in der Patientenverfügung festgelegt worden sind oder sie dem Behandlungswunsch bzw. dem mutmaßlichen Willen des kranken Menschen entsprechen. Das Ergebnis dieses Gespräches (manchmal werden sicher auch mehrere Gespräche erforderlich sein), sollte schriftlich festgehalten werden.

Für das Vorgehen, wenn keine Patientenverfügung vorliegt oder diese nicht auf die Behandlungssituation zutrifft siehe S. 235 und **Abb. 12.2**.

Patientenverfügungen sollen der Sicherheit der kranken Menschen dienen – aber auch der Sicherheit der Helfenden. Allerdings darf eine Patientenverfügung nicht als Bedingung für einen Vertragsschluss z. B. für die Aufnahme in eine Pflegeeinrichtung gemacht werden.

Einwilligung des Betreuers/Bevollmächtigten als Stellvertreter

Was geschieht aber, wenn keine Patientenverfügung verfasst wurde oder diese nicht auf die aktuelle Situation zuzutreffen scheint? Auch dann dürfen weder behandelnde ÄrztInnen und Pflegekräfte noch Angehörige einfach entscheiden, was geschehen soll. In der Regel wird es in solch einer Situation dem bewusstseinsgetrübten kranken Menschen eine gesetzliche BetreuerIn (siehe S. 234) zur Seite gestellt werden. – Wurde in gesunden Zeiten eine bevollmächtigte Person für den Bereich der Gesundheitssorge beauftragt, so tritt diese an die Stelle der BetreuerIn (vgl. **Abb. 12.2**).

Beide, BetreuerInnen wie Bevollmächtigte sind an die Wünsche des kranken Menschen gebunden. Sie haben diese Wünsche aufgrund konkreter Anhaltspunkte zu erschließen. Dabei sollen frühere schriftliche und mündliche Äußerungen zugrunde gelegt und die moralischen und religiösen Wertvorstellungen berücksichtigt werden (§ 1901 a, Abs. 2 BGB). Falls die Betreuenden bzw. Bevollmächtigten die kranken Menschen zu wenig kennen, sollen sie bei nahen Verwandten und Vertrauenspersonen (dies können auch Pflegekräfte sein) nachfragen.

Lebensschutz

Sollte auch, nachdem alle Möglichkeiten ausgeschöpft sind, kein mutmaßlicher Wille des kranken Menschen festgestellt werden können, ist der Schutz des Lebens vorrangig und nach diesem Prinzip zu verfahren (Jurgeleit, 2010, S. 382).

Zusammenfassung

Die Patientenverfügung hat mit der gesetzlichen Regelung von 2009 also deutlich mehr Gewicht bekommen. Durch dieses Gesetz kommt es allerdings zu einer graduellen Verschiebung des Konzeptes des Betreuungsrechtes: Ging es bisher eindeutig um das **Wohlergehen** des kranken Menschen, so ist nun (wenigstens im Rahmen der Patientenverfügung) der **Wille** des kranken Menschen entscheidend. Dies wird damit begründet, dass schließlich auch ein gesunder Mensch die Möglichkeit habe, Dinge zu tun, die nicht seinem Wohl dienen.

Angesichts der Vielzahl möglicher Behandlungs- und Krankheitssituationen ist es allerdings nicht sehr wahrscheinlich, dass eine Patientenverfügung tatsächlich auf die aktuelle Behandlungssituation zutrifft. Zusätzlich ist zu bedenken, dass auch in Ländern (wie z. B. den USA), in denen es schon länger Gesetze zur Patientenverfügung gibt, lediglich 20 % der Bevölkerung eine Patientenverfügung aufgesetzt haben. Insofern wird auch künftig die Erörterung des mutmaßlichen Patientenwillens bedeutsam sein. Und dies ist vielleicht die entscheidendste Neuerung dieses Gesetzes: Es wird künftig einen Zwang dazu geben, den mutmaßlichen Willen eines kranken und bewusstseinsgetrübten Menschen zu erkunden.

12.2.2 Der mutmaßliche Wille

Wenn wir keine klaren Aussagen eines kranken Menschen zu seiner Behandlung erhalten können und er keine Vorausverfügung getroffen hat bzw. wir Zweifel daran haben, dass diese jetzt noch für ihn gültig ist, dann schlagen uns JuristInnen die Rechtsfigur des **mutmaßlichen Willens** vor.

D *Unter dem mutmaßlichen Willen versteht man den Willen, den ein Mensch zum gegenwärtigen Zeitpunkt äußern würde – wenn er dazu in der Lage wäre.*

Das ist leichter gesagt als getan, denn der Punkt ist ja gerade, dass wir **nicht** wirklich wissen, was dieser Mensch äußern würde, sondern nur „Mutmaßungen" (also Vermutungen) darüber anstellen können. Wir können nur versuchen, diesen (mutmaßlichen) Willen aus den Kenntnissen über die Person, ihre

Einstellungen, Wertvorstellung, ihrer Lebensführung usw. zu erschließen. Das enthält natürlich immer ein gehöriges Element der Spekulation.

Der Gesetzgeber versucht an dieser Stelle, die Spekulation weitgehend zu beseitigen, indem er ein Verfahren zur Ermittlung des mutmaßlichen Willens eingeführt hat (§ 1901 a, Abs. 2 BGB). Dieses besagt, dass konkrete Anhaltspunkte zu berücksichtigen sind: Der/die BetreuerIn (für Bevollmächtigte gilt das gleiche), muss die Frage des mutmaßlichen Willens mit der Ärztin bzw. dem Arzt besprechen. Weiter sollen nahe Angehörige und andere Vertrauenspersonen (z.B. FreundInnen, Pflegekräfte) angehört werden, wenn dies zeitnah möglich ist. Zudem sollen frühere Äußerungen berücksichtigt werden und persönliche Wertvorstellungen einbezogen werden (Seichter, 2010, S.162). Das Gesetz sieht nicht vor, dass die Betroffenen direkt einbezogen werden. Vermutlich, weil davon ausgegangen wird, dass sie nicht mehr in der Lage sind, sich zu äußern. Auch der **aktuelle** Wille findet keine Berücksichtigung. Es wird vielmehr vom Gesetzgeber angenommen, dass sich der Betroffene in einem Zustand befindet, in dem er ohnedies nicht mehr klare Entscheidungen treffen könnte. Das vereinfacht die Angelegenheit zwar, wird aber möglicherweise der komplexen psychischen Situation von uns Menschen nicht völlig gerecht. Aber wem wird man dann noch gerecht? Den ÄrztInnen und Pflegekräften, die Rechtsicherheit haben wollen? Den Angehörigen, die bestimmen wollen und sich besser äußern können als die Betroffenen?

Nach dem zuvor Gesagten lässt sich kritisch fragen, ob das, was in gesünderen Zeiten galt, wirklich auch jetzt noch Gültigkeit für diese Person hat. Deshalb sollte in solch einem Fall der **akuten** Lebenssituation besonderes Augenmerk geschenkt werden: Wie lebt diese Person jetzt? Welche Lebensäußerungen lassen Rückschlüsse darauf zu, ob sie sich wohl fühlt oder ihr das Leben Mühe macht? Dass es heute bereits bewährte Möglichkeiten gibt, auf solche Fragen Antworten zu finden, haben wir bereits oben angedeutet (siehe auch S.109ff.). Es dürfte eher die Regel als die Ausnahme sein, dass der kranke Mensch seine Situation völlig anders empfindet als wir, die Gesunden. Deshalb ist es auch an dieser Stelle einmal mehr von Bedeutung, dass wir als Helfende gut gelernt haben, unsere eigenen Wünsche und Bedürfnisse von denen anderer zu unterscheiden.

Dabei müssen wir anerkennen, dass ein Mensch im Wachkoma oder in der Demenz möglicherweise nicht die differenzierte Abstraktionsfähig-

keit besitzt, die wir von einem Gesunden erwarten können. Vermutlich gehen wir an der Lebenswirklichkeit der demenzkranken oder (wach)komatösen Person völlig vorbei, wenn wir mehr zu klären versuchen als die Frage des Wohlbefindens. – Und was bedeutet es, wenn wir herausfinden, sie oder er fühlt sich unwohl, quält sich gar? Doch wohl nicht, dass es jetzt an der Zeit ist, sie oder ihn dem Tod zu überantworten, sondern dass es unsere Pflicht ist, alles daran zu setzen, dass die Person in den Zustand des Wohlgefühls gelangt. Wir sind hier also einmal mehr gefragt, wie wir das Wohlbefinden eines Menschen verbessern können, welche Bedürfnisse der kranke Mensch hat und wie wir zu deren Befriedigung beitragen können. Es geht also um die Frage nach dem **Wohl** des kranken Menschen. Das ist Palliative Care!

12.2.3 Psychologische Grenzen der Vorausverfügungen

In unserem Eingangsbeispiel auf S.227 haben wir von Frau Fischer berichtet. Mit ihr waren im Laufe ihres Hospizaufenthaltes immer wieder Gespräche darüber geführt worden, welche lebenserhaltenden oder lebensverlängernden Maßnahmen sie sich wünschte und welche nicht.

> **B** *Eine Zeit lang wollte sie – am Anfang der Erkrankung – am liebsten alle Ernährung beendet wissen, wenn sie daran dachte, wie mühsam das Schlucken eines Tages werden würde. Als ihr der Schluckakt dann schließlich wirklich kaum noch möglich war, wünschte sie sich aber eine PEG-Sonde, mit der sie gut zurechtkam. – Später tauchte die Frage auf, ob sie eine maschinelle Beatmung wünschte, falls die Atemmuskulatur zu schwach werden würde, um dem Körper genügend Sauerstoff zuzuführen. Nach Diskussionen mit verschiedenen Fachleuten entschloss sie sich, eine solche Möglichkeit auszuschließen. Aber vielleicht hätte sie auch diese Ansicht revidiert, wäre ihr der Tod nicht zuvorgekommen. – Wäre Frau Fischer in einen Zustand geraten, in dem sie sich nicht mehr klar hätte äußern können, wären ihre Wünsche natürlich auch weiterhin beachtet worden.*

Aber sehen wir uns noch andere Situationen an, in die Menschen durch Krankheit geraten können: Wie ist es, wenn ein Mensch (z.B. nach einem Unfall oder einem Schlaganfall) akut in Bewusstlosigkeit versinkt und in solch einem Koma über lange Zeit bleibt? Gibt es klare Äußerungen für einen solchen Fall, dann sind diese grundsätzlich zu beachten. Wie aber soll verfahren werden, wenn ein Mensch (z.B. nach einer Hirn-Massenblutung) eine Reihe von Behandlungs- und Rehabilitationsmaßnahmen durchläuft, die schließlich nicht zu einer Rückkehr des vollen Bewusstseins führen und er endlich in einem körperlich stabilen Zustand in ein Pflegeheim kommt und dort gepflegt und per PEG-Sonde ernährt wird? Nehmen wir an, dieser Mensch hat eine Patientenverfügung aufgesetzt, in der er verfügt, in solchem Falle keinerlei künstliche Ernährung mehr zu erhalten. Sollte man dem nicht nachgeben und auf diese Weise sein Leben beenden? Der/die gesetzliche BetreuerIn ist ja nun nach dem Gesetz verpflichtet, den in der Patientenverfügung festgelegten Willen umzusetzen.

Aber hier ist aus psychologischer Sicht Vorsicht geboten. Denn ein solcher Mensch ist ja inzwischen nicht mehr derselbe, wie der, der eine Verfügung getroffen hat (genau wie Sie selbst ja heute manche der Ansichten aus ihrer Kindheit verworfen haben). Er ist sozusagen ein „neuer Mensch" geworden, der sich in einer neuen Daseinsform, seinen neuen Beziehungen, seinem neuen Erleben eingefunden hat. Würde er auch heute noch so entscheiden, wie damals in gesunden Tagen, als er die Patientenverfügung aufgesetzt hat? – Die Frage lässt sich so einfach nicht beantworten. Wir wissen nicht, wie es dieser neuen Person geht, und was für Wünsche sie hat, wenn es uns nicht gelingt, zu ihr eine Beziehung aufzubauen. Solche Möglichkeiten des kommunikativen Beziehungsaufbaus zu Menschen in der Bewusstlosigkeit gibt es heute durchaus (Zieger, 2003; Birbaumer, 2005). Aber sie werden viel zu selten genutzt. Dies aber sollte kein Grund dafür sein, sozusagen „kurzen Prozess" zu machen. Wir sollten uns vielmehr die Mühe machen, zu erfahren, ob die Person an dem in der Patientenverfügung geäußerten Willen festhalten will oder diese vielleicht widerrufen möchte. Es mag zwar juristisch plausibel erscheinen, den einmal geäußerten Willen absolut zu setzen; menschenkundlich ist es eher fragwürdig (Student, 2006a; Student u. Student, 2007).

Eine Palliative Care-Fachkraft sollte darin geschult sein, Möglichkeiten eines Kontaktaufbaus bei Menschen im Wachkoma zu nutzen und auf diese Weise die aktuellen Wünsche oder wenigstens das aktuelle Befinden des kranken oder behinderten Menschen zu erkunden. Dabei geht es wiederum nicht darum, was wir als Helfende uns in solcher Situation wünschen, sondern darum, was der kranke Mensch **jetzt** für sich für wertvoll hält.

Ähnliche Überlegungen gelten für Menschen mit Demenz. Auch hier wird die Frage zu diskutieren sein, welche Reichweite im Voraus getroffene Verfügungen bei Menschen mit dieser Krankheit haben sollen. Nach dem Gesetz sind die Dinge klar. Aber können wir wirklich vorausentscheiden, was mit uns in solch einer Krankheit geschehen soll, die so ganz anders ist, als alles, was wir uns vorstellen können? Ist es nicht womöglich sogar unmenschlich, wenn eine gesunde Person (die die Patientenverfügung geschrieben hat) über eine kranke Person (zu der die SchreiberIn später geworden ist) ein Urteil über den Wert eines solchen Lebens in Demenz fällt? Gibt es überhaupt gesunde Menschen, die sich ein Leben in Demenz als wertvoll vorstellen können? Und gibt es nicht andererseits tatsächlich eine große Anzahl von Menschen, die sich in der Demenz offenbar sehr wohl fühlen? Hängt dieses Wohlbefinden nicht vor allem davon ab, wie mit den Kranken umgegangen wird? Aber solche respektvollen Umgangsformen kosten natürlich Geld. Ist es da in Zeiten knapper Mittel nicht richtiger, dieses Geld für andere bereitzustellen? Hat also ein Mensch in der Demenz oder ein Mensch im Wachkoma noch einen Anspruch auf Geldmittel zur angemessenen Versorgung?

Solche Fragen machen deutlich, wie vielfältig die Motive sein können, die die eine oder andere Lösung befürworten lassen. Auch die gesellschaftlichen Entscheidungen darüber, wie weitreichend eine Patientenverfügung Geltung haben soll, sind von ökonomischen Fragen nicht völlig unabhängig (S. 248 „aktive Sterbehilfe"). Solches zu bedenken, mag Fragen aufkommen lassen, ob die Patientenverfügung wirklich eine entscheidende Chance ist, mehr wirkliche Selbstbestimmung zu ermöglichen. Forschungen in den USA, wo es eine Patientenverfügungs-Gesetzgebung schon seit Jahrzehnten gibt, sprechen dafür, dass sich die Qualität der medizinischen Versorgung am Lebensende durch die Patientenverfügung nicht verbessert (z. B. Tulsky, 2005).

12.2.4 : Neue Lösungsstrategien

Chancen der Patientenverfügung

Wir haben im letzten Kapitel kritisch über die Patientenverfügung nachgedacht. Lassen Sie uns an dieser Stelle noch einen Moment überlegen, welche Chancen das Patientenverfügungs-Gesetz bietet. Vor der gesetzlichen Regelung mochte es dem einen oder der anderen eher ratsam erscheinen, keine Patientenverfügung aufzusetzen (Student u. Klie, 2008). Damals konnte man noch hoffen, dass das Fehlen einer Patientenverfügung für die Helfenden Anlass sein könnte, intensiver über die aktuellen Wünsche und Bedürfnisse des kranken Menschen nachzudenken. Heute müssen wir festhalten, dass die im Gesetz getroffenen Regelungen zum mutmaßlichen Willen die Risiken für den kranken Menschen eher erhöhen: Unbedachte Äußerungen in gesunden Tagen und aus einer bestimmten Stimmungslage heraus können durchaus zur Folge haben, dass dies im Zustand der fehlenden Entscheidungsfähigkeit zur Grundlage eines mutmaßlichen Willens gemacht werden.

Umgekehrt bietet die Patientenverfügung nicht nur die Möglichkeit, sich zu Therapieoptionen zu äußern, sondern auch die Chance, im Voraus festzulegen, auf welche Art und Weise eine Entscheidung gefällt werden soll (Klie, 2010). Solch eine Richtlinie für die Entscheidungsfindung kann z. B. festlegen, dass bestimmte ÄrztInnen, Angehörige oder Personen des Vertrauens in die Entscheidungsfindung einbezogen werden sollen. Sie kann auch festlegen, auf welche Lebensäußerungen geachtet werden sollte, um sicherer herauszufinden, welches wohl der **aktuelle Wille** einer kranken Person in einer bestimmten Situation sein dürfte. – In einer Patientenverfügung kann schließlich auch festgelegt werden, wie bindend die hier niedergeschriebenen Vorausentscheidungen für BetreuerInnen sein sollen bzw. welchen Spielraum die verfügende Person der Betreuerin oder dem Betreuer einräumen möchte. Erinnert sei an dieser Stelle auch noch einmal daran, dass immer dort, wo eine Person des Vertrauens mit einer Vorsorgevollmacht ausgestattet wird, die Wahrscheinlichkeit sich erhöht, dass dem aktuellen Willen, den aktuellen Bedürfnissen und damit auch dem Wohl des kranken Menschen Genüge getan wird.

„Advance Care Planning" – die umfassende Vorsorgeplanung

Die wenig hilfreichen Erfahrungen mit der Patientenverfügung haben in den angelsächsischen Ländern zu einer Präzisierung und Ausweitung des Konzeptes der Vorausplanung geführt, die sich dort gut bewährt hat: Die Advance Care Planning. Der Begriff lässt sich ins Deutsche am ehesten mit „Umfassende Vorsorgeplanung" übersetzen. Gemeint ist damit ein Planungs-**Prozess**, bei dem der betroffene Mensch dabei unterstützt wird, seine Wünsche hinsichtlich der weiteren Gesundheitsplanung umfassend zu bedenken, zu klären und auszudrücken (s. **Abb. 12.3**).

Im Zentrum steht dabei das eingehende und wiederholte Gespräch mit den verschiedenen Gesundheitsdienstleistern (wie Pflegekräften, ÄrztInnen

Die Umfassende Vorsorgeplanung ist ein Prozess, der einen Menschen dabei unterstützt

- seine gesundheitliche Situation und mögliche künftige Komplikationen zu verstehen.

- zu verstehen, welche medizinischen und pflegerischen Behandlungsoptionen angesichts seiner konkreten gesundheitlichen Situation bestehen.

- über seine eigenen Ziele, Wertvorstellungen und (Glaubens-)Überzeugungen nachzudenken.

- über Vor- und Nachteile laufender oder künftiger Behandlungen nachzudenken.

- seine Entscheidungen mit den für ihn wichtigen Menschen und den Helfenden eingehend zu diskutieren.

Abb. 12.3 ▪ Umfassende Vorsorgeplanung (nach Singer, 1996)

u. ä.), den Familienmitgliedern und anderen wichtigen Bezugspersonen. Unterstützt werden diese patientenzentrierten Gespräche durch **ausgebildete ModeratorInnen**, die den Gesprächsverlauf fördern. Solche Gespräche finden dann statt, wenn eine konkrete, fortschreitende, lebensbedrohliche Erkrankung vorliegt, die solche Planungen als wichtig erscheinen lässt. Dem schwer kranken Menschen wird dabei gründliches Wissen über die Krankheit und die verschiedenen Behandlungsoptionen zur Verfügung gestellt. Das gibt ihm die Möglichkeit, bestimmte Behandlungen zu akzeptieren oder zu verweigern. Gleichzeitig wird der kranke Mensch angeregt, über seine eigenen (Lebens-)Ziele, Wertvorstellungen und religiösen Überzeugungen nachzudenken und zu sprechen (Singer, 1996).

Es handelt sich dabei nicht um ein einmaliges Unterfangen, sondern um einen Prozess, der insbesondere dann wiederholt wird, wenn sich der Krankheitsverlauf ändert oder Komplikationen absehbar werden. Auf diese Weise kann der betroffene Mensch sich auch für den Fall absichern, dass er selbst an diesem Entscheidungsprozess nicht mehr aktiv teilnehmen kann. Denn nun ist die ihn betreuende und unterstützende Menschengruppe sorgsam über seine Wünsche, Hoffnungen, Befürchtungen und Ziele informiert; auf dieser Basis kann sie in seinem Sinne die anstehenden Entscheidungen treffen, die erforderlich sind.

Es geht also um weit mehr als nur darum, eine Patientenverfügung aufzusetzen oder einen Bevollmächtigten zu bestimmen, obgleich beides natürlich Teil des Prozesses sein kann. Bei der Anwendung einer Umfassenden Vorsorgeplanung werden gewünschte und unerwünschte Behandlungsmaßnahmen sorgsam und gemeinsam gegeneinander abgewogen. Zugleich wird nicht nur über medizinische und pflegerische Maßnahmen diskutiert, sondern z. B. auch die Frage gestellt, welche weiteren Betreuungspersonen einbezogen werden sollen (z. B. ob ein/e SeelsorgerIn gewünscht wird). Mögliche Verschlechterungen des Gesundheitszustandes werden planend im Voraus bedacht. Das gemeinsam vereinbarte Therapieziel besteht in der Leidensminderung und schließt ein, dass der Tod akzeptiert wird (Sahm, 2006). Gemeinsam wird beraten, wie eine unerwünschte Übertherapie vermieden werden kann, wie z. B. ungewollte Notarzteinsätze und Krankenhauseinweisungen unterbleiben.

Der kranke Mensch begibt sich mit seinen Angehörigen und den Helfenden auf einen gemeinsamen Weg, lässt sich auf einen gemeinsamen Entscheidungsprozess ein. Nicht eine punktuelle Entscheidung, wie sie bei der Patientenverfügung üblich ist, wird hier gefördert, sondern die Einleitung eines Prozesses, der immer wieder neu aufgegriffen werden kann.

Eine Umfassende Vorsorgeplanung wird also erst dann entwickelt, wenn sich eine chronische Erkrankung derart verschlechtert, dass Entscheidungen anstehen und der weitere Verlauf klarer absehbar ist. Die PalliativmedizinerInnen Lynn und Goldstein (2003) empfehlen z. B., sich bei allen chronisch kranken Menschen immer wieder die Frage zu stellen: „Wird dieser Mensch wohl die nächsten sechs Monate überleben?" Ist die Antwort darauf „eher nicht", ist es an der Zeit, eine Umfassende Vorsorgeplanung einzuleiten oder den Prozess der Revision einer bestehenden Planung anzustoßen. Die Umfassende Vorsorgeplanung ist damit viel näher am Geschehen, näher an den zu treffenden Entscheidungen. Die Erfahrungen, die die Kranken bisher im Verlauf des fortschreitenden Leidens gemacht haben, fließen stärker in den Entscheidungsprozess ein.

Solche einvernehmlichen, gemeinsamen Wege zu suchen und zu finden, führt nach nordamerikanischen Forschungen nicht nur zu einer verbesserten Lebensqualität der sterbenskranken Menschen, sondern auch zu weniger Stress, Angst und Depressivität bei den Hinterbliebenen. Die betroffenen Kranken selbst fühlen sich durch dieses Vorgehen keineswegs beunruhigt. Im Gegenteil: Sie sind zufriedener, empfinden die gesamte Betreuung als angenehmer; sie nehmen beruhigt wahr, wie ihnen ernsthaft zugehört wird und sie in die Entscheidungen unmittelbar einbezogen werden (Detering et al., 2010). Die Einbindung von ÄrztInnen in diesen Prozess sichert zudem, dass diese sich deutlicher an den Wünschen und dem Willen des kranken Menschen orientieren.

Das Konzept der Umfassenden Vorsorgeplanung lässt sich auch in Deutschland gut umsetzen. Die rechtlichen Voraussetzungen sind hierzulande gegeben. Woran es fehlt, sind ausgebildete ModeratorInnen, die den Prozess begleiten. Wünschenswert ist, dass auch hierzulande ambulante Pflegedienste, Pflegeheime und Krankenhäuser dieses Vorgehen in ihre (Pflege-)Standards aufnehmen (s. **Abb.12.4**). Damit wäre für schwer kranke Menschen ein wichtiger Schritt getan, der ihnen ein gesichertes, würdevolles und geborgenes Leben bis zum Ende eröffnet.

Schlüsselelemente der Umfassenden Vorsorgeplanung:

- ausgebildete/r ModeratorIn
- patientenzentrierte Gespräche
- Einschluss von Angehörigen/Bezugspersonen in die Gespräche
- sorgsame Dokumentation der Ergebnisse
- systematische Aufklärung von ÄrztInnen

Abb. 12.4 ▪ Schlüsselelemente der umfassenden Vorsorgeplanung (nach Briggs et al., 2004).

13 Was kann bestimmt werden? –
Die Sterbehilfe-Diskussion

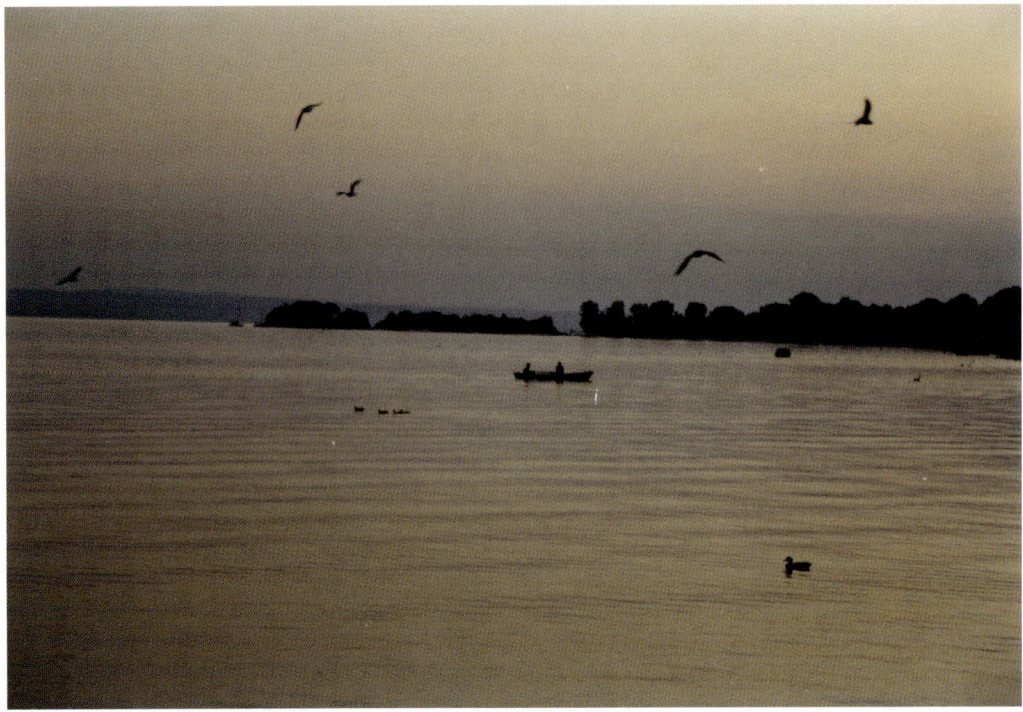

Es gibt in jeder Kultur Grenzen dessen, was Menschen über sich und andere bestimmen können. Diese Grenzen werden besonders deutlich beim Thema Sterbehilfe, einem Thema, das in erheblichem Maße Emotionen freisetzt und zu kontroversen Diskussionen führt. Im deutschsprachigen Raum haben sich zum Thema der Sterbehilfe vor allem die folgenden Begriffe etabliert, die wesentlich dem juristischen Bereich entstammen. Sie sind deswegen auch weitgehend juristisch definiert:

- Passive Sterbehilfe,
- Indirekte Sterbehilfe,
- Aktive Sterbehilfe (international als Euthanasie bezeichnet) und damit zusammenhängend der assistierte Suizid.

Sie sollen im Folgenden erläutert werden.

13.1 ⋮ Passive Sterbehilfe

Passive Sterbehilfe anzuwenden, gehört zu den zentralen Aufgaben von Hospizarbeit und Palliative Care. Passive Sterbehilfe ist als Gegengewicht gegen die Neigung der modernen Medizin zur Übertherapie entstanden: dem lebenserhaltenden Handeln, ohne zu fragen, ob der kranke Mensch dies wünscht und ob er davon irgendeinen Nutzen hat. Passive Sterbehilfe ist der Leidensminderung und zugleich dem Warten-Können verpflichtet: Eine Grundhaltung, die das Sterben zulässt, der Krankheit ihren natürlichen Verlauf lässt und zugleich die dabei entstehenden Beschwernisse lindert – wenn der kranke Mensch es so wünscht.

> **D** Unter **passiver Sterbehilfe** versteht man den Verzicht auf oder die Beendigung von Behandlungen, die das Sterben bzw. das Leben verlängern, sofern die Krankheit eine aussichtslose Prognose oder einen unumkehrbar tödlichen Verlauf genommen hat und der Tod in kurzer Zeit eintreten wird (Klie u. Student, 2006, S.128).

Behandlungsabbruch. Eng verwandt mit der passiven Sterbehilfe ist der Behandlungsabbruch: Nämlich der Verzicht und die Beendigung von Behandlungsmaßnahmen, wenn ein Sterbeprozess noch nicht (zumindest nicht unumkehrbar) eingetreten ist. Dies gilt z.B. für die Beendigung der Ernährung über eine PEG-Sonde bei Menschen im (Wach-)Koma oder in der Demenz. Voraussetzung für den Behandlungsabbruch ist, dass hierfür eine rechtswirksame Einwilligung des kranken Menschen vorliegt. Dazu muss er natürlich angemessen und umfassend aufgeklärt worden und entscheidungsfähig sein (Klie u. Student, 2006, S.128). (Die besondere Problematik des Behandlungsabbruchs bei Menschen im Wachkoma und in der Demenz haben wir auf der Seite 244 ff angeschnitten.)

Die Fallgeschichte auf S.227 ist hierfür ein typisches Beispiel: Frau Fischer hatte sich nach reiflicher Diskussion dafür entschieden, keine lebenserhaltenden Maßnahmen mehr an sich vornehmen zu lassen, die über die Sondenernährung hinausgingen. Dies hat den behandelnden Arzt dazu verpflichtet, auf weitere Diagnostik und schon gar auf aktive Behandlungsmaßnahmen zu verzichten, sodass sie friedlich sterben konnte.

13.2 ⋮ Indirekte Sterbehilfe

Hier geht es in erster Linie um gute Symptomkontrolle. Es ist eine der wichtigen Aufgaben von Pflegekräften und ÄrztInnen, einen schwer kranken Menschen am Lebensende optimal so zu unterstützen, dass er möglichst beschwerdefrei sein Leben beenden kann. Denken Sie z.B. an einen Menschen im Endzustand einer schweren Herzerkrankung, bei der plötzlich ein Herzversagen auftritt und der geklärt hat, dass er nicht weiter beatmet werden will. Zur Verringerung des Leidens (nämlich quälende Atemnot) erhält der Kranke in solch einem Falle spezielle Beruhigungsmittel. Es kann sein, dass er dadurch einige Minuten früher stirbt. Dies liegt nicht in der Absicht des behandelnden Arztes, aber es wird als Nebenwirkung der Symptomkontrolle in Kauf genommen (Husebø u. Klaschik, 2006).

> **D** **Indirekte Sterbehilfe** ist eine kompetente und angebrachte medizinische Behandlung, die – mit Zustimmung des kranken Menschen – in unbeabsichtigten Ausnahmefällen als Nebenwirkung eine Beschleunigung des Todeseintrittes zur Folge haben kann (Husebø u. Klaschik, 2006; Simon, 2007).

Das Problem der indirekten Sterbehilfe liegt in der **Absicht**. Die Motive menschlichen Handelns sind stets vielfältig und mehrdeutig. Insofern kann bei der Betrachtung eines Handelns von außen nie eindeutig auf die dahinter stehende Absicht geschlossen werden. Deshalb ist mit Maßnahmen der indirekten Sterbehilfe stets besonders sorgsam und kontrolliert umzugehen.

Speziell in manchen juristischen Schriften wird als Beispiel für die indirekte Sterbehilfe die Gabe hoher Dosen von starken Schmerzmitteln, den Opioiden (z.B. Morphin) angegeben. Dies ist unzutreffend. Sachgerecht angewandte Opioide alleine sind nicht in der Lage, den Todeseintritt zu beschleunigen. Wenn sie eine Lebensverkürzung bewirken, so bedeutet dies, dass sie unzulässig überdosiert wurden. Diese Schmerzmittel führen sogar eher zu einer Lebensverlängerung, indem sie die schmerzgeplagten Menschen (im umfassenden Wortsinn) wieder aufatmen lassen, ihre Mobilität erhöhen und ihnen neuen Lebensmut geben (s.S.157).

13.3 ⋮ Aktive Sterbehilfe (Euthanasie)

B *Das Problem der aktiven Sterbehilfe möchten wir Ihnen mit einer ganz alltäglichen Geschichte aus der palliativen Pflege illustrieren:*
Frau König ist eine ausgesprochen selbstständige Frau. Darauf ist sie stolz. Alles, was sie in ihrem Leben erreicht hat, hat sie sich selbst erarbeitet. Schon lange lässt sie sich von anderen nichts mehr sagen. Sie ist die Chefin. Daran ändert sich auch wenig, als sie jetzt mit 54 Jahren unheilbar an einem Hirntumor erkrankt. Die Vorstellung, dass andere über sie bestimmen können, wenn sie hilflos werden sollte, ist ihr unerträglich. Und die Sorge ist nicht unberechtigt. Es ist nicht zu übersehen, dass die durch den Tumor bedingten Lähmungen in den letzten Monaten langsam aber kontinuierlich zugenommen haben.
„Wenn ich mich selbst nicht mehr versorgen kann, dann will ich die Spritze bekommen", weist sie die Krankenschwester an, die sie im stationären Hospiz aufnimmt. Die reagiert nachdenklich: „Von anderen abhängig zu sein, erscheint Ihnen ziemlich unerträglich?"
„Ja, das wäre das Letzte, was ich jetzt noch brauchen kann!"
„Dann wollten Sie lieber gleich tot sein?"
„Genau!"
„Ich schlage Ihnen vor, dass wir den Weg erst einmal gemeinsam gehen und dann Schritt für Schritt weitersehen", rät die Schwester.
In den nächsten Wochen erfährt Frau König, dass ihre Kräfte tatsächlich laufend abnehmen und sie bei immer mehr Verrichtungen Unterstützung benötigt. Aber im Hospiz geschieht diese Unterstützung auf eine besondere Weise: Die Pflegenden geben ihr das sichere Gefühl, dass sie stets die Macht behält, dass immer nur das geschieht, wozu sie ausdrücklich ihre Zustimmung gibt und genau auf die Weise, wie sie es verlangt. Frau Königs Angst, von anderen überwältigt zu werden, die Macht zu verlieren, verschwindet und sie kann zusehends entspannen. Selbsttötungswünsche sind kein Thema mehr. Und die Bewusstlosigkeit, die schließlich ihrem Tod vorausgeht, wirkt wie eine letzte zufriedene Entspannung.

Welch ein Reizthema die aktive Sterbehilfe darstellt, wird schon daran deutlich, dass der international gebräuchliche Begriff „Euthanasie" hierzulande meist vermieden wird. Zu schmerzlich und schambesetzt sind die Erinnerungen an die mit diesem Begriff verbundenen Gräuel des Nationalsozialismus. Tatsächlich kann man aber fragen, ob uns in Deutschland bei diesen Fragen nicht die Aufgabe zukommt, ganz besonders vorsichtig und reflektiert mit diesem Problemkreis umzugehen. Die Sachverhalte mit klaren Worten zu benennen, trägt zu einer offenen und damit weiterführenden Diskussion bei.

D *Als **aktive Sterbehilfe** bezeichnet man die aktive, bewusste Beendigung schweren Leidens oder die Erleichterung des Sterbens bei aussichtsloser Prognose durch gezieltes Töten des betroffenen Menschen auf dessen Verlangen hin (Husebø u. Klaschik, 2006; Klie u. Student, 2006; Simon, 2007).*

Bei der aktiven Sterbehilfe handelt es sich also um das absichtliche Töten von Menschen, eine Verhaltensweise, die von der Hospizbewegung weltweit strikt abgelehnt wird – auch in Ländern wie den Niederlanden und Belgien, wo die aktive Sterbehilfe unter bestimmten Bedingungen straffrei bleibt. Das geht schon aus der Definition von Palliative Care hervor, wie sie die WHO angibt (S. 10): Zur Palliative Care gehört es, das Sterben weder zu beschleunigen noch es zu verzögern. In Deutschland – wie in den übrigen EU-Staaten – ist die aktive Sterbehilfe verboten.

Die deutsche Ärzteschaft hat sich wiederholt eindeutig gegen jede Lockerung des Verbotes der aktiven Sterbehilfe in Deutschland ausgesprochen. Ähnliches gilt auch für andere europäische Ärzteverbände und den der USA. In den Vereinigten Staaten hat sich die American Nurses Association ebenfalls strikt gegen jede Beteilung von Pflegekräften an Euthanasie-Handlungen ausgesprochen (Stanley u. Zoloth-Dorfman, 2001).

13.3.1 ⋮ Die aktive Sterbehilfe verstehen

Diesen klaren Stellungnahmen gegen die aktive Sterbehilfe steht die Tatsache gegenüber, dass sich bei Umfragen in der Bevölkerung (auch in Deutschland) ein nicht geringer Teil der Befragten (ca. 70 %) für eine Legalisierung der aktiven Sterbehilfe ausspricht. Solche Voten sollten nicht leichtfertig übergangen werden, zumal sie auch die Politik langfristig erheblich unter Druck setzen könnten. Faktisch ist auch in der Pflege eine Bereitschaft zu aktiven lebensverkürzenden Maßnahmen durchaus erkennbar (Maisch, 1997; Böttger-Kessler, 2006).

Der Wunsch nach Aktiver Sterbehilfe als Selbsttötungswunsch (Suizidwunsch)

Tatsächlich sind Bitten um aktive Sterbehilfe gerade bei schwer kranken Menschen durchaus nicht selten, wie jede erfahrene Pflegekraft weiß. Wenn wir uns fragen, was Menschen dazu bringt, in einer unerträglich, aussichtslos erscheinenden Situation um Euthanasie zu bitten, finden wir eine große Ähnlichkeit mit allgemeinen Selbsttötungswünschen (Suizidwünschen). Die meisten Menschen werden in Lebenskrisen suizidal – wie viele von uns aus eigener schmerzlicher Erfahrung wissen. Insofern wundert es nicht, wenn wir bei schwer kranken Menschen immer wieder auch auf Selbsttötungswünsche treffen (S. 95 „Depression und Suizid"). Allerdings müssen wir die entsprechenden Äußerungen der Kranken ernst nehmen und richtig verstehen. Hören wir nämlich genau zu, so zeigt sich, dass in vielen Fällen dahinter nicht die Aufforderung steht: „Töte mich". Sondern es geht um die Bitte: „Sprich mit mir über das Thema Sterben!"

Viele Menschen leiden in ihrer letzten Lebensphase unter erheblichen körperlichen, seelischen, sozialen und spirituellen Beschwerden (s. **Abb. 9.2**, S. 151). Sie empfinden diese als unerträglich. Ihr Wunsch nach Sterbehilfe meint eigentlich: „Ich kann *so* nicht weiterleben. Hilf mir!" (s. Beispiel S. 36) – Nur ein sehr kleiner Teil der Betroffenen meint mit seiner Äußerung wirklich den Wunsch getötet zu werden (Saunders, 2001). Auch bei Frau König war der „Wunsch nach der Spritze" in erster Linie eine Problemanzeige und er konnte verschwinden, als sie davon überzeugt war, dass sie die Macht behielt. – Ein Selbst-Tötungswunsch beinhaltet also in den meisten Fällen die Bitte um Hilfe. Er ist ein Hilfeschrei, den wir keinesfalls überhören sollten.

Die Bereitschaft zu aktiver Sterbehilfe als Tötungswunsch (Homizid)

Können Sie sich daran erinnern, dass Sie einmal so wütend auf einen Menschen waren, dass Sie ihn hätten umbringen können? Fast jeder Mensch kennt solche Situationen – meist wird solch eine Situation sogar öfter im Leben erlebt. Meist sind es Erfahrungen größter Kränkung, größter Verzweiflung, größter Angst, größter Überforderung, die uns so denken lassen.

Analysiert man Fremdtötungs-Impulse, so gelangt man zu einem ähnlichen Ursachenspektrum wie wir es bei der Suizidalität kennengelernt haben: In beiden Fällen finden wir einen Menschen, der in einer subjektiv als unlösbar erlebten Situation verstrickt ist. Im Lehrbuch der Psychiatrie von Klaus Dörner findet sich dann auch der Satz: „Sich und andere zu töten ist die endgültige Art, eine Ausweglosigkeit auszudrücken, ein Lebensproblem zu lösen und daher immer auch eine Lösungsmöglichkeit jeder Krise" (Dörner u. a., 2004). Ein Mensch, der einen anderen tötet, tut dies aus extremer Verzweiflung und Hilflosigkeit, weil er andere Möglichkeiten der Krisenbewältigung nicht mehr erkennen kann. Solch eine Krise finden wir bei den meisten Tötungsdelik-

ten und das kennen wir auch aus der Begutachtung von Pflegekräften, die ihre PatientInnen getötet haben (Maisch, 1997; Beine, 1998).

In der aktiven Sterbehilfe kommen Suizidwunsch und Tötungsimpuls zusammen

Sich selbst oder einen anderen Menschen zu töten, ist außerordentlich schwierig. Gegen beide Handlungen hat die Natur in unserer Seele enorme Barrieren aufgebaut – völlig unabhängig von der moralischen Bewertung solcher Handlungen in einer Gesellschaft. Um sich selbst töten zu können, braucht es weit mehr als den „Wunsch". Es muss in dem betroffenen Menschen ein enormes Aggressionspotenzial aufgebaut worden sein, das sich aus einer Mischung aus Aussichtslosigkeit und verzweifelter Wut speist. Ähnliches gilt für die Fremdtötung. Die Tötung eines anderen Menschen ist nur dann möglich, wenn sich eine enorme, verzweifelte Tötungsenergie in uns aufgebaut hat – und das ist zum Glück nur sehr selten der Fall.

Treffen nun zwei Menschen zusammen, bei denen der eine sich subjektiv in einer unerträglichen Leidenssituation an einer Krankheit befindet und der andere sich zutiefst hilflos-überfordert damit fühlt, besteht die Gefahr aktiver Sterbehilfe. Denn bei beiden Betroffenen wird die Handlungsschwelle durch die „Kooperation" herabgesetzt. Der eine Mensch würde seinem Suizidimpuls vermutlich (noch) nicht nachgeben. Erst wenn er auf einen anderen trifft, der zum Töten bereit ist, findet sich die Konstellation, die den Tod möglich macht.

Und umgekehrt findet eine helfende Person, die in ihrer tödlichen Verzweiflung auf einen hilfebedürftigen Menschen trifft, der zum Suizid bereit ist, eine Situation vor, die ihr das Töten möglich macht. Durch dieses Zusammentreffen wird die Schwelle zur Tötung so herabgesetzt, dass sie durch entsprechende Handlungen möglich wird. Ein assistierter Suizid ist also eine Tötungshandlung, die nur dadurch möglich wird, dass sich zwei Menschen in einer Lebenskrise begegnen, die beiden aussichtslos und hoffnungslos erscheint.

M *Aktive Sterbehilfe ist Ausdruck extremer Hilflosigkeit in der Begegnung zweier Menschen, die sich in einer subjektiv unlösbar erscheinenden Krisensituation treffen (**Abb. 13.1**).*

Auf diesem Hintergrund wird verständlich, dass sich der **assistierte Suizid** (wie er in der Schweiz erlaubt ist) in der Sache nicht von der aktiven Sterbehilfe unterscheidet. Der Unterschied zur klassischen

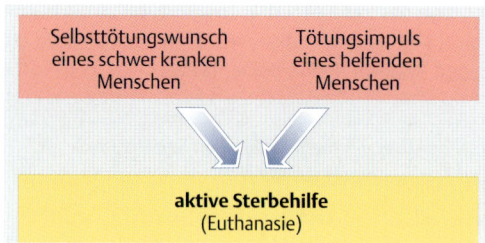

Abb. 13.1 ▪ Aktive Sterbehilfe entsteht aus einem Zusammentreffen von zwei Menschen in einer subjektiv unlösbar erscheinenden Lebenskrise.

Form der aktiven Sterbehilfe besteht lediglich darin, dass der kranke Mensch das Gift selbst einnimmt, was er aber nicht täte, würden es ihm andere nicht anbieten. Die weitaus meisten der Menschen, die in der Schweiz die Hilfe von Sterbehilfe-Organisationen in Anspruch nehmen, *könnten* sich ebenso gut auch selbst töten. Sie sind keineswegs zu hilflos zu solch einem Tun. Aber die innere seelische Schwelle zur Handlung zu überschreiten, wird ihnen nur mit Hilfe eines anderen, tötungsbereiten Menschen möglich. Alleine würden sich diese Menschen keineswegs töten.

13.3.2 Aktive Sterbehilfe zulassen?

In dem oben geschilderten Beispiel von Frau König wird deutlich, dass deren Wunsch nach aktiver Sterbehilfe verschwinden konnte, weil die von ihr extrem gefürchteten Abhängigkeitssituationen von den Pflegenden vermieden wurden. Angemessene Antworten auf die Not eines kranken Menschen zu geben, ist also der entscheidende Weg, um Suizidalität zu reduzieren. – Analoges gilt für die Seite der Helfenden: So lange sie ausreichende Handlungsmöglichkeiten sehen und sich nicht überfordert fühlen, werden Wünsche nach aktiver Sterbehilfe nicht aufkommen. Deshalb ist es so wichtig, dass Pflegeteams Unterstützung bekommen. Dies kann z. B. durch Supervision, geeignete Fortbildung oder wenigstens einen offenen Austausch im Team erfolgen (S. 55 „Göttinger Stufenmodell").

Stellen wir also die Frage, wie mit der Euthanasie umzugehen ist, dann kann die Antwort hierauf nicht in der Möglichkeit der Freigabe des Tötens liegen. Stattdessen müssen die Rahmenbedingungen, unter denen Sterben in einer Gesellschaft geschieht, verbessert werden. Eine Verbesserung der Rahmen-

bedingungen gilt dabei sowohl für die kranken als auch für die helfenden Menschen! Dazu gehören Verbesserungen der Symptomkontrolle ebenso wie ein ausreichender Personalschlüssel. – Die immer wieder angeführten „seltenen Extremsituationen", in denen „man doch etwas tun" sollte (nämlich die oder den Kranken töten), sind meist recht hypothetisch. Dort wo genügend Raum ist, den kranken Menschen wirklich umfassend wahrzunehmen, alle Ressourcen (die psychosozialen ebenso wie die medizinisch-pflegerischen) zu nutzen, werden immer Möglichkeiten gefunden werden, um Suizidwünsche aufzulösen. Denn die Anlässe für den Tötungswunsch sind eher alltäglicher Natur, wie die Untersuchungen an Betroffenen in den Niederlanden zeigen: Die Angst vor Vernachlässigung und Respektlosigkeit, die Angst vor Schmerzen und anderen körperlichen Beschwerden und schließlich die Angst davor, anderen zur Last zu fallen (Gordijn, 1998; Ganzini u. a., 2002; Marquet u. a., 2003).

Die Aufforderung an die Politik und die Berufsverbände sollte also nicht lauten, darüber nachzudenken, unter welchen Bedingungen aktive Sterbehilfe zugelassen werden sollte. Die Aufforderung an sie ist, alle Kräfte zu mobilisieren, um die notwendigen Rahmenbedingungen entstehen zu lassen, die sowohl Suizidwünsche als auch Tötungsimpulse möglichst gar nicht erst aufkommen zu lassen.

Gerade die Erfahrungen in den Niederlanden zeigen, wie rasch die Freigabe des Tötens auf eine **schiefe Bahn** gelangen kann (Jochemsen, 2007; Simon, 2007): Da wird leicht die Chance zur Euthanasie zu einer **Pflicht** zur aktiven Sterbehilfe. Euthanasie wird zu einer Behandlungsoption unter anderen. ÄrztInnen, die sich weigern, aktive Sterbehilfe auszuführen, bekommen Anstellungsschwierigkeiten in Krankenhäusern. Was im Anfang der niederländischen Gesetzgebung mit Nachdruck als „undenkbar" zurückgewiesen wurde, wird heute nachhaltig diskutiert: Nämlich die Tötung von Minderjährigen und psychisch Kranken, aber auch die Tötung behinderter oder schwerstkranker Babys. Und schließlich scheint die niederländische Gesetzgebung keineswegs zu halten, was sich der Gesetzgeber von ihr versprach: Nämlich mehr Transparenz bei der „ohnedies" zuvor heimlich praktizierten aktiven Sterbehilfe. Die Berichte über nicht ordnungsgemäß gemeldete Euthanasiefälle sprechen hier eine deutliche Sprache. Die Gefahr ist deutlich erkennbar, dass durch die Art der öffentlichen Diskussion die Schwelle zu töten immer weiter herabgesetzt wird.

Tötungen scheinen ausgeweitet zu werden, weil sie eine schnelle „Lösung" versprechen und erlauben, schwierige ethische Auseinandersetzungen zu vermeiden.

Auch die Fälle „**terminaler Sedierung**" nehmen in den Niederlanden dramatisch zu (Jochemsen, 2007). Unter terminaler Sedierung versteht man in den Niederlanden ein medikamentös ausgelöstes Koma zur Symptomkontrolle, bei dem weder Nahrung noch Flüssigkeit verabreicht wird. Dadurch sterben die Menschen zwar faktisch an den Folgen der Sedierung, müssen aber den Gerichten nicht gemeldet werden, weil offiziell das Ziel der Maßnahme nicht die Tötung der Kranken ist, sondern nur deren Symptomkontrolle mittels eines künstlichen Komas dient. Übrigens: Nur ein Drittel der Betroffenen hatte dies auch so gewünscht (Sheldon, 2004). Dies wirft auch noch einmal einen Schatten auf das schwierige Konzept der indirekten Sterbehilfe (s. o.).

13.4 : Die Entwicklung einer ethischen Entscheidungskultur

In der verantwortungsvollen Begleitung von Menschen in der (letzten) Lebenskrise stellen sich viele Herausforderungen an die Ernsthaftigkeit und persönliche Integrität von Helfenden. In den ethischen, rechtlichen und moralischen Grenzfragen können wir keine einfachen Antworten und Lösungen erwarten. Zu viele Werte und Rechtskonflikte nehmen ihren Ausgang in der letzten Lebensphase, stellen uns vor unlösbare Dilemmata, machen ökonomische Zwänge besonders schmerzlich bewusst. In einem solchen Arbeitsfeld kommt es nicht nur darauf an, dass die einzelnen MitarbeiterInnen Kenntnisse über Grundfragen ethischer Entscheidungsfindung besitzen. Es ist ebenso entscheidend, dass sie sich in solch schwierigen Situationen nicht alleine gelassen fühlen. Sonst droht rasch ein für alle Beteiligten (lebens-)gefährlicher **Burnout**-Prozess. Ein solches Burnout führt im „günstigsten" Fall dazu, dass die Pflegekräfte ihre Berufstätigkeit beenden. Im ungünstigsten Fall aber führt Burnout zu Tötungsdelikten (Maisch, 1997).

Stattdessen kommt es darauf an, **gemeinsam einen Weg zu finden**. Das stellt nicht nur hohe Anforderungen an die Einzelnen, sondern auch an die Institution, in der sie beschäftigt sind – sei es Krankenhaus, Heim oder ambulanter Dienst. Für verantwortungsvolles, ethisch begründetes Handeln sind also Rahmenbedingungen erforderlich, die nicht nur den Einzelnen, sondern die gesamte Institution betreffen. Sollen sie über Einzelsituationen hinaus erfolgreich sein, gehört deshalb zur Entwicklung einer ethisch begründeten Entscheidungskultur ein hohes Maß an Organisationsentwicklung, die letztlich eine palliative Handlungskultur in Institutionen ermöglicht (Heller u. Krobath, 2002; Heller u. a., 2003). Der Weg zu diesem Ziel sollte über drei Schritte erfolgen.

1. Schritt: *Es muss in der Institution ein Klima des gegenseitigen Vertrauens geschaffen werden – durch Verbesserung der Kommunikation.*

Nur wenn Mitarbeitende sich selbst und den KollegInnen vertrauen, finden sie auch den Mut, in kritische Situationen offen, ehrlich und kooperativ hineinzugehen. Hier muss jede/r Mitarbeitende bei sich selbst anfangen. Eine wesentliche Hilfe ist eine gute Kommunikationskultur. Wer sensibel kommuniziert, ohne sich selbst zu verlieren, kann anderen Stütze und Halt geben (S. 47).

2. Schritt: *Mitarbeitende müssen Erfahrungen im Umgang mit ethischen Fragestellungen gewinnen.*

Nur wenn Menschen sich selbst und andere in ethischen Fragen außerhalb eines „Ernstfalles", anhand fiktiver Situationen, erproben können, gewinnen sie zu solcher Möglichkeit der ethischen Entscheidungsfindung Vertrauen. Einen Weg zur Klärungen ethischer Positionen stellen ethische **Falldiskussionen** dar. Darunter versteht man moderierte ethische Diskussionszirkel, wie sie am Ulmer Universitätsklinikum entwickelt wurden (Sponholz, 2001). Sie sollten nicht im Zusammenhang mit akuten ethischen Problemen stehen, damit sie in einer entspannten Atmosphäre ablaufen können. Hier sind alle Berufsgruppen eingeladen, gemeinsam an einem Fall zu arbeiten. Voraussetzung ist, dass die Beteiligten bereit sind, ihre spezifische Fachkompetenz einzubringen, eine Situation kritisch zu analysieren und Verantwortung für das eigene Denken zu übernehmen. Die Teilnehmenden an solchen Seminaren lernen dabei, ihr eigenes Wertesystem zu reflektieren und zu formulieren – und das anderer zu respektieren. Die dabei aufbrechenden Kontroversen sind kein Anlass zu Streit, sondern eine Aufforderung, sich solch schwierigen Prozessen zu stellen – mit dem Ziel, für den kranken Menschen die bestmöglichste Lösung zu finden. Dies trägt zur Stärkung von Verantwortung, Respekt, Rücksichtnahmen und Anteilnahme im klinischen Alltag bei (Linder u. Ziegler, 2007; Schmid, 2007).

3. Schritt: *Die Einführung Klinischer Ethikkomitees bildet den Rahmen für fundierte ethische Entscheidungen im Einzelfall.*

Klinische Ethikkomitees entstanden in den 1970er-Jahren in den USA, wo heute alle Krankenhäuser für ihre Anerkennung (Akkreditierung) eine Struktur zur Handhabung ethischer Konflikte nachweisen müssen. In Deutschland sind Klinische Ethikkomitees ein relativ neuartiger Ansatz, mit dem seit den 1990er Jahren die Qualität der Krankenversorgung dadurch verbessert werden soll, dass ethische Aspekte auf der professionellen Ebene ein stärkeres Gewicht bekommen. Ein Klinisches Ethikkomitee ist ein (anfangs eher informelles) Team von Mitarbeitenden, die sich im Vorfeld mit ethischen Fragen auseinandergesetzt haben und nun in der eigenen Einrichtung Beratung in ethischen Fragen anbieten. Ihr Anliegen ist es, ratsuchende Personen (z.B. Kranke, deren Angehörige und auch die MitarbeiterInnen des Hauses) in einer ethischen Konfliktsituation zu unterstützen. Ein Ethikkomitee trägt dazu bei, gemeinsam Lösungen zu entwickeln, die schließlich von allen Beteiligten mitgetragen und verantwortet werden können (Simon u. Gillen, 2001; Zentrale Ethikkommission, 2006).

Ethikkomitees

Ethikkomitees sind mit unterschiedlichen Berufsgruppen der jeweiligen Einrichtung besetzt, denen gegenüber ihr Arbeitgeber nicht weisungsberechtigt ist. Auf diese Weise sollen die verschiedenen Blickwinkel auf den kranken Menschen berücksichtigt werden. Sie beziehen alle Betroffenen in die Beratung ein: Diejenigen, die unmittelbar in der Krankenversorgung tätig sind ebenso wie die VertreterInnen der Kranken (Angehörige, gesetzliche BetreuerInnen usw.). Für die Moderation hat es sich bewährt, ein externes Mitglied zu wählen, das nicht der Einrichtung angehört. Zwar sind die Ethikkomitees ursprünglich für Kliniken entwickelt worden, sie sind jedoch mindestens ebenso wichtig für jede andere Institution der Krankensorge.

Ziele und Aufgaben eines Klinischen Ethikkomitees (KEK):

- KEK fördern die Sensibilität und Urteilsfähigkeit der MitarbeiterInnen.
- KEK geben Entscheidungs**hilfen** in konkreten ethischen Konfliktfällen (wobei sie die letzte Verantwortung bei den handelnden Personen lassen).
- KEK bieten zusätzlich ethische Fort- und Weiterbildung an.
- KEK wirken schließlich bei der Erstellung von ethischen Leitlinien (im Sinne von Handlungsempfehlungen) in der jeweiligen Institution mit (Marckmann, 2007).

Aus diesem wichtigen Impuls der Ethikkomitees bildeten sich in den letzten Jahren an verschiedenen Orten u.a. Ethik-Arbeitsgruppen, Ethik-Ausschüsse und Ethik-Foren. Die Moderation von Einzelfallberatungen für einzelne Teams konnten dann Untergruppen des Klinischen Ethikkomitees übernehmen.

Auf diese Weise fördern Ethikkomitees nicht nur das Wohl der Kranken und ihrer Angehörigen, sondern leisten zugleich einen wichtigen Beitrag zur Unternehmenskultur einer Institution, indem sie die Zufriedenheit der Mitarbeitenden erhöhen. Dies wiederum hat positive Auswirkungen auf die kranken Menschen und letztlich sogar auf den wirtschaftlichen Erfolg der Einrichtung.

13.5 Was zu sagen bleibt

Die Menschen unserer Tage haben den Wunsch, ohne unnötiges Leiden und in Verbundenheit mit anderen ihre letzte Lebenszeit zu verbringen. Sie möchten darauf vertrauen dürfen, dass sie Achtung bis zum Ende erfahren und ihre Würde gewahrt bleibt. Hinter solchen Wünschen stehen Befürchtungen und Ängste der Betroffenen, die wir ernst nehmen müssen.

Nur eine Palliative Care, die sich den in diesem Kapitel skizzierten ethischen Grundsätzen verpflichtet fühlt, kann sich um ein umfassendes Verständnis von Würde des Menschen und seiner Selbstbestimmung sorgen. Solch eine Palliative Care ist ein Ausdruck von Verbundenheit zwischen Handelnden und Hilfesuchenden. Sie gewährt einerseits den verschiedenen Berufsgruppen ebenso wie den Ehrenamtlichen und den verschiedenen Institutionen günstige Arbeitsbedingungen. Und sie bietet andererseits den schwer kranken Menschen mit ihren Angehörigen menschenfreundliche Lebensbedingungen, von denen alle profitieren. Für die komplexen Entscheidungssituationen am Lebensende brauchen wir eine umfassende, offen geführte Verständigung mit dem Ziel einer einvernehmlichen Entscheidungsfindung, die ethischen Prinzipien verpflichtet ist (Klie u. a., 2004).

Wenn Sie jetzt, am Ende dieses Kapitels innehalten, werden Sie vielleicht spüren, dass Sie trotz (oder wegen?) aller Ausführungen zu den ethischen und rechtlichen Fragen am Lebensende nicht wirklich sicherer geworden sind. Vielleicht ist Ihnen sogar manch eine lieb gewordene Gewissheit zerronnen. Aber bedenken Sie: Wenn Sie jetzt mehr Fragen als Antworten haben, dann haben Sie Wesentliches verstanden. Denn in ethischen Dingen sind – wie vielleicht in der ganzen Philosophie – die Fragen oft wichtiger als die Antworten. Vielleicht konnten wir Sie sogar ermutigen, zusätzliche Fragen zu stellen. Lassen Sie sich nicht davon entmutigen, wenn Sie keine befriedigenden und schon gar keine allgemein akzeptierten Antworten darauf erhalten. In der Ethik geht es immer auch darum, die Dilemmata, Widersprüche, Unvereinbarkeiten zu entdecken – und sie auszuhalten wenn eine gemeinsame Lösung nicht erreichbar ist. Lösungen lassen sich nicht erzwingen – es sei denn um den Preis der Unmenschlichkeit.

Gerade wenn es um so existenzielle Fragen wie das Sterben und die Trauer geht, kommen wir Menschen rasch an Grenzen: Grenzen des Lebens, Grenzen der Möglichkeiten, Grenzen des Machbaren, Grenzen des Kontrollierbaren. Wir wünschen Ihnen dazu die **Gelassenheit**, Dinge hinzunehmen, die Sie nicht ändern können, aber auch den **Mut**, Dinge zu ändern, die Sie ändern können – und vor allem die **Weisheit**, das eine vom anderen zu unterscheiden (nach Wilhelm von Oranien, 1987).

Weiterführende Literatur

Briggs, Linda A.; Kirchhoff, Karin T.; Hammes, Bernard J.; Song, Mi-Kyung; Colvin, E.R.: Patient-Centered Advance Care Planning in Special Patient Populations: a Pilot Study. Journal of Professional Nursing 20 (2004) S. 47–58

Detering, Karen; Hancock, Andrew D.; Reade, Michael C.; Silvester, William: The impact of advance care planning on end of life care in elderly patients: randomised controlled trial. BMJ (2010) 340:c1345

Göring-Eckardt, Katrin (Hrsg.): Würdig leben bis zuletzt. Sterbehilfe – Hilfe beim Sterben Sterbebegleitung – Eine Streitschrift. Gütersloher Verlagshaus, Gütersloh 2007

Goldstein, Nathan E.; Lynn, Joanne: Trajectory of End-Stage Heart Failure: The Influence of Technology and Implications for Policy Change. Perspectives in Biology and Medicine. 49 (2006) 1, S. 10–18

Klie, Thomas, Student, Johann-Christoph: Die Patientenverfügung – was Sie tun können, um richtig vorzusorgen. 9. neu bearbeitete und aktualisierte Auflage. Verlag Herder, Freiburg 2008

Klie, Thomas, Student, Johann-Christoph: Sterben in Würde – Auswege aus dem Dilemma der Sterbehilfe. Herder, Freiburg 2007

Klie, Thomas: Patientenverfügung – verbindlich oder beachtlich. Die neue deutsche Regelung zu Patientenverfügungen und ihre empirische Relevanz. In: Stoppe, Gabriela (Hrsg.): Die Versorgung psychisch kranker Alter Menschen. Bestandsaufnahme und Herausforderung für die Versorgungsforschung. Report Versorgungsforschung Bd. 3. Deutscher Ärzte-Verlag, Köln 2010, S. 187–294

Napiwotzky, Annedore und Student, Johann-Christoph (Hrsg.): Was braucht der Mensch am Lebensende? Ethisches Handeln und medizinische Machbarkeit. Kreuz Verlag, Stuttgart 2007

Sahm, Stephan: Sterbebegleitung und Patientenverfügung. Ärztliches Handeln an den Grenzen von Ethik und Recht. Campus, Frankfurt/M. 2006

Schirrmacher, Frank: Das Methusalem-Komplott. Blessing, München 2004

Seichter, Jürgen: Einführung in das Betreuungsrecht. 3., aktualis. u. überarb. Aufl., Springer, Berlin 2005

Seichter, Jürgen: Einführung in das Betreuungsrecht. 4., aktualis. u. überarb. Aufl., Springer, Berlin 2010

Singer, Peter A.; Robertson, George; Roy, David J.: Bioethics for Clinicians: 6. Advance Care Planning, CMAJ 15 (1996) 12, S. 1689–1692

Tulsky, James A.: Beyond advance directives: importance of communication skills at the end of life. JAMA 294 (2005) S. 359–65

Anhang

Anhang

Nützliche Adressen

AG SAPV-Geschäftsstelle
Aachener Straße 5
10713 Berlin
Tel.: 0 30/8 20 07 58-17,
Fax: 0 30/8 20 07 58-13
E-Mail: ag-sapv01@dhpv.de

Bundes-Hospiz-Akademie gGmbH
Auer Schulstraße 17
42103 Wuppertal
Tel.: 02 02-9 46 7 33-30
Fax: 02 02-9 46 7 33-11
E-Mail: info@bundes-hospiz-akademie.de
Internet: http://www.bundes-hospiz-akademie.de

Christophorus Akademie
für Palliativmedizin, Palliativpflege
und Hospizarbeit
Interdisziplinäres Zentrum für Palliativmedizin (IZP)
Klinikum der Universität München
Marchioninistraße 15
81377 München
Tel.: 0 89 70 95-79 30
Fax: 0 89 70 95–79 39
E-Mail:
christophorus-akademie@med.uni-muenchen.de
Internet: http://www.christophorus-akademie.de

Dachverband HOSPIZ Österreich (DVHÖ)
Argentinierstr. 2/3
A-1090 Wien
Tel.: +43 (0)1 8 03 98 68
Fax: +43 (0)1 8 03 25 80
E-Mail: dachverband@hospiz.at
Internet: http://www.hospiz.at

**Deutsche Gesellschaft
für Palliativmedizin e. V. (DGP)**
Aachener Str. 5
10713 Berlin
Tel.: 0 18 05-2 21 01
E-Mail: dgp@dgpalliativmedizin.de
Internet: http://www.dgpalliativmedizin.de

**Deutsche Gesellschaft für psychologische
Schmerztherapie und -forschung (DGPSF)**
Am Hochsträß 8
89081 Ulm
Tel.: 07 31-5 00-2 56 10
E-Mail: praesidium@dgpsf.de

**Deutsche Gesellschaft zum Studium
des Schmerzes e. V. (DGSS)**
Obere Rheingasse 3
56154 Boppard
Tel.: 0 67 42-8 0 01-21
Fax: 0 67 42-8 0 01-22
E-Mail: info@dgss.org
Internet: http://www.dgss.org

Deutsche Gesellschaft für Schmerztherapie e. V.
Adenauerallee 18
61440 Oberursel
Tel.: 0 61 71-28 60 60
Fax: 0 61 71-28 60 69
E-Mail: info@dgschmerztherapie.de
Internet: http://www.dgschmerztherapie.de

Deutsche Hospiz-Stiftung
Europaplatz 7
44269 Dortmund
Tel.: 02 31-73 80 73-0
Fax: 02 31-73 80 73-1
E-Mail: kontakt@hospize.de
Internet: http://www.hospize.de

Deutscher Hospiz- und PalliativVerband (DHPV)
Aachener Straße 5
10713 Berlin
Tel.: 0 30-83 22 38 93
Fax: 0 30-83 22 39 50
E-Mail: dhpv@hospiz.net
Internet: http://www.hospiz.net

Deutsches Institut für Palliative Care (DIfPC)
St. Gallener Weg 2
79189 Bad Krozingen
Tel.: 0 76 33-9 48 9 98 oder Tel.: 01 71-9 53 24 27
Fax: 0 76 33-9 48 9 97
E-Mail: info@difpc.de
Internet: http://www.difpc.de

**Deutsches Netzwerk zur Qualitätssicherung
in der Pflege (DNQP)**
an der Fachhochschule Osnabrück
Caprivistraße 30a
49076 Osnabrück
Tel.: 05 41-9 69-20 04
Fax: 05 41-9 69-29 71
E-Mail: dnqp@fh-osnabrueck.de
Internet: http://www.dnqp.de

Dr. Mildred Scheel Akademie, Köln
Die Fort- und Weiterbildungsstätte
der Deutschen Krebshilfe
c/o Deutsche Krebshilfe e. V.
Kerpenerstr. 62
50924 Köln
Tel.: 02 21-94 40 49-0
Fax: 02 21-94 40 49-44
E-Mail: msa@krebshilfe.de
Internet: http://www.mildred-scheel-akademie.de

Elisabeth-Kübler-Ross-Akademie
für Bildung und Forschung im Hospiz Stuttgart
Stafflenbergstraße 22
70184 Stuttgart
Tel.: 07 11-237 41 53
Fax: 07 11-237 41 54
E-Mail: s.haller@hospiz-stuttgart.de
Internet:
http://www.elisabeth-kuebler-ross-akademie.eu

European Association for Palliative Care (EAPC)
EAPC Head Office,
National Cancer Institute Milano
Via Venezian 1,
I-20133 Milano, ITALY
Tel.: +39 02 2 39 03 39
Fax: +39 02 2 90 33 93
E-Mail: amelia.giordano@istitutotumori.mi.it
Internet: http://www.eapcnet.org

Hospiz-Akademie-Bamberg
Akademie für Aus-, Fort- und Weiterbildung
in allen Bereichen der Hospizarbeit,
Palliativpflege und Palliativmedizin
Lobenhoffer Straße 10
96049 Bamberg
Tel.: 09 51-955 07 22
Fax: 09 51-955 07 25
E-Mail: kontakt@hospiz-akademie.de
Internet: http://www.hospiz-akademie.de

IFF-Wien
Abteilung Palliative Care und OrganisationsEthik
Fakultät für Interdisziplinäre Forschung
und Fortbildung (IFF)
der Alpen-Adria Universität Klagenfurt
Schottenfeldgasse 29/4/I
A-1070 Wien
Tel.: +43 (0) 15 22 40 00-1 01
Fax: +43 (0) 15 22 40 00-1 78
E-Mail: karin.schoenbauer@uni-klu.ac.at
Internet: http://www.iff.ac.at/pallorg

Internationale Gesellschaft für Sterbebegleitung
und Lebensbeistand e. V. (IGSL)
Stefan-George-Straße 28 a
55411 Bingen
Tel.: 0 67 21-1 03 18 oder 0 67 21/92 11 61
Fax: 0 67 21-1 03 81
E-Mail: info@IGSL-hospiz.de
Internet: http://www.igsl-hospiz.de

Krebsschmerz Informationsdienst (KSID)
Krebsinformationsdienst KID
Deutsches Krebsforschungszentrum
Im Neuenheimer Feld 280
69120 Heidelberg
Tel.: 08 00-4 20 30 40
Fax: 0 62 21-40 18 06
E-Mail: krebsinformationsdienst@dkfz.de
Internet: http://www.krebsinformation.de/ksid/

Krebsverband Baden-Württemberg e. V.
Adalbert-Stifter-Straße 105
70437 Stuttgart
Tel.: 07 11-8 48-1 07 70
E-Mail: info@krebsverband-bw.de

OMEGA – Mit dem Sterben leben e. V.
OMEGA e. V. Bundesgeschäftsstelle
Frau Ingrid Bodden
Dickampstr. 12
45879 Gelsenkirchen
Tel.: 02 09-9 13 28-22/21
Fax: 02 09-9 13 28-33
E-Mail: info@omega-ev.de
Internet: http://www.omega-ev.de

Österreichische Palliativgesellschaft (OPG)
Albrechtskreithgasse 19–21
A-1160 Wien
Tel./Fax: +43-1-8042221
E-Mail: opg-sek@palliativ.at
Internet: http://www.palliativ.at/

Schweizerische Gesellschaft für Palliative Medizin, Pflege und Begleitung (SGPMPB)
Seebahnstraße 231
8004 Zürich
Tel.: +41 (0) 44 240 16 21
Fax. +41 (0) 44 242 95 35
E-Mail: info@palliative.ch
Internet: http://www.palliative.ch

Zentrales Vorsorgeregister der Bundesnotariatskammer:
Bundesnotarkammer
Körperschaft des öffentlichen Rechts
– Zentrales Vorsorgeregister –
Postfach 08 01 51
10001 Berlin
http://www.vorsorgeregister.de

Literatur

AACN (The American Association of Colleges of Nursing): Peaceful Death: Recommended Competencies and Curricular Guidelines for End-of-Life Nursing Care. Washington o.J. (Internet: http://www.aacn.nche.edu/Publications/deathfin.htm; Jan. 2007)

Achterberg, Jeanne: Die Frau als Heilerin. Die schöpferische Rolle der heilkundigen Frau in Geschichte und Gegenwart. Scherz Verlag, Bern – München – Wien 1991

Achterberg, Jeanne; Dossey, Barbara; Kolkmeier, Leslie: Rituale der Heilung. Die Kraft von Phantasiebildern im Gesundungsprozess. Goldmann, München 1996

Addington, Julia, M.; Higginson, Irene, J. (Hrsg.): Palliative Care for Non-Cancer-Patients. Oxford University Press, Oxford u. New York 2001

Airey, J.; Hammond, G.; Kent, P.; Moffit, L.: Frequently Asked Questions on Spirituality and Religion. Christian Council on Aging. Derbyshire 2002

Albrecht, Elisabeth: Organversagen. In: Student, Johann-Christoph (Hrsg.): Sterben, Tod und Trauer – Handbuch für Begleitende. 2. Aufl. Herder, Freiburg 2006, S.153–158

Albrecht, Gisela: Dermatologische Symptome. In: Aulbert, Eberhard; Zech, Detlef (Hrsg.): Lehrbuch der Palliativmedizin. Schattauer, Stuttgart 2000, S.637–649

Alsheimer, Martin: Palliativkultur im Pflegeheim – von Modellprojekten lernen. In: Napiwotzky, Annedore; Student, Johann-Christoph (Hrsg.): Was braucht der Mensch am Lebensende? Ethisches Handeln und medizinische Machbarkeit. Kreuz Verlag, Stuttgart 2007, S.162–169

American Academy of Child and Adolescent Psychiatry: Children and Grief. Facts for Families, Washington 5 (2008)

Ariès, Philippe: Geschichte des Todes. 7. Aufl. Dt. Taschenbuch-Verl., München 1995

Ashish, Sri Madhava: Nachwort. In: Kearney, Michael: Schritte in ein ungewisses Land. Seelischer Schmerz, Tod und Heilung – Geschichten und Erfahrungen. Herder, Freiburg 1997

Augustinus, Aurelius: http://www.kondolenz.info/religioes.htm (02.01.2007)

Augustinus: Evangelisches Gesangbuch. Gesangbuchverlag, Stuttgart 1996, S.632

Augustyn, Beate; Kern, Martina: Pflege. In: Student, Johann-Christoph (Hrsg.): Sterben, Tod und Trauer – Handbuch für Begleitende. 2. Aufl. Herder, Freiburg 2006, S.171–177

Aulbert, Eberhard; Zech, Detlef (Hrsg.): Lehrbuch der Palliativmedizin. Schattauer, Stuttgart 2000

Aulitzky, Walter; Schlunk, Thomas; Stumm, Rolf; Seiter, Hubert; Wohland-Braun, Birgit: Schmerztherapie bei unheilbar Kranken – zu Hause. Palliative Praxis 1 DVD-Video & Broschüre. STUMM-FILM Dr. Rolf Stumm Medien GmbH, Ludwigsburg 2006. (3 Video-Module und Broschüre)

Barbus, Amelia J.: The Dying Persons Bill of Rights. American Journal of Nursing, Januar, 1975, S.99

Bayer, Antony: Editorial. Death with dementia – the need for better care. Age and Ageing 35 (2006) S.101–102

Beauchamp, Thomas L.; Childress, James F.: Principles of Biomedical Ethics. Oxford 5. Aufl., University Press, New York 2001

Beck, Helge; Martin, Eike; Motsch, Johann; Schulte am Esch, Jochen (Hrsg.): Schmerztherapie. Thieme, Stuttgart – New York 2002

Becker, Ernest: Dynamik des Todes. Die Überwindung der Todesfurcht. Walter-Verlag, Olten 1976

Becker, Stephanie; Kruse, Andreas; Schröder, Johannes: Das Heidelberger Instrument zur Erfassung von Lebensqualität bei Demenz (H.I.L.DE.): Dimensionen von Lebensqualität und deren Operationalisierung. Zeitschrift für Gerontologie + Geriatrie 38 (2005) 2, S. 108–121

Beine, Karl-Heinz: Sehen, hören, schweigen – Patiententötungen und aktive Sterbehilfe. Lambertus, Freiburg 1998

Beyer, Heidrun; Kuno, Elke; Sitzmann, Franz: ATL Ausscheiden. In: Kellnhauser, Edith u.a.: Thiemes Pflege. Professionalität erleben. Thieme, Stuttgart 2004, S.265–303

Bickel, Margot; Steigert, Hermann: Jeder Tag ist Leben. Herder, Freiburg 1998

Bilgin, Yasar: Islam. In: Student, Johann-Christoph (Hrsg.): Sterben, Tod und Trauer – Handbuch für Begleitende. 2. Aufl., Herder, Freiburg 2006, S.101–104

Binsack, Thomas: Atemnot. In: Aulbert, Eberhard; Zech, Detlef (Hrsg.): Lehrbuch der Palliativmedizin. Schattauer, Stuttgart 2000, S.600–609

Birbaumer, Niels: Nur das Denken bleibt: Neuroethik des Eingeschlossen-Seins. In: Engels, Eve-Marie, Hildt, Elisabeth (Hrsg.): Neurowissenschaften und Menschenbild. Mentis, Paderborn 2005, S.77–94

Bodensteiner, Erika: Atem ist Leben. Atemtherapie im Kontext von Palliative Care. In: Fittkau-Tönnesmann, Bernadette (Hrsg.): Nachlese. Texte zu den Seminaren der Fortbildungsakademie. 4. Kongress der Deutschen Gesellschaft für Palliativmedizin e.V. München 2002. congress compact verlag, Berlin 2002, S.97–98

Bodensteiner, Erika: Atemtherapie. In: Student, Johann-Christoph (Hrsg.): Sterben, Tod und Trauer – Handbuch für Begleitende. 2. Aufl., Herder, Freiburg 2006, S.52–55

Böke, Hubert; Müller, Monika; Schwikart, Georg: Manchmal möchte ich alles hinschmeißen! Wenn Sterbebegleiter an ihre Grenzen kommen. Gütersloher Verlagshaus, Gütersloh 2005

Böttger-Kessler, Grit: Aktive Sterbehilfe bei Wachkomapatienten. Mabuse-Verlag, Frankfurt 2006

Bowlby, John: Verlust, Trauer und Depression. Fischer, Frankfurt/M. 1983

Breitbart, William; Chochinov, Harvey M; Passik, Steven D.: Psychiatric Symptoms in Palliative Medicine. In: Doyle, Derek; Hanks, Geoffrey; Cherny, Nathan; Calmann, Kenneth (Hrsg.): Oxford Textbook of Palliative Medicine. 3. Aufl. Oxford Universitypress, Oxford 2004, S. 746–771

Briggs, Linda A.; Kirchhoff, Karin T.; Hammes, Bernard J.; Song, Mi-Kyung; Colvin, E.R.: Patient-Centered Advance Care Planning in Special Patient Populations: a Pilot Study. Journal of Professional Nursing 20 (2004) S. 47–58

Brown, Joshua H.; Henteleff, Paul; Barakat, Susan; Rowe, C.J.: Is it Normally for Terminal Ill Patients to desire Death? American Journal of Psychiatry 143 (1986) S. 208–211

Brunnström, Hans; Englund, Elisabet: Cause of death in patients with dementia disorders. European Journal auf Neurology 16 (2009) S. 488–492

Buber, Martin: Das dialogische Prinzip. 10., Aufl. Gütersloher Verlagshaus, Gütersloh 2002

Bundesärztekammer: Grundsätze der Bundesärztekammer zur ärztlichen Sterbebegleitung. Deutsches Ärzteblatt 101 (2004) 19, S.A-1298

Bürgerliches Gesetzbuch (BGB). 59. Aufl., DTV-Beck, München 2007

Burgheim, Werner (Hrsg.): Qualifizierte Begleitung von Sterbenden und Trauernden. Band 1, Forum, Merching 2006

Burkhardt, Ingeborg: Zwischen Erde und Himmel. Unveröffentlichte Abschlussarbeit, Palliative Care Kontaktstudiengang VII, 2006 an der Elisabeth-Kübler-Ross-Akademie für Bildung und Forschung im Hospiz Stuttgart

Butler, Robert N: The Life Review: An Interpretation of Reminiscence in the Aged. Psychiatry 26 (1963) S. 65–76

Cameron, J.; Parkes, Colin Murray: Terminal Care: Evaluation of Effects on Surviving Family of Care Before and After Bereavement. Postgraduate Medical Journal 59 (1983) 688, S. 73–78

Canacakis, Jorgos: Ich sehe deine Tränen. Lebendigkeit in der Trauer. Kreuz-Verlag, Stuttgart 2006

Cantor, Norman L.: Making Advance Directives Meaningful, Psychology, Public Policy, and Law 4, no. 3 (1998) 629–652

Chattopadhyay, Sibylle; Brandl, Almut: Begleitung von Sterbenden und Angehörigen mit Homöopathie. Kursmanuskript, 2006

Chochinov, Harvey Max; Wilson, Keith G.; Enns, Murray; Mowchun, N.; Lander, Sheila; Levitt, M.; Clinch, Jennifer J.: Desire for Death in Terminally Ill. American Journal of Psychiatry 152 (1995) 1185–1191

Christophorus Hospiz Verein e. V. (Hrsg.): Atemnot bei Schwerstkranken und Sterbenden. Reihe Palliativmedizin/Palliativpflege, Broschüre für Fachkräfte, Patienten und Angehörige. Zu beziehen über Christophorus Hospiz Verein e. V., Effnerstraße 83, 81925 München; Internet: http://www.chv.org

Christophorus Hospiz Verein e. V. (Hrsg.): Ernährung – um jeden Preis? Fragen zur Ernährung in der letzten Lebensphase. Reihe Palliativmedizin/Palliativpflege, Broschüre für Fachkräfte, Patienten und Angehörige. Zu beziehen über Christophorus Hospiz Verein e. V., Effnerstraße 83, 81925 München; Internet: http://www.chv.org

Christophorus Hospiz Verein e. V. (Hrsg.): Gastrointestinale Probleme bei Schwerstkranken und Sterbenden. Reihe Palliativmedizin/Palliativpflege, Broschüre für Fachkräfte, Patienten und Angehörige. Zu beziehen über Christophorus Hospiz Verein e. V., Effnerstraße 83, 81925 München; Internet: www. chv.org

Christophorus Hospiz Verein e. V. (Hrsg.): Konzept zur Schmerzbehandlung. Reihe Palliativmedizin/Palliativpflege, Broschüre für Fachkräfte, Patienten und Angehörige, München 2004. Zu beziehen über Christophorus Hospiz Verein e. V., Effnerstraße 83, 81925 München; Internet: http://www.chv.org

Condrau, Gion: Der Mensch und sein Tod – Certa moriendi condicio. Kreuz, Zürich 1991 (Certa moriendi condicio – das fest bestimmte Los des Sterbens)

Cousins, Norman: Anatomy of an illness. Norton, New York 1979, S. 133

Coyne, Patrick J.; Lyckhol, Laurie; Smith, Thomas J.: Clinical Interventions, Economic Outcomes and Palliative Care. In: Ferrell, Betty Rolling; Coyle, Nessa: Textbook of Palliative Nursing. Oxford University Press, New York 2001, S. 317–327

Davy, John; Ellis, Susan: Palliativ pflegen. Sterbende verstehen, beraten und begleiten. Hans Huber, Bern 2003

Dehn, Ulrich: Hinduismus. In: Student, Johann-Christoph (Hrsg.): Sterben, Tod und Trauer – Handbuch für Begleitende. 2. Aufl. Herder, Freiburg 2006, S. 87–90

Dengler, Reinhard; Ludolph, Elmar; Zierz, Stephan: Amyotrophe Lateralsklerose. 2. Aufl. Thieme, Stuttgart; 1999

Detering, Karen; Hancock, Andrew D.; Reade, Michael C.; Silvester, William: The impact of advance care planning on end of life care in elderly patients: randomised controlled trial. BMJ (2010) 340:c1345

Deutsche AIDS-Hilfe e. V. (Hrsg.): HIV und AIDS. Ein Leitfaden für Ärzte, Apotheker, Helfer und Betroffene. 5. Aufl. Springer, Berlin 2003

Deutsche Alzheimer Gesellschaft: Das Wichtigste. Die Epidemiologie der Demenz. DAG, Berlin 2008

Deutsche Krebshilfe e. V.: Hilfen für Angehörige. Informationen, Anregungen und Gesprächshilfen für Angehörige von Tumorkranken. ISSN 0946-4816

Deutsche Krebshilfe e. V. (Hrsg.): Krebsschmerzen wirksam bekämpfen. Ein Ratgeber für Betroffene, Angehörige und Interessierte. Bonn 2007

DGM, Deutsche Gesellschaft für Muskelkranke e. V.: Amyotrophe Lateralskelose (ALS). 2003 http://www.dgm.org/files/als.pdf (01.02.2007)

DGP Sektion Pflege Stand 10/2004a: Pflegeleitlinie Ernährung. URL: www.dgpalliativmedizin.de (06.06.2006)

DGP Sektion Pflege Stand 10/2004b: Pflegeleitlinie Exulcerierende Wunden. URL: http://www.dgpalliativmedizin.de (06.06.2006)

DGP Sektion Pflege Stand 10/2004c: Pflegeleitlinie Lagerung in der letzten Lebensphase. URL: http://www.dgpalliativmedizin.de (06.06.2006)

DGP Sektion Pflege Stand 10/2004d: Pflegeleitlinie Lymphödem bei fortgeschrittener Tumorerkrankung. URL: http://www.dgpalliativmedizin.de (06.06.2006)

DGP Sektion Pflege Stand 10/2004e: Pflegeleitlinie Obstipation. URL: http://www.dgpalliativmedizin.de (06.06.2006)

DGP Sektion Pflege Stand 10/2004f: Pflegeleitlinie Pruritus (Juckreiz). URL: http://www.dgpalliativmedizin.de (06.06.2006)

DGP Sektion Pflege Stand 10/2004g: Pflegeleitlinie Mundpflege in der letzten Lebensphase. URL: http://www.dgpalliativmedizin.de (06.06.2006)

DGP Sektion Pflege Stand 10/2004h: Pflegeleitlinie Übelkeit/Erbrechen. URL: http://www.dgpalliativmedizin.de (06.06.2006)

DGP Sektion Pflege Stand 10/2004i: Pflegeleitlinie Umgang mit der Situation nach dem Versterben eines Patienten. URL: http://www.dgpalliativmedizin.de (06.06.2006)

DGP Sektion Pflege Stand 02/2006: Pflegeleitlinie Dyspnoe. URL: http://www.dgpalliativmedizin.de (10. 05.2006)

DHPV, Deutscher Hospiz- und PalliativVerband legt Studienergebnisse über die Hospizarbeit in Deutschland vor. 13.03.2009, URL: http://www.hospiz.net/stamhole/pdf/stellung_neu_39a-sgb5.pdf (16.03.2010)

Dörner, Klaus: Leben und sterben, wo ich hingehöre. Dritter Sozialraum und neues Hilfesystem. Paranus Verlag, Neumünster 2007

Dörner, Klaus; Plog, Ursula; Teller, Christine: Irren ist menschlich. Lehrbuch der Psychiatrie und Psychotherapie. Psychiatrie-Verlag, Gütersloh 2004

Dorschner, Stephan; Schäfer, Iris Luzie: Entwicklung und Evaluation von „Palliative Care-Angeboten" für Menschen mit Demenz und ihre Angehörigen. FH Jena: Forschungsbericht 2006/2007; S. 91–92

Doyle, Derek; Hanks, Geoffrey; Cherny, Nathan; Calmann, Kenneth (Hrsg.): Oxford Textbook of Palliative Medicine. 3. Aufl. Oxford Universitypress, Oxford 2004

Drescher, Martin; Drescher, Georgia; Miller, Sherod; Nunnally, Elam: Wir verstehen uns! Ein Programm zur Verbesserung der Kommunikation in der Partnerschaft und Familie. Drescher 1998

Dyne, Geoffrey (Hrsg): Bereavement Visiting. King's Fund Publishing Office, London 1981

Eberhardt, Gerhild; Miller, Gertrud; Schneider, Gundula: Brückenschwestern – kompetente Hilfe und Unterstützung für schwer kranke und sterbende Tumorpatienten und ihre Angehörigen. In: Student, Johann-Christoph (Hrsg.): Das Hospiz-Buch. 4. Aufl. Lambertus, Freiburg 1999, S. 67–72

Egan, Kathleen A.; Labyak, Mary, J.: Hospice Care: A Model for End-of-Life Care. In: Ferrell, Betty Rolling.; Coyle, Nessa: Textbook of Palliative Nursing. Oxford University Press, New York 2001, S. 7–26

Eichner, Eckhard; Sitte, Thomas: Die 13 Aachener Thesen. Angewandte Schmerztherapie und Palliativmedizin. Sonderheft 1 (2010) 49–50

Eisele, Ursula; Wolf, Elisabeth; Bausewein, Claudia; Albrecht, Elisabeth: Atemnot bei Schwerstkranken und Sterbenden. Christophorus Hospiz Verein e. V. (Hrsg.) o. J.

Elias, Norbert: Über die Einsamkeit der Sterbenden in unseren Tagen. 10. Aufl., Suhrkamp, Frankfurt 1987

Ellershaw, John E.; Sutcliff, Jane M.; Saunders, Cicely M.: Dehydration and the Dying patient. Journal of Pain and Symptom Management, 10 (1995) 192–197

Emswiler, James P.; Emswiler, Mary Ann: Guiding Your Child Through Grief. Bantam, New York 2000

Encarta Enzyklopädie Professional 2003 1993–2002 Microsoft Corporation

Ende, Michael: Momo oder Die seltsame Geschichte von den Zeit-Dieben und von dem Kind, das den Menschen die gestohlene Zeit zurückbrachte. Ein Märchen-Roman. Thienemann Verlag, Stuttgart 1973

Endicott, Jean: Measurement of Depression in Patients with Cancer. Cancer, 53 (1984) 2243–2248

European Association for Palliative Care (EAPC): White Paper on standards and norms for hospice and palliative care in Europe: part 1. European Journal of Palliative Care, 2009; 16 (6)

Fagerlin, Angela; Schneider, Carl E.: Enough: The Failure of the Living Will. Hastings Center Report, 34 (2004) 2, 30–42

Fallowfield, Lesley: Communication With Patient and Family in Palliative Medicine. In: Doyle, Derek; Hanks, Geoffrey; Cherny, Nathan; Calmann, Kenneth (Hrsg.): Oxford Textbook of Palliative Medicine. 3. Aufl. Oxford Universitypress, Oxford 2004, S. 101

Falk, Juliane: Basiswissen Demenz. Lern- und Arbeitsbuch für berufliche Kompetenz und Versorgungsqualität. Beltz, Weinheim & München 2004

Fehring, Richard J.; Miller, Joan F.; Shaw, Christine: Spiritual Well-Being, religiosity, hope, Depression, an Other States in Elderly People Coping With Cancer. Oncology Nursing Forum, 24 (1997) 663

Feichtner, Angelika: Exulzerierende Tumorwunden. In: Knipping, Cornelia (Hrsg.): Lehrbuch Palliative Care. 2. Aufl. Hans Huber, Bern 2007a, S. 350–356

Feichtner, Angelika: Pruritus. In: Knipping, Cornelia (Hrsg.): Lehrbuch Palliative Care. 2. Aufl. Hans Huber, Bern 2007b, S. 357–362

Feil, Naomi: Validation in Anwendung und Beispielen. Der Umgang mit verwirrten alten Menschen. 3. Aufl. Ernst Reinhardt, München 2001

Feil, Naomi; de Klerk-Rubin, Vicki: Validation: ein Weg zum Verständnis verwirrter alter Menschen. 5. Aufl. Ernst Reinhardt, München, Basel 1999

Fink, Regina; Gates, Rose: Pain Assessment. In: Ferrell, Betty Rolling; Coyle, Nessa: Textbook of Palliative Nursing. Oxford University Press, New York 2001, S. 53–71

Fischle-Brendel, Simone; Hölz, Hedda; Linder, Heike; Nittka, Dorothee; Reimann, Adelheid; Wenger, Margret; Student, Johann-Christoph: Zwei Jahre Ambulante Hospizschwestern im Hospiz Stuttgart – Ein Rechenschaftsbericht. Hospiz Stuttgart, Stuttgart 2005

Förster, Marianne u. a.: ATL Sich bewegen. In: Kellnhauser, Edith u. a.: Thiemes Pflege. Professionalität erleben. Thieme, Stuttgart 2004, S. 184–209

Franey, Stephen G.: Three Factors critical for End-of-Life-Care. Health Progress, Sept.–Oct. (1996) 30–32

Franke, Evelyn: Hilfsmittel-Liste für mundmotorische Probleme. Palliative Care Tipps der Elisabeth-Kübler-Ross-Akademie für Bildung und Forschung im Hospiz Stuttgart, zu beziehen über info@hospiz-stuttgart.de

Freud, Sigmund: Briefe 1873–1939. 3. Aufl. S. Fischer, Frankfurt 1980, S. 431

Friebe, Jens: Der biographische Ansatz in der Pflege. In: Pflege & Gesellschaft, 9 (2004) 3–5

Friedrich, Hannes: Sterben in Deutschland. In: Kettler, Dietrich; Simon, Alfred; Anselm, Reiner; Lipp, Volker: Selbstbestimmung am Lebensende. Universitätsverlag Göttingen, Göttingen 2006, S. 9–35

Fröhlich, Andreas; Nydahl, Peter: Basale Stimulation. In: Kellnhauser, Edith u. a.: Thiemes Pflege. Professionalität erleben. Thieme, Stuttgart 2004, S. 83–90

Furth, Gregg M.: Heilen durch Malen. 3. Aufl., Walter-Verlag, Olten (Schweiz) 1997

Ganzini, Linda; Harvath, Theresa A.; Jackson, Ann; Goy, Elizabeth R.; Miller, Lois L.; Delorit, Molly A.: Experiences of Oregon Nurses and Social Workers with Hospice Patients who Request Assisted Suicide. New England Journal, 347 (2002) 582–588

Galuske, Michael: Methoden der Sozialen Arbeit. Eine Einführung. 7. Aufl. Weinheim & München, Juventa 2005

Gawlik, Willibald: Homöopathie in der Geriatrie. 2. Aufl. Hippokrates, Stuttgart 2001

Geiser, Kaspar: Problem- und Ressourcenanalyse in der Sozialen Arbeit. Eine Einführung in die systemische Denkfigur und ihre Anwendung. 3. Aufl. interact u. Lambertus, Luzern u. Freiburg 2007

Geisler, Linus S.: Arzt und Patient – Begegnung im Gespräch. Internet-Version der 3. Aufl., Peter Hoffmann/Pharma Verlag, Frankfurt/M. 1992

Gerhard, Christoph; Bollig, Georg: Palliative Care für Patienten mit fortgeschrittener Demenz. Z Palliativmedizin (2007) 8, S. 69–72

Gerlach, Ulrich; Wagner, Hermann; Wirth, Wilhelm: Innere Medizin für Pflegeberufe. 6. Aufl., Thieme, Stuttgart 2006

Gerstenkorn, Uwe; Schibilsky, Michael: Abschiedsrituale, religiöse Formen. In: Student, Johann-Christoph (Hrsg.): Sterben, Tod und Trauer – Handbuch für Begleitende. 2. Aufl. Herder, Freiburg 2006, S. 13–19

Glare, Paul; Christakis, Nicholas A.: Predicting Survival in Patients with advanced Disease. In: Doyle, Derek; Hanks, Geoffrey; Cherny, Nathan; Calmann, Kenneth (Hrsg.): Oxford Textbook of Palliative Medicine. 3. Aufl. Oxford Universitypress, Oxford 2004, S. 29–42

Glaus, Agnes: Müdigkeit oder Fatigue – eine Herausforderung in der Palliativarbeit. In: Metz, Christian; Wild, Monika; Heller, Andreas (Hrsg.): Balsam für Leib und Seele. Lambertus, Freiburg im Breisgau 2002, S. 60–72

Gnamm, Else u. a.: Pflege und Begleitung alter Menschen mit Erkrankungen des Atemsystems. In: Köther, Ilka (Hrsg.): Thiemes Altenpflege. Thieme, Stuttgart 2005, S. 314–338

Gockeler, Christa: Unveröffentlichtes Beispiel, 2005

Göckenjan, Gerd; Dreßke, Stefan: Wandlungen des Sterbens im Krankenhaus und die Konflikte zwischen Krankenrolle und Sterberolle. Österreichische Zeitschrift für Soziologie 27 (2002) 80–96

Goldberg Richard J.; Mor, Vincent: A Survey of Psychotropic Use in Terminal Cancer Patients. Psychosomatics 26 (1985) 745–751

Gordijn, Bert: Die derzeitige Euthanasiedebatte in den Niederlanden. In: Aulbert, Eberhard; Klaschick, Eberhard; Pichelmeyer, Heinz (Hrsg.): Beiträge zur Palliativmedizin, Bd. 2, Palliativmedizin, Die Alternative zur Sterbehilfe. Schattauer, Stuttgart 1998, S. 9–22

Göring-Eckardt, Katrin (Hrsg.): Würdig leben bis zuletzt. Sterbehilfe – Hilfe beim Sterben Sterbebegleitung – Eine Streitschrift. Gütersloher Verlagshaus, Gütersloh 2007

Goldstein, Nathan E.; Lynn, Joanne: Trajectory of End-Stage Heart Failure: The Influence of Technology and Implications for Policy Change. Perspectives in Biology and Medicine. 49 (2006) 1, S. 10–18

Grawe, Klaus: Psychologische Therapie. 2. Aufl., Hogrefe, Göttingen 2000

Grawe, Klaus; Donati, Ruth; Bernauer, Friederike: Psychotherapie im Wandel – von der Konfession zur Profession. 5. unveränd. Aufl. Hogrefe-Verlag, Göttingen 2001

Greenberg, Jeff; Pyszczynski, Tom; Solomon, Sheldon; Rosenblatt, Abram; Veeder, M., Kirkland, S., Lyon, D.: Evidence of Terror Management Theory II: The Effects of mortality salience on reactions to those who threaten or bolster the cultural worldview. Journal of Personality and Social Psychology 58 (1990) 308

Grond, Erich: Sterbebegleitung verwirrter Menschen. In: Burgheim, Werner (Hrsg.): Qualifizierte Begleitung von Sterbenden und Trauernden Bd. 1, Forum, Merching 2006, Kap. 3.6

Grün, Anselm: Abschied. In: Student, Johann-Christoph (Hrsg.): Sterben, Tod und Trauer – Handbuch für Begleitende. 2. Aufl. Herder, Freiburg 2006, S. 7–12

Guizun, Yvonne: Das Thema „Ekel" in der Pflegeausbildung. Zeitschrift der Lindenhof Schule, 16 (Frühling 2004) 21–23. URL: www.lindenhof-schule.ch/_data/ 1_publikationen_iBjZBPPoA6D4.pdf?se=c221ae8a5c 993d0c7bda9d3e2a5ee87c (07.06.2006)

Gutenthaler, Ursula: Basale Stimulation in der Palliativen Geriatrie. In: Kojer, Marina (Hrsg.) Alt, krank und verwirrt. Einführung in die Praxis der Palliativen Geriatrie. Lambertus, Freiburg im Breisgau 2003, S. 164–175

Hagl, Ariane: Kunsttherapie als Selbsterfahrung. In: Fittkau-Tönnesmann, Bernadette (Hrsg.): Nachlese. Texte zu den Seminaren der Fortbildungsakademie. 4. Kongress der Deutschen Gesellschaft für Palliativmedizin e.V. München 2002. congress compact verlag, Berlin 2002, S. 104–105

Hanks, Geoffrey; Cherny, Nathan I.; Fallon, Marie: Opioid Analgesic Therapy. In: Doyle, Derek; Hanks, Geoffrey; Cherny, Nathan; Calmann, Kenneth (Hrsg.): Oxford Textbook of Palliative Medicine. 3. Aufl. Oxford Universitypress, Oxford 2004, S. 316–341

Hanks, Geoffrey; de Conno, Franco; Cherny, Nathan I; Hanna, Michael G.; Kalso, Eija; Mcquay, Henry J.; Mercadente, Sebastiano; Meynadier, Jaques; Poulain, Philippe; Ripamonti, Carla; Radbruch, Lukas; Roca I Casas, Jordi; Sawe, Juliette; Twycross, Robert G; Ventafridda, Vittorio: Expert Working Group of the Research Network of the European Association of Palliative Care. Morphine and Alternative Opioids in Cancer Pain: the EAPC Recommendations. British Journal of Cancer 84 (2001) 5, 587–593

Hartenstein, Reiner u.a.: Gastrointestinale Symptome. In: Aulbert, Eberhard; Zech, Detlef (Hrsg.): Lehrbuch der Palliativmedizin. Schattauer, Stuttgart 2000, S. 531–555

Hartmann, Hans-Peter; Beutel, Manfred; Milch, Wolfgang E.: Verlust und Trauer. In: Uexküll, Thure von; Adler, Rolf H.; Herrmann, Jörg M. (Hrsg.): Psychosomatische Medizin. Modelle ärztlichen Denkens und Handelns. 6. Aufl. Urban & Fischer Verlag, München 2002, S. 341–354

Hautzinger, Martin: Kognitive Verhaltenstherapie bei Depressionen. 6. Aufl., Beltz, Weinheim, Basel, Berlin 2003

Heigl-Evers, Annelise.: Die Stufentechnik der Supervision. Eine Methode zum Erlernen der psychoanalytischen Beobachtungs- und Schlussbildungsmethode im Rahmen der Angewandten Psychoanalyse. Gruppentherapie, Gruppendynamik 9 (1975) 43–54

Heimerl, Katharina; Heller, Andreas; Kittelberger, Frank: Daheim sterben. Palliative Kultur im Pflegeheim. Lambertus, Freiburg 2005

Heller, Andreas; Dinges Stefan; Heimerl, Katharina; Reitinger, Elisabeth; Wegleitner, Klaus-Jürgen: Palliative Kultur in der stationären Altenhilfe. In: Zeitschrift für Gerontologie und Geriatrie, 36 (2003) 360–365

Heller, Andreas; Krobath, Thomas: OrganisationsEthik. Organisationsentwicklung in Kirchen, Caritas und Diakonie Lambertus-Verlag, Freiburg 2002

Heller, Andreas; Wegleitner, Klaus: Palliative Care in der stationären Altenhilfe – Ansätze der Implementierung. In: Knipping, Cornelia (Hrsg.): Lehrbuch Palliative Care. 2. Aufl., Hans Huber, Bern 2007, S. 78 f.

Hempel, C.-Maria: Agitation. In: Knipping, Cornelia (Hrsg.): Lehrbuch Palliative Care. 2. Aufl., Hans Huber, Bern 2007, S. 316–323

Hertogh, Cees: Advance care planning and the relevance of palliative care approach in dementia. Age and Ageing 35 (2006) S. 553–55

Herz, Adelheid von: Den Schmerz kommunizierbar machen. Ein Praxisbericht aus der Palliativen Pflege. Mabuse, 135 (2002) 42–45

Herz, Adelheid von: „Wie wird das sein, wenn er stirbt?" Pflegepraktische Aspekte der Begleitung von Angehörigen krebskranker Sterbender. Mabuse, 138 (2002a) 53–57

Herz, Adelheid von: „Schwester, Sie können das doch viel besser als ich." Pflegepraktische Aspekte der Begleitung von Angehörigen krebskranker Sterbender. Mabuse, 139 (2002b) 45–49

Herz, Adelheid von: Mit dem Tod in Berührung kommen. Begleitung von Angehörigen krebskranker Sterbender. Mabuse 140 (2002c) 39–42

Herz, Adelheid von: Die sinnlichen Zumutungen des Sterbens – Wie können Pflegekräfte und Ehrenamtliche Angehörige unterstützen und herausfordern? Handout am Fachtag 2004

Herz, Adelheid von: „Wir kommen außer Atem" – kinästhetische Aspekte der Symptomkontrolle bei Luftnot. Handout des Kurses an der Elisabeth-Kübler-Ross-Akademie im Hospiz Stuttgart 2005

Herz, Adelheid von: Symptomkontrolle bei: Unruhe, Angst, Atemnot, Juckreiz. Unveröffentlichtes Kursmanuskript vom 06.07.2006

Hesse, Hermann: Jedem Anfang wohnt ein Zauber inne. Lebensstufen. 14. Aufl. Suhrkamp Frankfurt 2000

Hesse, Hermann: Unterwegs. Georg Müller, München 1911

Heuft, Gereon; Kruse, Andreas; Radebold, Hartmut: Lehrbuch der Gerontopsychosomatik und Alterspsychotherapie. 2. Aufl., UTB, Stuttgart 2005

Hofstetter, Ursula: Buchbesprechung: Dorothee Ringel: Ekel in der Pflege. Zeitschrift der Lindenhof Schule. 16 (Frühling 2004a) 18–20. URL: http://www.lindenhof-schule.ch/_data/1_publikationen_iBjZBPPo A6D4.pdf?se=c221ae8a5c993d0c7bda9d3e2a5ee87c (07.06.2006)

Hofstetter, Ursula: Ein dem Ekel entgegengesetztes Arbeitsfeld. Zeitschrift der Lindenhof Schule, 16 (Frühling 2004b) 18–20. URL: http://www.lindenhofschule.ch/_data/1_publikationen_iBjZBPPoA6D4. pdf?se=c221ae8a5c993d0c7bda9d3e2a5ee87c (07.06.2006)

Hogan, Nancy: Helping Children Cope With Grief. FOCUS ON PRE-K & K, 15 (2002) 1, S. 3–6

Holch, Christine: Selbstbestimmung am Lebensende, In: Chrismon, das evangelische Magazin. Monatliche Beilage zu „Die Zeit", „Frankfurter Rundschau", „Sächsische Zeitung", „Süddeutsche Zeitung", „Der Tagesspiegel" und „Potsdamer Neueste Nachrichten", 6 (2003)

Höppner, Gundula: Kinästhetik in der Altenpflege. In: Köther, Ilka (Hrsg.): Thiemes Altenpflege. Thieme, Stuttgart 2005, S. 98–108

Husebø, Stein: Was bei Schmerzen hilft. Ein Ratgeber. Herder, Freiburg 1999

Husebø Sandgathe, Bettina; Husebø, Stein: Die letzten Tage und Stunden. Palliative Care für Schwerkranke und Sterbende. Grünenthal GmbH o. J.

Husebø, Stein; Klaschik, Eberhard: Palliativmedizin. Praktische Einführung in Schmerztherapie, Ethik und Kommunikation. 2. Aufl., Springer, Berlin 2000

Husebø, Stein u. Klaschik, Eberhard: Palliativmedizin. Grundlagen und Praxis. Schmerztherapie, Gesprächsführung, Ethik. 4. Aufl., Springer, Berlin 2006

IFSW: Definition of Social Work, International Federation of Social Workers (IFSW), Joint International Conference of IASSW and IFSW, 2000 Montreal: http://www.ifsw.org/en/p38000739.html (24.02.2007)

Imhof, Arthur E.: Die gewonnenen Jahre. Von der Zunahme unserer Lebensspanne seit dreihundert Jahren oder von der Notwendigkeit einer neuen Einstellung zu Leben und Sterben. Verlag C.H. Beck, München 1981

Institute of Medicine. In: Field, Marilyn J.; Cassel, Christine K. (Hrsg.): Approaching Death. Improving Care at the End of Life. Committee on Care at the End of Life. Division of Health Care Services. National Academy Press, Washington D.C. 1997

International Association For The Study Of Pain: Pain Terms, A List with Definitions an Notes on Usage. Pain 6 (1979) 249

Jens, Inge: Unvollständige Erinnerungen. Rowohlt, Reinbek bei Hamburg 2009b

Jens, Tilman: Demenz – Abschied von meinem Vater. 3. Aufl., Gütersloher Verlagshaus, Gütersloh 2009

Jens, Walter; Küng, Hans: Menschenwürdig Sterben. Ein Plädoyer für Selbstverantwortung. 2. Aufl., Piper, München 1995

Jochemsen, Henk: Sterbehilfe und Palliativpflege in den Niederlanden. In: Göring-Eckardt, Katrin (Hrsg.): Würdig leben bis zuletzt. Sterbehilfe – Hilfe beim Sterben Sterbebegleitung – Eine Streitschrift. Gütersloher Verlagshaus, Gütersloh 2007, S. 87–98

Joraschky, Peter; Köhle, Karl: Partnerverlust als Beispiel für psychosoziale Krankheitsentstehung. In: Uexküll, Thure von: Lehrbuch der psychosomatischen Medizin. München 1981, S. 193 ff.

Juchli, Liliane: Heilen durch Wiederentdecken der Ganzheit. Kreuz Verlag, Stuttgart, 1985

Juchli, Liliane: Wohin mit meinem Schmerz? Hilfe und Selbsthilfe bei seelischem und körperlichem Leiden. Herder-Verlag, Freiburg 1999

Juchli, Liliane: Zum Geleit. In: Napiwotzky, Annedore; Student, Johann-Christoph: Was braucht der Mensch am Lebensende? Ethisches Handeln und medizinische Machbarkeit. Kreuz Verlag, Stuttgart 2007, S. 11–16

Jurgeleit, Andreas: Betreuungsrecht. Handkommentar. Nomos, Baden-Baden 2006

Jürgens, Andreas: Betreuungsrecht (BtR). 3. Aufl., Beck Juristischer Verlag, München 2005

Karnofsky, David A.; Burchenal, Joseph H.: The Clinical Evaluation of Chemotherapeutic Agents in Cancer. In: MacLeod, Colin M. (Hrsg.): Evaluation of Chemotherapeutic Agents. Columbia University Press, New York 1949, S. 196

Kast, Verena: Trauern. Phasen und Chancen des psychischen Prozesses. Kreuz Verlag, Stuttgart 1982

Kast, Verena: Sich wandeln und sich neu entdecken. Herder, Freiburg 1996

Kast, Verena: Trauer. In Student, Johann-Christoph (Hrsg.): Sterben, Tod und Trauer – Handbuch für Begleitende. Herder, Freiburg 2006, S. 232–238

Kearney, Michael: Schritte in ein ungewisses Land. Seelischer Schmerz, Tod und Heilung – Geschichten und Erfahrungen. Herder, Freiburg 1997

Kearney, Michael; Mount, Balfour: Spiritual Care of the Dying Patient. In: Chochinov, Harvey M.; Breitbart, William (Hrsg.): Handbook of Psychiatry in Palliative Medicine, Oxford University Press, Oxford u. New York 2000, S. 357–373

Keay, Timothy J.; Schonwetter, Ronald S.: Hospice Care in the Nursing Home. American Family Physician 57 (1998) 3

Kellnhauser, Edith u. a.: Thiemes Pflege. Professionalität erleben. Thieme, Stuttgart 2004

Kemp, Charles: Spiritual Care Interventions. In: Ferell, Betty R.; Coyle, Nessa: Textbook of Palliative Nursing. Oxford University Press, New York 2001, S. 407

Kern, Martina: Zieldefinition in der Behandlung exulzerierender Wunden unter palliativen Gesichtspunkten. In: Metz, Christian; Wild, Monika; Heller, Andreas (Hrsg.): Balsam für Leib und Seele. Lambertus, Freiburg im Breisgau 2002, S. 140–148

Kern, Martina; Friedemann Nauck: Patientenzentrierte Pflege und Aufgaben der Symptombehandlung. In: Aulbert, Eberhard; Zech, Detlef (Hrsg.): Lehrbuch der Palliativmedizin. Schattauer, Stuttgart 2000, S. 687–697

Kesselring, Annemarie u. a.: Fußreflexzonenmassage. Eine Interventionsstudie. Pflege. Die wissenschaftliche Zeitschrift für Pflegeberufe 4 (1998) 213–218

Kessler, David: Die Rechte des Sterbenden. Beltz Quadriga Verlag, Weinheim und Berlin 1997

Kitwood, Tom: Demenz. Der person-zentrierte Ansatz im Umgang mit verwirrten Menschen. Deutschsprachige Ausg. herausgegeben von: Müller-Hergl, Christian. 4., unveränderte Aufl. Hans Huber, Bern, Göttingen usw. 2005

Klaschik, Eberhard: Palliativmedizin Praxis. Leitfaden für die Palliativ-medizinische Alltagsarbeit. 2. Aufl. Pallia Med Verlag, Bonn o. J., S. 6

Klaschik, Eberhard; Nauck, Friedemann: Medikamentöse Schmerzbehandlung bei Tumorpatienten. Ein Leitfaden für Patienten und Angehörige. Malteserkrankenhaus und Universität Bonn, Bonn 2002

Klie, Thomas: Der Kommentar eines Juristen. In: Napiwotzky, Annedore; Student, Johann-Christoph (Hrsg.): Was braucht der Mensch am Lebensende? Ethisches Handeln und medizinische Machbarkeit. Kreuz Verlag, Stuttgart 2007, S. 105

Klie, Thomas; Student, Johann-Christoph; Marquard, Reiner: Sterben in der Stadt – Die Freiburger Erklärung. Zu gemeinwesenbezogenen Aufgaben der Palliativ Care. Wege zum Menschen 56 (2004) 6, S. 527–29

Klie, Thomas; Student, Johann-Christoph: Die Patientenverfügung – was Sie tun können, um richtig vorzusorgen. 9. neu bearbeitete und aktualisierte Aufl. Herder, Freiburg 2006

Klie, Thomas, Student, Johann-Christoph: Die Patientenverfügung – was Sie tun können, um richtig vorzusorgen. 9. neu bearbeitete und aktualisierte Auflage. Verlag Herder, Freiburg 2008

Klie, Thomas; Student, Johann-Christoph: Sterben in Würde – Auswege aus dem Dilemma der Sterbehilfe. Verlag Herder, Freiburg 2007

Klie, Thomas: Patientenverfügung – verbindlich oder beachtlich. Die neue deutsche Regelung zu Patientenverfügungen und ihre empirische Relevanz. In: Stoppe, Gabriela (Hrsg.): Die Versorgung psychisch kranker Alter Menschen. Bestandsaufnahme und Herausforderung für die Versorgungsforschung. Report Versorgungsforschung Bd. 3. Deutscher Ärzte-Verlag, Köln 2010, S. 187–294

Knipping, Cornelia (Hrsg.): Lehrbuch Palliative Care. 2. Aufl. Hans Huber, Bern 2007

Knipping, Cornelia: Subkutantherapie und Dehydratation in der letzten Lebensphase. In: Knipping, Cornelia (Hrsg.): Lehrbuch Palliative Care. 2. Aufl. Hans Huber, Bern 2007, S. 293–306

Kojer, Marina (Hrsg.): Alt, krank und verwirrt. Einführung in die Praxis der Palliativen Geriatrie. Lambertus, Freiburg im Breisgau 2003

Kojer, Marina; Pirker, Susanne: Wie könnten wir es besser machen? In: Kojer, Marina (Hrsg.): Alt, krank und verwirrt. Einführung in die Praxis der Palliativen Geriatrie. Freiburg: Lambertus 2003; S. 32–42

Körtner, Ulrich H. J.: Grundkurs Pflegeethik. UTB Facultas, Wien 2004

Kostrzewa, Stephan: Bedürfnisse Dementer wahrnehmen und berücksichtigen. Pflegezeitschrift 11 (2000) 757–762

Kostrzewa, Stephan; Kutzner, Marion: Was wir noch tun können! Basale Stimulation in der Sterbebegleitung. Hans Huber, Bern 2002

Kostrzewa, Stephan; Gerhard, Christoph: Hospizliche Altenpflege. Palliative Versorgungskonzepte in Altenpflegeheimen entwickeln, etablieren und evaluieren. Hans Huber, Bern 2010

Köther, Ilka (Hrsg.): Thiemes Altenpflege. Thieme, Stuttgart 2005

Köther, Ilka; Seibold, Hannelore: Begleiten und Pflegen schwerkranker und sterbender Menschen. In: Köther, Ilka (Hrsg.): Thiemes Altenpflege. Thieme, Stuttgart 2005, S. 498–520

Krammer, Lisa M; Ring, Aileen, A.; Martinez, Mary Jo Jacobs; Williams, Mary, B.: The Nurse's Role in Interdisciplinary and Palliative Care. In: Matzo, Marianne, Shermann, Deborah Witt (Hrsg.): Palliative Care Nursing. Quality Care to the End of Life, Springer Publishing Company, New York 2001, S. 118–139

Kraume, Konstanze: „Healing Touch" im Rahmen von Palliative Care. Unveröffentlichte Abschlussarbeit, Palliative Care Kontaktstudiengang V, 2004 an der Elisabeth-Kübler-Ross-Akademie für Bildung und Forschung im Hospiz Stuttgart

Krebsinformationsdienst Deutsches Krebsforschungszentrum Heidelberg 10/2003: Lymphödeme – ein dickes Problem.
URL: http://www.krebsinformationsdienst.de

Kübler-Ross, Elisabeth: On Death and Dying. Macmillan, London 1969

Kübler-Ross, Elisabeth: Interviews mit Sterbenden. Kreuz Verlag, Stuttgart 1971

Kübler-Ross, Elisabeth: Was können wir noch tun? Antworten auf Fragen nach Sterben und Tod. Kreuz Verlag, Stuttgart 1974

Kübler-Ross, Elisabeth: Erfülltes Leben, würdiges Sterben. Gütersloher Verlagshaus, Gütersloh 1993

Kübler-Ross, Elisabeth: Verstehen, was Sterbende sagen wollen. Einführung in ihre symbolische Sprache. Droemer Knaur, München 2004

Kübler-Ross, Elisabeth: Über den Tod und das Leben danach. 10. Aufl. Silberschnur, Güllesheim 2005

Kübler-Ross, Elisabeth; Kessler, David: Geborgen im Leben. Wege zu einem erfüllten Dasein. Kreuz Verlag, Stuttgart 2001

Kübler-Ross, Elisabeth; Kessler, David: Dem Leben neu vertrauen. Den Sinn des Trauerns durch fünf Stadien des Verlusts finden. Kreuz Verlag, Stuttgart 2006

Lambeck, Susanne: Diagnoseeröffnung bei Eltern behinderter Kinder. Verlag für Angewandte Psychologie, Hogrefe, Göttingen 1992

Lang, Klaus; Schmeling-Kludas, Christoph; Koch, Uwe: Die Begleitung schwer kranker und sterbender Menschen. Das Hamburger Kursprogramm. Schattauer, Stuttgart 2007

Langley-Evans, Alison; Payne, Steward: Light-hearted Death Talks in a Palliative Daycare Context. Journal of Advanced Nursing, 26 (1997) 1091–1097

Leiner, Dirk: Regulationsmedizin in Theorie und Praxis. ML Verlag, Uelzen 2006

Linder, Heike; Ziegler, Andrea: Ethische Entscheidungskonflikte im medizinisch-pflegerischen Alltag. In: Napiwotzky, Annedore; Student, Johann-Christoph (Hrsg.): Was braucht der Mensch am Lebensende? Ethisches Handeln und medizinische Machbarkeit. Kreuz Verlag, Stuttgart 2007, S. 148–152

Lob-Hüdepohl, Andreas: Die Würde nicht einwilligungsfähiger Patienten – Anmerkungen zum aktuellen Streit um die rechtliche Verbindlichkeit von Patientenverfügungen. In: Napiwotzky, Annedore; Student, Johann-Christoph (Hrsg.): Was braucht der

Mensch am Lebensende? Ethisches Handeln und medizinische Machbarkeit. Kreuz Verlag, Stuttgart 2007, S. 128–132

Loewy, Erich H.; Springer-Loewy, Roberta: Ethische Fragen am Ende des Lebens. In: Pleschberger, Sabine; Heimerl, Katharina; Wild, Monika (Hrsg.): Palliativpflege. Grundlagen für Praxis und Unterricht. 2. Aufl. Facultas Universitätsverlag, Wien 2005

Löhr, Richard: Musiktherapie und Palliative Care. In: Fittkau-Tönnesmann, Bernadette (Hrsg.): Nachlese. Texte zu den Seminaren der Fortbildungsakademie. 4. Kongress der Deutschen Gesellschaft für Palliativmedizin e. V. München 2002. congress compact verlag, Berlin 2002, S. 106–108

Luchins, Daniel J.; Hanrahan, Patricia; Murphy, K.: Criteria for Enrolling Dementia Patient in Hospice. Journal of the American Geriatric Society, 45 (1997) 1054–1059

Lussier, David; Portenoy Russel K.: Adjuvant Analgesics in Pain Management. In: Doyle, Derek; Hanks, Geoffrey; Cherny, Nathan; Calmann, Kenneth (Hrsg.): Oxford Textbook of Palliative Medicine. 3. Aufl. Oxford Universitypress, Oxford 2004, S. 349

Lynn, Joanne; Teno, Joan M.; Phillips, Russell S.; Wu, Albert W.; Desbiens, Norman; Harrold, Joan; Claessens, Michael T.; Wenger, Neil; Kreling, Barbara; Connors, Alfred F. Jr.: Perceptions by family members of the dying experience of older and seriously ill patients. SUPPORT Investigators. Study to Understand Prognoses and Preferences for Outcomes and Risks of Treatments. Annals of Internal Medicine 126 (1997) 2, 97–106

MacDonald, Neil: Principles Governing the Use of Cancer Chemotherapy in Palliative Medicine. In: Doyle, Derek; Hanks, Geoffrey W.C.; MacDonald, Neil (Hrsg.): Oxford Textbook of Palliative Medicine. 3. Aufl. Oxford Universitypress, Oxford 1993, S. 105–117

Maisch, Herbert: Patiententötungen – Dem Sterben nachgeholfen. Kindler, München 1997

Marckmann, Georg: Einführung eines klinischen Ethik-Komitees (KEK). In: Napiwotzky, Annedore; Student, Johann-Christoph (Hrsg.): Was braucht der Mensch am Lebensende? Ethisches Handeln und medizinische Machbarkeit. Kreuz Verlag, Stuttgart 2007, S. 134–147

Mark Aurel: Selbstbetrachtungen. Reclam, Stuttgart 1949; zit. nach Lelord, François: Hektor und die Entdeckung der Zeit. Piper, München u. Zürich 2006, S. 114

Marquet, Richard L.; Bartelds, Aad; Visser, Gea J.; Spreeuwenberg, Peter; Peters, Louis: Twenty Five Years of Requests for Euthanasia and Physician Assisted Suicide in Dutch General Practice: Trend Analysis. BMJ 327 (2003) S. 201–202

Marshall, Mary; Tibbs, Margaret-Anne: Socila Work and People with dementia. Partnership, Practice and Persistence. 2. Aufl. The Policy Press. Bristol 2006, S. 79 f.

Mauelshagen, Anne: Konzepte einer Palliativ-Pflege (Stand 2002). In: Burgheim, Werner (Hrsg.): Qualifizierte Begleitung von Sterbenden und Trauernden. Band 1, Forum, Merching 2006, S. 1, S. 6

McCaffery, Margo: Nursing Practice Theories Relatet to Cognition, Bodily Pain, and Man-Environment Interactions. UCLA Press, Los Angeles 1968, S. 95

McCaffery, Margo; Beebe, Alexandra; Latham, Jane: Schmerz. Ein Handbuch für die Pflegepraxis. Ullstein Mosby, Berlin-Wiesbaden 1997

McKeown, Thomas: Die Bedeutung der Medizin. Traum, Trugbild oder Nemesis? Suhrkamp, Frankfurt/M. 1982

Mehrabian, Albert: Nonverbal communication. In: Cole, J.K. (Hrsg.): Nebraska symposium on motivation, 1971. University of Nebraska Press, Lincoln 1972, Band 19. S. 107–161

Meier-Seethaler, Carola: Jenseits von Gott und Göttin. Plädoyer für eine spirituelle Ethik. Beck, München 2001

Mendoza, Erika; Zoske, Reinhard: Palliativmedizin. Ein Ratgeber für Patienten mit unheilbaren Krankheiten. Arrien, Wunstorf o. J.

Metz, Christian; Wild, Monika; Heller, Andreas (Hrsg.): Balsam für Leib und Seele. Lambertus, Freiburg im Breisgau 2002

Miller Susan C.; Teno Joan M.; Mor, Vincent: Hospice and Palliative Care in Nursing Homes. Clinics in Geriatric Medicine, 20 (2004) 4, 717–734

Mitscherlich, Alexander; Mitscherlich, Margarete: Die Unfähigkeit zu trauern. Grundlagen kollektiven Verhaltens Neuausgabe, Piper Verlag, München 2004

Mladek, Petra: Palliative Care/Palliativmedizin – eine Alternative zur aktiven Sterbehilfe? Ausschnitt aus einem Beispiel aus einer unveröffentlichten Abschlussarbeit im Palliative Care Kontaktstudiengang V, 2004 an der Elisabeth-Kübler-Ross-Akademie für Bildung und Forschung im Hospiz Stuttgart

Molcho, Samy: Alles über Körpersprache: sich selbst und andere besser verstehen. Mosaik, München 2001

Monteverde, Settimio: Ethik und Palliative Care – das Gute als Handlungsorientierung. In: Knipping, Cornelia (Hrsg.): Lehrbuch Palliative Care. 2. Aufl. Hans Huber, Bern 2007, S. 520–535

Moody, Raymond A.: Leben nach dem Tod. 35. Aufl. Rowohlt, Reinbek 1977

Müller, Else: Träumen auf der Mondschaukel. Autogenes Training mit Märchen und Gute-Nacht-Geschichten. Kösel, München 1993

Müller, Monika: Dem Sterben Leben geben. Die Begleitung sterbender und trauernder Menschen als spiritueller Weg. Gütersloher Verlagshaus, Gütersloh 2004

Müller, Monika; Kern, Martina; Nauck, Friedemann; Klaschik, Eberhard: Qualifikation hauptamtlicher Mitarbeiter. Curricula für Ärzte, Pflegende, Sozialarbeiter, Seelsorger in Palliativmedizin. 2. Aufl. Pallia Med, Bonn o. J.

Myers, Kathryn; Hearn, Julie (Hrsg.): Palliative Day Care in Practice. Oxford University Press, Oxford u. New York 2002

Nagele, Susanne; Feichtner, Angelika: Lehrbuch der Palliativpflege Facultas, Wien 2005

Nagy, Marie H.: The Child's View of Death. In: Feifel, H. (Hrsg.): The Meaning of Death. McGraw-Hill, New York 1959, S. 79–98

Napiwotzky, Annedore: Aufgaben der Pflege in der Palliative Care. In: CNE Fortbildung und Wissen für die Pflege. Georg Thieme Verlag, Stuttgart. 5–2008, LE 17

Napiwotzky, Annedore: Aufmerksames Berühren bei Schwerkranken und Sterbenden in der Palliative Care. Unveröffentlichte Abschlussarbeit, Palliative Care Kontaktstudiengang IV, 2003 an der Elisabeth-Kübler-Ross-Akademie für Bildung und Forschung im Hospiz Stuttgart

Napiwotzky, Anne-Dorothea: Selbstbewusst verantwortlich pflegen. Ein Weg zur Professionalisierung mütterlicher Kompetenzen. Hans Huber, Bern 1998

Napiwotzky, Annedore: Was können wir von Sterbenden lernen – Sterben erleben. In: LebensAlter. Alter leben. Ein Handbuch für Ehrenamtliche. Caritas-Konferenzen Deutschland. Freiburg 2010.

Napiwotzky, Annedore; Student, Christoph: Weiterbildung zur Fachkraft für Palliative Care: Halt geben am Lebensende. Pflegezeitschrift 10 (2005) 651–653

Napiwotzky, Annedore; Student, Johann-Christoph: Was braucht der Mensch am Lebensende? Ethisches Handeln und medizinische Machbarkeit. Kreuz Verlag, Stuttgart 2007

Napiwotzky, Annedore; Student, Johann-Christoph: Palliative Care: wahrnehmen – verstehen – schützen. In: Thiemes Pflege. Das Lehrbuch für Pflegende in der Ausbildung. 11. Aufl., Georg Thieme Verlag, Stuttgart 2009

Nasterlack, Barbara: Die Wirkung der Atemstimulierenden Einreibung spricht für sich. Kohlhammer Pflegezeitschrift 4 (2001) 254–259

Natur und Medizin, Mitgliederbrief Nr. 4, (September/Oktober 2001) 15

Natur und Medizin, Mitgliederbrief, Nr. 5 (2002) 20

Nauck, Friedemann; Jaspers, Birgit; Zernikow, Boris: Therapie chronischer Schmerzen bei Erwachsenen und Kindern. In: Knipping, Cornelia (Hrsg.): Lehrbuch Palliative Care. 2. Aufl. Hans Huber, Bern 2007, S. 198–225

Nauck, Friedemann: Symptomkontrolle. Strategien im Umgang mit schwierigen Symptomen. In: Fittkau Tönnesmann, Bernadette (Hrsg.): Nachlese. Texte zu den Seminaren der Fortbildungsakademie. 4. Kongress der Deutschen Gesellschaft für Palliativmedizin e. V. München 2002. congress compact verlag, Berlin 2002, S. 54–57

Nelson, Dawn: Die Kraft der heilsamen Berührung. Alte Menschen, Kranke und Sterbende liebevoll umsorgen. Kösel, München 1996

Neuberger, Julia: Die Pflege Sterbender unterschiedlicher Glaubensrichtungen. Ullstein Mosby, Berlin 1995

Newport, D. Jeffrey; Nemeroff, Charles B.: Assessment and Treatment of Depression in the Cancer Patient. Journal of Psychosomatic Research 45 (1998) 215–237

NHPCO, National Hospice and Palliative Care Organization (Hrsg.): Medical Guidelines for Determining Prognosis in Selected Non-Cancer Diseases. 2nd Edition. National Hospice and Palliative Care Organization, Alexandria, VA/USA 1996

Nieland, Peter; Strauss, Gabi: Die Physiotherapie in der Palliative Care. In: Fittkau-Tönnesmann, Bernadette (Hrsg.): Nachlese. Texte zu den Seminaren der Fortbildungsakademie. 4. Kongress der Deutschen Gesellschaft für Palliativmedizin e. V. München 2002. congress compact verlag, Berlin 2002, S. 92–96

Nitsche, Norbert: Ergebnisse einer Umfrage über die Trauerarbeit von Eltern und Geschwistern nach dem Tod ihres Schulkindes. Dissertation Universität Ulm 2010

Nittka, Dorothee: Palliative Care-Aufgaben als ambulante Hospizschwester im Hospiz Stuttgart. Unveröffentlichte Abschlussarbeit, Palliative Care Kontaktstudiengang V, 2004 an der Elisabeth-Kübler-Ross-Akademie für Bildung und Forschung im Hospiz Stuttgart

Norton, Maria et al.: Increased Risk of Dementia When Spouse Has Dementia? The Cache County Study; Journal of the American Geriatrics Society 58 (2010) 5, S. 895–900

Nuland, Sherwin B.: Wie wir sterben. Ein Ende in Würde? Droemer Knaur, München 1996

O'Donovan, Leo: Ärztliche Berufung: Vom transzendenten Horizont des Heilens. Deutsches Ärzteblatt, 100 (2003) 51/52, A-3362

Ochsmann, Randolph: Angst vor Tod und Sterben. Beiträge zur Thanato-Psychologie. Hogrefe, Göttingen 1993

Olbrich, Christa: Spiritualität in der Bedeutung für die Pflege. Im Zentrum steht das Verständnis von Helfen. Pflege & Gesellschaft, Zeitschrift für Pflegewissenschaft, 1 (2006) 31–41

Orth, Christel: Sterbende begleiten kann doch jeder!? Von der Notwendigkeit Hospizhelferinnen und Hospizhelfer zu befähigen. In: Fittkau-Tönnesmann, Bernadette (Hrsg.): Nachlese. Texte zu den Seminaren der Fortbildungsakademie. 4. Kongress der Deutschen Gesellschaft für Palliativmedizin e. V. München 2002. congress compact verlag, Berlin 2002, S. 28–32

Ostgathe, Christoph; Radbruch, Lukas; Nauck, Friedemann; Elsner, Frank: Tumorschmerztherapie. Z. Palliativmedizin 8 (2007) 1, 13–25

Otterstedt, Carola: Sterbenden Brücken bauen. Symbolsprache verstehen, auf Körpersignale achten. Herder, Freiburg 2001

Paice, Judith A.; Fine, Perry G.: Pain at the End of Life. In: Ferell, Betty R.; Coyle, Nessa: Textbook of Palliative Nursing. Oxford University Press, New York 2001, S. 76–90

Palliative Care-Tipps unter: http://www.elisabeth-kuebler-ross-akademie.eu

Pasacreta, Jeannie V.; Minarik, Pamela A.; Nield-Anderson, Leslie: Anxiety and Depression. In: Ferell, Betty R.; Coyle, Nessa: Textbook of Palliative Nursing. Oxford University Press, New York 2001, S. 269–289

Paul, Chris (Hrsg.): Neue Wege in der Trauer- und Sterbebegleitung. Gütersloher Verlagshaus, Gütersloh 2001

Pernlochner-Kügler, Christine: Ekel in der Pflege. Über den gesunden Umgang mit ungesunden Substanzen und einem negativen Gefühl. URL: www.assista.org/files/Pernlochner.pdf (12.12.2006)

Perrar, Klaus Maria; Golla, Heidrun: Palliativmedizinische Begleitung von Menschen mit Demenz. In: Deutsche Alzheimer Gesellschaft e. V. (Hrsg.): „Aktiv für Demenzkranke“. Tagungsreihe der Deutschen Alzheimergesellschaft e. V. Berlin: Deutsche Alzheimergesellschaft 2009; S. 53–59

Perrin, Kathleen O.: Communication With Seriously Ill and Dyying Patients, Their Families, and Their Health Care Providers. In: Matzo, Marianne; Shermann, Deborah Witt (Hrsg.): Palliative Care Nursing. Quality Care to the End of Life, Springer Publishing Company, New York 2001, S. 219–244

Plandor, Bettina: Appetitlosigkeit – Anorexie. In: Metz, Christian; Wild, Monika; Heller, Andreas (Hrsg.): Balsam für Leib und Seele. Lambertus, Freiburg im Breisgau 2002, S. 115–123

Plenter, Cornelia; Uhlmann, Bärbel: Förderung der Trauerarbeit für Angehörige durch Aufbahrung und Verabschiedung von Verstorbenen – ein Ziel professioneller Pflege? Pflege & Gesellschaft, August (2000) 82–88

Pleschberger, Sabine; Heimerl, Katharina: Palliativpflege in der Gesundheits- und Krankenpflegeausbildung. Curriculum, 2/3 (2002a) 14–19

Pleschberger, Sabine: Palliative Care – Ein Paradigmenwechsel. Österreichische Pflegezeitschrift, 12 (2002b) 16–19

Pleschberger, Sabine: Ethische Fragen in der Palliativpflege. In: Metz, Christian; Wild, Monika; Heller, Andreas (Hrsg.): Balsam für Leib und Seele. Lambertus, Freiburg im Breisgau 2002c, S. 224–234

Pleschberger, Sabine; Heimerl, Katharina; Wild, Monika (Hrsg.): Palliativpflege. Grundlagen für Praxis und Unterricht. 2. Aufl. Facultas, Wien 2005

Poeplau, Werner: In die Mitte der Welt führt Deine Spur. Christophorus-Verlag, Freiburg/Br., 2. Aufl. 1985, S. 52

Pribil, Ulrike: Die letzten Stunden – sterbende Menschen begleiten und pflegen. In: Pleschberger, Sabine; Heimerl, Katharina; Wild, Monika (Hrsg.): Palliativpflege. Grundlagen für Praxis und Unterricht. 2. Aufl. Facultas, Wien 2005

Price, Shirley; Price, Len: Aromatherapie. Praxishandbuch für Pflege- und Gesundheitsberufe. Trott-Tschepe, Jürgen (Hrsg. der dt. Ausgabe). Hans Huber, Bern 2003

Pschyrembel: Klinisches Wörterbuch. CD-Rom Version, Walter de Gruyter, Berlin 2004

Radbruch, Lukas: Schmerz/Schmerztherapie. In: Student, Johann-Christoph (Hrsg.): Sterben, Tod und Trauer – Handbuch für Begleitende. 2. Aufl., Herder, Freiburg 2006, S. 187–193

Radebold, Hartmut: „Dir ist was Schreckliches passiert“. Der Spiegel, 17 (2005) 172–176

Regel, Yesche Udo; Freund, Lisa: Buddhismus. In: Student, Johann-Christoph (Hrsg.): Sterben, Tod und Trauer – Handbuch für Begleitende. 2. Aufl. Herder, Freiburg 2006, S. 57–60

Rest, Franco: Sterbebeistand, Sterbebegleitung, Sterbegeleit. Kohlhammer, Stuttgart 1989

Reuter, Richard: Metamizol: Warnungen noch aktuell? arznei-telegramm 34 (2003) 4, 38

Ring, Kenneth: Den Tod erfahren, das Leben gewinnen. Luebbe Verlagsgruppe, Bergisch Gladbach 1988

Rinpoche, Sogyal: Das tibetische Buch vom Leben und vom Sterben. Scherz, Bern 1994

Ripamonti, Carla; Mercadante, Sebastiano: Pathophysiology an Management of Malignant Bowel Obstruction. In: Doyle, Derek; Hanks, Geoffrey; Cherny, Nathan; Calmann, Kenneth (Hrsg.): Oxford Textbook of Palliative Medicine. 3. Aufl. Oxford Universitypress, Oxford 2004, S. 496–507

Rogers, Carl R.: Die Klientenzentrierte Gesprächspsychotherapie. 4. Aufl., Fischer, Frankfurt/M. 1983

Rogers, Carl R.: Die nichtdirektive Beratung. Fischer TB, Frankfurt 1988

Rolf, Hartmut: Injektion und Infusion. In: Köther, Ilka (Hrsg.): Thiemes Altenpflege. Thieme, Stuttgart 2005, S. 553–577

Roller, Susanne: Probleme in der Begleitung schwer kranker und sterbender Menschen. Handout. Diakonisches Institut für soziale Berufe, 2001

Rosenfeld, Barry; Krivo, Suzanne; Breitbart, William; Chochinov, Harvey M.: Suicide, Assisted Suicide, an Euthanasie in Terminally Ill. In: Chochinov, Harvey M.; Breitbart, William (Hrsg.): Handbook of Psychiatry in Palliative Medicine, Oxford University Press, Oxford u. New York 2000, S. 51–62

Roth, Fritz: Abschiedsrituale, nicht-religiöse Formen. In: Student, Johann-Christoph (Hrsg.): Sterben, Tod und Trauer – Handbuch für Begleitende. 2. Aufl. Herder, Freiburg 2006, S. 19–22

Roth, Margaretha: Erkenntnisse aus dem Umgang mit Pflegepatienten. Unveröffentlichte Abschlussarbeit, Palliative Care Kontaktstudiengang VI, 2005 an der Elisabeth-Kübler-Ross-Akademie für Bildung und Forschung im Hospiz Stuttgart

Ruff, Ralf: Integrative Validation. In: Lauber, Annette; Schmalstieg, Petra (Hrsg.): Prävention und Rehabilitation. Thieme, Stuttgart 2007, S. 164 f.

Sabatowski, Rainer; Radbruch, Lukas; Nauck, Friedemann; Loick, Georg; Meuser, Thomas; Lehmann, Klaus A.: Entwicklung und Stand der stationären palliativmedizinischen Einrichtungen in Deutschland. Der Schmerz, 15 (2001) 5, 312–319

Sahm, Stephan: Sterbebegleitung und Patientenverfügung. Ärztliches Handeln an den Grenzen von Ethik und Recht. Campus, Frankfurt/M. 2006

Sailer, Monika: Palliative Care in der ambulanten Pflege. Unveröffentlichte Abschlussarbeit, Palliative Care Kontaktstudiengang V, 2004 an der Elisabeth-Kübler-Ross-Akademie für Bildung und Forschung im Hospiz Stuttgart

Saunders, Cicely: Hospiz und Begleitung im Schmerz. Wie wir sinnlose Apparatemedizin und einsames Sterben vermeiden können. Herder, Freiburg 1993

Saunders, Cicely: Spiritual Pain. Journal of Palliative Care 4 (1988) S. 29–32

Saunders, Cicely: Hospiz und Begleitung im Schmerz. Herder, Freiburg 2001

Sayre-Adams, Jean; Wright, Steve: Therapeutische Berührung in Theorie und Praxis. Ullstein Mosby, Berlin-Wiesbaden 1997

Schaup, Susanne: Elisabeth Kübler-Ross. Ein Leben für gutes Sterben. Kreuz Verlag, Stuttgart 1996

Scherrer, Ellen: Ein Hospiz leiten – eine Gratwanderung. In: Böke, Hubert; Müller, Monika; Schwikart, Georg: Manchmal möchte ich alles hinschmeißen! Wenn Sterbebegleiter an ihre Grenzen kommen. Gütersloher Verlagshaus, Gütersloh 2005, S. 18–28

Schirrmacher; Frank: Das Methusalem-Komplott. Blessing, München 2004

Schmid, Ulrike: Wie zeigt sich ethisches Handeln in der palliativen Pflege? In: Napiwotzky, Annedore; Student, Johann-Christoph (Hrsg.): Was braucht der Mensch am Lebensende? Ethisches Handeln und medizinische Machbarkeit. Kreuz Verlag, Stuttgart 2007, S. 162

Schröder, Christina; Schmutzer, Gabriele; Brähler, Elmar: A Representative Survey of German People Concerning Enlightenment and Patient Directive in a Case of Terminal Illness. Psychotherapie, Psychosomatik, Medizinische Psychologie 52 (2002) 236–243

Schröter-Kuhnhardt, Michael: Nah-Todeserfahrungen. In: Student, Johann-Christoph (Hrsg.): Sterben, Tod und Trauer – Handbuch für Begleitende. Herder, Freiburg 2006, S. 150–152

Schubert, Barbara; Schuler, Ulrich: Obstipation und Diarrhoe. In: Knipping, Cornelia (Hrsg.): Lehrbuch Palliative Care. 2. Aufl. Hans Huber, Bern 2007, S. 279–288

Schuler, Ulrich; Schubert, Barbara: Übelkeit und Erbrechen. In: Knipping, Cornelia (Hrsg.): Lehrbuch Palliative Care. 2. Aufl. Hans Huber, Bern 2007, S. 272–278

Schulz von Thun, Friedemann: Miteinander reden, Bd. 1–3, Rowohlt, Hamburg 1981

Schweitzer, Albert: Zwischen Wasser und Urwald. C.H. Beck'sche Verlagsbuchhandlung, München 1926, S. 78

Schwenzer, Sabine: Phantasievolle Mundpflege bei schwer kranken und sterbenden Menschen. Kurs-Handout, 2005

Schwerdt, Ruth (Hrsg.): Probleme der Ernährung dementiell veränderter älterer Menschen. Paradigma und Indikator für die Versorgungssituation von Menschen in Demenzprozessen? Tagungsdokumentation vom 2.12.2003. Frankfurt/M.: Fachhochschulverlag 2004

Schwerdt, Ruth: Qualität und Qualifikation – zwei Seiten einer Medaille in der Pflege schwer kranker Menschen am Ende ihres Lebens. In: Napiwotzky, Annedore; Student, Johann-Christoph: Was braucht der Mensch am Lebensende? Ethisches Handeln und medizinische Machbarkeit. Kreuz Verlag, Stuttgart 2007, S. 45–60

Schwermann, Meike; Münch, Markus: Professionelle Schmerzassessment bei Menschen mit Demenz – Ein Leitfaden für die Pflegepraxis. Kohlhammer, Stuttgart 2008, S. 28

Seichter, Jürgen: Einführung in das Betreuungsrecht. 3. Aufl., Springer, Berlin 2005

Seichter, Jürgen: Einführung in das Betreuungsrecht. 4., aktualis. u. überarb. Aufl., Springer, Berlin 2010

Senkel-Diroll, Ingrid: Erfahrungen einer Angehörigen. In: Student, Johann-Christoph (Hrsg.): Jahresbericht 2002 und Die Ambulanten Hospizschwestern – ein neuer Dienst stellt sich vor. Stuttgart 2002, S. 12

Sheldon, Tony: Dutch Doctors Choose Sedation Rather Than Euthanasia. BMJ, 329 (2004) 368

Sicsac-Einmalbeutel: URL: http://www.invatech.de/ produkte/sicsac.html (03.01.2007)

Silverman, Phyllis R.; Nickman, Steven L.; Klass, Dennis (Hrsg.): Continuing Bonds: New Understandings of Grief. Taylor; Francis Group, Washington 1996

Simon, Alfred; Gillen, Erny: Klinische Ethik-Komitees in Deutschland. Feigenblatt oder praktische Hilfestellung in Konfliktsituationen. In: von Engelhardt, Dietrich; von Loewenich, Volker; Simon, Alfred (Hrsg.): Die Heilberufe auf der Suche nach ihrer Identität. LitVerlag, Münster 2001, S. 151–157

Simon, Elke: Euthanasie-Debatte an ausgewählten Beispielen im europäischen Vergleich. In: Knipping, Cornelia (Hrsg.): Lehrbuch Palliative Care. 2. Aufl. Hans Huber, Bern 2007

Singer, Peter A.; Robertson, George; Roy, David J.: Bioethics for Clinicians: 6. Advance Care Planning, CMAJ 15 (1996) 12, S. 1689–1692

Sitte, Thomas: Bericht des Gemeinsamen Bundesausschusses zur SAPV – Eine enttäuschende Bestandsaufnahme. Angewandte Schmerztherapie und Palliativmedizin. Sonderheft 1 (2010) 30–31

Sitzmann, Franz: Atmen. In: Kellnhauser, Edith u.a.: Thiemes Pflege. 10. Aufl. Thieme, Stuttgart 2004, S. 328–362

Sitzmann, Franz: Begleitung Sterbender. In: Kellnhauser, Edith u.a.: Thiemes Pflege. 10. Aufl. Thieme, Stuttgart 2004, S. 444–454

Smeding, Ruthmarijke; Heitkönig-Wilp, Margarete (Hrsg.): Trauer erschließen – eine Tafel der Gezeiten. Der Hospiz Verlag, Wuppertal 2005

Solomon, Sheldon; Greenberg, Jeff; Pyszczynski, Tom: The cultural animal: Twenty years of Terror Management Theory and research. In: Greenberg Jeff; Koole Sander L; Pyszczynski Tom (Hrsg.): Handbook of experimental existential psychology. New York: Guilford 2004; S. 13–34

Sonn, Annegret: Wickel und Auflagen. Alternative Pflegemethoden erfolgreich anwenden. Thieme, Stuttgart 2004

Sorge, Martin: Atemnot. In: Metz, Christian; Wild, Monika; Heller, Andreas (Hrsg.): Balsam für Leib und Seele. Lambertus, Freiburg im Breisgau 2002, S. 130–139

Sowinski, Christine: Intimpflege. URL: http://www.geronto.at/Artikel/Allgemeine_Themen_der_Pflege/Intimpflege (05.06.2006)

Sowinski, Christine: Pflege – eine intime, grenzüberschreitende Dienstleistung. In: GeroCare Report 5 (1996) 9–15

Spitzer, Robert L.; Williams, Janet B. W.; Kroenke, Kurt; Linzer, Mark; de Gruy III, FrankVerloin; Hahn, Steven R.; Brody, David; Johnson, Jeffrey G.: Utility of a New Procedure for Diagnosing Mental Disorders in Primary Care: The PRIME-MD 1000 Study. Journal of the American Medical Association, 272 (1994) 1749–1756

Sponholz Gerlinde; Baitsch Helmut.: Die sequenzierte Fallstudie – unterwegs zum selbstorganisierten Lernen. Ethik und Unterricht 4 (2001) 21–25

St. Christopher's Hospice (Hrsg.): Pain Therapy. (Leaflet) St. Christopher's Hospice, London 1984

Stanley, Karen J.; Zoloth-Dorfman, Laurie: Ethical Considerations. In: Ferell, Betty R., Coyle, Nessa: Textbook of Palliative Nursing. Oxford University Press, New York 2001, S. 663–681

Starhawk: Mit Hexenmacht die Welt verändern. Bauer, Freiburg 1991

Statistisches Bundesamt (Hrsg.) Statistisches Jahrbuch 2004 für die Bundesrepublik Deutschland. M & P Verlag für Wissenschaft und Forschung, Stuttgart 2004

Staub-Bernasconi, Silvia: Soziale Arbeit als Handlungswissenschaft. Systemische Grundlagen und professionelle Praxis – Ein Lehrbuch. UTB, Bern, Stuttgart & Wien 2007

Steinbach, Anita; Donis, Johann: Langzeitbetreuung Wachkoma. Eine Herausforderung für Betreuende und Angehörige. Springer, Wien 2004

Steinberg, Bastian u. Holtappels, Peter: Die spezialisierte ambulante Palliativversorgung „SAPV" – Entstehungsgeschichte, Definitionen und Zweifelsfragen. Hamburg; 2009, URL: http://www.palliativ-rissen.de/fileadmin/user_upload/Download/SAPV_13.pdf; (23.02.2011)

Stoppe, Gabriela: Demenz. Diagnostik – Beratung – Therapie. München – Basel 2007

Stoppe, Gabriela: Erfahrungen mit freiwilligen Hilfsangeboten. In: Stoppe, Gabriela; Stiens Gerthild (Hrsg.): Niedrigschwellige Betreuung von Demenzkranken – Grundlagen und Unterrichtsmaterialien. Kohlhammer, Stuttgart 2009; S. 57–72

Streckeisen, Ursula: Die Medizin und der Tod. Leske und Budrich, Opladen 2001

Stroebe, Margaret S.; Stroebe, Wolfgang: The Mortality of Bereavement: A Review. In: Handbook of Bereavement. Theory, Research and Intervention, hrsgeg. von Stroebe, Margaret S.; Stroebe, Wolfgang; Hansson, Robert O. Cambridge University Press, Cambridge 1993, S. 175–195

Student, Johann-Christoph: Verstehen statt beurteilen. Prax. Kinderpsychol. Kinderpsychiat. 36 (1987) 5, S. 181–186

Student, Johann-Christoph: Sterbebegleitung im Pflegeheim – Können Konzepte der Hospizbewegung im Pflegeheim umgesetzt werden? Altenpflege-Forum 6 (1998) 4, S. 19–27

Student, Johann-Christoph (Hrsg.): Das Hospiz-Buch. 4. erweiterte Aufl., Lambertus, Freiburg 1999

Student, Johann-Christoph: Hilfen für die Helfenden. In: Student, Johann-Christoph (Hrsg.): Das Hospiz-Buch. 4. Aufl., Lambertus Freiburg im Breisgau 1999, S. 188–202

Student, Johann-Christoph (Hrsg.): Im Himmel welken keine Blumen – Kinder begegnen dem Tod. 6. Aufl. Herder, Freiburg 2005

Student, Johann-Christoph (Hrsg.): Sterben, Tod und Trauer – Handbuch für Begleitende. 2. Aufl. Herder, Freiburg 2006

Student, Johann-Christoph: Was nützen vorsorgliche Verfügungen für das Lebensende? Betreuungsmanagement 2 (2006a) 2, S. 68–71

Student, Johann-Christoph: Große Gefühle und ethische Entscheidungen am Lebensende. In: Napiwotzky, Annedore; Student, Johann-Christoph (Hrsg.): Was braucht der Mensch am Lebensende? Ethisches Handeln und medizinische Machbarkeit. Kreuz Verlag, Stuttgart 2007, S. 18–30

Student, Johann-Christoph; Bürger, Elisabeth: Stationäres Hospiz – Alternative oder komplementäre Einrichtung zur Palliativstation. In: Aulbert, Eberhard; Klaschik, Eberhard; Kettler, Dieter (Hrsg.): Beiträge zur Palliativmedizin, Band 5, Palliativmedizin – Ausdruck gesellschaftlicher Verantwortung. Schattauer, Stuttgart 2002, S. 52–58

Student, Johann-Christoph; Mühlum, Albert; Student, Ute: Soziale Arbeit in Hospiz und Palliative Care. 2. Aufl. Ernst Reinhardt UTB, München 2007

Student, Johann-Christoph; Student, Katrin: Fünf Thesen zum Umgang mit lebensverkürzenden Maßnahmen bei Menschen im Wachkoma. In: Napiwotzky, Annedore; Student, Johann-Christoph (Hrsg.): Was braucht der Mensch am Lebensende? Ethisches Handeln und medizinische Machbarkeit. Kreuz Verlag, Stuttgart 2007, S. 84

Student, Johann-Christoph; Zippel, Stefan: AIDS und Sterben. In: Jäger, Hans (Hrsg.) AIDS – psychosoziale Betreuung von AIDS- und AIDS-Vorfeldpatienten. Thieme, Stuttgart 1987, S. 213

Student, Katrin; Student, Johann-Christoph: Die Palliativversorgung Demenzkranker. In: Stoppe, Gabriela (Hrsg.): Report Versorgungsforschung Band 3: Die Versorgung psychisch kranker alter Menschen. Deutscher Ärzteverlag, Köln 2010

Student, Katrin: Ein wertvolles Leben für Menschen mit Demenz. Grin Verlag, München 2009

Student, Ute; Student, Johann-Christoph: Die Angehörigen. In: Student, Johann-Christoph (Hrsg.): Das Hospiz-Buch. 4. Aufl. Lambertus, Freiburg im Breisgau 1999, S. 170–187

Super, Alicia: The Context of Palliative Care in Progressive Illness. In: Ferrell, Betty Rolling, Coyle, Nessa: Textbook of Palliative Nursing. Oxford University Press, New York 2001, S. 27–36

Tanzler, Michaela: Wenn der Tod eingetreten ist … Die Aufgaben der Pflege. In: Pleschberger, Sabine; Heimerl, Katharina; Wild, Monika (Hrsg.): Palliativpflege. Grundlagen für Praxis und Unterricht. 2. Aufl. Facultas, Wien 2005, S. 201–210

Tanzler, Michaela; Mörtl, Ulrike: Obstipation. In: Metz, Christian; Wild, Monika; Heller, Andreas (Hrsg.): Balsam für Leib und Seele. Lambertus, Freiburg im Breisgau 2002, S. 94–103

Tausch, Anne-Marie: Gespräche gegen die Angst. Krankheit – ein Weg zum Leben. 12. Aufl. Rowohlt, Hamburg 1997

Tausch, Reinhard: Gesprächspsychotherapie. In: Lexikon der Psychologie. Spektrum Akademischer Verlag, Heidelberg 2000

Tausch, Reinhard: hilfreiche Gespräche. In: Student, Johann-Christoph (Hrsg.): Sterben, Tod und Trauer – Handbuch für Begleitende. 2. Aufl. Herder, Freiburg 2006, S. 81–86

Tausch-Flammer, Daniela; Bickel, Lis: Die letzten Wochen und Tage. Eine Hilfe zur Begleitung in der Zeit des Sterbens. Veröffentlicht von Diakonisches Werk der EKD und Krebsverband Baden-Württemberg 1994

Tausch-Flammer, Daniela; Bickel, Lis: Wenn ein Mensch gestorben ist – wie gehen wir mit dem Toten um? Herder, Freiburg 1995

Thomas, Carmen: Berührungsängste? Vom Umgang mit der Leiche. Verlagsgesellschaft, Köln 1994

Tönnies, Inga: Abschied zu Lebzeiten. Wie Angehörige mit Demenzkranken leben. 2. Aufl. Psychiatrie-Verlag, Bonn 2004

Trenn, Christiane: Mögliche Hilfen in der Begleitung Angehöriger. Unveröffentlichtes Kurs-Handout 2006

Trilling, Angelika; Bruce, Errollyn; Hodgson, Sarah; Schweitzer, Pam: Erinnerungen pflegen. Unterstützung und Entlastung für Pflegende und Menschen mit Demenz. Vincentz Verlag, Hannover 2001

Trott-Tschepe, Jürgen (Hrsg. der dt. Ausgabe) von Price, Shirley; Price, Len: Aromatherapie. Praxishandbuch für Pflege- und Gesundheitsberufe. Hans Huber, Bern 2003

Tulsky, James A.: Beyond advance directives: importance of communication skills at the end of life. JAMA 294 (2005) S. 359–65

Twycross, Robert G.: Oral Morphine in Advanced Cancer. 3. Aufl., Beaconsfields Publishers, Beaconsfields/UK 1997

Twycross, Robert G.: Principles and Practice of Pain Relief in Terminal Cancer. In: Corr, Charles A., Corr, Donna M.: Hospice Care. Springer, New York 1983, S. 55–72

Verheyen-Cronau, Ida: Es gibt Hilfe bei Burnout. In: Kohlhammer Pflegezeitschrift, 11 (2000) 743–747

Verres, Rolf: Musiktherapie. In: Student, Johann-Christoph (Hrsg.): Sterben, Tod und Trauer – Handbuch für Begleitende. 2. Aufl. Herder, Freiburg 2006, S. 146–149

Vetter, Petra: Ernährung am Lebensende – was brauchen Menschen im Wachkoma und in der Demenz? In: Napiwotzky, Annedore; Student, Johann-Christoph (Hrsg.): Was braucht der Mensch am Lebensende? Ethisches Handeln und medizinische Machbarkeit. Kreuz Verlag, Stuttgart 2007, S. 95–104

Vithoulkas, Georgos: Medizin der Zukunft. Homöopathie. Wenderoth, Kassel 2006

Volicer, Beverly J.; Hurley, Ann C.; Fabiszewski, Kathy J.; Montgomery, Patrick; Volicer, Ladislav: Predicting Short-Term Survival for Patients With Advances Alzheimer's Disease. Journal of the American Geriatrics Society 41 (1993) 5, S. 535–540

Volkenandt, Matthias (2001): Pruritus. URL: www.krebsinfo.de/ki/empfehlung/supportiv/732–17-Volkenandt.pdf (07.06.06)

Waller, Heiko: Sozialmedizin. Grundlagen und Praxis. 5. Aufl. Kohlhammer, Stuttgart 2002

Watzlawick, Paul; Beavin, Janet H.; Jackson, Don D.: Menschliche Kommunikation. Formen, Störungen, Paradoxien. 9. Aufl. Huber, Bern 1996

Weber, Alfons: Schmerz und Schmerzkrankheiten. Ursachen und Behandlung von akuten und chronischen Schmerzzuständen. Medizinische, psychologische und psychotherapeutische Hilfen. Trias, Stuttgart 1991

Weidner, Frank: Professionelle Pflegepraxis und Gesundheitsförderung. Eine empirische Untersuchung über Voraussetzungen und Perspektiven des beruflichen Handelns in der Krankenpflege. Mabuse, Frankfurt/Main 1995

Weiher, Erhard: Die Sterbestunde im Krankenhaus. Was können die Professionellen im Umkreis des Todes tun? Beiträge zur Thanatologie, Heft 28, 2004 Johannes Gutenberg-Universität Mainz, URL: http://www.uni-mainz.de/Organisationen/thanatologie/Literatur/heft28.pdf (19.12.2006)

Weiher, Erhard: Spiritualität in der Sterbebegleitung. In: Pleschberger, Sabine; Heimerl, Katharina; Wild, Monika

(Hrsg.): Palliativpflege. Grundlagen für Praxis und Unterricht. 2. Aufl. Facultas, Wien 2005, S.149–162

Weiher, Erhard: Spirituelle Begleitung in der palliativen Betreuung. In: Knipping, Cornelia (Hrsg.): Lehrbuch Palliative Care. 2. Aufl. Hans Huber, Bern 2007, S.438–453

Weinberger, Sabine: Klientenzentrierte Gesprächsführung. Lern- und Praxisanleitung für Personen in psychosozialen Berufen. Juventa Verlag, Weinheim und München 2004

Weissenberger-Leduc, Monique: Handbuch der Palliativpflege. 3. Aufl. Springer, Berlin 2002

Weissenberger-Leduc, Monique: Palliativpflege bei Demenz: Ein Handbuch für die Praxis. Springer, Wien 2009, S.90

Weissman, David E.; Griffie, Julie: The Palliative Care Consultation Service of the Medical College of Wisconsin. J. Pain Symptom Manage 9 (1994) 474–479

Wells, K.B.; Hays, R.D.; Burnham, M.A.; Rogers, W.; Greenfield, S.; Ware, J.E.: Detection of Depressive Disorder for Patients Receiving Prepaid or Fee-for-Service Care: Results from the Medical Outcomes Study. Journal of the American Medical Association 262 (1989) 3298–3302

Wessel, Werenfried: Seelsorge. In: Student, Johann-Christoph (Hrsg.): Sterben, Tod und Trauer – Handbuch für Begleitende. 2. Aufl. Herder, Freiburg 2006, S.194–197

Weth, Elisabeth: Maltherapie. In: Student, Johann-Christoph (Hrsg.): Sterben, Tod und Trauer – Handbuch für Begleitende. 2. Aufl., Herder, Freiburg 2006, S.143–145

Weyerer, Siegfried: Altersdemenz. In: Robert Koch Institut (Hrsg.): Gesundheitsberichterstattung des Bundes, Heft 28. Berlin 2005.

WHO: Cancer pain relief and palliative care. Report of a WHO Expert Committee. World Health Organization, Geneva 1990

WHO (World Health Organization): Cancer Pain Relief. 2. Aufl. WHO, Genf 1996

WHO (World Health Organization): *Cancer pain relief and palliative care in children*. WHO, Geneva 1998b

WHO (World Health Organization): National Cancer Control Programmes: Policies and Managerial Guidelines. World Health Organization, Geneve 2002, S.84

Wilhelm von Oranien: Herr, gib mir Gelassenheit. In: Strich, Christian: Lobet den Herrn! Gebete großer Dichter und Denker. Diogenes Verlag, Zürich 1987, S.69

Wilkening, Karin: Pflegeheim. In: Student, Johann-Christoph (Hrsg.): Sterben, Tod und Trauer – Handbuch für Begleitende. Herder, Freiburg 2006, S.177–180

Wilkening, Karin; Kunz, Roland: Sterben im Pflegeheim. Perspektiven und Praxis einer neuen Abschiedskultur. Vandenhoeck & Ruprecht, Göttingen 2003

Wilkinson, Susie: Factors that Influence How Nurses Communicate With Cancer Patients. Journal of Advanced Nursing 16 (1991) 677–688

Wilson, Keith, G.; Chochinov, Harvey M.; Faye, Barabara, J., de; Breitbart, William: Diagnosis and Management of Depression in Palliative Care. In: Chochinov, Harvey M.; Breitbart, William (Hrsg.): Handbook of Psychiatry in Palliative Medicine, Oxford University Press, Oxford u. New York 2000, S.25–49

Winzen, Peter J. 2005: Gesprächsführung in der Palliativmedizin und Hospizarbeit. URL: wegweiser.hospiz.net/texte/54 (12.08.2006)

Wojnar, Jan: Verwirrtheit/Demenz. In: Student, Johann-Christoph (Hrsg.): Sterben, Tod und Trauer – Handbuch für Begleitende. Herder, Freiburg 2006, S.242–249

Wolbring-Piehl, Christel: Sexualität in der Palliativmedizin. URL: http://www.dgpalliativmedizin.de/pdf/fachkompetenz (27.05.2006)

Wolfensberger, Wolf: Der neue Genozid an den Benachteiligten, Alten und Behinderten. 2. Aufl. Verlag Jakob von Hoddis, Gütersloh 1996

Worden, J. William: Beratung und Therapie in Trauerfällen. Ein Handbuch. 3. Aufl., Huber, Bern 2006

Wortman, Camille B.; Silver, Roxane Cohen: The Myths of Coping with Loss. J. Consulting and Clinical Psychology 57 (1989) 349–357

Wyler, Bea: Islam. In: Student, Johann-Christoph (Hrsg.): Sterben, Tod und Trauer – Handbuch für Begleitende. 2. Aufl. Herder, Freiburg 2006, S.105–107

Yaniv, Haya: Sexualität in der Palliativmedizin. In: Aulbert, Eberhard; Zech, Detlef (Hrsg.): Lehrbuch der Palliativmedizin. Schattauer, Stuttgart 2000, S.780–788

Zagermann, Ute: Basale Stimulation in der Pflege. Informations-/Arbeitsmappe, 2005

Zech, Detlev F.J.; Grond, Stefan; Lynch, John; Hertel, Dieter; Lehmann, Klaus A.: Validation of World Health Organization Guidelines for Cancer Pain Relief. A 10-Year Prospective Study. Pain 63 (1995) 65–76

Zeitel, Hanne: Ergotherapie im Rahmen von Palliative Care. Unveröffentlichte Abschlussarbeit, Palliative Care Kontaktstudiengang VI, 2005 an der Elisabeth-Kübler-Ross-Akademie für Bildung und Forschung im Hospiz Stuttgart

Zentrale Ethikkommission bei der Bundesärztekammer zur Ethikberatung in der klinischen Medizin: Stellungnahme. Deutsches Ärzteblatt 103 (2006) 24 S.A-1703

Zettl, Stefan: Krankheit, Sexualität und Pflege. Kohlhammer, Stuttgart 2000

Zettl, Stefan: Krebs und Sexualität. Wie können Ärzte und Pflegende Auswirkungen auf die Sexualität ansprechen? Mabuse, Juli/August (2004) 31–33

Zettl, Stefan; Hartlapp, Joachim: Krebs und Sexualität. Ein Ratgeber für Krebspatienten und ihre Partner. Weingärtner, Berlin 2002, http://www.krebsinformationsdienst.de/

Sachverzeichnis

Lernelemente

 Definition

 Palliative Care ist ein Handlungsansatz, der die Lebensqualität jener Kranken und ihrer Familien verbessert, die sich mit Problemen konfrontiert sehen, wie sie lebensbedrohliche Erkrankungen mit sich bringen. Dies geschieht durch die Verhütung und Linderung von Leidenszuständen. Dabei werden Schmerzen und andere Probleme (seien sie körperlicher, psychosozialer oder spiritueller Art) frühzeitig entdeckt und exakt bestimmt.

 Fallbeispiel

 Schwester Beate erzählt uns von einem Sterbenden, der seit Tagen im Bett „Rad fährt". Trotz Schmerz- und Beruhigungsmitteln findet er keinen Schlaf – Herr Winter ist von einer inneren Unruhe sehr geplagt. Schwester Beate nimmt sich zehn Minuten Zeit, sie legt ihren Unterarm unter seinen, Herr Winter flüstert stammelnd „schöön ... schöön ... ", atmet tiefer durch, entspannt und schläft ein. Sanft kann Schwester Beate ihren Arm wieder wegnehmen. Bei der großflächigen Berührung konnte Herr Winter seine Unruhe loswerden.

 Merke

 Palliative Care ist die Handlungsmethode, die das Hospizkonzept umsetzt – unabhängig vom Ort und kulturellen Zusammenhang.

 Praxistipp

 Als hilfreiches Handwerkszeug für das Schmerz-Assessment hat sich auch das Führen eines Schmerz-Tagebuches erwiesen.

 DVD

 Eine Vorlage für ein solches Schmerztagebuch zum Ausdrucken finden Sie auf der DVD.

Inhalt der DVD

Die beiliegende DVD beinhaltet einen Video- und einen Daten-Teil. Im *Video-Teil* befinden sich insgesamt 18 Filme. Der Zugriff auf diese Filme erfolgt automatisch, wenn Sie die DVD in einen DVD-Player oder in das DVD-Laufwerk Ihres PCs einlegen. Zugriff auf den *Daten-Teil* erhalten Sie über den Explorer (Windows) bzw. durch das Öffnen des DVD-Icons im Finder (Mac).

Bitte beachten Sie folgende Hinweise:
Der Käufer dieses Buches erhält ein einfaches, persönliches, nicht ausschließliches und nicht übertragbares Nutzungsrecht zur Verwendung der Musikstücke und der Hörtexte. Das Brennen (Kopieren) der Musiktitel oder Hörtexte auf Datenträger (z. B. CD-ROM oder DVD) sowie die Übertragung auf Abspielgeräte (z. B. PCs oder MP3-Player) des Nutzers ist ausschließlich zum persönlichen Gebrauch gestattet. Im Übrigen dürfen diese Musiktitel und Hörtexte nicht vervielfältigt, in Speichersysteme eingegeben oder durch elektronische, mechanische oder sonstige Verfahren übertragen und aufgezeichnet werden.

Filmübersicht

1. Interview mit einer freiwilligen Sterbebegleiterin
2. Besuch einer ambulanten Hospizschwester
3. Gesprächsführung mit Menschen in Krisen am Beispiel einer Trauernden
4. Interview mit Hospizschwester
5. Atemstimulierende Einreibung (ASE)
6. Basale Stimulation: Beruhigende Ganzkörperwahrnehmung
7. Hand-Armmassage
8. Fußeinreibung
9. Nestlagerung
10. Mundpflege
11. Feucht-heiße Bauchauflage
12. Kinästhetik – Aufstehen
13. Kinästhetik – Bewegen im Bett
14. Kinästhetik – Sitzen ermöglichen
15. Transfer vom Bett in den Rollstuhl
16. Umgang mit der Schmerzpumpe
17. Fersen halten
18. Lymphdrainage

Broschüren

Palliative Care Tipps für Angehörige und Betroffene und für ehrenamtliche Begleiterinnen und Begleiter
- Palliative Care Tipps: Angst und angstbedingte Schlafstörungen
- Palliative Care Tipps: Atemnot
- Palliative Care Tipps: Guten Appetit – Hilfen bei der Nahrungsaufnahme
- Palliative Care Tipps: Juckreiz + Juckreiztagebuch
- Palliative Care Tipps: Mundtrockenheit und Durstgefühl
- Palliative Care Tipps: Patientenverfügung und Vorsorgevollmacht
- Palliative Care Tipps: Unruhe
- Palliative Care Tipps: Schmerz + Schmerztagebuch

Das **Schmerztagebuch** finden Sie als editierfähiges Microsoft Word-Dokument und PDF-Dokument im Ordner „Schmerztagebuch". Schmerztagebücher dienen der bewussten Selbstbeobachtung für Kranke mit chronischen Schmerzen. Mögliche Zusammenhänge zwischen Schmerz und Alltagserleben werden sichtbar. Das Schmerztagebuch ermöglicht den Betroffenen, sich selber zu verstehen, Schmerzauslöser selbstständig wahrzunehmen, um schließlich Konsequenzen für sich abzuleiten.

Weitere Texte

- Definitionen der Europäischen Gesellschaft für Palliative Care EAPC
- Zu Hause sterben
- Was können wir von Sterbenden lernen – Sterben erleben
- Vorgehen, wenn eine Patientenverfügung vorliegt
- Vorgehen, wenn eine Patientenverfügung nicht vorliegt
- Vorschlag für Kooperationsvereinbarung zwischen SAPV-Leistungserbringer und ambulantem Hospizdienst
- Wozu brauchen wir Kinderhospize?
- Check-Liste Aufnahme-Indikation
- Schmerzskalen

Musik

Im Ordner „Musik" finden Sie 10 klassische Werke bekannter Komponisten. Die Musikstücke liegen im WAV-Dateiformat und im MP3-Dateiformat vor.

Musik für Abschiedsfeiern und zur Entspannung			
Nr.	Komponist	Werk	Dauer
1	Johann Sebastian Bach	Brandenburgisches Konzert Nr. 2, Andante	03:49
2	Johann Sebastian Bach	Brandenburgisches Konzert Nr. 3, Adagio	01:52
3	Anton Dvoŗák	Symphonie Nr. 9, Aus der neuen Welt, Largo	12:50
4	Edvard Grieg	Peer Gynt, Suite Nr. 1, Morgenstimmung	03:42
5	Georg Friedrich Händel	Concerto Grosso Nr. 5, Adagio	01:49
6	Georg Friedrich Händel	Concerto Grosso Nr. 5, Allegro ma non troppo	01:46
7	Wolfgang Amadeus Mozart	Klavierkonzert Nr. 20, Romanze	09:07
8	Robert Schumann	Kinderszenen, Von fremden Ländern und Menschen	01:25
9	Peter I. Tschaikowski	Konzert für Violine und Orchester, Schwanensee, Canzonetta andante	07:57
10	Antonio Vivaldi	Die vier Jahreszeiten, Der Herbst, Adagio	02:23

Hörtexte

Auf der DVD befinden sich im Ordner „Hörtexte" zwei Entspannungsgeschichten zum Anhören, gelesen von Maike Jebens:
- Die Elfe und die Zauberquelle,
- Die Pusteblume.

Die beiden Geschichten wurden im Kösel Verlag veröffentlicht. Titel der Originalausgabe: Träumen auf der Mondschaukel. Autogenes Training mit Märchen und Gute-Nacht-Geschichten. Else Müller, Kösel Verlag, München 2005.

Abbildungen

Im Ordner „Abbildungen" finden Sie folgendes Bildmaterial:
- Naturbild,
- Frühling, Sommer, Herbst, Winter,
- Akupressurpunkte gegen Schluckauf,
- Neiguan-Punkt bei Übelkeit.

Rahmenvereinbarungen

Der Ordner „Rahmenvereinbarungen" enthält die beiden Rahmenvereinbarungen zur stationären und ambulanten Hospizversorgung:
Rahmenvereinbarung nach § 39a Abs. 1 Satz 4 SGB V über Art und Umfang sowie zur Sicherung der Qualität der stationären Hospizversorgung vom 13.03.1998, i. d. F. vom 14.04.2010,
Rahmenvereinbarung nach § 39a Abs. 2 Satz 7 SGB V zu den Voraussetzungen der Förderung sowie zu Inhalt, Qualität und Umfang der ambulanten Hospizarbeit vom 03.09.2002, i. d. F. vom 14.04.2010.